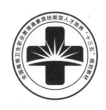

全国高等卫生职业教育高素质技能型
人才培养"十三五"规划教材

供医学检验技术等专业使用

生物化学检验

主　编	仲其军　江兴林　范　颖
副主编	唐吉斌　王辅明　吴　剑
	肖忠华　熊　燏

编　者　（以姓氏笔画为序）

U0370324

王辅明	聊城职业技术学院
仲其军	广州卫生职业技术学院
任　伟	聊城职业技术学院
江兴林	湖南医药学院
杨惠聪	福建医科大学附属漳州市医院
肖忠华	重庆三峡医药高等专科学校
吴　剑	江西医学高等专科学校
张　英	湖南医药学院
张　涛	郑州铁路职业技术学院
范　颖	辽宁医药职业学院
周　青	铜陵职业技术学院
周太梅	湖南医药学院
秦　洁	邢台医学高等专科学校
郭月丽	漳州卫生职业学院
唐吉斌	铜陵市人民医院
韩忠敏	郑州铁路职业技术学院
雷　呈	南阳医学高等专科学校
熊　书	重庆三峡医药高等专科学校
熊　燏	海南医学院

华中科技大学出版社
http://www.hustp.com
中国·武汉

内 容 简 介

本书是全国高等卫生职业教育高素质技能型人才培养"十三五"规划教材。

本书内容共十九章,包括生物化学检验实验室基本知识、检验方法的分析性能评价与验证、生物化学检验常用技术、自动生化分析技术、酶学分析技术、生物化学检验的质量控制、体液蛋白质检验等。

本书可供医学检验技术等专业学生使用,也可供在职人员进行职业培训、执业资格考试参考及自学者的学习之需。

图书在版编目(CIP)数据

生物化学检验/仲其军,江兴林,范颖主编.—武汉:华中科技大学出版社,2017.5(2020.1重印)
全国高等卫生职业教育高素质技能型人才培养"十三五"规划教材.药学及医学检验技术专业
ISBN 978-7-5680-2701-4

Ⅰ.①生… Ⅱ.①仲… ②江… ③范… Ⅲ.①生物化学-医学检验-高等职业教育-教材 Ⅳ.①R446.1

中国版本图书馆 CIP 数据核字(2017)第 068110 号

生物化学检验
Shengwu Huaxue Jianyan

仲其军 江兴林 范 颖 主编

策划编辑:史燕丽
责任编辑:张 琴
封面设计:原色设计
责任校对:张会军
责任监印:周治超
出版发行:华中科技大学出版社(中国·武汉)   电话:(027)81321913
　　　　　武汉市东湖新技术开发区华工科技园   邮编:430223
录　　排:华中科技大学惠友文印中心
印　　刷:湖北新华印务有限公司
开　　本:880mm×1230mm 1/16
印　　张:23
字　　数:760千字
版　　次:2020年1月第1版第2次印刷
定　　价:69.80元

全国高等卫生职业教育高素质技能型
人才培养"十三五"规划教材
(药学及医学检验技术专业)

编委会

前　言
QIANYAN

生物化学检验是医学检验技术专业的核心课程之一，是医学检验领域理论知识、检验项目和技术更新最快的学科。本版教材的指导思想是"理论够用、兼顾发展、突出技能、与时俱进"。本教材遵循高职高专医学检验技术专业的培养目标，通过充分的岗位能力调研，结合执业资格考试内容，达到使学生既有较扎实的理论知识，又有较强的专业实践技能和一定的临床对话能力，充分体现高等职业技术教育特色。

《生物化学检验》"十二五"规划教材出版至今已4年，本版教材是在"十二五"规划教材的基础上修订而成，编者对教材的基本框架做了改动，每章理论之后紧随实验指导，使之成为理论与实践相融合的"理实一体化"教材。突显工学结合、学用一致、理实并重、"教、学、做"一体化的现代职教特点。

全书内容共十九章，包括生物化学检验实验室基本知识，检验方法的分析性能评价与验证，生物化学检验常用技术，自动生化分析技术，酶学分析技术，生物化学检验的质量控制、体液蛋白质检验，糖代谢相关检验，脂代谢相关检验，电解质检验和血气分析，钙、磷、镁和微量元素检验，肝胆疾病的检验，肾脏功能检验，心血管疾病检验，内分泌功能检验，妊娠和新生儿的生物化学检验，肿瘤标志物检验，治疗药物浓度监测。

来自全国多所院校及医院的生物化学检验专业教师及临床检验科的技术人员，将教学经验与临床实践紧密结合，经过半年多的通力协作，完成了本教材的编写任务。在此对全体编者的辛勤工作深表敬意，对华中科技大学出版社及帮助过此书编写的朋友们表示衷心感谢。

本教材虽为高职高专教材，也可供在职人员进行职业培训、执业资格考试参考及自学者的学习之需。

尽管编者已尽力完成编写任务，但由于时间及水平所限，其中难免有不足之处，真诚欢迎广大读者对本教材提出宝贵意见，我们将通过教学实践，进一步加以修改和完善。

仲其军　江兴林　范　颖

目 录

MULU

第一章　绪论 / 1

第二章　生物化学检验实验室基本知识 / 6

第一节　生物化学检验实验室一般规则 / 6

第二节　实验用纯水 / 9

第三节　实验室信息系统 / 11

第三章　检验方法的分析性能评价与验证 / 20

第一节　检验方法分析性能评价的应用范围 / 20

第二节　检验方法分析性能的评价与验证方法 / 22

实验 3-1　批内重复性试验 / 25

实验 3-2　回收试验 / 29

实验 3-3　干扰试验 / 30

实验 3-4　方法比较试验 / 31

实验 3-5　线性范围试验 / 32

第三节　检验诊断结果的诊断性能评价与验证 / 33

第四章　生物化学检验常用技术 / 39

第一节　吸收光谱分析技术 / 39

实验 4-1　标准曲线制作:血清总蛋白的测定 / 41

实验 4-2　分光光度计(722 型)的使用 / 44

实验 4-3　镨钕滤光片吸收曲线制作与波长校正 / 46

实验 4-4　分光光度计性能检测 / 46

第二节　发射光谱分析技术 / 47

第三节　散射光谱分析技术 / 49

第四节　电化学分析技术 / 50

实验 4-5　离子选择电极分析法测定血清 Na^+、K^+ / 52

第五节　电泳技术 / 53

实验 4-6　醋酸纤维素薄膜电泳分析血清蛋白 / 56

实验 4-7　琼脂糖凝胶电泳分析血清脂蛋白 / 59

第六节　特殊电泳技术简介 / 60

第七节　层析技术 / 61

实验 4-8　血清心肌肌钙蛋白 I 测定 / 62

第八节　离心技术 / 63

第五章　自动生化分析技术 / 67

第一节　概述 / 67

第二节　自动生化分析仪的类型与结构 / 68

第三节　生物化学自动分析方法 / 71

第四节　自动生化分析仪的参数设置与性能评价 / 72

第五节　自动生化分析仪质量保证与维护保养　　　　　　　　　　/ 74
　　实验 5-1　自动生化分析仪操作(参数设置举例)　　　　　　　/ 75

第六章　酶学分析技术　　　　　　　　　　　　　　　　　　　/ 78
　第一节　概述　　　　　　　　　　　　　　　　　　　　　　　/ 78
　第二节　酶活性测定技术　　　　　　　　　　　　　　　　　　/ 80
　第三节　酶质量测定技术　　　　　　　　　　　　　　　　　　/ 87
　第四节　同工酶测定　　　　　　　　　　　　　　　　　　　　/ 88
　第五节　诊断酶学在临床中的应用　　　　　　　　　　　　　　/ 91

第七章　生物化学检验的质量控制　　　　　　　　　　　　　　/ 96
　第一节　检验前质量控制　　　　　　　　　　　　　　　　　　/ 97
　第二节　检验中质量控制　　　　　　　　　　　　　　　　　　/ 102
　第三节　检验后质量控制　　　　　　　　　　　　　　　　　　/ 114

第八章　体液蛋白质检验　　　　　　　　　　　　　　　　　　/ 118
　第一节　概述　　　　　　　　　　　　　　　　　　　　　　　/ 118
　第二节　体液蛋白质检验　　　　　　　　　　　　　　　　　　/ 127
　　实验 8-1　血清(浆)总蛋白测定(双缩脲法)　　　　　　　　/ 128
　　实验 8-2　血清(浆)清蛋白测定(溴甲酚绿法)　　　　　　　/ 131
　　实验 8-3　血浆纤维蛋白原(Fg)测定(Von Clauss 法)　　　/ 133
　　实验 8-4　脑脊液总蛋白测定(浊度法)　　　　　　　　　　/ 135

第九章　糖代谢相关检验　　　　　　　　　　　　　　　　　　/ 139
　第一节　血糖测定　　　　　　　　　　　　　　　　　　　　　/ 139
　　实验 9-1　葡萄糖氧化酶(GOD)法测定血糖　　　　　　　　/ 141
　　实验 9-2　己糖激酶(HK)法测定血糖　　　　　　　　　　　/ 142
　第二节　血清糖基化蛋白质测定　　　　　　　　　　　　　　　/ 146
　　实验 9-3　比色法(酶法)测定糖化血红蛋白　　　　　　　　/ 147
　　实验 9-4　果糖胺法测定糖化血清清蛋白　　　　　　　　　　/ 148
　第三节　胰岛素释放及 C 肽释放试验　　　　　　　　　　　　/ 149
　　实验 9-5　化学发光免疫分析法(CLIA)测定胰岛素　　　　　/ 150
　　实验 9-6　电化学发光免疫分析法(ECLIA)测定 C 肽　　　　/ 150
　第四节　糖代谢产物测定　　　　　　　　　　　　　　　　　　/ 151
　第五节　其他糖测定　　　　　　　　　　　　　　　　　　　　/ 153

第十章　脂代谢相关检验　　　　　　　　　　　　　　　　　　/ 156
　第一节　概述　　　　　　　　　　　　　　　　　　　　　　　/ 156
　第二节　血脂测定　　　　　　　　　　　　　　　　　　　　　/ 164
　　实验 10-1　胆固醇氧化酶法(COD-PAP)测定血清总胆固醇(TC)　/ 168
　　实验 10-2　磷酸甘油氧化酶法(GPO-PAP)测定血清 TG　　　/ 169
　第三节　血清脂蛋白测定　　　　　　　　　　　　　　　　　　/ 171
　　实验 10-3　磷钨酸-镁沉淀法测定血清 HDL-C　　　　　　　/ 175
　　实验 10-4　表面活性剂清除(直接或匀相)法测定血清 LDL-C　/ 176
　第四节　血清载脂蛋白测定　　　　　　　　　　　　　　　　　/ 178
　　实验 10-5　免疫透射比浊法测定血清 APOA I 和 APOB　　　/ 179

第十一章　电解质检验和血气分析　　　　　　　　　　　　　　/ 183
　第一节　概述　　　　　　　　　　　　　　　　　　　　　　　/ 183
　第二节　钠、钾、氯测定　　　　　　　　　　　　　　　　　　/ 185

　　　　实验 11-1　离子选择电极法测定血清 Na^+、K^+(Cl^+、Ca^{2+} 等)　　　/ 186
　　　　实验 11-2　硫氰酸汞比色法测定血清氯化物　　　/ 188
　　第三节　血气分析相关检验　　　/ 189
　　　　实验 11-3　酶法测定二氧化碳总量(TCO_2)　　　/ 196
第十二章　钙、磷、镁和微量元素检验　　　/ 200
　　第一节　钙、磷、镁检验　　　/ 200
　　　　实验 12-1　甲基麝香草酚蓝(MTB)法测定血清总钙　　　/ 205
　　　　实验 12-2　对甲氨基酚硫酸盐直接法(钼蓝法)测定血清无机磷　　　/ 207
　　　　实验 12-3　甲基麝香草酚蓝(MTB)法测定血清镁　　　/ 208
　　第二节　微量元素检验　　　/ 209
　　　　实验 12-4　亚铁嗪比色法测定血清铁和总铁结合力　　　/ 213
第十三章　肝胆疾病的检验　　　/217
　　第一节　肝胆疾病的生物化学　　　/217
　　第二节　肝胆疾病时肝功能检查　　　/221
　　　　实验 13-1　赖氏法测定血清丙氨酸氨基转移酶　　　/225
　　　　实验 13-2　LDH-NADH 速率法测定血清 ALT(单、双试剂法)　　　/227
　　　　实验 13-3　MDH-NADH 速率法测定血清 AST(单、双试剂法)　　　/229
　　　　实验 13-4　速率法测定血清 ALP　　　/231
　　　　实验 13-5　速率法测定血清 γ-谷氨酰基转移酶　　　/232
　　　　实验 13-6　改良 J-G 法测定血清胆红素　　　/234
　　　　实验 13-7　胆红素氧化酶(BOD)法测定血清胆红素　　　/236
　　　　实验 13-8　酶比色法测定血清总胆汁酸　　　/238
　　　　实验 13-9　谷氨酸脱氢酶法测定血氨　　　/241
　　第三节　肝功能检验项目选择原则与评价　　　/242
第十四章　肾功能检验　　　/245
　　第一节　概述　　　/245
　　第二节　肾小球滤过功能检查　　　/248
　　　　实验 14-1　苦味酸速率法测定血清肌酐　　　/251
　　　　实验 14-2　肌氨酸氧化酶法测定血清肌酐　　　/252
　　　　实验 14-3　酶偶联速率法测定血清尿素　　　/254
　　　　实验 14-4　脲酶-波士比色法测定血清尿素　　　/255
　　　　实验 14-5　尿酸酶-过氧化物酶偶联法测定尿酸　　　/257
　　第三节　肾小管功能检验　　　/258
　　　　实验 14-6　化学发光(CLIA)法测定 $β_2$-微球蛋白　　　/260
　　第四节　早期肾损伤检验　　　/260
　　　　实验 14-7　免疫透射比浊法测定尿 mAlb　　　/261
　　第五节　肾功能检验项目选择与组合　　　/264
第十五章　心血管疾病的检验　　　/268
　　第一节　心血管疾病概述　　　/268
　　第二节　心肌损伤的酶学标志物　　　/271
　　　　实验 15-1　酶偶联法测定血清肌酸激酶(单、双试剂法)　　　/272
　　　　实验 15-2　免疫抑制法测定 CK-MB　　　/274
　　第三节　心肌损伤的蛋白标志物　　　/276
　　第四节　心力衰竭和高血压病标志物　　　/283

第五节　其他心血管疾病风险标志物 /290
第六节　心肌损伤标志物的选择和评价 /291
第十六章　内分泌功能检验 /293
第一节　概述 /293
第二节　甲状腺功能检验 /295
　实验 16-1　化学发光法测定 TT$_3$ /298
第三节　肾上腺功能检验 /299
第四节　生长激素检验 /303
第五节　胰腺功能检验 /305
　实验 16-2　EPS 法测定血清 AMY /308
　实验 16-3　碘淀粉比色法测定 AMY /309
　实验 16-4　酶偶联法测定血清 LPS /310
第十七章　妊娠和新生儿的生物化学检验 /314
第一节　妊娠期的生物化学检验 /314
第二节　妊娠期及新生儿相关疾病的检验 /320
第十八章　肿瘤标志物检验 /327
第一节　概述 /327
第二节　肿瘤标志物检验 /329
第十九章　治疗药物浓度监测 /344
第一节　概述 /344
第二节　治疗药物浓度监测 /348
参考答案 /357
主要参考文献 /360

第一章　绪　论

学习目标

1. 说出生物化学检验的概念。
2. 叙述生物化学检验的研究内容和任务。
3. 概述生物化学检验的发展阶段和现代生物化学检验的特点。

一、生物化学检验的概念

生物化学检验(biochemistry test),是以健康和疾病时的生物化学过程为研究对象,通过测定组织、体液的成分,揭示疾病变化和药物治疗对机体生物化学过程和组织、体液成分的影响,以提供疾病诊断、病情监测、药物疗效、预后判断和疾病预防有用信息的一门学科。

用它探索和理解疾病发生发展过程中的生物化学变化机制,属于基础学科,称为"临床生物化学(clinical biochemistry)";从开发应用生物化学检验的方法和技术,分析体液成分,为疾病的诊断和治疗提供信息的角度出发,偏重于生物化学实验室的应用,又可将其视为应用科学,称为"生物化学检验",兼有基础学科和应用学科两方面的性质和任务。

国际临床化学联合会(IFCC)曾将本学科定义为:临床化学包含对人体健康和患病时化学状态的研究以及在诊断、治疗和预防疾病中的化学试验方法的应用。

二、生物化学检验的性质、任务和研究内容

生物化学检验是医学中快速发展的一门独立学科,它主要以物理学、化学、生物学、遗传学、病理学、免疫学、生物化学和分子生物学、计算机科学的理论和技术为基础进行相关的研究,它的独特研究领域、性质和作用,使其成为一门理论和实践性强的交叉性的应用学科。

生物化学检验研究疾病状态下的代谢变化,从分子水平认识疾病的发生、发展的机制,研究其实验室诊断方法和技术,为疾病诊断、病情监测、药物疗效、预后判断和疾病预防等各个方面提供信息和理论依据。

生物化学检验的任务主要是:①寻找疾病发生发展过程中的特异性物质及其检测方法,为诊断和治疗疾病提供最有力的证据;②研究和改进检验方法,建立方法简单、特异性更强、灵敏度高、精密度和准确度更好的检验方法;③改进实验室工作流程和与之配套的计算机管理体系,建立完善的实验室质量管理体系,保证检验结果准确、快速、可靠;④向临床提供科学、合理、满意的检验信息咨询服务。

生物化学检验在近三十年来获得了迅速发展和完善,在临床医学中的作用越来越重要,地位越来越高,已成为任何医院中不可缺少的重要部门。它是检验医学中的主干学科之一,它的服务质量直接关系到疾病的诊断、治疗、预防的水平和效果,关系到整个医疗水平的提高。

三、生物化学检验的发展简史

临床生物化学概念初步形成的标志是 1918 年 Lichtwitz 首先将《临床化学》作为教科书出版;1931年,Peter 和 Van Slyke 又出版了两卷以《临床化学》为名的专著,这两本书概括了当时临床生物化学这一

领域的主要成就,标志着这一学科的初步形成。而临床生物化学知识在人类疾病诊断中的应用则可追溯到公元前,早在 3000 多年以前就有人发现了疾病可引起体液成分的变化,最早注意到的是尿液中的蛋白质和糖。第一个检查尿蛋白的方法是中国人发明的,人们用竹条搅动尿液,起泡的"泡沫尿"说明有疾病。公元前 500 年的古埃及人将尿液倒在干沙上,记录尿液吸引蚂蚁的数量来判断某种疾病,蚂蚁的数量越多说明尿液越甜,患某种疾病的概率就越大。

18 世纪后期,英国医生 Bence Jones 将多发性骨髓瘤患者的尿液放在火上加热,随着温度的升高尿液由清变混,当接近沸腾时又变清,证明该患者尿中有一种凝溶物质,后称为 Bence Jones protein(本周蛋白或 B-J 蛋白),后证实为免疫球蛋白的游离轻链,被视为是第一个肿瘤标志物。

比色分析技术的创立是临床生物化学检验领域最重要的成就之一。1904 年 Folin 使用目视比色法测定肌酐,1920 年开始用比色法测定血清酶,20 世纪 30 年代后光电比色计的问世和应用,使临床生物化学检验水平发生了质的飞跃,体液中的大部分化学物质都可用光电比色技术进行检测,减少了误差,提高了准确性,使临床生物化学检验结果真正在疾病诊断、治疗上发挥作用。20 世纪 50 年代以后,随着基础生物化学的发展,多种检验技术(离心技术、层析技术、电泳技术、免疫分析技术)和先进仪器应用到临床检验中,使临床生物化学检验进入蓬勃发展阶段。世界上第一台用于临床生物化学检验的自动分析仪是美国泰克尼康(Technicon)公司于 1957 年按 Skeggs 医师提出的设计方案生产的。仪器名为 Auto Analyzer,是一台单通道、连续流动式自动分析仪。最初只用于血葡萄糖、尿素氮测定,报告的结果是光密度(OD 值),实现了生物化学检验的半自动化。1964 年,Skeggs 报道了一个供多项同时测定用的分析仪,随后泰克尼康公司生产出连续多通道自动分析仪 SMA(sequential multiple analyzer)系列。直到 20 世纪 70 年代中期又研制出 SMAC,该仪器由电子计算机控制,每小时可测 150 份标本,每个标本可同时测定 20 个项目,使连续流动分析达到一个新水平,实现了生物化学检验的自动化。20 世纪 70 年代以后,随着重组 DNA 技术的建立,聚合酶链式反应(polymerase chain reaction,PCR)技术和生物芯片(biochip)技术的发明与应用,更使临床生物化学检验进入到基因水平,为临床生物化学检验的发展奏响了新的乐章。

我国的临床生物化学也与国际同步发展,1924 年,北京协和医学院建立的生物化学系(由吴宪教授主持)成为我国生物化学教学与研究中心。该系除了讲授基础生物化学外,还开设了尿液分析法、酶学、血液分析等进修课程,培养了我国第一批临床生物化学工作者;同时还在血液分析、血滤液制备及改进和发展新的比色法方面做了一系列工作,并报告了我国正常人血液化学成分的正常参考值。1979 年,原上海市医学化验所(现上海市临床检验中心)副所长陶义训主编的《临床生化检验》(上下册)是我国临床生物化学检验的第一部专著,1989 年原重庆医科大学医学检验系主任康格菲教授主编的《临床生物化学》是我国第一部医学检验专业本科教材。1991 年,以原卫生部医政司名义出版了《全国临床检验操作规程》,最新第 4 版已于 2015 年 3 月面世。原卫生部全国卫生标准技术委员会于 1997 年批准成立了临床检验标准专业委员会,进一步推进了临床检验与临床化学标准化的进程。

由于临床生物化学已成为一门独立的学科,各种国际性学会和国家学会相继成立,并积极开展丰富多彩的学术活动。主要有国际纯粹与应用化学联合会(IUPAC)中设立的临床化学专业委员会;国际临床化学联合会(IFCC)还设立有教育委员会,制定一系列人才培训和政策性文件。我国中华医学会下设的临床检验学会中有临床生物化学专业委员会。国际性的出版物《临床化学杂志》(美国)、《临床化学学报》(荷兰)、《临床生物化学年鉴》(英国)以及《临床生物化学评论》(加拿大)有较大影响。我国出版的《国外医学——临床生物化学与检验学分册》(始于 1980 年,现改名为《国际检验医学杂志》)是全国性的检验专业情报刊物。

四、生物化学检验的现状与发展

检验自动化、标准化的快速发展,使检验结果的准确性和可靠性不断提高,临床医生对检验项目依赖性越来越大,体现出检验医学的重要性和不可替代性,使其在近 20 年有了飞速发展,其特点更加鲜明。从医学检验到检验医学的转变,充分体现了检验医学在临床医学中的地位。检验医学以其独特的高科技风貌、无限的生命力,展现在 21 世纪,已成为新世纪医学界的主导学科之一。临床生物化学检验与检验医学的整体发展相一致,发展趋势同样体现在标准化、自动化、信息化、人性化和临床化五个主要方面。

（一）检测系统标准化

1. 质量管理体系标准化 质量管理是临床实验室建设的核心,没有高质量的检验报告,为患者服务的宗旨就成为一句空话。我国各级检验中心和质量控制中心的建立,质量控制工作的常规性开展,为实验室的规范化和质量控制提供了保证。而各种实验室法规和国际标准(如 ISO15189、15190、CAP 等)的建立和引入,加快了标准化的进程。2005 年 8 月,中国人民解放军总医院(301 医院)临床检验科实验室成为我国第一个通过 ISO15189 认可的医学实验室。

ISO15189 是国际标准化组织于 2003 年 2 月颁布的一个国际标准,其全称为《医学实验室质量和能力的专用要求》。标准首先指出,医学实验室的服务是对患者医疗保健的基础,满足所有患者及负责患者医疗保健的临床人员之需求是医学实验室追求的目的。整个标准分成两个部分:一是管理要求和技术要求,从受理申请,患者准备,患者识别,样品采集、运送、保存,临床样品的处理和检验及结果的确认、解释、报告以及提出建议;二是医学实验室工作的安全性和伦理学问题,其内容涵盖了医学实验室工作的各个方面,因此,依据其建立质量管理体系,医学实验室可以更有效地保证为患者和临床服务的质量。通过 ISO15189 认可是我国医学实验室国际化的重要途径。目前,我国已有几十家实验室通过了 ISO15189 的认可,还有一些医院获得了美国病理学家学会(college of American pathologists,CAP)认可。认可工作的不断拓展,使临床实验室进入规范化、标准化和国际化的新时期。

2. 试剂标准化 检验手段的自动化,带来了配套试剂的标准化和商品化。临床实验室已彻底抛弃了自配试剂自己使用的时代,取而代之的是标准化、商品化的试剂盒。各生产厂家根据国际或国家标准进行批量试剂生产,使自动化仪器完成高质量、高负荷的工作任务成为可能。

（二）检测分析自动化

目前临床生物化学检验中 95% 以上的项目可通过自动分析仪完成,主要仪器有全自动生化分析仪、血气分析仪、电解质分析仪、自动电泳仪、全自动凝血功能分析仪、免疫化学发光仪等,这些自动化仪器加上计算机处理系统、条形码识别系统,可通过扫描样本管的条形码以确保患者信息与样本一致;样本上机后,仅需较少人工操作和干预,系统便可自动进行检测,给出检验结果,能评估样本是否有溶血、脂血或黄疸等影响结果正确性的因素,具有强大的监控错误和系统监测功能,提高了效率,缩短了结果回报时间,标准化操作减少了误差,方便了质量管理,提高了实验室生物安全性,使检验结果的正确性和可靠性大大提高。

检验自动化的发展方向是仪器自动化→全实验室自动化→小型化。全实验室自动化(total laboratory automation,TLA)又称自动化流水线,以轨道方式连接包括自动离心机、血细胞分析仪、全自动生化分析仪、免疫分析仪以及存储器等设备。实验室自动化系统(laboratory automation systems,LAS)始于 20 世纪 70 年代,是集多种辅助和分析单元为一体的分析系统,包括了标本前处理单元、标本传送系统、分析单元、标本储存单元、支持软件系统和计算机硬件组成。系统提供了标准化的标本处理,以及标准化的检测手段,协调一致的检测保证了临床结果的及时性和准确性。LAS 的设计理念是基于提高临床实验室日常工作的效率,快速、准确检测,并减少样本用量。LAS 的目标是协调自动分析单元、自动样本转运单元和计算机系统的工作。2005 年 8 月,广州医学院第一附属医院引入了全国首台 Beckman 生化、免疫、血液全自动流水线,是目前全国较为完整的实验室自动化分析系统。目前已有多家大型医院引入了全自动流水线,为提高临床检验工作效率,LAS 无疑是部分临床实验室在今后数年内的发展目标。

检验科实现全实验室自动化,就形成了中央实验室,可为临床提供大量的、准确可靠的实验诊断信息,但由于存在样品采集、运送、报告回送等复杂过程,得到检验结果的周期(turn around time,TAT)较长,因此,需随时、经常监测某些检验指标的重症监护、社区、家庭的患者就对床旁检验(point of care testing,POCT)提出了需求。由于科学技术的进步,一些操作简便的小型化临床分析仪器应运而生,满足了床旁检验的需求,拓宽了床旁检验的范围。早期的床旁检验主要涉及患者能自己进行的检测,主要包括：尿试带检测、血糖监测、胆固醇过筛、妊娠监测。但到目前，床旁检测的项目更广泛，且主要用于危重患者的检测，主要有电解质、血气、血糖、治疗药物、心肌损伤标志物、凝血相关指标、肾功能指标、血红蛋白和血球压积及病原微生物的过筛等。由于床旁检验所需标本量少、不需运送标本、不需分离血清（多数床旁检验采用全血）及等待报告回送，故能在极短的时间内获得检验结果，有利于及时监测患者病情的变化，深受重症监护病房的欢迎。此外，由于床旁检验由病房工作人员进行单个患者标本的测定，采用全血标本，减少了标本运送环节，可最大限度地减少分析前及分析后误差。值得注意的是，POCT 操作人员需要培训，使用的仪器需要定期校准或比对。

（三）参与临床诊断与治疗

世界医学教育联合会著名的《福岗宣言》早就指出，所有医生必须学会交流和处理人际关系的技能。缺少共鸣、同情应该看作与技术不够一样，是无能力的表现。Schwarz 在《开展临床与实验室对话》一文中也专门针对实验室医学工作者指出："一个实验室医学工作者没有与临床沟通和对话的能力是不能生存的。"

循证医学(evidence-based medicine，EBM)强调诊治疾病应该有充分的科学依据，任何决策需要建立在科学证据的基础之上。这种科学证据也应该是当前最佳的证据。而最佳证据的获得首先要求临床、检验等有良好的沟通，确保用专业方式和合作精神来处理问题和交流彼此间的意见，寻求彼此尊重、理解、达成共识。

随着医学检验"四化"（即全实验室自动化、试剂多样化、检查方法标准化及床边检查快速化）的实现，检验项目的大量增加与快速更新，临床医生正面临着应付实验室带来大量分析数据的新课题。因此，检验工作者的任务已不再局限于实验室技术熟练与完善，而是向参与临床诊断和治疗转变，由"师傅"向"大夫"转变，由"检验结果仅对该标本负责"向"检验结果向服务对象负责"转变，即由医学检验向检验医学的转变。在临床对话过程中，检验医师的主要任务如下。

（1）指导临床医护人员或患者正确采集各种标本；

（2）与临床医护人员共同探讨各种生理因素和药物对检验结果的影响；

（3）共同探讨各种疾病的最佳项目组合；

（4）探讨各种疾病危急值、急诊检验范围、出报告时间及各种项目的过筛标准；

（5）根据患者病情需要有针对性地提出实验室检查建议；

（6）全面正确地解释实验结果并根据检验结果提出诊断和治疗的建设性意见。

在工作中，常有检验结果与临床实际不相符，部分医生不了解检验方法的局限性，常常怀疑检验结果的准确性，无形中会增加医患纠纷的风险。如：某医生曾接诊一位转氨酶增高的患者，由于检验科检测该患者的甲、乙、丙、丁、戊型肝炎病毒均为阴性，该医生当着患者家属的面指责检验科的检验结果不可靠。最后经过另一医生详细询问病史，发现是患者服用某药物引起的转氨酶增高。其实在患者血液中病毒含量处于临界状态的情况下，肝炎病毒相关指标的检测，有时阳性，有时阴性；同时也不排除由实验方法导致的假阳性和假阴性。这时，医生对检验结果的解释至关重要，解释不当，会引致患者投诉等。如果医生与检验人员及时沟通，一般都能做出正确解释，就可以避免发生医患纠纷。检验医学与临床医学的有效沟通，可促进标本的正确采集以及检验结果的正确解释和应用，把实验室单方面的质量控制发展为全面质量控制，同时实验室也可从临床上获得许多有用的反馈信息，借此进一步综合评判实验的方法学及其临床价值，以便不断完善操作规程并推进新项目、新方法的开展与普及。临床医学通过加强与检验医学的广泛联系，了解日新月异的检验新技术、新方法，从而正确选择检验项目，更多、更有效地利用各种检验证据和信息，提高诊治水平。

五、生物化学检验的教与学

生物化学检验是医学检验技术专业的核心课程之一，是一门理论性和实践性都很强的学科，主要内容包括两大部分：检验技术和检验诊断。检验技术中的重要内容是自动化分析技术、实验方法性能评价和质量控制，自动化分析技术教学最好是在仪器旁进行，边讲边练，课余时间开放仪器室，使学生做到理论与实践及时结合,借此加深对仪器结构、原理、检验方法、校正、使用与维护的理解。实验方法性能评价和质量控制内容的教学可放在中后期进行,此时学生对生物化学检验的内容、方法已有了较充分的了解,理解上更容易;检验诊断部分一是代谢产物检验,二是器官疾病检验,在教和学的过程中要抓住方法原理和临床应用两条主线,结合病例分析,培养学生分析问题、解决问题及与临床对话的能力。

(仲其军)

第二章　生物化学检验实验室基本知识

第一节　生物化学检验实验室一般规则

生物化学检验实验室是培养学生科学、严谨的学习态度和工作作风,学习生物化学检验技术基本知识,训练并掌握生物化学检验技术和基本技能的重要场所。学生应高度重视生物化学检验技术课程的学习,严格遵守生物化学检验实验室的规则,并将其贯彻于每次实验过程中,只有经过严格的要求和训练,才能不断提高运用知识的能力、发现问题和解决问题的能力,养成良好的工作和学习习惯,使自己成为具有一定理论基础和熟练操作技能的合格的医学检验技术人才。

一、实验室基本规则

实验室一般要求远离灰尘、烟雾、噪音和震荡源。

(一) 实验前的准备工作

实验前,要明确实验目的和要求。必须认真预习实验的原理、操作步骤及注意事项,做到实验目的明确、操作步骤熟悉、注意事项清楚。实验前后都要注意勤洗手,以免手脏而污染仪器、试剂、样品,以致引起误差;勿将有害物质带出实验室,更不要误入口中,以免引起中毒。

(二) 实验中的要求

实验中注重培养科学的思维方法、牢固的质量观念和良好的工作习惯。进入实验室必须穿工作服,工作服应经常清洗。实验操作时,不能大声喧哗、来回走动,如有问题,举手请示老师或实验辅导员解决。实验操作过程应有条不紊,随时整理,保持清洁,实验器具、试剂应摆放整齐有序。

实验室的仪器、试剂、用具、耗材、资料等要布局合理、存放有序。试剂、用具使用完后,应立即盖好盖放回原处。勿将试剂、药品洒在实验台面和地上。使用完毕,将仪器清理干净放好,实验台面抹拭干净。

爱护公物,不管是易损的试管、吸管,还是精密分析仪器,均要按操作规程,细心、认真操作。使用仪器、药品、试剂和各物品必须注意节约。洗涤和使用仪器时,应小心仔细,防止损坏仪器。要精心使用和爱护仪器,使用贵重精密仪器时,应严格遵守操作规程,发现故障须立即报告,不得擅自动手检修。

实验室内严禁吸烟,加热用的电炉应随用随关,严格做到:人在炉火在,人走炉火关。乙醇、丙酮、乙醚等易燃品不能直接加热,并要远离火源操作和放置。

（三）实验后的整理

实验数据、结果要记在专用的记录本上。记录要及时、真实、齐全、清楚、整洁、规范。实验完毕后,对实验所得结果和数据,进行整理、分析和计算。重视总结实验中的经验、教训。认真完成实验报告,使用过的器皿应清洗干净,放回原处,并安排劳动值日生打扫实验室。离开实验室前要认真、负责地检查水、电、煤气、门窗是否关好,经老师同意后方能离开,严防发生安全事故。

认真对待实验过程中的每一项基本技能训练,标本的制备及取样,试剂的定量移取及加注,溶液的混匀、沉淀、过滤、离心、保温、加热、冷却以及各种仪器的正确操作等,均应在实验中反复多次训练,体会和掌握操作要点,力求做到熟练、准确、规范。

二、实验室安全及意外事故处理

在生物化学检验实验过程中,要经常接触各种有机和无机化学试剂,其中有许多试剂属强酸、强碱或有毒、易燃、易爆的危险品。还要接触各种电器,不会或不按一定的使用规则正确使用,就容易发生火灾、中毒和触电等事故。为了避免事故的发生,要求实验人员必须遵守操作规程,加强安全意识,工作仔细、谨慎,同时亦必须具备一定的预防知识,熟悉有关事故的应急处理措施。即使万一发生事故,也能及时采取措施,减少和避免损失。

（一）触电的预防及应急处理

生物化学检验实验室涉及的电器较多,如分光光度计、离心机、电泳仪、电炉、恒温水箱等。使用这些电器时,机壳必须接地线,以防机壳带电。不能用湿布清洁带电的电源插座和开关。仪器使用完毕后,必须立即切断电源。一旦发生触电,首先应立即切断电源。在未断电源时,切不可直接用手去拖拉触电者,应用不导电的物体将电源与触电者分开,然后视触电者情况实施抢救。对尚未停止呼吸者,使其平卧,呼吸新鲜空气,短时间内即可恢复知觉;若呼吸心跳微弱或停止者,应立即就地进行人工呼吸,同时请医生前来急救。

（二）化学性危害的预防及应急处理

在使用易产生有毒蒸气的化学试剂如氰化物、汞、砷、溴、氯、苯、乙醚、氯仿、四氯化碳和具有腐蚀性的硝酸、盐酸、高氯酸、硫酸时,均应在通风橱中进行;且应把硫酸加入水中,而不应把水加入硫酸中。操作时应小心,避免浓酸或浓碱等腐蚀性试剂溅在皮肤、衣服或鞋袜上。若皮肤受强碱伤害时,先用大量自来水冲洗,再用5%硼酸溶液或2%乙酸溶液冲洗。若皮肤受强酸而致灼伤时,先用自来水冲洗,再用5%碳酸氢钠溶液冲洗。误服强碱,先用自来水漱口,口服食醋或柠檬酸中和碱,再给予食物油等润滑保护黏膜组织。误服强酸,先用自来水或 0.1 mol/L 氢氧化钠溶液漱口,再服用 2.5%氯化镁溶液、牛奶、蛋清、食用植物油等,起解毒和润滑作用。不可用催吐剂,严禁用碳酸氢钠溶液洗胃,以免产生二氧化碳增加胃穿孔的危害。

（三）生物源性危害的预防

生物源性危害主要指来自细菌、病毒和真菌等的感染造成对人的伤害。生物化学检验实验要采用来自医院的患者标本,这些标本有可能含有传染源,如肝炎病毒、伤寒杆菌、钩端螺旋体等。故在实验中应注意防止传染。吸取患者的标本最好使用定量加样器、一次性塑料头,使用后的一次性塑料头应集中消毒处理,用过的试管、吸管必须用消毒液(0.3 mol/L 苯酚)或 5 g/L 过氧乙酸溶液浸泡,被污染的实验桌面应用 0.3 mol/L 苯酚溶液擦洗消毒,用后的标本容器应用消毒液处理,或高压灭菌后,才能丢入垃圾堆。实验完后,要用消毒液浸泡双手,然后用自来水冲洗。

（四）火灾的预防及应急处理

在使用乙醚、丙酮、乙醇、甲苯、异丙醇等易燃试剂时,应远离火源和热源,不可在火上直接加热(必要时可使用热水浴)。点燃酒精灯时,可用火柴、纸条引燃;切不可直接用酒精灯互相点火,这样很容易致酒精溢出酿成火灾。

经常检查电器设备及电源线路是否完整无损,导线的绝缘是否符合电压及工作状态的需要,防止电路短路、超负荷,或接触不好产生电弧,或静电放电产生火花等引燃周围易燃物品而引发火灾。一旦发生火灾,不可惊慌失措,应迅速、果断采取有效措施进行灭火。对电器着火,应首先切断电源,然后,用沙子或四氯化碳灭火,不可用水和二氧化碳灭火器。有机溶剂或油脂着火,可用灭火机、黄沙灭火,不可用水灭火。若衣服着火,切忌乱跑,可迅速就地滚动灭火。若火势大,应迅速切断电源,立即报警。

三、废弃物处理

(一) 废弃物处理的目的

规范实验室废弃物的管理,维护正常实验工作秩序,防止意外事故的发生,避免或减少对环境的污染,保障人类健康。

(二) 实验室废弃物的危害

实验过程中产生的各种废弃物,在没有达到排放标准以前直接排放会对我们赖以生存的自然环境造成不同程度的污染,对人类健康带来危害。根据实验室产生废弃物的物理状态将其分为液态、气态和固态 3 类废弃物,俗称"三废"。

1. 液态废弃物 废液,实验室产生的废液包括一般废水和化学性实验废液,是主要废弃物之一。一般废水主要来源于清洗仪器和用具用水、清扫实验室用水及大量洗涤用水。化学性实验废液主要来源于实验样品分析的残液等,如酸碱性废液、含有有机物废液及细菌毒素废液等。这些废水、废液若随意排放,必然污染地下水和地表水,不但水生动物,而且沿途流域居民生活、人们的生命健康也必定会受到严重影响。

2. 气态废弃物 废气,实验室废气是由实验过程中化学试剂的挥发、泄露、分解等产生的,其成分多为易燃及有毒气体,根据对人体的危害不同将其分为 2 类:①刺激性有毒气体:对人的眼和呼吸道黏膜有刺激作用,最常见的有氯气、氨气、二氧化硫、氮氧化物等。②能造成人体缺氧的窒息性气体:如一氧化碳、硫化氢及氰化氢等,这些气体不但危害人类健康,引起各种疾病,而且会引起火灾等恶性事故。

3. 固态废弃物 固体废弃物组成复杂,危害较大,特别是化学试剂,若随意排放,混入居民生活垃圾,将直接危害居民健康,严重污染周围环境。

(三) 实验室废弃物的处理原则及方法

实验室废弃物的处理一般遵循专人负责、分类收集、定点存放、统一处理的原则,可采用以下几种方法进行处理。

1. 有毒气体 在实验过程中,许多有毒气体(如氯气、硫化氢、二氧化硫等)对人体会造成伤害,不要直接排放,可通过气体吸收装置及相关药品吸收处理。

2. 废液 废液要分类并统一回收至合适的容器中,同时要标明废液种类、储存时间。根据废液的组成及其性质,分别通过酸碱中和、混凝沉淀、氧化剂氧化等方法进行处理,若自身无能力处理,则应联系具有处理资格的单位处理。对含有金属离子的废液要根据金属离子的特性将其转化为沉淀,再通过化学手段将其转化为金属及其化合物;对含有易燃性物质如乙醚等的废液应尽快处理,不要久放。在处理废液的过程中,往往伴随着有毒气体以及放热、爆炸等危险,故在处理前必须充分了解废液的组成及性质,谨慎地进行处理,边操作边观察,以防危险事故发生。

3. 固体废弃物 实验室产生的固体废弃物成分复杂,包括多余样品、分析产物、破损或使用过的实验用品,如玻璃器皿、纱布、手套及有关实验用品等混合物。对一次性使用的物品如口罩、手套、纱布等集中焚烧处理,对一般废渣可采用深埋处理,对试剂、药品类要送交有处理能力的部门处理。

环境保护是利国利民的大事,任何一个实验部门及有关实验工作人员,都必须加深对环境保护的认识,在思想上引起足够重视,坚持实验室的科学管理,对实验室的废弃物自觉采取相应的处理措施,防止其对环境造成污染,在改善环境质量、保护人体健康方面贡献自己的力量。

第二节　实验用纯水

实验用纯水是指天然水或自来水经过蒸馏、离子交换、活性炭吸附、过滤等处理后除去了杂质的水。纯水质量的高低直接影响到检验结果的准确性。

一、实验室用水等级

美国国家临床实验室标准委员会(national commtitee for clinical laboratory standards，NCCLS)于1985 年将实验用水分为三级，即Ⅰ级、Ⅱ级、Ⅲ级(表 2-1)。中国国家技术监督局先后于 1992 年、2000年、2008 年批准实施的《分析实验室用水国家标准》(GB/T6682—1992、GB/T6682—2000、GB/T6682—2008)，将分析实验室用水分为三个等级，由表 2-2 可见一级水最好。临床实验室一般选用二级水即可。水越纯，所含离子越少，则电阻越大，导电性越差，即电阻率越大，电导率越小；同时水越纯，所含的 SiO_2、细菌数、有机物等就越少。

表 2-1　美国 NCCLS 等级纯水的规定及用途(1985 年)

级别	Ⅰ级	Ⅱ级	Ⅲ级
pH 值	未定	未定	5.0～8.0
电阻率($M\Omega \cdot cm$,25 ℃,最大值)	10.0	2.0	1.0
硅(以 SiO_2 计,mg/L,最大值)	0.05	0.1	1.0
微生物含量(每毫升最大菌落数)	10.0	10^3	未定
微粒	0.2 μm 微孔膜过滤	未定	未定
有机物质	活性炭过滤	未定	未定
用途	原子吸收,火焰光度,荧光,电解质,酶,高效层析,电泳参比液,缓冲液	一般实验室检验,器皿冲洗	器皿洗涤,要求不高的定性试验

表 2-2　分析实验室用水国家标准(GB/T6682—2008)

名称	一级	二级	三级
pH 值范围(25 ℃)	—	—	5.0～7.5
电导率(25 ℃)/(mS/m)	≤0.01	≤0.10	≤0.50
可氧化物质含量(以 O 计)/(mg/L)	—	≤0.08	≤0.4
吸光度(254 nm,1 cm 光程)	≤0.001	≤0.01	—
蒸发残渣(105 ℃±2 ℃),mg/L	—	≤1.0	≤2.0
可溶性硅(以二氧化硅计),mg/L	≤0.01	≤0.02	—

注:1.由于在一级水、二级水的纯度下，难以测定其真实的 pH 值，因此，对于一级水、二级水的 pH 值范围不做规定。2.由于在一级水的纯度下，难以测定可氧化物质和蒸发残渣，对其限量不做规定。可用其他条件和制备方法来保证一级水的质量。

二、纯水的制备方法

(一)蒸馏法

天然水或自来水在蒸馏器中进行加热汽化形成水蒸气,水蒸气经过冷凝后得到蒸馏水(distilled water,DW)。为了防止蒸馏器离子进入水蒸气中,蒸馏器材质通常采用玻璃材料。蒸馏水的电阻率约为1×10^5 $M\Omega \cdot cm$(25 ℃)。因蒸馏水里面含有挥发性物质及离子,对实验有干扰,故临床实验室多用去离

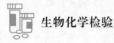

子水,或先蒸馏、后去离子的纯水。该法的优点是设备简单,制水方便。其缺点是挥发性物质难以去除、耗能大、耗水多以及需要注意清洗管道。

(二) 离子交换法

天然水或自来水先进行粗滤,再通过离子交换树脂除去水中杂质离子,这种方法制成的水称去离子水(deionized water,DW)。其原理是粗滤后水中的杂质离子先通过扩散进入树脂颗粒内部,然后水中的 Na^+、Ca^{2+} 等与阳离子交换树脂中的活性基团 H^+ 发生交换,水中的 Cl^-、SO_4^{2-} 等则与阴离子交换树脂中的活性基团 OH^- 发生交换。由于树脂为多孔网状结构,具有非常强的吸附能力,可以同时除去颗粒杂质。去离子水的电阻率约为 $5×10^6$ $M\Omega ∙ cm$(25 ℃)。该法的优点:除了可去除杂质离子以外兼具吸附电中性杂质和过滤颗粒杂质的作用。缺点:由于离子交换为可逆反应,故去离子水并非绝对不含离子,且设备较复杂,成本较高。

(二) 反渗法

反渗法的原理是水分子在压力的作用下,水中的杂质被反渗透膜截留排出,通过反渗透膜成为纯水,称反渗水。反渗水克服了蒸馏水和去离子水的许多缺点,利用反渗透技术可以有效地去除水中的溶解盐、胶体、细菌、病毒、细菌内毒素和大部分有机物等杂质,但不同厂家生产的反渗透膜对反渗水的质量影响很大。反渗水的电阻率为 $1×10^4 \sim 1×10^5$ $M\Omega ∙ cm$(25 ℃),该方法不需要消耗化学药品,设备简单,操作方便,对于含盐量高的海水等用此法比用离子交换法更为经济,其不足之处是需要消耗电能,当原水中盐浓度过低时,溶液电阻大,用电渗析也不经济。

(三) 超滤膜法

原理是水通过超滤膜将水中的微细颗粒、胶体及微生物等过滤除去,所得水还需进一步纯化,也是作为各种制备纯水配套的一种措施。

(四) 活性炭吸附法

活性炭具有物理吸附和化学吸附的双重特性,可以有选择地吸附气相、液相中的各种有机物质,对水中微量有机物具有卓越的吸附性,水通过活性炭后除去水中有机物。优点是设备简单、操作方便。缺点是纯水制备效率低,仅作为制备纯水配套的一种措施。

(五) 混合纯化水系统

离子交换、活性炭吸附、反渗以及超滤膜等步骤构成混合纯化水系统。目前与全自动生化分析仪配套的纯水机一般采用混合纯化水系统,要求其水的电阻率大于 $1×10^5$ $M\Omega ∙ cm$(25 ℃),可获得纯度很高的二级甚至一级水。

生化分析仪的所有用水均应该是符合标准的纯水,通常为二级水,因为水的质量直接影响结果的准确性,尤其是在做电解质、钙、镁及磷等无机离子测定时,对水质的要求更为严格。生化分析仪应配备专门的纯水处理系统,该系统应该有足够的纯水处理能力,因为分析仪管道的冲洗、反应杯的清洗和样本的预稀释等,均需要大量的纯水。

三、水的纯度检验

水的纯度检验首先测定电阻率或电导率,然后检测残留物含量。

(一) 电阻率

利用电导仪或兆欧表测定。电导仪测得的电导率可与电阻率换算,电导单位是西门子(S),电导与电阻(Ω)互为倒数。电导率为每厘米长的电导(S/cm),电导仪的表头读数单位为 $\mu s/cm$。因此,电导仪读数为 1 时,电阻率为 $1×10^6$ $\Omega ∙ cm = 1$ $M\Omega ∙ cm$。

GB/T6682—2008 规定一级水电导率的最小值为 0.01 ms/m(见表 2-2)。

(二) 可溶性硅

量取 520 mL 一级水(二级水则取 270 mL),注入铂皿中,在防尘条件下,亚沸蒸发至约 20 mL,停止加热,冷却至室温,加 1.0 mL 钼酸铵溶液(50 g/L),摇匀,放置 5 min 后,加 1.0 mL 草酸溶液(50 g/L),摇匀,放置 1 min 后,加 1.0 mL 对甲氨基酚硫酸盐溶液(2 g/L),摇匀。移至比色管中,稀释至 25 mL,摇匀,于 60 ℃水浴中保温 10 min。溶液所呈蓝色不得深于标准比色溶液。

标准比色溶液的制备是取 0.50 mL 二氧化硅标准溶液(0.01 mg/ mL),用水稀释至 20 mL 后,与同体积试液同时同样处理。

（三）其他

1. 总有机碳　水中碳的浓度反映水中氧化的有机化合物的含量,单位为 ppm 或 ppb。

2. 内毒素　革兰氏阴性细菌的脂多糖细胞壁碎片,又称之为"热原",单位 cuf/ mL。

第三节　实验室信息系统

一、概述

随着医学检验手段的飞速发展、信息化建设的普及深入和管理者观念的进步,医疗行业引入计算机管理已成为医院现代化管理的基础。检验科原始的工作方式和工作流程不但浪费人力、物力,还直接影响对患者的服务质量。新的形势要求检验科能够对各种检验申请及时做出反馈,使临床医生能得到准确、快速的信息。医院信息化建设已成为医院发展的必然趋势。

医院信息系统(hospital information system,HIS)是计算机技术、通信技术和管理科学在医院信息管理中的应用,是计算机科学和信息技术对医院改革、临床诊疗和健康信息管理长期影响、渗透以及相互结合的产物。实验室信息系统(laboratory information system,LIS)是指以临床实验室科学的管理模式为基础,借助现代通信技术、网络技术和计算机技术,对实验室各种信息进行高效管理,从而从整体上提高实验室综合效能的复杂人机系统,是医院信息系统的重要组成部分。在国外,医院信息系统始于 20 世纪 60 年代初,但发展缓慢,直到 20 世纪 80 年代中期,开发和应用才不断向广度和深度发展。国内 LIS 在 20 世纪 90 年代开始应用,虽然起步较晚,但发展迅速,已在许多医院和健康体检机构发挥着重要的作用。同时检验科室也迫切需要 LIS 的实现来引进先进的检验科室管理模式,提高工作效率和工作质量,从而提高管理水平。

二、LIS 基本功能

为了满足临床实验室质量管理和流程监控的需要,实验室使用的信息系统应该具有以下基本功能。

（一）LIS 功能基本要求

(1) 应具有标本条形码打印和标本采集、运送、编号、信息录入、检验、结果报告等整个检验过程信息管理功能。

(2) 应具有与实验室专用设备进行双向通信功能,通过条形码识别查询或直接下工作单方式控制设备运转,与 HIS 可以无缝连接。能自动接收来自分析仪的测定结果,并对应到 LIS 的患者信息形成报告单,检验结果自动检查,以检验项目的正常范围、警告范围及仪器的线性范围为条件,将超出范围的结果以各种方式报警提示。

(3) 应具有质控数据自动接收、绘制质控图以及自动统计、打印功能。

(4) 应具有统计分析功能,能统计分析卫计委(中华人民共和国国家卫生和计划生育委员会)临床检验中心发布的质量指标数据。

（二）LIS 基本功能

LIS 基本功能:系统设置、业务系统、统计查询、资料打印、质量管理、代码设置等基本模块。

1. 系统设置模块　应该具有系统登录、修改个人口令、选择输入代码、打印机设置、操作员调动、现部

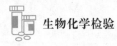

门调动等功能。

2.业务系统模块

1) 主业务操作模块　应该具有信息输入(包括标本登记、批量处理、结果输入、手工收费等)、质量管理、打印、查询等功能。要求在一个窗口中完成全部操作,不必在不同的菜单之间切换。

2) 其他模块　温度数据记录、仪器使用情况记录、仪器保养记录、试剂使用管理、不必存放记录、不必接收记录、不合格标本记录、住院患者自动收费/查询、门诊/住院/体检中心检验抽血、标本运送确认/接收核对/失败处理、外送标本登记/接收核对等。

3.统计查询模块　应该具有报告单查询、信息修改查询、危急值查询与统计分析、患者信息查询、标本监控和状态查询、项目收费统计分析、结果趋势分析、工作量统计分析、工作进度统计分析等功能。

4.资料打印模块　应该具有报告单打印、工作清单打印、异常结果打印、收费清单打印、标本条形码打印以及标本二级或三级条形码打印等功能。

5.质量管理模块　应该具有质控批号输入、质控靶值输入、质控数据输入、质控月报表、质控日报表、经费累计质控、结果靶值设置等功能。失控重做或修改质控结果时,应保留原始数据,并记录所有修改操作。

6.代码设置模块　应该具有检验项目设置、样本类型设置、设备种类维护、仪器通道设置、通信参数设置、计算公式设置、系统参数设置、审核人员设置等。

三、LIS 与检验流程

传统临床检验申请及检验科工作流程中,医生手写的检验申请单,可能会由于笔迹或污渍等原因造成辨认不清而导致出错。而护士在床旁标本采样时由于申请单与试管的分离,容易造成患者与标本的对应错误。标本在从临床科室送到检验科室过程中,不易实现快速验收确认机制,造成错误。检验科根据医生手写申请单上录入患者信息,容易出现输入错误造成患者信息录入错误和患者检查项目录入错误,造成错检漏检的严重问题。人工的各个环节会造成速度慢而延长出报告时间。收费核价也是人工计价,因人员的熟悉程度容易出现错收、漏收。总之,传统的检验申请报告流程工作烦琐,易出错环节多。

(一) 使用打印条形码方式的 LIS 操作流程

在试管上的条形码中包含患者姓名、门诊号(住院号)、年龄、性别、床号、检查项目、送检科室、试管颜色等信息。首先由医生通过医生工作站开出电子检验申请单,同时生成检验医嘱。护士站转抄医嘱后,当检验项目的送检科室、标本、容器类型都相同时,LIS 系统自动做检验项目合并处理并打印单个条形码标签。由于打印条形码的内容十分详细,护士可以很直观地了解所做项目,根据条形码标注颜色找对应颜色试管,将其贴于相应容器。护士到床旁抽取标本后,放到指定位置,由检验科人员核对后取走送至检验科。由于打印条形码显示送检科室,护士在采血后直接按科室分类,省去了检验科二次分检的麻烦,提高了工作效率。标本到达检验科后,对于有双向通信功能的检验仪器,可以通过扫描条形码信息从 HIS 系统中快速调出患者信息及检验项目。LIS 系统下达实验项目指令,指挥检验仪器具体操作实验。单向数据传输技师也只需要在试管上编序号,上机实验。这极大地缩短了等待检验结果的时间。报告审核并确认后检验结果即可立即发送至 HIS 系统,各临床病区即可查看报告。

使用打印条形码方式的 LIS 操作流程也有它的缺陷:①打印出来的条形码应清晰,否则检验仪器不容易读取。②打印出来的条形码要贴正确,不能出现歪斜、皱褶等。③要使用高质量条形码打印机。④成本较高。

(二) 使用预置条形码方式的 LIS 操作流程

预置条形码按厂家的不同生成唯一的预置条形码号,粘贴在试管上。在应用中,由于试管上只有简单的条形码信息,并没有直接的患者信息,需通过护士工作站将条形码与患者 ID 号绑定。通过信息绑定,实现 HIS 与 LIS 中患者信息、诊断信息及检验申请信息同步。首先医生通过医生工作站开具电子检验申请单,同时生成检验医嘱。护士需要注意的是,当检验项目的送检科室、标本、容器类型都相同时,要将检验项目合并处理。根据检验项目信息,取相应容器,再用扫描器进行条形码信息、患者 ID 号及检验申请项目绑定、检验标本条形码信息签发。为了弥补试管上无患者姓名、床号的问题，通常护士会把已对应过患者 ID 号及检验申请项目的"预条码"试管放在患者采样袋中，采样袋上有患者姓名和床号信息，以满足"三查七对"的需要。检验员可以通过扫描条形码信息从 HIS 中读取具体绑定患者 ID 号的检查项目。按照检测方式（单工或双工）的不同进行标本处理。结果审核并确认后可立即发送至 HIS 系统，各临床病区即可查看报告。

使用预置条形码方式的缺陷：①要将预置条形码与患者信息绑定，而试管上只有条形码，无患者信息，容易出错。②检验项目不明了，需要扫描分类，浪费时间。但预置条形码最大优势是：由于印刷的条形码清晰，不易出现错码现象。

（三）LIS 的检验流程

LIS 的工作流程是通过门诊医生和住院医生工作站（HIS 系统）提出检验申请，LIS 系统生成相应患者的化验条形码标签，在生成化验单的同时将患者的基本信息与检验仪器相对应；当检验仪器生成检验结果后，LIS 系统会根据相应的关系，通过数据接口和检验结果核准将检验数据自动与患者信息相对应后财务自动计费，检验结果审核后传至 HIS，使 HIS 上客户端实时共享 LIS 的信息，与医嘱双向沟通，实现检验信息电子化、检验信息管理自动化，为临床提供整洁、统一格式的中文报告，根据测定结果和对患者资料的综合分析处理，提出可能性较大的诊断意见，供临床医师参考。

1. LIS 条形码的应用 在传统检验模式中，医生手开检验单是很繁琐的事情。医生要先找到相应的化验单，并在诸多化验单中找出所需要的检验项目，依次画钩，并为患者开具检验医嘱。由于有些医生字迹潦草，可能会出现诸多差错和引起不便。而将条形码技术应用于检验信息系统后，取消了手工操作，通过医生工作站开电子化验单，检验医嘱和生成的条形码会自动打印在检验申请单上。检验结果出来后，医生可以通过医生工作站在计算机上查看患者的检验报告，患者到检验取单柜前扫描一下条形码即可自动打印出自己的检验报告。这与传统方式相比，更快速、更直接、更方便、更可靠，它彻底改变了传统检验的工作模式，优化了患者付费、抽血、取化验单的流程，也使医生的工作更方便、更快捷。

将条形码技术无缝连接到医院信息系统和 LIS，使采血操作流程发生了根本变化。患者交费后，抽血室护士通过扫描检验申请单上的检验条形码，医生所开的检验申请项目就会自动显示出来。不同的检验项目用不同的颜色标示，护士根据计算机给出的颜色提示来拿取检验试管，分别对准每个检验试管上的条形码扫描，患者的检验申请项目和标本项目就自动进行匹配后被计算机提取出来。采血确认后，检验试管和标本试管直接在数据库中进行匹配，信息自动传递给相关检验科室。在采集过程中应用条形码，极大地方便了护士采血，且护士可随时查询患者检验项目完成情况，取消了护士手工抄写，减少了查对过程，简化了操作流程，减少了差错的发生，提高了工作效率。

当门诊检验标本采集好后，送到相应的检验部门。检验人员只需要扫描检验试管上的条形码就可得到该标本的患者基本信息以及需要检测的项目，可进行双向通信的仪器可识别项目，减少了在仪器上录入项目的工作，同时通过仪器自动识别条形码，也减少了标本放错位的差错，大大提高了检验人员的工作质量和速度，真正提高了检验信息自动化的程度。

作为一种图形信息技术，与文字技术相比，条形码具有可读性高、可靠性强、灵活性高、采集信息量大、不受人为因素干扰、标准化等优点。条形码的输入速度快，一个字符由键盘输入需 6 s，用光学符号识别需 4 s，而用条形码阅读器扫描只需 0.3 s，大大缩短了患者的就诊时间。条形码识别技术在检验信息系统中的应用，不但优化了患者的就诊流程，提高了医护人员的工作效率，还减轻了劳动强度，降低了医疗成本。采用条形码技术对检验科标本进行管理，较好地解决了患者信息的一致性和唯一性问题，减少了污染的环节和机会，同时避免了人为差错；标本流通环节信息的详细记录，有利于更好地进行质量控制，便于查找错误、区分责任；对于支持条形码的大型生化仪器，可缩短标本处理时间，提高仪器利用率；每个标本流通环节均可跟踪数据共享，提高准确率，且无须重复录入信息，全部通过条形码自动处理；双向控制的仪器使用条形码后，可简化操作、降低成本。医院网络化管理是医疗服务行业发展的大趋势。检验信息系统采用条形码技术后，实现了与全院信息管理系统的无缝链接，以及检验标本从采集、登记、保存、传递、确认和发送检验报告过程的计算机网络化管理，保障了检验信息的及时性、完整性、准确性，杜绝了人为差错。另外,条形码的唯一性也确保了标本的可靠性。条形码技术节约了资源,方便了患者,提高了工作效率和服务质量,促进了医院的信息化建设和发展。

2. 条形码在检验信息系统中的应用流程 条形码作为一种成熟的信息存储载体,已在各行各业包括医院的物流管理及信息管理中被广泛应用。检验工作也兼有物流管理和信息管理的特点,条形码技术理应大有用武之地。

以医院检验科的业务数字化为目标,通过连接检验仪器、收集检验数据,完成申请、检验、报告的自动化数字工作流程,实现检验结果与检验申请自动匹配,从而将检验结果自动传送到相应的部门,真正实现检验工作流程全自动化。该系统主要由硬件部分、操作软件、数据库管理软件、应用软件4个部分组成。每个部分又由多个组成部分共同协作,生成了可运行的 LIS 系统。条形码 LIS 代替人工操作方式,实现了信息转移的电子化的调度,信息和资源共享,不仅有效缩短标本布置及检验结果传递的时间,提高了工作效率,而且减少了在接收检验要求、报告结果和保存记录等工作中可能会出现的人为误差,确保了检验数据的准确性,还为检验结果查询提供了更有效的方法,节省了生成管理信息索引所需的时间和精力。

严格区分平诊和急诊:在传统的标本留取中医生通常用 st(立即执行)来区分平诊和急诊,如果漏看 st 就会把急诊当成平诊,延误患者的治疗,但医生在 LIS 中申请急诊电子化验单时,整个电子检验单都会闪现醒目的红字"急诊医嘱到了",提醒及时处理,减少了把急诊当成平诊的可能性。有效减少标本布置的时间与误差:在传统的标本布置过程中,护士根据检验单申请的项目,选择相应的标本容器,撕下检验单左侧的联号粘贴在上面。如果护士不知道所申请的项目需用何种标本容器,必须打电话到实验室询问,从而使标本布置的时间延长;如果护士选择了错误的容器就必须重新留取标本,尤其是在采血时如果该用抗凝试管而错用了非抗凝试管时就要给患者重新采血,不仅增加患者的痛苦,而且容易引起患者的不满情绪。在 LIS 中标本的类别用条形码前缀的 2 位数字来区分。01~09 为各类真空采血管,10 为体液用管,11 为粪便杯,12 为各种微生物用容器等。护士布置标本时如果选择了错误的容器是不能进行扫描的,只有容器选择正确时才能完成标本布置,而且使用扫描器识别条形码,不仅采集信息量大、速度快、收集数据信息省时省力,还不受任何人为因素的影响。

据有关资料介绍,使用该技术其差错率仅在几百万分之一,同时也减少了标本布置的时间。该系统采用下拉式汉化菜单、工具条、鼠标右键和先进友好的图形界面设计,可以全键盘操作,使用简捷,人机界面直观、清楚、统一,操作方法简单易学,工作人员无须进行特殊培训即可上岗。通过临床科室直接打印检验报告单,既节约了检验单在实验室各部门流动的时间,又避免了交叉感染,更减少了资源的浪费。该系统实现了实验室与临床科室之间的电子文档传输,确保医生能在第一时间内接收到患者的实验结果,减少了人工传递报告单的时间、错送和漏送的可能。以往检验收费都在检验结果出来以后到财务科记账,通常在 1 天后才能完成收费,如遇到患者出院就会漏收。使用条形码 LIS 后在费用处理方面,实验室根据条形码号接收到申请项目,在发送报告的同时可直接收费,避免费用的错收和漏收,提高了经济效益;由于 LIS 发出清晰的、规范的实验报告,为患者准确地提供实验结果,可缩短患者的复诊时间并提高医生的诊断准确性。实验结果发放方式的改变,更人性化地体现了医院对患者隐私权的保护和尊重。

条形码检验信息系统集申请、采样、核收、计费、审核、发布、质控、查询等检验工作为一体,加快了科室管理的统一化、标准化进程,规范了医师、护士与检验技师的行为,使临床申请检验项目和实验室在检验样本时,严格按照规范来工作,从根本上杜绝了样本采集与送检、检验过程中的人为差错。系统对于样本的质量进行判断并记录,为可能出现的医疗纠纷提供客观的证据,也为科室及其职员的工作业绩的考核提供参考。样本的处理过程中,系统始终对仪器的质量控制状态和仪器的维护情况进行监控,并对每次测定标本前的质控状态进行记录和分析,对于异常结果,系统将自动提示。通过条形码检验,减少了样本处理环节上的差错。条形码检验信息系统通过与门诊收费处及住院部的系统连接形成一个完整有效的收费流程,因而在一定程度上可以避免错漏收费。另外无纸化检验在一定程度上为医院节约了成本,同时随着纸制化验单的取消,减少了由于污染化验单引起的院内感染的机会。综上所述,条形码检验系统的建立提高了工作效率,在促进检验科信息化管理建设上起着十分重要的作用。然而,由于国家对于电子病历、电子报告单等方面的管理尚处于起步阶段,条形码的设计尚不成熟,"无纸化"的普及还需要进一步的探索和研究。条形码的引入,使检验科工作流程从手工操作向自动化操作迈进了一大步。伴随着经济水平的提高,检验科的分析仪器普遍进行了更新换代,多数仪器具备条形码阅读能力,这为条形码在我国检验科内使用的普及创造了良好的条件。虽然国内对于大型自动化分析仪的单机条形码尝试较早,可全面与 HIS 联网的双向通信应用在我国尚属起步阶段,这也是目前条形码应用方式多种并存的原因。

四、LIS 管理

为了保证 LIS 安全和有效运行,必须对信息系统的运行进行有效管理,管理内涵涉及信息系统管理文件建立、安全性管理等内容。

(一)信息系统管理文件建立

实验室应根据本实验室所使用 LIS 和实验室管理实际情况编写适合本实验室的信息系统管理程序文件盒作业指导书,可以是电子版,便于所有授权的操作人员使用,并便于在各实验场地获得,且满足以下要求。

1. 程序文件 应对本实验室计算机软件和硬件使用与维护,检验数据的采集、传送、处理、报告以及储存于计算机数据库中的各种数据和文件进行管理,以保证计算机系统的正常运行,确保检验数据和文件的完整性和保密性等内容进行文件化。

2. 作业指导书 信息系统作业指导书必须描述 LIS 的特点、功能及使用方法,能让操作人员充分了解 LIS 的用途,并向相关人员提供 LIS 的技术性细节描述等相关知识和可操作性文件,包括操作方法的具体过程以及常见故障排除等,达到使用者按照作业指导书即可便利操作之目的。

3. 文件审批和定期评估 信息系统管理程序文件和作业指导书应由实验室主管或指定人员审批生效后才能使用,并定期评估文件有效性。

(二)信息系统安全性管理

信息系统安全性管理应该涉及计算机硬件安全、信息系统数据安全、数据使用安全等内容。

1. 信息系统的使用安全性管理

(1)信息系统使用授权:为了充分保护信息系统的安全性,实验室负责人应该对 LIS 的使用进行授权。LIS 的授权应详细,应对接触患者资料、输入患者结果、更改结果、更改账单或改变计算机程序等人员进行授权。只有被授权的员工才能对计算机系统中的相关文件进行管理和更改,防止无关的或非授权的用户对其进行更改或破坏,任何人不得越权使用计算机和 LIS。如果其他计算机系统(如药房或病历记录)的信息可通过实验室的计算机系统获得,应设有适当的计算机安全措施防止非授权获得这些信息及非授权进行更改。授权进入实验室 LIS 的人员应维护信息系统中患者信息的机密性。

(2)应保护实验室内部和外部通过网络传输的数据,以免被非法接收或拦截。

(3)LIS 使用保护:经授权使用者必须妥善保管好用户名和密码,防止他人盗用,在不使用 LIS 时应及时退出。应规定 LIS 在无任何操作时自动锁定的时间,使用者需重新输入密码方能重新登录。

2. 计算机环境设施安全管理

(1)计算机及其相关设备应放置在合适的位置,保证其正常使用和工作方便,保证其适宜的温度和湿度,有防火安全措施。

(2)为保证电力供应,应对服务器和重要计算机配备不间断电源。

(3)在突发漏电或火灾的紧急情况下,应有切断相应电源等措施,保证人员安全,保证重要仪器设备的安全,实验室应配备干粉灭火器。

3. 信息系统的硬件和软件安全性管理

(1)对信息系统的软件初次安装时、改变或修改后,应进行有效性验证,且做好记录,并经临床试验室负责人批准同意后方可正式投入使用。

(2)应有足以保护检验数据和信息的收集、处理、记录、报告、储存或恢复,防止意外或非法人员获取、修改或破坏的措施。

(3)不应在实验室计算机中擅自安装软件,不应在计算机上运行与检验工作无关的程序。应定期对计算机查毒杀毒,并记录。

(4) 如需对系统硬件及软件进行更改,应报告实验室负责人,经审核批准方可进行,并记录。应对更改进行验证,以确保可以接受。

(5) 应建立程序文件,指定专人,在计算机出现明显故障时可立即向其汇报,并记录。必要时,对急需要发出的门诊和(或)急诊报告,应先以手工方式发出临时报告或口头报告并做好记录,待系统恢复正常后,收回临时报告,再发出正式报告。

(6) 当硬件和软件故障后重启时,应确认信息系统运行的正确性和数据的完整性,尽量减少对实验室提供服务的影响。记录故障原因和采取的纠正措施。

(7) 应指定程序处理其他系统停机(例如医院信息系统)时的影响,以确保患者数据的完整性;制定验证其他系统恢复和数据文件更换或更新的程序。

(8) 应制订应对计算机系统突发事件的书面处理方案。

4. 数据输入管理

(1) 应定期对输入、输出信息系统的数据(包括检测仪器与 LIS 相互传输的数据、手工录入的数据等)与原始数据进行比较审核,以确保数据传输的完整性,并定期检查在数据传输、存储以及处理过程中是否出现错误,并记录。

(2) 如果同一数据存在多个备份,应定期对这些备份进行比较,以保证所使用的各备份之间的一致性。应有适当的复制或对照程序,并定期核查。

(3) 应定期对由 LIS 传输到医院信息系统(HIS)中的检验数据的内容和格式的正确性进行审核。

(4) 在由计算机发出报告之前,为确保数据正确性,须经授权的审核人员对手工或自动方法输入计算机的数据进行审核,以确认输入数据的正确性。实验室对计算机处理患者数据的过程及结果进行定期审核,并记录。

(5) LIS 建立一套跟踪审核记录,对接触或修改过患者数据、控制文件或计算机程序的所有人员进行记录。

5. 检验报告管理

(1) 临床实验室主任应对 LIS 中实验室报告的内容和格式进行审核、批准,并征求医务人员的意见。LIS 中的报告格式应具备样品质量、结果解释等备注的功能。

(2) LIS 应有检验报告审核程序,并保证正常运行。

(3) LIS 应有程序能在计算机发出报告前发现不合理或不可能的结果,患者数据修改后,原始数据应能显示。LIS 中应能显示患者的历史数据,以备检验人员在报告审核时进行检测数据的比较。

(4) 报告系统应能提供可能影响检验结果准确性的样本质量的备注(如脂血、溶血样本等),以及关于结果解释的备注。

(5) LIS 应有程序能使计算机在发出报告前发现危急值结果并发出预警,并通过相关程序及时通知临床(如医师、护士工作站闪屏)并记录(包括临床收到危急值结果的日期和时间、危急值结果、危急值结果接收者、通知者的日期和时间等)。

6. 检验结果查询和储存管理

(1) 实验室应规定信息系统中的患者结果数据和档案信息的变化时限。对于保存时限和检索查询方式应征求医护人员意见。储存在信息系统中的患者结果数据和档案信息应便于检索查询。

(2) LIS 应可以完全复现存档的检验结果及其他必要的附加信息,包括测量不确定度、生物参考区间及检验结果所附的警示、脚注或解释性备注等。

(3) 数据应该定期进行备份,并规定备份周期及保存期限,保证数据安全,在每次备份后,应确保信息系统和数据无意外改变。

(4) 应建立程序性文件对数据存储媒体正确标识、妥善保存,防止数据存储媒体被非授权者使用。

(5) 数据库数据的维修、存储和备份由医院信息科或信息系统开发者负责进行维护和处理。

五、信息系统新技术与发展

HIS 建设的标准化及其体系直接关系到我国医疗卫生信息化建设的发展方向,是医疗卫生信息资源能否共享和有效利用的关键之一。目前,美国疾病预防与控制中心(centers for disease control and prevention,CDC)规定的实验室数据格式和数据交换协议——HL7(health level seven)已经成为公认的国际标准,并被许多国家所采用。HL7 是医疗领域不同应用系统之间电子数据传输的协议,是目前医疗信息数据交换标准中应用最广泛的一个,其主要目标是统一各种医疗信息系统(如临床、保险、管理、行政、检验等)之间不同的电子数据格式,从 HIS、CIS(clinical information system)等接口结构的层面定义其标准格式,并支持使用现行的各种编码标准,如 ICD-9、ICD-10、SNOMED(the systematized nomenclature of medicine)等。HL7 采用信息传递方式实现了不同模块间的互联,类似于网络的信息包传递方式,使每一个消息可细分为多个段、子段、元素和子元素。其在 HIS 中的主要应用:①US 的数据格式标准;②LIS 与 HIS 的接口标准;③不同 HIS 间的接口标准;④检验仪器与 HIS 通信接口标准等。但是,在国内基于 HL7 的 LIS 研究才刚刚起步,其接口软件的可重用性、可理解性、可维护性和可修改性等还存在较大差距,这已成为当前我国 LIS 开发和应用的瓶颈。

LIS 不仅要向检验设备传送受检者资料、试验请求、标本信息和其他操作指令等,而且要求检验仪器能够向系统回送仪器状态、标本分析过程和分析结果、通信情况等,即接收数据和发送指令的双向通信功能。例如,利用条形码作为送检标本的唯一标识,可由自动化传输系统将标本分送至每一个相关工作站,通过自动识别和确认后进行检测与分析,并将检验过程和分析结果等数据发送给相关的工作站进行信息处理和利用。这种支持双向通信的 LIS 技术不但可促进现有实验室业务流程的进一步优化,而且可从根本上杜绝人工操作时出现的各类差错,有利于标准化的 HIS 建设,提高工作效率。

LIS 是医院信息化建设的重要部分,最终通过 HIS 为受检者提供可靠的医学检验信息,实现医学信息资源的共享。因此,LIS 的建设最终必须实现与 HIS 的无缝结合,才能真正发挥最大效能,提高实验室工作效率和自动化水平。另外,我国已将《医学实验室——质量和能力的专用要求》(简称 ISO15189)作为医学实验室管理的标准,而 HIS 的设计和完善也将执行该标准。同时,随着医疗体制改革的深入和医院信息化建设的不断发展,LIS 还可在未来的远程医疗资讯、临床实验室室间质量评价、突发医疗卫生事件、传染性疾病的预防和监控中发挥更大的作用,这些都可能是我国未来一段时期内检验信息系统研究的重要方向。

1. 医师工作站实现无纸化申请检验项目 医师工作站上装有检验项目字典,字典按实验诊断科不同专业组所开展项目分成大类及子类,所有检验项目均具有唯一的医院信息管理系统代码,通过条形码检验信息系统生成,并与收费系统无缝连接。

2. 护士工作站实现无纸化送检 计算机根据所申请的检验项目,标本类型自动合并、分组生成不同标识的条形码。条形码根据实验室各专业组不同及项目与采样要求的不同分成大类及子类,每张条形码均含有比较完整的患者信息、送检项目、采样要求、标本类型。送检人员根据条形码标识送到各实验室。

3. 实验室实现无纸化检验 建立了仪器双向控制台,实现了检验项目识别、数据自动传输功能。部分全自动检测仪达到了双向通信功能,即仪器可自动通过联机电脑上的条形码信息读取检测项目并自动对试管上的条形码进行识别,不需人工指令。测试完成后自动将检测数据与电脑上的患者信息一一对应。在查询的功能上,检验项目具有模糊查询及历史记录查询功能,可以根据需要选择不同的报告类别、日期、住院号或姓名等关键词进行组合查询。对超出正常参考值的结果自动警示以便及时复检。经审核后的检验结果在第一时间发往医师工作站。每一个操作者均设有不同的权限,规范了检验人员的职责,所有操作修改记录均在服务器上备份,检验报告一旦确认不能修改。

另外近几年来,实验室自动化系统(laboratory automation system,LAS)已在我国多家医院安装运行,但实际应用过程中还存在许多问题,特别是 LIS 与 LAS 的整合,直接影响到 LAS 的运行效率。LAS 又称自动化检验流水线,是指为实现临床实验室内某一个或多个检测系统(如临床化学、血液学、免疫学等系统)的整合而将不同的分析仪器与标本分析前、后的处理单元通过轨道和信息网络进行连接的相关设备整合体。在国外,LAS 已经广泛应用,我国则尚处于起步阶段,LAS 的引入能有效提高检验科的工作效率和工作质量、降低检验人员的工作强度和生物危害,也是实现临床检验规范化、标准化管理的一种有效途径。随着计算机技术和其他学科的发展,实验室通过标本的自动化传送和识别、数据的电子传递,将分析前、中、后 3 个过程由相应的设备及网络进一步连接起来。仪器与仪器的连接、各检验系统之间的连接就发展成全实验室自动化(total laboratory automation,TLA)。LIS 是 TLA 不可缺少的部分,TLA 中各种检验仪器通过 LIS 串联起来,形成大规模的全实验室常规检验过程的自动化。目前,发达国家许多检验科已经建立了完善的 TLA,或者正由 LIS 向 TLA 过渡,而国内目前只有几家大型的三级甲等综合性医院正在使用 TLA 或者向其过渡。

本章小结

　　生物化学检验实验室是学生学习生物化学检验技术基本知识,练习并掌握生物化学检验技术和基本技能的重要场所,因此,实验前的准备、实验中的要求及实验后的整理是做好实验的必备条件;同时应该注意在实验过程中可能会出现的各种危险因素以及应急处理;实验过程中必然会产生各种废弃物,如废液、废气及废渣,即"三废",废弃物的正确处理对保护我们赖以生存的环境至关重要。

　　实验用纯水是指天然水或自来水经过蒸馏、离子交换、活性炭吸附、过滤等处理后除去了杂质的水。水越纯,所含离子越少,则电阻越大,导电性越差,即电阻率越大,电导率越小;同时水越纯,所含的 SiO_2、细菌数、有机物等就越少;纯水质量的高低直接影响到检验结果的准确性。临床实验室一般选用二级水即可。

　　实验室信息系统(LIS)是指以临床实验室科学的管理模式为基础,借助现代通信技术、网络技术、条形码技术和计算机技术,对实验室各种信息进行高效管理,从而从整体上提高实验室综合效能的复杂人机系统,是医院信息系统的重要组成部分。LIS 的应用,其优势在于取消了手工抄写,减少了查对过程,简化了操作流程,减少了差错的发生,提高了工作效率和工作质量,也是实现临床检验规范化、标准化管理的一种有效途径。

能力检测

　　1. 实验前准备工作不包括(　　)。

A. 预习实验的原理　　　　　　　　B. 预知废弃物

C. 实验目的明确　　　　　　　　　D. 操作步骤熟悉

E. 注意事项清楚

　　2. 实验中的要求不包括(　　)。

A. 遵守纪律　　　B. 患者年龄　　　C. 团结协作　　　D. 爱护公物　　　E. 注意安全

　　3. 下列哪一项不属于"三废"?(　　)

A. 口罩　　　　　B. 自来水　　　　C. 氯气　　　　　D. 硫化氢　　　　E. 比色液

　　4. 下列属于易燃废弃物的是(　　)。

A. 乙醚　　　　　B. 甲醇　　　　　C. 氯仿　　　　　D. 四氯化碳　　　　E. 以上都是

　　5.《分析实验室用水国家标准》(GB/T6682—2008)将实验用纯水分为几级?(　　)

A. 一级　　　　　B. 二级　　　　　C. 三级　　　　　D. 四级　　　　　E. 五级

　　6. 目前实验用纯水最常用的制水方法是(　　)。

A. 活性炭吸附法　　B. 反渗膜法　　C. 超滤膜法　　D. 混合纯化水系统　　E. 蒸馏法

　　7. 使用打印条形码方式的 LIS 操作流程的缺陷不包括(　　)。

A. 条形码容易粘贴歪斜　　　　　B. 条形码粘贴容易出现皱褶　　　　　C. 成本较高

D. 要使用高质量条形码打印机　　E. 条形码印刷清晰不易读错码

　　8. 临床实验室一般选用几级纯水即可?(　　)

A. 一级　　　　　B. 二级　　　　　C. 三级　　　　　D. 四级　　　　　E. 五级

9.关于纯水的描述,错误的是(　　)。

A.水越纯,所含离子越少　　　　B.水越纯,则电阻越大　　　　C.水越纯,导电性越好

D.水越纯,所含的细菌数就越少　　E.水越纯,所含的 SiO_2、有机物等就越少

10.实验室信息系统的应用,不是其优势的是(　　)。

A.减少了查对过程　　　　B.简化了操作流程　　　　C.减少了误差的发生

D.降低了工作效率　　　　E.实现了无纸化检验

（唐吉斌）

第三章　检验方法的分析性能评价与验证

学习目标

1. 掌握检验方法的分级、标准试剂的分级及检验方法的选择原则、步骤。
2. 掌握误差的分类、方法学评价的参数与方法、诊断试验的评价指标。
3. 熟悉对准确度、精密度进行评价的实验方法。
4. 了解受试者工作特征曲线的临床意义。

随着医学检验技术的不断创新、发展和完善,新的检验方法和检验项目被不断应用于临床。为了提供给临床医生准确可靠的测量结果,实验室在应用新检验方法或改进原有方法时,必须对其进行严格、系统的性能评价。方法学性能评价是指通过实验方法测定分析方法的技术性能指标,并评价其是否可接受,从而明确该方法是否有足够的技术性能指标来证明其可靠性能够满足临床需求。

第一节　检验方法分析性能评价的应用范围

当临床实验室增加新的检验方法或者对原有方法进行改进时,需要临床实验室工作人员根据临床需求及自身实验室实际条件,选择能够满足一定准确度和精密度要求的分析方法,并对其进行分析性能评价。

一、检验方法的分级

保证分析结果准确性的关键因素之一就是选择合适的检测分析方法,根据分析方法的准确度和精密度的不同,国际临床化学联合会(IFCC)将检验方法分为决定性方法、参考方法和常规方法三种。

(一)决定性方法

决定性方法(definitive method)是指系统误差最小、准确度最高、目前研究尚未发现其不准确度或不精密度的方法。此方法的测定结果最接近真实值,主要包括重量分析法、中子活化法、同位素稀释-质谱分析法(ID-MS)等。该方法技术要求很高,费用昂贵,主要用于评价参考方法及对一级标准品进行定值,不直接用于常规方法的鉴定。

(二)参考方法

参考方法(reference method)是指准确度和精密度已被充分证实,并且由权威机构(如国家主管部门、国际性组织和相关学术团体等)颁布的方法。该方法的主要优点是干扰因素少,灵敏度、特异度适当,分析范围较宽且线性良好,系统误差相比于重复测定的随机误差可以忽略不计。

生产厂家和条件允许的临床实验室可以使用参考方法做常规分析,参考方法的主要用途如下:①鉴定和评价常规方法,能够评价其误差大小、干扰因素并决定是否可被接受。②鉴定次级参考物和为质控血清定值。③评价商品试剂盒的质量。

（三）常规方法

常规方法（routine method）是指有足够准确度、精密度和特异度，分析测量范围适当、经济实用，性能指标符合临床要求或其他目的需求的方法。主要可以分为偏差已知方法和偏离未知方法。经过有关学术组织评定认可后的常规方法可以作为推荐方法。

二、标准试剂的分级

标准试剂即标准品，又称参考物（reference material），国际标准化委员会将其定义为：它的一种或者几种物理化学性质已充分确定，可以用来校正仪器设备、评价测量方法及给其他物质定值。在临床化学中可将标准品分为三级。

（一）一级标准品

一级标准品又称原级参考物，是含量确定的稳定均一的物质，其含量由高度准确的若干方法确定或由决定性方法确定。一级标准品均有证书，故称有证参考物。主要用于校准决定性方法、评价和校准参考方法及为二级标准品定值。

（二）二级标准品

二级标准品又称次级参考物，一般是水、有机溶剂或某种特殊基质的纯溶液。该标准品可以由临床实验室自己配制或为商品，其有关物质含量由参考方法定值或与一级标准品比较而确定。主要用于常规方法的标准化或为校准品、控制物定值。

（三）控制物

控制物又称质控品，其成分和基质与检测的样本相同或者相似，均匀稳定且具有与检测过程相适应的特性。质控品常用于常规质量控制，监控临床样本的测量误差，不能用于标定仪器或方法。控制物主要有用于定性分析的阴性对照和阳性对照控制物，以及用于定量分析的定值和未定值控制物。

各级分析方法与标准品的相互关系见图 3-1。

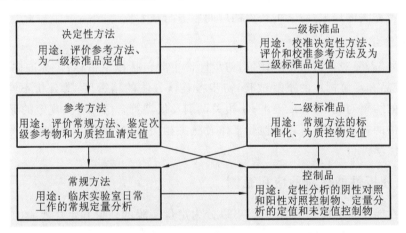

图 3-1 各级分析方法与标准品的相互关系

三、检验方法的选择原则

临床实验室选择检验方法时必须根据临床需求，结合实验室自身的环境条件和检测要求来确定。临床实验室条件优越的应该建立和选择参考方法，以利于评价常规方法和对标准品进行定值；临床实验室条件一般的应该选择常规方法和方便使用的参考方法。选择常规分析方法时，应该结合实验仪器设备、人员构成、检测成本等因素，尽量选择国内外通用方法和相关组织机构的推荐方法，同时重点考虑该方法的实用性和可靠性。

（一）实用性

1. 快速微量 标本用量少，检测分析速度快，适合于急诊及批量成套分析。

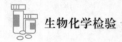

2. 操作简便 操作方法简便,操作人员不需特殊培训,试剂种类少,单一试剂最好,方便实现自动化操作。

3. 安全可靠 试剂无毒、不需特殊防护措施。

4. 成本低廉 不需要昂贵的检验仪器、试剂和相应设施。

(二)可靠性

所选的常规方法应该具有较高的准确度、精密度和较宽的检测能力,可以保证检测结果的准确性能够满足允许误差限度的要求。

四、检验方法选择程序

(一)提出要求

根据临床所需结合临床实验室自身的设备条件、人员构成、工作量等实际情况,提出某项新的分析方法的设想和要求。

(二)搜集资料

结合本实验室的工作基础,通过多种途径(查阅相关文献、借鉴同行业实验室的测定方法、向专家咨询、借阅相关厂家的技术资料等)获取相关信息和资料,充分熟悉各方法的特点,通过评价该方法的可靠性和实用性,以确定其真实的使用价值。

(三)选定候选方法

对获取的资料充分研究,结合本实验室具体条件初步确定候选方法,考查候选方法时需要重点考虑以下要素:①检验分析方法的原理和原始参考资料;②标准品和试剂的成分、包装量、稳定性及开瓶前后保存条件等;③是否产生危害,相应的安全防范措施及应急预案;④样本的要求,即采样条件、抗凝剂、采样量和保存条件等;⑤实验所产生的废弃物的处理要求;⑥初步评价其精密度、准确度、灵敏度、特异度和参考区间等性能指标;⑦建立检验方法的标准化操作规程(standard operational procedure,SOP)手册;⑧所需的设备设施及方法的局限性;⑨可获得的厂商服务与技术支持。

(四)初步评价候选方法

候选方法选定后,需要对其进行初步评价,初步评价主要包括以下指标:①标准曲线的线性范围和重复性;②通过做质控品和新鲜标本的重复试验,初步考查该方法的精密度;③分析不同浓度水平的样本,与公认的参考方法的结果对比,考查准确度;④相关试剂及仪器符合国际有关规定的证据。

通过对候选方法的初步评价,可以使检验工作者熟悉相关技术,结合本实验室的条件要求,判断是否需要进一步进行方法学评价。

五、检验方法分析性能评价的应用范围

检验方法分析性能评价的应用范围很广,可以分为定量实验的评价和定性实验的评价。定量实验的评价一般包括精密度、准确度、灵敏度、特异度、线性范围等性能指标的评价,定性实验的评价主要进行重复性研究和方法学比对。通常遇到以下情况需要进行分析性能评价:①临床需要建立新的检测项目;②临床实验室需要对原有项目的检测方法进行改进;③临床实验室新购入检验仪器设备或更换试剂;④临床实验室同一检测项目有不同的检测仪器和方法;⑤临床实验室需进行相关实验室认可工作(ISO15189认可、CAP认可)。

第二节 检验方法分析性能的评价与验证方法

候选方法经过初步评价后,符合实验要求的,就要进一步进行方法学评价,即通过检测系统性能评价来实现。检测系统是指完成一项检验所涉及的样本、仪器、试剂、校准品、质控品、操作程序、质量控制、保

养计划和操作人员等的组合。常见的方法分析性能评价指标有准确度、精密度、灵敏度、线性范围和参考区间等。

一、误差

误差是指测量值与真值之间的差值。真值是标本待测物的真实浓度水平，是客观存在的，但是在临床检测中，受到各种因素的影响，无法测定得到真实浓度值，通常以多次重复测定所得结果的均值用来代表广义上的真值，误差也是客观存在的。

（一）误差的种类

误差根据性质不同可分为系统误差和随机误差两大类。

1. 系统误差 系统误差（systematic error，SE）又称方法误差或固定误差，是指在重复条件下一系列测量值与真值之间存在同一倾向性的差值。系统误差大小是一定的且具有单向性。系统误差一般是由固定因素造成的，客观上是一个恒定值，当找到引起系统误差的因素，并实施一定措施进行纠正后，能够消除系统误差提高检测的准确度。

系统误差又分为恒定系统误差（constant error，CE）和比例系统误差（proportional error，PE）。恒定系统误差是指由于干扰物引起的使测量值与真值之间存在恒定大小的误差，误差大小只与干扰物的浓度有关，与被测物浓度无关。比例系统误差是指误差随着被测物浓度变化而变化，误差的大小与被测物浓度成一定比例关系。

系统误差在一定重复条件下会多次重复出现，其产生的主要因素有：①方法因素，是方法分析性能所固有的缺陷，如特异度低、基质效应较大等，在临床检验中最难避免；②仪器与试剂因素，主要是仪器未经校准、试剂质量较差、参考物不纯等；③人为因素，常见于操作人员操作不规范等。

2. 随机误差 随机误差（random error，RE）又称偶然误差，是指在实际工作中，多次重复测定某物质时引起的误差。随机误差的大小方向都不定，主要由不可预料因素产生，无法避免，同时随机误差的数据呈正态分布，具有单峰性、对称性、有界性、抵偿性等统计学规律，因此随机误差在一定范围内是可控的，随着检测次数的增加，其算术平均数越来越接近真值。

随机误差多由测定过程中的温度、湿度、气压和测量仪器的电压、电流等不可控因素引起，可以看成是大量随机因素造成的误差叠加。引起系统误差和随机误差的原因是相对的，二者在一定条件下可以相互转化。

（二）误差表示方法

常见的误差表示方法主要有以下几种。

1. 平均误差 平均误差是指一组测定值中，每一个测量值与均值之差的绝对值的均值，即算术平均差，用 d_m 表示。平均误差公式如下。

$$d_m = \sum |d_i|/n = \sum |X_i - \overline{X}|/n \tag{3-1}$$

2. 标准差 标准差是方差的平方根，用 S 表示。标准差用来反映测量值与均值的离散程度，其越小表示变异程度越小。标准差公式如下。

$$S = \sqrt{\frac{\sum (X_i - \overline{X})^2}{n-1}} = \sqrt{\frac{\sum X_i^2 - \frac{(\sum X_i)^2}{n}}{n-1}} = \sqrt{\frac{\sum d_i^2}{n-1}} \tag{3-2}$$

3. 绝对误差与绝对偏差 绝对误差是指测量值与真值之间的差值，即绝对误差=测量值-真值，绝对误差有正、负值之分，用于评价测量值的准确程度。绝对偏差是指测量值与测量均值之间的差异，即绝对偏差=测量值-测量均值。二者无法比较误差之间的大小。

4. 相对误差与相对偏差 绝对误差与真值的百分比值即为相对误差，相对偏差是绝对偏差与测量均值的百分比值。公式分别如下：

$$相对误差 = \frac{测量值-真值}{真值} \times 100\% \tag{3-3}$$

$$相对偏差 = \frac{测量值 - 测量均值}{测量均值} \times 100\% \tag{3-4}$$

5. 变异系数 一组测量数据的标准差与其均值之间的百分比值即为变异系数(CV)。变异系数没有单位,常用于表示几组数据间的变异程度,CV 值越大,表明测量值离散度越大,其精密度越差。变异系数公式如下:

$$CV = \frac{S}{\overline{X}} \times 100\% \tag{3-5}$$

二、检验方法分析性能评价的内容和步骤

(一)分析性能评价的内容

分析性能评价的基本内容是通过测定评价该方法的精密度、准确度、线性范围、灵敏度等相关指标,对其做出正确评价,而实际工作中一般测定的是不精密度和不准确度,强调误差,评价试验的过程就是测定误差的过程。方法学评价的各项试验与误差的关系见表 3-1。

表 3-1 方法学评价的各项试验与误差的关系

误差类型	评价试验	
	初步评价试验	最后确认试验
随机误差	批内重复性试验	日间重复性试验
恒定系统误差	干扰试验	方法比较试验
比例系统误差	回收试验	—

(二)分析性能评价的步骤

新的检验分析方法初步选定后,在进入临床实际应用前,必须经本实验室进行方法学性能评价与验证,其具体步骤如下。

1. 评价前准备 根据文献资料确定候选方法的最适条件(试剂浓度、反应温度、检测波长、反应时间、缓冲体系等),结合本实验室的实际情况对其相关条件进行验证。

2. 初步评价试验 一般包括回收试验、批内重复性试验、干扰试验等。

3. 最后确认试验 依次可作日间重复性试验、方法比较试验等。

4. 评价后试验 如果检验方法可以接受,还需建立参考区间等临床相关研究。

5. 方法应用 主要是建立质控体系、制定 SOP 文件、培训操作者等工作。

三、分析性能评价的参数与方法

进行方法学评价时的具体参数指标一般包括精密度、准确度、线性范围评价、灵敏度、参考区间等。

(一)精密度及其评价

1. 精密度的概念和种类 精密度(precision)是指测定方法在相同条件下,对同一标本进行多次重复性测定而得到的结果之间的符合程度,是表示测量结果中随机误差大小程度的指标。精密度本身无度量指标,在临床实际工作中常用标准差(S)或变异系数(CV)来表示不精密度,从而表示精密度的大小,即标准差或变异系数越大,精密度越差,反之则好。精密度可以分为批内、批间、日间和总不精密度,其中总不精密度包含日内不精密度和日间不精密度。

2. 重复性试验 评价精密度最常用的方法是重复性试验,其方法是将同一材料(如标准品、质控品、标本等)分成数份试验样本进行多次分析测量,得到一系列结果后计算均值($\overline{X}$)、标准差(S)和变异系数(CV)。

1）试验形式与方法

（1）批内重复性试验：在同一条件下（仪器相同、试剂相同、标准品相同、方法相同、同一实验室、同一操作人员）对同一样本在短时间内多次（一般为 20 次）重复测定，计算 CV 值。一般要求 CV 小于 5%，不同的检测项目或标本类型，最终方法学评价可接受的 CV 值要求不一样。

（2）日内重复性试验：一天内对一个或数个样本做数批重复测定。日内重复性试验受批次因素影响，计算所得 CV 值应该大于批内重复性试验。

（3）日间重复性试验：将同一样本分成数份，每天测一次，连测 20 天，计算其标准差等指标，得到的 CV 值比日内重复性试验的 CV 值大，可以更好地反映实际工作情况。

2）注意事项

（1）样本的选择：标准品、质控品、患者标本均可，一般视用途而定。标准品简单易得，容易制成不同浓度、批内重复试验时评价精密度的最佳样品。冻干质控血清比较稳定，但其中添加的一些稳定剂、防腐剂可能干扰某些成分的测定，反复冻融也会对试验结果产生影响，一般需要提前分装好冻干质控血清。患者标本因为成分不稳定，一般用于批内重复性试验和日内重复性试验，需要详细记录标本的特性，如溶血、混浊度、药物等。

（2）被测物浓度的选择：被测物选用在医学上具有决定性意义的浓度水平（医学决定水平）来进行重复性试验，一般选用低水平、高水平和接近医学决定水平的三个浓度水平。

3）性能可接受的判断标准　临床实验室判断检验方法是否可被接受主要是通过比较计算得的 S 与美国《临床实验室改进法案修正案》（clinical laboratory improvement amendment，CLIA'88）规定的允许总误差（allowable total error，TE_a）。计算结果小于相关规定设定的质量目标（批内 CV<1/4 CLIA'88 允许误差；日间 CV<1/3 CLIA'88 允许误差；追求质量目标 CV<1/6 CLIA'88 允许误差）即可接受。

 # 实验 3-1　批内重复性试验

【实验原理】　在同一条件下（仪器相同、试剂相同、标准品相同、方法相同、同一实验室、同一操作人员）对同一样本在短时间内多次（一般为 20 次）重复测定，从而获得实验数据，并进行计算后用变异系数（CV）来评价。

【仪器试剂】

（1）蛋白质标准品、双缩脲试剂。

（2）721/722 型分光光度计。

【操作步骤】

（1）设置空白、标准对照，并将同一标准品分成 20 份。

（2）根据双缩脲法测定总蛋白（TP）的实验步骤，进行相应的测定。

（3）处理相关数据。

【数据处理】　根据下列公式处理数据：

$$\overline{X} = \frac{\sum_{i=1}^{n} X_i}{n} \tag{3-6}$$

$$S = \sqrt{\frac{\sum (X_i - \overline{X})^2}{n-1}} = \sqrt{\frac{\sum X_i^2 - \frac{(\sum X_i)^2}{n}}{n-1}} \tag{3-7}$$

$$CV = \frac{S}{\overline{X}} \times 100\% \tag{3-8}$$

式中：$\sum$ 表示各测定值总和；$i=1$ 表示从第一个样本开始；本试验共 20 个。

【结果判断】　批内精密度可以根据美国《临床实验室改进法案修正案》规定的允许总误差或者验证

厂商声明的批内精密度,一般要求批内 CV<5%。

【注意事项】

(1) 严格控制反应时间,注意双缩脲法测定 TP 时的注意事项。

(2) 要保证实验过程中的"相同条件"。

(3) 结果数据应该做离群值检验,剔除离群值后计算使用。

(二) 准确度及其评价

1. 准确度、特异度与干扰的概念　准确度(accuracy)是指测量结果与真实值接近的程度,通常用偏差和偏差系数表示,即反映出不准确度,从而表示准确度的大小,偏差越小准确度越大。偏差为重复测定均值($\overline{X}$)与真值之差。

$$偏差系数(CB)=|真值-\overline{X}|×100/真值 \tag{3-9}$$

由公式(3-9)可知,要求得偏差或偏差系数,首先要有真值,但是在实际工作中,真值是很难得到的,我们通常使用已知含量的标准品或者使用相关组织推荐的标准方法(一般为参考方法)经多次测定求出的均值作为相对意义的真值来代替真实值。

特异度(specificity)又称专一性,是指在一定条件下,分析试剂只与被测物质反应,不能与其他结构相似的非被测物反应。特异度越高,表示分析方法测定结果越准确。

干扰(interference)是指样本中非被测物以各种形式影响被测物使测定值偏低或偏高,这些非被测物称为干扰物。干扰物主要影响检验方法的特异度,从而进一步影响方法的准确度。

准确度主要反映检验方法的总误差,通常对准确度进行方法学评价时可以使用回收试验、干扰试验、方法比较试验等。

2. 回收试验　回收试验是评估候选方法准确测定在常规标本中加入的纯分析物的能力,其大小用回收率来表示。回收试验可以检测候选方法的比例系统误差,回收率的理想值为100%,回收率实测值与理想值之差即为比例系统误差的估量值。回收率实测值越接近100%,说明受基质效应影响越小,方法准确度越高,一般检验方法要求回收率为95%～105%。

1)方法　在患者标本中加入被测物质的标准品,制成分析标本;在患者标本中加入等量的无被测物质的溶剂,制成基础标本。用候选方法分别测定二者得到相应浓度。

2)公式

$$回收浓度=分析标本测得浓度-基础标本测得浓度 \tag{3-10}$$

$$加入浓度=\frac{标准液量(mL)}{患者样品量(mL)+标准液量(mL)}×标准液浓度 \tag{3-11}$$

$$回收率(\%)=\frac{回收浓度}{加入浓度}×100\% \tag{3-12}$$

$$比例系统误差估量值=回收率实际值-理想值(100\%) \tag{3-13}$$

3)注意事项　①准确加样,加入的浓度值是根据加入标准液体积等指标计算出来的,在加样的过程中稍有不准就会影响结果,一般选择校正过的加样枪或吸量管准确加样。②在确保总浓度在分析方法的分析测量范围内时,分析标本中加入被测物质标准液后的浓度尽量达到医学决定水平。③加入标准液的体积一般占总体积的10%以下,若稀释比例过度,会严重影响结果。④结合医学决定水平通常设置高、中、低三个浓度水平的分析标本,最后计算平均回收率。⑤标准液加入标本后,一般被稀释10倍,故标准液的浓度要比欲增加的浓度高10倍。⑥为了减小随机误差的干扰,一般一个分析标本重复测定2～3次,取其均值。

4)性能可接受的判断标准　计算后的比例系统误差值小于美国《临床实验室改进法案修正案》规定的允许总误差(TE$_a$)标准即可接受。

3. 干扰试验　干扰试验主要用来检测候选方法的恒定系统误差,误差大小随着干扰物浓度的变化而变化。干扰试验既可以用于评价干扰物质对候选方法的影响,也可评价候选方法的特异性。

1)方法 基本方法与回收试验相似,只是加入物质不同。在患者标本中加入由可能引起干扰的物质配制的溶液,制成干扰分析标本;在患者标本中加入等量的无干扰物质的溶液,制成基础标本。用候选方法分别测定二者的浓度,之间的差值就是干扰物所引起的误差,称为干扰值。

2)公式

$$干扰值=干扰分析标本测定值-基础标本测定值 \quad (3-14)$$

$$干扰物加入值=\frac{干扰物溶液量}{血清量+干扰物溶液量+生理盐水量}×干扰物溶液浓度 \quad (3-15)$$

$$干扰率(\%)=\frac{干扰值}{基础值}×100\% \quad (3-16)$$

3)注意事项 ①准确加样,干扰物加入值是根据加入干扰物溶液量等指标计算出来的,在加样的过程中必须按照正规操作方法加样,选择校正过的加样枪或吸量管准确加样。②干扰物的选择,一般根据方法的反应原理、厂家声明及文献报道来选择可能的干扰物质,通常考虑的因素包括胆红素造成的黄疸、溶血、脂血、药物、食物、防腐剂、抗凝剂等。③干扰物的加入浓度和最低可疑物浓度值的确定:干扰物的加入浓度必须达到有价值的水平(尽可能达到病理标本的最高浓度值);最低可疑物浓度值是指低于该浓度值的干扰物浓度所造成的误差在临床上无意义。④干扰试验检测的误差包含特异度低和干扰物作用引起的误差。

4)消除方法 ①设置空白对照,一般包括标本空白(校正标本中其他物质的影响)和试剂空白(校正试剂部分的影响)。②理化方法消除干扰,如脂血可用脂溶剂进行抽提萃取消除干扰。③双波长或多波长消除相关干扰。④改进或更换检验方法。

5)性能可接受的判断标准 计算后的系统误差值小于美国《临床实验室改进法案修正案》规定的允许总误差(TE_a)标准即可接受。

4. 方法比较试验 方法比较试验是指将候选方法(待验证或待评价的方法)和对比方法(参考方法或准确度已知的方法)对同一批患者标本的某项测量结果进行比较,从二者之间的差异评价候选方法在实际工作中可能存在的总系统误差(恒定系统误差和比例系统误差)。若二者偏倚在允许误差范围内,则说明候选方法可以代替对比方法引入实际临床工作中。

1)对比方法的选择 在实际工作中,对比方法一般选择参考方法,这样可以把对比试验中产生的分析误差都归于候选方法,比较容易解释结果。如果采用已知偏差的方法作为对比方法,则对比试验中产生的分析误差有一部分属于该对比方法,剩余部分才是候选方法产生的。当采用未知偏差的方法作为对比方法时,很难判断分析误差的属性,因此需要正确选择对比方法。

2)注意事项 ①试验样本的选择:要求最好是新鲜样标本,覆盖各种疾病的患者血清最好,一般选择40~100例,例数越多对比结果的可信性越高,但是选择合适的标本分析范围比增加样本数量更为重要。标本浓度最好覆盖整个可报告范围,大部分位于参考区间之内,一部分高于参考区间的上限,另一部分低于参考区间的下限,具有这样的浓度分布的标本才更加具有代表性。②进行重复测定,一般要用2种方法对一系列样本分别重复测定2次,每一次测定时样本的位置应该不一致(如第一次测定顺序为1、2、3、4,则第二次的测定顺序为4、3、2、1),并重新设置空白和标准,以排除相应的误差。③散点图应及时绘制,一旦发现异常值,立即重新测定原样本,纠正后可减少离群值的出现机会。

3)统计学处理 对比试验的结果一般为配对资料,可选择配对 t 检验、相关及回归分析等统计学方法进行处理。

4)性能可接受的判断标准 与美国《临床实验室改进法案修正案》规定的性能要求比较,一般认为候选方法的系统误差(SE)小于 1/2 的允许总误差(TE_a)标准即可接受。

5. 分析性能验证 分析性能验证主要是通过验证候选方法的方法学性能指标,从而判断该方法是否能够被接受。

1)评价验证试验方法 在实际工作中,方法学性能指标的评价与验证的试验方法比较多,目前公认的评价验证试验方法一般参照美国国家临床实验室标准研究院(clinical and laboratory standards institute,CLSI)制定的一系列评价方案(evaluation protocols,EP)。

CLSI 制定的评价方案常用的有精密度评价方案(EP5-A、EP5-A2)、准确度评价方案(EP15-A、EP15-A2)、干扰试验(EP7-P、EP7-P2)、线性范围评价方案(EP6-P、EP6-A)、定量方法的初步评价方案(EP10-A、EP10-A2)等。EP 既可以评价检测方法性能,也可以评价分析仪器和试剂盒的性能。

2)方法性能判断指标

(1)医学决定水平:对临床患者的诊断治疗具有医学判断作用的临界分析物浓度。用 X_C 来表示。

(2)允许总误差(TE_a):在临床可接受范围内的测量总误差。用于方法学性能评价与验证的候选方法测量结果的总误差小于 TE_a 时方能被接受。目前实际工作中,临床检验项目通常参照美国《临床实验室改进法案修正案》(CLIA'88)中分析性能验证推荐的允许总误差(如表 3-2 所示)作为判断标准。

(3)书写报告:完成评价试验后,需书写全面报告,一般包含方法原理、试剂配制、所用仪器、操作步骤、性能指标等,并作出是否可被接受的结论,然后进入下一阶段。

表 3-2　CLIA'88 推荐的临床化学部分检验项目的允许总误差(TE_a)

项目	医学决定水平 X_C	目标 TE_a CLIA'88	精密度目标要求(1/4 CLIA'88)
钾	3.0 mmol/L	±0.5 mmol/L	0.13 mmol/L
	6.0 mmol/L	±0.5 mmol/L	0.13 mmol/L
钠	130.0 mmol/L	±4.0 mmol/L	1.0 mmol/L
	150.0 mmol/L	±4.0 mmol/L	1.0 mmol/L
氯	90.0 mmol/L	±5%	1.125 mmol/L
	110.0 mmol/L	±5%	1.375 mmol/L
钙	1.75 mmol/L	±0.25 mmol/L	0.0625 mmol/L
	2.70 mmol/L	±0.25 mmol/L	0.0625 mmol/L
	3.25 mmol/L	±0.25 mmol/L	0.0625 mmol/L
葡萄糖	2.8 mmol/L	±0.336 mmol/L	0.084 mmol/L
	7.0 mmol/L	±10%	0.176 mmol/L
	11.2 mmol/L	±10%	0.28 mmol/L
甘油三酯	1.76 mmol/L	±25%	0.11 mmol/L
胆固醇	5.2 mmol/L	±10%	1.30 mmol/L
尿素	9.64 mmol/L	±9%	0.217 mmol/L
肌酐	88.4 μmol/L	±15%	7.072 μmol/L
	265.2 μmol/L	±15%	9.724 μmol/L
尿酸	357.0 μmol/L	±17%	15.17 μmol/L
胆红素	17.1 μmol/L	±6.8 μmol/L	1.71 μmol/L
	342.0 μmol/L	±20%	17.1 μmol/L
清蛋白	35.0 g/L	±10%	0.9 g/L
总蛋白	70.0 g/L	±10%	1.75 g/L

(三)线性范围评价

线性是指在给定的测量范围内,使测量结果与标本中分析物的量直接成比例的能力。线性范围的评价一般通过线性评价试验来完成。线性评价试验是用候选方法对一系列浓度(用高、低两个极端浓度标本互相稀释得到)分析物样本进行测量,将检测结果与预期值比较,进行统计学处理(线性回归),评价最终测定值与分析物浓度接近直线的程度,从而确定候选方法准确检测最低浓度、最高浓度或检测范围的能力。

线性评价试验注意事项:①标本的选择,最好使用患者标本,高浓度试验标本可以通过向患者血清里添加分析物的标准品的方法获得,低浓度试验标本则可以使用透析、层析、稀释等方法获得。②样本数量,建立线性范围的试验一般使用 7~11 个浓度水平的标本,而验证线性范围的试验需要使用 5~7 个浓度水平样本。

实验 3-2 回 收 试 验

回收试验是评估候选方法准确测定在常规标本中加入的纯分析物的能力,其大小用回收率来表示。回收试验可以检测候选方法的比例系统误差,回收率实测值与理想值之差即为比例系统误差的估量值。

【实验原理】 通过葡萄糖氧化酶-过氧化物酶法(GOD-POD 法)测定血糖的回收率,判断该方法的比例系统误差,对其准确性作出正确评价。

【仪器试剂】

(1) 血清标本:收集正常体检人员的混合血清(无溶血、无脂血、无黄疸),测定血糖浓度(GOD-POD 法),用生理盐水稀释至 2.4 mmol/L 备用。

(2) 葡萄糖标准溶液(70 mmol/L)、生理盐水、其他试剂(同 GOD-POD 法测血糖)。

【操作步骤】

1) 样本制备

(1) 基础样本:0.9 mL 血清+0.1 mL 生理盐水。

(2) 回收样本Ⅰ:0.9 mL 血清+0.01 mL 70 mmol/L 葡萄糖标准溶液+0.09 mL 生理盐水。

(3) 回收样本Ⅱ:0.9 mL 血清+0.06 mL 70 mmol/L 葡萄糖标准溶液+0.04 mL 生理盐水。

(4) 回收样本Ⅲ:0.9 mL 血清+0.09 mL 70 mmol/L 葡萄糖标准溶液+0.01 mL 生理盐水。

2) 测定血糖浓度 使用 GOD-POD 法测定各样本的血糖浓度,每个样本测定两次,取其均值记录备用。

【数据处理】 根据下列公式分别计算加入浓度、回收浓度及回收率,并将结果填入表 3-3 中。

$$回收浓度=分析标本测得浓度-基础标本测得浓度 \tag{3-17}$$

$$加入浓度=\frac{标准溶液量}{患者样本量+标准溶液量+生理盐水量}\times 标准溶液浓度 \tag{3-18}$$

$$回收率(\%)=\frac{回收浓度}{加入浓度}\times 100\% \tag{3-19}$$

$$比例系统误差估量值=回收率实际值-理想值(100\%) \tag{3-20}$$

表 3-3 回收试验数据处理

样本	测量浓度/(mmol/L)	加入浓度/(mmol/L)	回收浓度/(mmol/L)	回收率/(%)
基础样本				
回收样本Ⅰ				
回收样本Ⅱ				
回收样本Ⅲ				
平均回收率				

【结果判断】 计算后的比例系统误差值小于美国《临床实验室改进法案修正案》(CLIA'88)规定的允许总误差(TE_a)标准即可接受。

【注意事项】

(1) 准确加样,加入的浓度值是根据加入标准液体积等指标计算出来的,在加样的过程中稍有不准就会影响结果,一般选择校正过的加样枪或吸量管准确加样。

(2) 在确保总浓度在分析方法的分析测量范围内时,分析标本中加入被测物质标准溶液后的浓度尽量达到医学决定水平,本实验中血糖的医学决定水平分别为 2.8 mmol/L、7.0 mmol/L、11.2 mmol/L。

(3) 加入标准液的体积一般占总体积的 10% 以下,若稀释比例过度,会严重影响结果。

（4）为了减小随机误差的干扰，一般一个分析标本重复测定 2～3 次，取其均值。

实验 3-3　干 扰 试 验

干扰试验主要用来检测候选方法的恒定系统误差，误差大小随着干扰物浓度的变化而变化。干扰试验既可以用于评价干扰物质对候选方法的影响，也可评价候选方法的特异性。干扰物的选择，一般根据方法的反应原理、厂家声明及文献报道来选择可能的干扰物质，通常考虑的因素包括胆红素造成的黄疸、溶血、脂血、药物、食物、防腐剂、抗凝剂等。

【实验原理】　通过尿酸对葡萄糖氧化酶-过氧化物酶法（GOD-POD 法）测定血糖的干扰来完成该实验。尿酸是还原性物质，可以与 GOD 生成的 H_2O_2 发生反应，从而降低显色程度，达到干扰血糖测定的目的。

【仪器试剂】

（1）血清标本：收集正常体检人员的混合血清（无溶血、无脂血、无黄疸），测定血糖浓度（GOD-POD法），一般浓度为 6.9 mmol/L，备用。

（2）尿酸标准溶液（9.0 mmol/L）：称取碳酸锂（AR）90 mg，溶解在 40 mL 蒸馏水中，加热至 60 ℃使其完全溶解，精确称取尿酸 1513 mg，溶解于热碳酸锂溶液中，冷却至室温，移入 100 mL 容量瓶中，加蒸馏水至刻度线定容，储存在棕色瓶中。

（3）蒸馏水及其他试剂（同 GOD-POD 法测血糖）。

【操作步骤】

1）样本制备：

（1）基础样本：0.9 mL 血清＋0.1 mL 蒸馏水。

（2）干扰样本Ⅰ：0.9 mL 血清＋0.05 mL 9.0 mmol/L 尿酸标准溶液＋0.09 mL 蒸馏水。

（3）干扰样本Ⅱ：0.9 mL 血清＋0.1 mL 9.0 mmol/L 尿酸标准溶液＋0.09 mL 蒸馏水。

（4）尿酸样本：0.9 mL 蒸馏水＋0.1 mL 9.0 mmol/L 尿酸标准溶液。

2）测定血糖浓度　使用 GOD-POD 法测定各样本的血糖浓度，记录结果备用。

【数据处理】　根据公式分别计算干扰物加入值、干扰值和干扰率，并将结果填入表 3-4 中。

$$干扰值＝干扰分析标本测定值－基础标本测定值 \tag{3-21}$$

$$干扰物加入值＝\frac{干扰物溶液量}{血清量＋干扰物溶液量＋生理盐水量}×干扰物溶液浓度 \tag{3-22}$$

$$干扰率（\%）＝\frac{干扰值}{基础值}×100\% \tag{3-23}$$

表 3-4　干扰试验数据处理

样本	测量浓度/(mmol/L)	尿酸加入量/(mmol/L)	干扰值/(mmol/L)	干扰率/(%)
基础样本				
回收样本Ⅰ				
回收样本Ⅱ				
尿酸样本				

【结果判断】　计算后的系统误差值小于美国《临床实验室改进法案修正案》（CLIA'88）规定的允许总误差（TE_a）标准即可接受。

【注意事项】

（1）准确加样，干扰物加入值是根据加入干扰物溶液量等指标计算出来的，在加样的过程中必须按照正规操作方法加样，选择校正过的加样枪或吸量管准确加样。

（2）干扰物的加入浓度和最低可疑物浓度值的确定：干扰物的加入浓度必须达到有价值的水平（尽可

能达到病理标本的最高浓度值);最低可疑物浓度值是指低于该浓度值的干扰物浓度所造成的误差在临床上无意义。

(3)干扰试验检测的误差包含特异度低和干扰物作用引起的误差。

实验 3-4　方法比较试验

【实验原理】　方法比较试验是指将候选方法(待验证或待评价的方法)和对比方法(参考方法或准确度已知的方法)对同一批患者标本的某项测量结果进行比较,从二者之间的差异评价候选方法在实际工作中可能存在的总系统误差(恒定系统误差和比例系统误差)。本实验以己糖激酶法(HK法)测定血糖为对比方法,来评价候选方法(GOD-POD法)测定血糖的总系统误差。

【仪器试剂】　同 HK 法和 GOD-POD 法测定血糖的仪器试剂。

【操作步骤】

(1)从临床患者中选择浓度水平不同的 8 份血清样本。

(2)每天将 8 份样本按编号 1~8 测定一遍,再按照编号 8~1 测定一遍,记录相应的结果,连续测定 5 天,得到 80 个测量结果,测定时必须进行室内质控。

【数据处理】

(1)绘制散点图:以对比方法的测定结果为 x 轴,候选方法的测定结果为 y 轴绘制散点图,一般是以 Y 两次重复测定的均值对 X 两次重复测定的均值作图。散点图可以提供二者相关性的初步印象,能够观察到有无明显离群值等。若所有测定值的对应点在直角坐标图中大致呈现 45°角直线分布,说明候选方法与对比方法之间有明显的相关性,需进一步评价。

(2)回归分析:若 x、y 之间呈直线关系,需用经典的直线回归分析法作统计处理,得到直线回归方程如下。

$$\hat{Y} = a + bX \tag{3-24}$$

式中:$\hat{Y}$ 为按回归方程求得的 y 值估计值;a 为回归直线在 y 轴上的截距,表示恒定误差大小;b 为回归系数,即直线的斜率,表示比例误差的大小,$b=1$ 时,表示无比例系统误差;n 为样本例数。

$$a = \frac{\sum Y}{n} - b\frac{\sum Y}{n} = \overline{Y} - b\overline{X} \tag{3-25}$$

$$b = \frac{\sum XY - (\sum X)(\sum Y)/n}{\sum X^2 (\sum X)^2/n} \tag{3-26}$$

评价候选方法时最理想的情况是回归直线通过零点且呈 45°角分布,即 $a=0$,$b=1$,表明既无比例系统误差,也无恒定系统误差。若 $a \neq 0$,$b \neq 1$,则说明两方法之间存在比例系统误差和恒定系统误差,候选方法是否能够被接受,需要对回归系数 b 作出统计学判断,进一步作相关系数(r)的显著性检验。

(3)相关性统计分析:相关系数(r)在方法比较试验中可作为评价方法可否被接受的一项统计学指标,其计算公式(3-27)如下。

$$r = \frac{\sum XY - (\sum X)(\sum Y)/n}{\sqrt{\left[\sum X^2 - (\sum X)^2/n\right]\left[\sum Y^2 - (\sum Y)^2/n\right]}} \tag{3-27}$$

求出的相关系数还需要作相关系数的 t 检验,其公式(3-28)如下。

$$t_r = \frac{r\sqrt{n-2}}{1-r^2} \tag{3-28}$$

将对比实验的原始数据求得的相关系数 r 及样本例数($n=40$)代入 t 检验的统计学公式,求出相应的 t_r 值,再按照 $n-2$ 的方法计算出自由度(f),查 t 值表求得 $t_r > t_{0.05}$ 1yfy 及 $t_r > t_{0.01}$ 1yfy 相应的 t 值。若

$t_r > t_{0.05}1yfy$，$P<0.05$，说明实测的相关系数 r 与总体相关系数之间差异显著，两方法的测量结果之间存在相关关系；若 $t_r > t_{0.01}1yfy$，$P<0.01$，说明实测的相关系数 r 与总体相关系数之间有非常显著的差异，两方法的测量结果之间存在高度相关关系。

(4) 计算系统误差：根据计算出的回归方程的 a、b 值，可在不同医学决定水平(X_C)处算出候选方法的系统误差(SE)的大小，与允许总误差(TE_a)比较，从而判断候选方法的系统误差的可接受性。候选方法的 SE 计算公式(3-29)如下。如果要对候选方法的系统误差存在作出比较严密的判断，需要进一步做配对资料 t 检验处理。

$$SE = |(a+bX_C) - X_C| \tag{3-29}$$

【结果判断】 与美国《临床实验室改进法案修正案》(CLIA'88)规定的性能要求比较，一般认为候选方法的系统误差(SE)小于 1/2 的允许总误差(TE_a)标准即可接受。

【注意事项】

(1) 试验样本的选择：要求最好是新鲜样标本，覆盖各种疾病的患者血清最好，一般选择 40~100 例，例数越多对比结果的可信性越高，但是选择合适的标本分析范围比增加样本数量更为重要。

(2) 标本浓度的选择，最好覆盖整个可报告范围，大部分位于参考区间之内，一部分高于参考区间的上限，另一部分低于参考区间的下限，具有这样的浓度分布的标本才更加具有代表性。

(3) 进行重复测定，一般要用 2 种方法对一系列样本分别重复测定两次，每一次测定时样本的位置应该不一致(如第一次测定顺序为 1、2、3、4，则第二次的测定顺序为 4、3、2、1)，并重新设置空白和标准，以排除相应的误差。

(4) 散点图应及时绘制，一旦发现异常值，立即重测测定原样本，纠正后可减少离群值的出现机会。

(5) 相关系数 r 只表示两变量之间相互关系的密切程度，不能表示有无比例系统误差和恒定系统误差。r 值的大小还与待测物的浓度范围有密切关系，r 值随患者样本浓度范围的增大而增大，因此 r 值的大小可以检验待测物浓度的取值范围是否合适，一般要求 $r \geq 0.975$ 或 $r^2 \geq 0.95$，此时表明样本的待测物浓度范围宽度足够。所以根据 r 值大小判断两方法对比分析结果符合程度时应该谨慎。

(6) 对比方法一般选择参考方法，这样可以把对比试验中产生的分析误差都归于候选方法，比较容易解释结果。

实验 3-5 线性范围试验

【实验原理】 通过 GOD-POD 法测定不同浓度的葡萄糖标准溶液的吸光度。以标准浓度为横坐标，以其对应的吸光度为纵坐标，在方格纸上绘图，即可得到一条曲线，即剂量反应曲线。

【仪器试剂】

(1) 葡萄糖标准溶液(40 mmol/L)：称取干燥恒重的无水葡萄糖 0.7208 g，溶解在 70 mL 苯甲酸(12 mmol/L)溶液中，完全溶解后加 12 mmol/L 苯甲酸溶液至刻度线定容 100 mL，放置 2 h 后可使用。

(2) 其他试剂(同 GOD-POD 法测血糖)。

【操作步骤】

(1) 按照表 3-5 进行操作。

表 3-5 样本制作表

加入物	管 号					
	0	1	2	3	4	5
葡萄糖标准溶液/μL	0	2	4	6	8	10
蒸馏水/μL	10	8	6	4	2	0
GOD-POD 试剂/mL	1.5	1.5	1.5	1.5	1.5	1.5

（2）测定血糖浓度：使用 GOD-POD 法测定各样本的血糖浓度，记录结果，以标准浓度为横坐标，以其对应的吸光度为纵坐标，在方格纸上绘出其交点。

【数据处理】

（1）测定结果：6 个样本随机排列，每个样本测定 4 次。

（2）检查离群点：把每个样本的 4 次测定结果（$X_1 \sim X_4$）排列在 $Y_1 \sim Y_4$。$D = Y_1 - Y_4$；$D_1 = (Y_1 - Y_2)/D$；$D_2 = (Y_3 - Y_4)/D$。如果 D_1、D_2 的结果均未超过界限值 $P_{0.05} = 0.765$ 和 $P_{0.01} = 0.889$ 的，则说明本组数据没有离群点；反之则说明某数值为离群点。

（3）线性评价：回归分析。

【注意事项】

（1）准确加样，葡萄糖标准溶液的加入量必须准确，在加样的过程中必须按照正规操作方法加样，选择校正过的微量加样器准确加样。

（2）样本数量，建立线性范围的试验一般使用 7～11 个浓度水平的标本，而验证线性范围的试验需要使用 5～7 个浓度水平样本。

（3）使用高浓度及低浓度样本进行实际的线性检查，理想情况是该方法的分析测量范围的最高浓度上限应能使 95% 的临床样本不经稀释得到正确的测量结果。

（4）本方法的线性可达 0～22.24 mmol/L。如发现线性范围变窄则需废弃，常见线性范围变窄的原因如下：生产时组分投料量不足；生产后组分稳定性差；运输和储存不当等。

（5）试剂盒的分析测量范围是指试剂盒按其说明书使用时可准确测量的范围。它是衡量试剂盒质量的重要指标之一，要求能够覆盖该检测项目的常用医学决定水平。试剂盒分析测量范围太窄，需要重做的样本数量增加，人力、物力、财力和时间都会相应增加；太宽则成本过高，浪费原料。

（6）验证试剂盒的分析测量范围时，如应用真实标本（定值血清或标准溶液）操作，要求高浓度样本含量应超过说明书规定的分析测量上限的 30%，需要五组不同浓度水平的样本。

第三节 检验诊断结果的诊断性能评价与验证

医学的发展正在从传统的经验医学向循证医学转变，临床实验室所提供的检验结果和信息越来越受到重视，因此当临床实验室根据临床需求应用一项新的检验项目时，首先要进行方法学评价，然后再进一步评价该方法的临床应用价值，即评价检验项目（检验诊断结果）在临床诊断和决策中可以起多大作用，最后再结合实验室自身条件评价适用性，即有无条件或有无必要开展该项目。这样评价才更加全面、客观、合理。

一、参考范围与医学决定水平

（一）参考值与参考范围

临床得到某项检测结果后，判断其是否正常，需要一个参考标准，该标准我们称之为正常值和正常值范围。但是该名称在使用过程中容易使人产生误解，于是 Grasbeck 等于 1969 年提出以参考值取代正常值，以参考范围取代正常值范围，1977 年后，参考值、参考范围、参考区间等先后得到认可，目前参考范围、参考区间已经得到医学界广泛认可。

1. 参考值的相关概念

（1）参考值：通过观测或测量一定量的某种参考个体而得到的值或测量结果。

（2）参考限：包含中间 95% 参考值的范围，上限一般为参考值分布的 97.5%，下限为 2.5%。如果单侧参考限具有临床意义，则参考值的 5% 或 95% 为参考限。

（3）参考区间：包含参考上限和下限之间的数值。临床一般视参考区间内的值为"正常"。

2. 参考值和参考区间的建立 制定若干标准，根据该标准在某地区健康人群中，抽取一定数量的参考个体进行检测,测量结果进行统计学分析处理,得到相应的均值($\overline{X}$)、标准差(S)、均值($\overline{X}$)即为参考值,95％的分布区间即为参考区间($\overline{X}\pm2S$)。参考值的制定过程如图 3-2 所示。

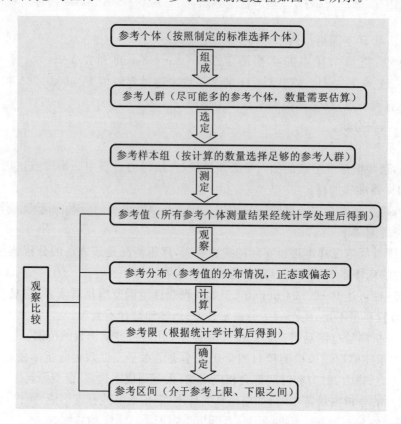

图 3-2　参考值制定过程示意图

3. 建立参考值和参考区间时的注意事项　①正确选择参考个体,确保样本的代表性。②制定合理的参考人群条件,可根据年龄、民族、性别、职业等进行分组。③保证参考样本的数量足够,具体数字可以进行统计学计算确定,一般为 100 例以上,如果数据呈偏态分布时需要增至 120 例以上,特殊情况下至少也得 30 例。④测定方法要标准化,保证结果的可靠性和可比性。⑤统计学处理时要严格按照相应的规定进行准确计算。

(二)医学决定水平与危急值

参考值和参考区间在临床上一般只能区别出来某一项检测指标的检测结果正常与否,但是临床上还需要掌握该项目在病情不一样时的变化,也就是说既要能区别出健康与疾病的界值,还要有监测疗效和判断预后的界值。

1. 医学决定水平　对临床患者的诊断及治疗具有医学判断作用的临界分析物浓度。用 X_c 来表示。同一检验项目可以有几个医学决定水平,一般包括 3 种:①提示需进一步检查的阈值;②提示需采取治疗的界值;③提示预后或需紧急处理的界值。常见生物化学检验项目的医学决定水平见表 3-6。

表 3-6　常见生物化学检验项目的医学决定水平

项目	参考区间	水平 1	水平 2	水平 3
K^+/(mmol/L)	3.7～5.3	3.0	5.8	7.5
Na^+/(mmol/L)	138～156	115	135	150
Cl^-/(mmol/L)	98～109	90	112	—
Ca^{2+}/(mmol/L)	2.25～2.65	1.75	2.75	3.38
Mg^{2+}/(mmol/L)	0.6～1.2	0.4	0.9	2.5
P^{3+}/(mmol/L)	0.81～1.62	0.5	0.8	1.7

项目	参考区间	水平 1	水平 2	水平 3
Glu/(mmol/L)	3.3～5.23	2.48	6.6	10.0
UA/(mmol/L)	0.15～0.41	0.12	0.47	0.63
CH/(mmol/L)	3.9～6.5	2.4	6.5	10.4
TG/(mmol/L)	0.22～1.98	0.22	2.0	4.4
Fe^{3+}/(μmol/L)	9.0～29.5	7.0	40.0	70.0
Cr/(μmol/L)	62～133	50.0	140.0	530.0
Bill/(μmol/L)	1.7～20.5	25.0	40.0	350
Alb/(g/L)	35～50	20.0	35.0	52.0
TP/(g/L)	60～80	45.0	60.0	80.0
ALP/(U/L) 成人	25～90	—	—	—
儿童	50～350	50	135	400
ALT/(U/L)	50～30	20	60	300
AST/(U/L)	8～30	20	60	300
CK/(U/L)	10～120	60	200	1500
LDH/(U/L)	100～320	200	450	800
AMY/(U/L)	110～330	90	225	370
GGT/(U/L)	5～30	15	45	150

2. 危急值 一些检验结果出现可能危及患者生命的异常检验数值,是一种特殊的医学决定水平。临床实验室人员必须第一时间通知临床医师,临床医师要立即采取相应的干预措施。危急值的确认需要结合临床实际来制定。部分临床检验项目的危急值见表 3-7。

表 3-7 部分临床检验项目的危急值

试验种类	临床检验项目	危急值
生物化学检验项目	钾	＜2.70 mmol/L 或＞6.0 mmol/L
	钠	＜120 mmol/L 或＞160 mmol/L
	钙	＜1.5 mmol/L 或＞3.5 mmol/L
	磷	＜0.5 mmol/L 或＞1.5 mmol/L
	肌酐	＞0.352 mmol/L
血细胞分析项目	白细胞计数	＜1.0×10^9/L 或＞30×10^9/L
	血小板计数	＜30×10^9/L 或＞1000×10^9/L
	血红蛋白	成人:＜50 g/L 或＞200 g/L;新生儿:＜95 g/L 或＞233 g/L
	血细胞比容	成人:＜0.15 或＞0.6;新生儿:＜0.33 或＞0.71
血气分析项目	氧分压	＜40 mmHg
	二氧化碳分压	＜20 mmHg 或＞60 mmHg
	血氧饱和度	＜75%
	碳酸氢根	＜15 mmol/L 或＞40 mmol/L

二、诊断试验的评价指标

（一）诊断试验和金标准

临床上对疾病进行诊断的所有检查方法称为诊断试验，包括实验室检查、影像检查、仪器检测等，一般有费用低、操作方便、快速等优点。金标准（gold standard）是指目前被公认的诊断某疾病的最可靠、最准确的方法。金标准常为活检、尸检等病理诊断，也可以是医学专家共同制定的公认的诊断方法。诊断试验的评价指标包含灵敏度、特异度、预测值等相关指标，这些指标的计算需要待测项目与金标准测定的结果绘制为四格表，见表3-8。

表 3-8 评价检验项目的四格表

诊断试验结果	金标准诊断		
	患者	非患者	总计
阳性	真阳性(a)	假阳性(b)	$a+b$
阴性	假阴性(c)	真阴性(d)	$c+d$
合计	$a+c$	$b+d$	$a+b+c+d$

注：a 是指在金标准确诊的患者中，待测项目判断为阳性的患者数目，称为真阳性（true positive，TP）；b 是指在金标准确诊的非患者中，待测项目判断为阳性的患者数目，称为假阳性（false positive，FP）；c 是指在金标准确诊的患者中，待测项目判断为阴性的患者数目，称为假阴性（false negative，FN）；d 是指在金标准确诊的非患者中，待测项目判断为阴性的患者数目，称为真阴性（true negative，TN）。

（二）诊断灵敏度

诊断灵敏度（sensitivity，SEN）是指诊断试验检测出来金标准诊断为"患病"的人阳性结果的百分率，又称为真阳性率（true positive rate，TPR），表示诊断试验正确检测出患者的能力，数值越大表示漏诊率越小。计算公式（3-30）如下。

$$SEN=\frac{TP}{TP+FN}\times100\%=\frac{a}{a+c}\times100\%$$ (3-30)

理想的诊断试验的灵敏度为100%，不会出现漏诊的情况，因此高灵敏度的诊断试验用于：①健康体检和普查者，筛选某疾病，可以防止漏诊；②诊断某些治疗效果较好的疾病，起到早期诊断或排除诊断。1—灵敏度（1—SEN）称为假阴性率（false negative rate，FNR）。

（三）诊断特异度

诊断特异度（specificity，SPE）是指诊断试验检测出来金标准诊断为"非患病"的人阴性结果的百分率，又称为真阴性率（true negative rate，TNR），表示诊断试验正确检测出非患者的能力，数值越大表示误诊率越小。计算公式（3-31）如下。

$$SPE=\frac{TN}{FP+TN}\times100\%=\frac{d}{b+d}\times100\%$$ (3-31)

理想的诊断试验的特异度为100%，高特异度的诊断试验用于临床某疾病的确诊，可以防止误诊。1—特异度（1—SPE）称为假阳性率（false positive rate，FPR）。

（四）诊断准确度

诊断准确度（accuracy，ACC）是指在非患者和患者中用诊断试验能准确划分出非患者和患者的百分率，又称为诊断效率，理想的诊断效率也为100%。计算公式（3-32）如下。

$$ACC=\frac{TP+TN}{TP+FP+TN+FN}\times100\%=\frac{a+d}{a+b+c+d}\times100\%$$ (3-32)

（五）预测值

预测值（predictive value，PV）是指诊断试验做出正确判断（确定或排除某疾病）的概率，包括阳性预测值（positive predictive value，+PV）和阴性预测值（negative predictive value，-PV）。

1. 阳性预测值（+PV）　真阳性者占诊断试验结果为阳性人数的百分率，计算公式（3-33）如下。理想的阳性预测值为100%。

$$+PV = \frac{TP}{TP+FP} \times 100\% = \frac{a}{a+b} \times 100\% \quad (3-33)$$

2. 阴性预测值(—PV) 真阴性者占诊断试验结果为阴性人数的百分率,计算公式(3-34)如下。理想的阳性预测值为100%。

$$-PV = \frac{TN}{TN+FN} \times 100\% = \frac{d}{c+d} \times 100\% \quad (3-34)$$

预测值主要与患病率和总体人群患病率(流行率)有关,在患病率一定的情况下,特异性越高,阳性预测值越高;灵敏度越高,阴性预测值越高。公式(3-35)、(3-36)如下。

$$阳性预测值 = \frac{流行率 \times 灵敏度}{流行率 \times 灵敏度 + (1-流行率) \times (1-特异度)} \times 100\% \quad (3-35)$$

$$阴性预测值 = \frac{(1-流行率) \times 特异度}{(1-流行率) \times 特异度 + 流行率 \times (1-灵敏度)} \times 100\% \quad (3-36)$$

(六) 似然比

似然比(likelihood ratio, LR)是在灵敏度和特异度没办法帮助医师判断患者患病时引入的指标,包括阳性似然比(positive likelihood ratio, LR(+))和阴性似然比(negative likelihood ratio, LR(—))。

1. 阳性似然比 诊断试验里真阳性率(TPR)和假阳性率(FPR)的比值。该值越大受试者患病的概率越大。计算公式(3-37)如下。

$$LR(+) = \frac{TPR}{FPR} = \frac{SEN}{1-SPE} \quad (3-37)$$

2. 阴性似然比 诊断试验里假阴性率(FNR)和真阴性率(TNR)的比值。该值越小受试者患病的概率越小。计算公式(3-38)如下。

$$LR(-) = \frac{FNR}{TNR} = \frac{1-SEN}{SPE} \quad (3-38)$$

似然比能够判断诊断试验的好坏。当LR(+)>1.0时,表示诊断试验结果为阳性时患病的可能性增高;当LR(+)在2.0~5.0时,表示诊断试验效果不理想;当LR(+)>10.0时,表示诊断试验效果好。当LR(—)<1.0时,表示诊断试验结果为阴性时,患病的可能性降低;当LR(—)在0.2~0.5时,表示诊断试验效果不太理想;当LR(—)<0.1时,表示诊断试验效果较好。

三、诊断试验评价指标的验证

诊断试验评价指标里最重要的两个指标是特异度和灵敏度,可以由二者推导出其他指标,但是一项诊断试验具体能否鉴别目标疾病与非目标疾病,需要一个鉴别诊断的临界点,筛查试验一般选择灵敏度高的诊断试验,防止漏诊;确诊试验一般选择特异度高的,防止误诊。因此不同需求鉴别诊断的临界点不同,受试者工作特征曲线(receiver operating characteristic curve, ROC曲线)是临床应用最多的判断临界点的方法。ROC曲线在临床主要的应用:①选择最佳临界点,一般曲线最靠近左上方的拐点为最佳临界点,此处灵敏度和特异度都高。②用来比较不同方法的诊断效能,利用曲线下的面积评价不同检验方法对某种疾病的诊断效能,曲线下面积越大,其诊断效能越高,诊断价值越大。

本章小结

国际临床化学联合会(IFCC)将检验方法分为决定性方法、参考方法和常规方法三级。决定性方法是指系统误差最小、准确度最高、目前研究尚未发现其不准确度或不精密度的方法。参考方法是指准确度和精密度已被充分证实,并且由权威机构(如国家主管部门、国际性组织和相关学术团体等)颁布的方法。常规方法是指有足够准确度、精密度和特异度,分析测量范围适当、经济实用,性能指标符合临床要求或其他目的需求的方法。标准品是指一种或者几种物理化学性质已充分确定,可以用来校正仪器设备、评价测量方法及给其他物质定值。在临床化学中可将标准品分为三级:一级标准品、二级标准品、质控品。

临床实验室选择检验方法时必须要根据临床需求,结合实验室自身的环境条件和检测要求来确定。检验方法选择程序主要为:提出要求、搜集资料、选定候选方法、初步评价候选方法。

检验方法分析性能评价的应用范围很广,可以分为定量实验的评价和定性实验的评价。定量实验的评价一般包括精密度、准确度、灵敏度、特异度、线性范围等性能指标的评价,定性实验的评价主要进行重复性研究和方法学比对。精密度是指测定方法在相同条件下,对同一标本进行多次重复性测定而得到的结果之间的符合程度,是表示测量结果中随机误差大小程度的指标。准确度是指测量结果与真实值接近的程度,通常用偏差和偏差系数表示,即反映出不准确度,从而表示准确度的大小,偏差越小则准确度越大。

临床实验室根据临床需求应用一项新的检验项目时,首先要进行方法学评价,然后再进一步评价该方法的临床应用价值,即评价检验项目(检验诊断结果)在临床诊断和决策中可以起多大作用,最后再结合实验室自身条件评价适用性,即有无条件或有无必要开展该项目。常用的评价指标有灵敏度、特异度、预测值、似然比、ROC 曲线等。

能力检测

1. 用于评价常规方法和试剂盒的分析方法是(　　)。
A. 决定性方法　　B. 经典方法　　C. 参考方法　　D. 文献方法　　E. 常规方法

2. 多次重复测定某一标本的血糖时,$\bar{x} \pm 2S$ 范围包含全体的(　　)。
A. 2.5%　　B. 95%　　C. 97.5%　　D. 99%　　E. 100%

3. 在血糖质控图中,连续 8 个数据落在均值一侧,则误差为(　　)。
A. 系统误差　　B. 随机误差　　C. 偶然误差　　D. 固有误差　　E. 其他误差

4. 在多次重复测定血糖时,正负误差代数和常为(　　)。
A. 负误差　　B. 非零　　C. 正误差　　D. 零　　E. 不确定

5. 某人的某项检测项目在甲、乙两家医院测定的结果不同,经核查,乙医院所用标准品已变质,此误差属于(　　)。
A. 系统误差　　B. 随机误差　　C. 偶然误差　　D. 固有误差　　E. 其他误差

6. 用于评价及校正参考方法的是(　　)。
A. 质控品　　B. 基准品　　C. 校准品　　D. 一级标准品　　E. 二级标准品

7. 某方法反复测定得到的结果与真值很接近,说明该方法(　　)。
A. 线性范围宽　　B. 准确度高　　C. 精密度高　　D. 重复性好　　E. 灵敏度高

8. 根据方法评价方案,某候选方法得出可接受性的结论后还需进行的工作是(　　)。
A. 建立参考范围　　B. 建立质控系统　　C. 方法应用测试
D. 试剂盒的评价　　E. 评价后试验

9. 有足够的精密度、特异性、合适的线性范围、经济实用且性能指标符合临床或其他目的需要的是(　　)。
A. 决定性方法　　B. 经典方法　　C. 参考方法　　D. 文献方法　　E. 常规方法

10. 方法比较试验时所需样本数至少为(　　)。
A. 20 例　　B. 30 例　　C. 40 例　　D. 50 例　　E. 100 例

(张　涛)

第四章 生物化学检验常用技术

1. 掌握分光光度技术的原理并在生物化学检验中正确应用分光光度技术。
2. 了解其他光谱分析技术的基本原理及在生物化学检验中的应用。
3. 熟悉电化学分析技术的原理以及在临床实验室的应用。
4. 掌握电泳技术的类型、原理、影响因素和常用电泳技术的特点和应用。
5. 了解自动电泳技术的特点和应用。
6. 掌握层析技术的原理、分类并正确应用层析技术。
7. 熟悉离心技术的原理、分类并正确应用离心技术。

第一节 吸收光谱分析技术

一、光的本质及光谱分析技术的基本原理

光的本质是电磁波。不同的光,有不同的波长。肉眼可见的彩色光称为可见光,波长范围在 400~750 nm,波长小于 400 nm 的光线为紫外线,波长大于 750 nm 的光线称为红外线。

光谱分析技术指利用物质具有吸收、发射、散射光谱谱系的特点,对物质进行定性或定量的分析技术。它具有灵敏、准确、简便、快速、选择性好和不被破坏等特点,是生物化学检验中最常用的分析技术。

光谱分析技术可分为吸收光谱分析技术、发射光谱分析技术以及散射光谱分析技术。其中应用吸收光谱分析技术的有可见光及紫外分光光度法、原子吸收分光光度法和红外分光光度法,应用发射光谱分析技术的有火焰光度法、荧光光谱法和原子发射光谱法,应用散射光谱分析技术的主要有比浊法。本节主要介绍常用的吸收光谱分析法中的可见-紫外分光光度法。

二、光吸收定律及适用范围

(一) 吸光度与透光度

当一束光通过均匀、透明的溶液时,可出现 3 种情况:一部分光被溶液吸收,一部分光透过溶液,另一部分光被散射。设入射光强度为 I_0,透射光的强度为 I_t,I_t 和 I_0 的比值称为透光度(transmittance,T),即

$$T = I_t / I_0 \tag{4-1}$$

$T \times 100$ 为 $T\%$,称为百分透光度。透光度的负对数称为吸光度(absorbance,A)即

$$A = -\lg T = -\lg I_t / I_0 \tag{4-2}$$

(二) Lambert-Beer 定律

Lambert-Beer 定律是讨论溶液吸光度和溶液浓度以及溶液液层厚度之间关系的基本定律,是分光光度技术的理论基础。其表达式(4-1)如下。

$$A = KLC \tag{4-3}$$

式中:A 为吸光度;K 为比例常数,称为吸光系数;L 为溶液液层的厚度,称为光径;C 为溶液浓度。根据其表达式可知,吸光度与溶液液层厚度和溶液浓度成正比。Lambert-Beer 定律适用于可见光、紫外光、红外光与均匀非散射的液体。

三、吸光系数

(一)吸光系数的物理意义

根据 Lambert-Beer 定律,吸光系数的物理意义是吸光物质在单位浓度及单位厚度时的吸光度。

(二)吸光系数的 2 种表示方法

吸光系数常有下列 2 种表达方式。

1. 摩尔吸光系数(ε)　其含义是当溶液液层的厚度为 1 cm、物质浓度为 1 mol/L 时,在特定波长下的吸光度值。通过测定已知溶液浓度的吸光度,可求得某物质的 ε。ε 是物质的特征性常数,在固定条件(温度、入射光波长)下,特定物质的 ε 不变,这是分光光度法对物质进行定性分析的基础。

2. 百分吸光系数(百分吸光度)　其含义是在一定波长时,浓度为 1%、厚度为 1 cm 时的吸光度。

四、比色分析法与分光光度法

有色物质溶液浓度越高,对光吸收越强,颜色也越深。有些物质虽无颜色或颜色很浅,但在适当条件下,与显色剂反应后,可在分子内引起发色团或增加其共轭程度,形成具有颜色的物质;也有许多物质在经过一定的酶促反应后,可生成有色物质而适合于比色分析。所以根据有色溶液颜色的深浅来确定物质含量的方法称为比色分析法。

属于比色定量的方法有较早的目视比色法、光电比色法和分光光度法。其中目视比色法因视差等影响因素较多,易被淘汰。由于分光光度法具有较高的精度,现已逐渐取代光电比色法。

当一定波长的光通过被测物质溶液时,根据物质对光的吸收程度来确定物质含量的方法称为分光光度法。

五、定性定量方法

(一)吸收光谱分析定性分析法

1. 最大吸收波长 λ_{max} 测定　将不同波长的光透过待测定溶液测定其吸光度,用波长和吸光度作图可找出最大吸收峰,其相应的波长就是最大吸收波长 λ_{max},将其和标准品的最大吸收波长 λ_{max} 相比较,可对待测物进行定性分析。

2. 摩尔吸光系数 ε 的测定　将准确配制好的待测物溶液的浓度,在最大吸收波长测定其吸光度,根据 Lambert-Beer 定律和 $\varepsilon = A/I$ 可计算出待测物的 ε,和已知的 ε 的标准溶液比较,可对待测物进行定性分析。

(二)吸收光谱分析定量分析法

1. 标准曲线法　将一系列浓度不同的标准溶液按照一定操作过程显色后,分别测吸光度,以吸光度为纵坐标、浓度为横坐标绘制标准曲线。在相同条件下处理待测物质并测定其吸光度,即可从标准曲线找出相对应的浓度。

2. 对比法　将标准样品与待测样品在相同条件下显色并测定各自的吸光度。由于测定体系温度、厚度以及入射光波长是一致的,所以标准与待测样品 K 值及 L 相等(K 是物质的吸光系数,L 指有色溶液液层厚度),可应用式(4-4)计算待测样品浓度。

$$C_x = C_s \times A_s / A_x \tag{4-4}$$

3. 差示法　有色溶液浓度太浓或太稀(透光度 90%～100%)时,测定结果会产生较大误差,此时可采用差示法(differential spectrophotometry)。①高浓度样液差示法:用标准品制备浓度稍低于试样的参比溶液,先将仪器光门关闭,调节 $T\%=0$,再将参比溶液置于光路上,打开光门使 $T\%=100$,然后测定样品溶液的透光度即可。例如某一样品溶液原来的透光度读数为 $5\%(10\%$ 以下),用差示法后读数为 50%,这实质是把透光度标尺扩展了 10 倍,从而减少了测量误差。②低浓度样液差示法:用标准品制备浓度稍高于试样的参比溶液,将它放在光路上,打开光门,调节透光度至 0%,然后换以空白溶剂,调节刻度至 100%。此后测定样品的读数即可。

4. 多组分混合物的测定 当试样中有 2 种或 2 种以上的组分共存,可根据各组分的吸收光谱的重叠程度,选用不同的定量方法。如果混合物各组分的吸收峰互不干扰,这时可按单组分的测定方法,选择测定波长,分别测定各组分的含量;若各组分的吸收峰相互重叠,可采用解联立方程法、等吸收点法、双波长法等解决量中的干扰问题。

 ## 实验 4-1 标准曲线制作:血清总蛋白的测定

【实验目的】
(1) 掌握双缩脲比色法测定血清总蛋白的原理。
(2) 掌握标准曲线的绘制方法。
(3) 了解血清总蛋白测定的临床意义。

【实验原理】 蛋白质分子中的肽键在碱性条件下,与 Cu^{2+} 产生紫红色配位反应,与缩二脲在碱性溶液中与 Cu^{2+} 的反应相似,故称为双缩脲反应。产生的颜色强度在一定范围内与蛋白质的含量成正比,与同样处理的蛋白标准液比较,经计算或查标准曲线即可求出血清总蛋白含量。反应式如下。

蛋白质肽链 紫红色配合物

【试剂与器材】
(1) 6 mol/L 氢氧化钠溶液:称取氢氧化钠(NaOH,优级纯)240 g,用新鲜蒸馏水配制成 1 L,室温下储存在密封的聚乙烯瓶里。
(2) 双缩脲试剂:称取未失结晶水的硫酸铜($CuSO_4 \cdot 5H_2O$) 3.0 g,溶于 500 mL 新鲜蒸馏水中,加酒石酸钾钠 9.0 g,碘化钾(KI)5.0 g,待完全溶解后,加入 6 mol/L 氢氧化钠溶液 100 mL,最后加蒸馏水至 1 L。室温下储存在密闭的聚乙烯瓶里,约稳定 6 个月。
(3) 蛋白标准液:可用商品血清蛋白标准液或定值质控血清为标准。亦可收集混合新鲜血清,用凯氏定氮法标定后,加叠氮钠防腐(叠氮钠的终浓度为 $0.5 \sim 1.0$ g/L),冰冻保存。
(4) 722 型分光光度计、比色皿。
(5) 恒温水浴箱。

【操作步骤】 按表 4-1 操作。

表 4-1 血清总蛋白测定操作步骤

加入物/mL	测定管	标准管	空白管
待检血清	0.1	—	—
蛋白标准液	—	0.1	—

续表

加入物/mL	测定管	标准管	空白管
蒸馏水	0.4	0.4	0.5
双缩脲试剂	3.0	3.0	3.0

混匀,置 37 ℃水浴 10 min(或 25 ℃ 30 min),用 540 nm 波长比色,以空白管调零,读取各管吸光度。

【计算】
$$血清总蛋白(g/L)=\frac{A_{测定管}}{A_{标准管}}\times 蛋白标准液浓度(g/L) \tag{4-5}$$

【标准曲线绘制】

(1) 配制 20 g/L 蛋白标准液:如蛋白标准液浓度为 70 g/L,则取此液 2 mL,加入新鲜蒸馏水 5 mL,混匀即成。

(2) 按表 4-2 操作。

表 4-2　血清蛋白标准曲线绘制操作步骤

加入物	空白管	1	2	3	4	5
20 g/L 蛋白标准液/mL	—	0.1	0.2	0.3	0.4	0.5
蒸馏水/mL	0.5	0.4	0.3	0.2	0.1	—
双缩脲试剂/mL	3.0	3.0	3.0	3.0	3.0	3.0
相当血液蛋白质/(g/L)	0	20	40	60	80	100

混匀,置 37 ℃水浴 10 min(25 ℃ 30 min),用 540 nm 波长比色,以空白管调零,读取各管吸光度。上述操作应重复三次。将三次各管吸光度均值作为纵坐标,相应的浓度作为横坐标,绘制成标准曲线。

【正常参考值】　健康成人走动后血清总蛋白浓度为 64～83 g/L,健康成人静卧时,血清总蛋白浓度为 60～78 g/L。

【注意事项】

(1) 血清标本以新鲜为宜,但在冰箱保存而不混浊的标本也可应用,含脂类极多的血清加入试剂后仍混浊不清,可用乙醚抽提后再比色。

(2) 蛋白标准液要澄清,如果混浊应更换,否则需作标准空白管,以消除浊度的影响。

(3) 双缩脲试剂要密闭储存,防止吸收空气中的二氧化碳。

(4) 试管、吸管应清洁,否则会有混浊现象出现。

(5) 明显溶血标本可干扰双缩脲反应,故不宜使用。

(6) 黄疸血清可使结果偏高,最好做相应的血清空白,以保证结果准确。

(7) 各种血清蛋白与双缩脲试剂的显色基本相同,但其他类蛋白质的显色强度与血清蛋白有很大的差别,故不可随意选用未知性能的蛋白质作为血清蛋白测定的标准。

(8) 右旋糖酐对测定有干扰,若患者注射右旋糖酐后,应过几天之后再行测定。

(9) 铵离子能和氢氧化铜反应,所以,应用器材不可含铵盐。

【附注】

(1) 血清蛋白的含量一般用 g/L 表示,因为各种蛋白质的相对分子质量不同,不能用 mol/L 表示。

(2) 双缩脲试剂中含有二价铜离子,容易还原成一价铜,故不宜长期保存。为了使试剂稳定,一般用较低浓度的碱以防止 $Cu(OH)_2$ 沉淀,同时加入稳定剂以防止 Cu^{2+} 还原,通常在试剂中加入酒石酸钾钠和碘化钾。

(3) 酚酞、溴磺酚酞钠在碱性溶液中呈色,影响双缩脲法测定结果。

(4) 本法线性范围为 10～120 g/L,常规工作中使用标准曲线更方便,但应时常同时用标准血清显色,对标准曲线进行校核。

(5) 本显色反应自 30 min 到 4 h,颜色深度不变,亦无混浊出现。如室温过低,可在 37 ℃水浴中放置

10 min,然后,再进行比色。

【临床意义】

1)血清总蛋白浓度增高

(1)血液浓缩,导致总蛋白浓度相对增高:凡体内水分的排出量大于水分的摄入量时,均可引起血浆的浓缩,尤其在急性失水(如呕吐、腹泻、高热等)变化更显著。由于水分大量丢失,引起血浆成分的浓缩,血清总蛋白浓度有时可高达100~150 g/L。又如休克时,由于毛细血管通透性的变化,血浆也可发生浓缩。原发性肾上腺皮质功能减退(艾迪生病)时,由于钠的丢失而致继发性水分丢失,血浆也可出现浓缩现象。

(2)血浆蛋白合成增加:大多发生在多发性骨髓瘤患者,此时主要是球蛋白增加,其量可超过50 g/L,总蛋白则可超过100 g/L。

2)血清总蛋白浓度降低

(1)血浆中水分增加,血浆被稀释:如静脉注射过多低渗溶液或因各种原因引起的水钠潴留。

(2)营养不良和消耗增加:长期食物中蛋白含量不足或慢性肠道疾病引起的吸收不良,使体内缺乏合成蛋白质的原料;或因长期患消耗性疾病,如严重结核病、甲状腺功能亢进和恶性肿瘤等,均可造成血清总蛋白浓度降低。

(3)合成障碍:主要是肝功能障碍,因为血浆清蛋白及大部分α_1、α_2、β-球蛋白均由肝脏合成,当肝脏功能严重受损时,血浆蛋白的合成减少,以清蛋白的下降最为显著。

(4)蛋白质大量丢失:严重烫伤时,大量血浆渗出,或大出血时,大量血液丢失;肾病综合征时,尿液中长期丢失蛋白质;溃疡性结肠炎可使患者从粪便中长期丢失一定量的蛋白质,这些病理改变均可使血清总蛋白浓度降低。

六、分光光度计的基本结构

比色计、分光光度计,其基本结构都由光源、单色光器、狭缝、比色皿和检测器系统等部分组成。

1. 光源 一个良好的光源要求具备发光强度高、光亮稳定、光谱范围广和使用寿命长等特点。钨灯适用于做340~900 nm范围的光源。更先进的分光光度计外加有稳压调控的氢灯(hydrogen lamp)。它适用于做200~360 nm的紫外分光分析的光源。

2. 单色光器 分光光度法测定某一物质的吸光度需要在某一特定波长下进行。单色光器的作用在于根据需要选择一定波长范围的单色光。在实际工作中欲选择出单个某波长的光线是困难的。所谓单色光是指在此波长有最大发射,而在相邻较长和较短波长范围内的发射能量较少。单色光的波长范围愈窄,仪器的敏感度愈高,测量的结果愈可靠。

3. 狭缝 通过单色光器的发射光的强度可能过强也可能过弱,不利于进一步检测。狭缝是由一对隔板在光通路上形成的狭缝,通过调节狭缝的大小来调节入射单色光强度并使入射光形成平行光线,以适应检测器的需要。光电比色计的狭缝是固定的,而光度计和分光光度计的狭缝大小是可调的。

4. 比色皿 比色皿又叫比色杯(sample cell),是光度测量系统的最重要部分之一。在可见光范围内测量时选用光学玻璃吸收杯,在紫外线范围内测量时要选用石英吸收杯。

5. 检测器系统 硒光电池、光电管或光电倍增管等光电元件常用来作为受光器,将通过吸收杯的光线的能量转变成电能。再进一步用适当的方法测量所产生的电流。

光电比色计用硒光电池为受光器。硒光电池的光敏感性低。它不能检出强度非常弱的光线。并且,对波长在270 nm以下和700 nm以上的光不敏感。

较精密的分光光度计都是采用真空光电管或光电倍增管作为受光器的,并采用放大装置以提高敏感度。虽然光谱范围狭窄的单色光的能量比范围宽的弱很多,但这种有放大线路的灵敏检测系统仍可能准确地检测出来。

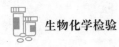

七、原子吸收分光光度法

原子吸收分光光度法是基于元素所产生的原子蒸气中待测元素的基态原子,对所发射的特征谱线的吸收作用进行定量分析的一种技术。它也遵循 Lambert-Beer 定律,在一定条件下,原子的吸光度同原子蒸气中的待测元素基态原子的浓度成正比。

 ## 实验 4-2 分光光度计(722 型)的使用

【实验目的】
(1) 掌握比色分析的基本原理。
(2) 掌握分光光度计的使用方法。

【实验原理】 溶液中的物质在光的照射激发下,产生对光吸收的效应,这种吸收是具有选择性的。各种不同的物质都有各自的吸收光谱,因此当某单色光通过溶液时,其能量就会被吸收而减弱,光能量减弱的程度和物质的浓度有一定的比例关系,即符合 Lambert-Beer 定律。

$$T = I/I_0 \tag{4-6}$$
$$\lg I_0/I = KCL \tag{4-7}$$
$$A = KCL \tag{4-8}$$

式中:T 为透射比;I_0 为入射光强度;I 为透射光强度;A 为吸光度;K 为吸光系数;L 为溶液液层的厚度;C 为溶液的浓度。

从以上公式可以看出,当入射光、吸光系数和溶液液层的厚度不变时,透过光是根据溶液的浓度而变化的,722 型分光光度计(图 4-1)是根据上述物理光学现象而设计的。

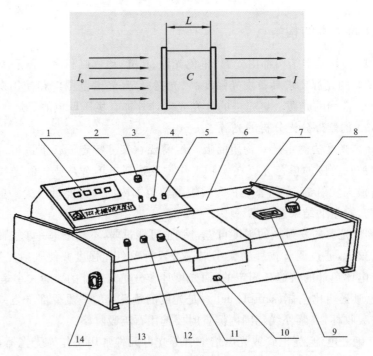

图 4-1 722 型分光光度计外观示意图

注:1.数字显示器;2.吸光度调零旋钮;3.选择开关;4.吸光度调斜率电位器;5.浓度旋钮;6.光源室;7.电源开关;8.波长手轮;9.波长刻度窗;10.试样架拉手;11.100％T 旋钮;12.0％T 旋钮;13.灵敏度调节旋钮;14.干燥器。

【试剂与器材】 722 型分光光度计、比色皿、蒸馏水等。

【操作步骤】
(1) 在未接通电源前,应该对仪器的安全性进行检查,电源线接线应牢固。通地要良好,各个调节旋钮的起始位置应该正确,然后再接通电源开关。仪器在使用前先检查一下,放大器暗盒的硅胶干燥筒(在仪器的左侧),如受潮变色,应更换干燥的蓝色硅胶或者倒出原硅胶,烘干后再用。

(2)调节灵敏度:将灵敏度旋钮调至"1"挡(放大倍率最小)。

(3)预热仪器:开启电源,指示灯亮,选择开关置于"T",波长调至测试用波长。仪器预热 20 min。

(4)调透光度"0":打开试样室盖(光门自动关闭),调节"0%T"旋钮,使数字显示为"00.0"。

(5)放置比色皿:将盛有溶液的比色皿置于比色皿架中。

(6)调节透光度"100":盖上试样室盖,拉动试样架拉手,使空白溶液或对照溶液比色皿置于光路,调节"100%T"旋钮,使数字显示为"100.0"。如果显示不到"100.0",则可适当增加灵敏度挡位,但尽可能置低倍率挡使用,这样仪器将有更高的稳定性。但改变倍率后必须按步骤(4)后再按步骤(6)重新校正"0"和"100%"。

(7)预热后,按步骤(4)和(6)连续几次调整"0%T"和"100%T"旋钮,仪器即可进行测定工作。

(8)透光度(T)的测量:拉动试样架拉手,将标准溶液或被测溶液置于光路,数字显示器即显示出位于光路溶液的透光度(T)。

(9)吸光度(A)的测量:按步骤(4)和(6)调整仪器的"%T"和"100%T",将选择开关置于"A",调节吸光度调零旋钮,使得数字显示为".000",然后将被测样品移入光路,显示值即为被测样品的吸光度(A)。

(10)浓度(C)的测量:按步骤(4)和(6)调整仪器的"%T"和"100%T"旋钮,选择开关由"A"旋至"C",将已标定浓度的样品放入光路,调节浓度旋钮,使得数字显示为标定值,将被测样品放入光路,即可读出被测样品的浓度值。

(11)如果大幅度改变测试波长时,在调整"0%T"和"100%T"旋钮后稍等片刻(因光能量变化急剧,光电管受光后响应缓慢,需一段光响应平衡时间),当稳定后,重新调整"0%T"和"100%T"旋钮即可工作。

【注意事项】

(1)仪器须安放在稳固的工作台上,不能随意搬动。严防震动、潮湿和强光直射。

(2)为了防止光电管疲劳,不测定时必须将比色皿暗箱盖打开,使光路切断,以延长光电管使用寿命。

(3)比色皿的使用方法:

①拿比色皿时,手指只能捏住比色皿的毛玻璃面,不要碰比色皿的透光面,以免污染。

②盛装比色液时,约达比色皿 2/3 体积,不宜过多或过少。若不慎使溶液流至比色皿外面,须用棉花或拭镜纸擦干,才能放入比色皿架。拉比色杆时要轻,以防溶液溅出,腐蚀机械。

③千万不可用手或滤纸等物摩擦比色皿的透光面。

④比色皿用后应立即用自来水冲洗干净,再用蒸馏水洗净。若不能洗净,用 5%中性皂溶液或洗衣粉溶液浸泡,然后用水冲洗干净,倒置晾干。不能用碱溶液或氧化性强的洗涤液洗比色皿,以免损坏。也不能用毛刷清洗比色皿,以免损伤它的透光面。每次做完实验时,应立即洗净比色皿。

⑤每套分光光度计上的比色皿和比色皿架不得随意更换。

(4)试管或试剂不得放置于仪器上,以防试剂溅出腐蚀机壳。

(5)如果试剂溅在仪器上,应立即用棉花或纱布擦干。

(6)测定溶液浓度的吸光度宜在 0.2~0.7,该范围最符合光吸收定律,线性好,读数误差较小。如吸光度小于 0.1 或大于 1.0 时,可调节比色液浓度,适当稀释或加浓,再进行比色。

(7)合上试样室盖连续工作的时间不宜过长,以防光电管疲乏。每次读完比色架内的一组读数后,立即打开试样室盖。

(8)仪器连续使用不应超过 2 h,必要时间歇半小时再用。

(9)测定未知液时,先作该溶液的吸收光谱曲线,再选择最大吸收峰的波长作为测定波长。

(10)722 型分光光度计的放大器暗盒及单色器箱处放有两个硅胶筒,检测室内放硅胶袋,应经常检查,发现硅胶变色,应更换新硅胶或烘干再用。

(11)仪器较长时间不使用,应定期通电、预热。

(12)仪器用完之后,须拔去电源,套上仪器罩。

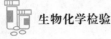

实验 4-3　镨钕滤光片吸收曲线制作与波长校正

【实验目的】

(1) 掌握镨钕滤光片吸收曲线制作的基本原理。

(2) 学会吸收曲线绘制及波长校正方法。

【实验原理】　光源通过棱镜色散成连续光谱,转动准直镜使色散光谱中某一部分由出光狭缝射出而成一单色光束,该光束的主波长由随同准直镜转动的波长刻度盘指示。刻度盘读数与出射光束实际波长是否相符,可通过测绘已知吸收峰波长的标准溶液或标准滤光片(如镨钕滤光片)的吸收曲线而确定。

镨钕滤光片在可见光区内有许多固定不变的吸收峰。我们选择 529 nm 的吸收峰,"λ_{max}"为 529 nm,如果偏离 529 nm±2 nm 时应予校正。

【试剂与器材】

(1) 镨钕滤光片、蒸馏水等。

(2) 722 型分光光度计、比色皿。

【操作步骤】

(1) 接通仪器电源,预热 20 min。

(2) 将镨钕滤光片(水红色)置于比色槽中,旋转波长至 510 nm 处,以蒸馏水调零、调透光度为 100%,将镨钕滤光片推向光路并记录 A 值(每一波长测 3 次)。

(3) 按表 4-3 中各波长,重复上述步骤(每次均需重新调零和调透光度为 100%),记录数据如下。

表 4-3　测量数据记录表

λ/nm	A_1	A_2	A_3	均值	λ/nm	A_1	A_2	A_3	均值
510					530				
515					532				
520					534				
524					540				
526					545				
528					550				

【结果处理】

1) 绘图

(1) 取方格坐标纸,在 x 轴上标波长(每一小格为 2 nm),以 y 轴为吸光度(每一小格为 0.01 A)。

(2) 将所测吸光度均值按相应波长点在图上。

(3) 连接各点,即可得到所测标准滤光片的吸收曲线。

(4) 观察指定吸收峰波长(实测值)与标度值是否相符,若不相符,即两者存在偏差。若偏差值超过 2 nm,则应进行校正。

2) 校正方法　卸下波长手轮,旋松波长刻度盘上的三个定位螺丝,将刻度指示置特征吸收波长值,误差不超过±2 nm,旋紧三个定位螺丝即可。

实验 4-4　分光光度计性能检测

【实验目的】

(1) 掌握分光光度计的性能检测,包括波长检测、杂光检测以及比色皿配套。

(2) 掌握分光光度计的使用方法。

【实验原理】

(1) 波长检测:①可见光区域的黄光波段比较狭窄,适用于光度计波长的粗测;②镨钕滤光片在529 nm±(1～2)nm处有较好的吸收峰,适用于光度计波长的细测。

(2) 杂光检测:镨钕滤光片在585 nm处吸光度(A)最大,透光度(T)最小,所产生的透光度与杂光成正比,因此可用其透光度表示杂光的大小。

(3) 比色皿配套:一套比色皿之间的材质、厚薄、色泽、空白吸收等应该一致,误差小于0.5%才能配套使用。

【试剂与器材】

(1) 镨钕滤光片、白纸条、黑纸片、蒸馏水等。

(2) 722型分光光度计、比色皿。

【操作步骤】

1) 波长检测

(1) 粗测:调仪器波长旋钮至580 nm处,打开遮光板,在比色槽中光路经过处放一白纸条,观察是否有均匀的黄光。

(2) 细测:调波长至529 nm处,打开遮光板,调0%T,盖上遮光板以空气调100%T,将镨钕滤光片插入光路,测出A值。再在529 nm附近每隔1～2 nm,各测其A值。见实验4-3。

2) 杂光检测

(1) 调波长为585 nm,盖上遮光板,用黑纸挡住比色皿光路,调0%T。

(2) 盖上遮光板,用空气作空白调100%T。

(3) 插入镨钕滤光片,盖上遮光板,测出585 nm时的T%,即为杂光水平。

3) 比色皿配套

(1) 选取几支大小、材质、色泽相同的比色皿,洗净,装入占比色皿体积2/3的蒸馏水,擦干,放入比色槽。

(2) 在585 nm处,调第1支比色皿透光度为100%T,依次测出其他几支比色皿的T%。

不合格的需反复剔除极端值,或重新配对,直至有2个以上的比色皿合格。

【参考范围】

(1) 波长检测:在529 nm ± 1 nm处有最大吸收值为合格。

(2) 杂光检测:T% ≤ 5%为合格。

(3) 比色皿配套:$T_{max}\% - T_{min}\% \leqslant 0.5\%$时为合格比色皿配套。

【注意事项】

(1) 722型分光光度计的使用方法:选定检测波长,置调节模式为透光度(T),将某一盛装参比介质的空白比色皿置于光路,打开遮光板,调"0%T",盖上遮光板调"100%T",再将盛装待测液体的比色皿置于光路,测出T值,或置调节模式为吸光度(A),即可测出A值。注意每次测定均需重新调"0%T"、"100%T"。

(2) 在杂光检测中,用于调"0%T"的黑纸片应完好无孔洞,否则会导致假合格现象。

(3) 使用比色皿时,其盛装液体不能超过总体积的2/3,也不宜少于1/2,且在检测前必须用擦镜纸将比色皿外的液体擦拭干净。

第二节　发射光谱分析技术

发射光谱分析技术是根据物质受到热能、电能或化学能等激发后所发射出的特征光谱线或发光强度对物质进行定性及定量分析的技术。发射光谱分析技术主要有火焰光度法、荧光光谱法、原子发射光谱法。

一、火焰光度法

火焰光度法是利用火焰中激发态原子回降至基态时发射的光谱强度进行含量分析的方法。它在仪器结构和分析操作上与火焰原子吸收法相似。在火焰光度法中,试液和助燃气一起进入雾化室,雾化后喷入火焰,雾粒在火焰中蒸发和激发,激发态原子回到低能态时发生光辐射,经单色器分光后到达检测器,然后由显示系统显示其发射光强度。试样中的待测元素激发态原子的发射光强度)与该元素浓度 C 成正比,即

$$I = aC \tag{4-9}$$

式中:a 为常数,a 与试样的组成、蒸发和激发过程有关。

(一)火焰光度法的定量方法

火焰光度法通常采用的定量方法有标准曲线法、标准加入法和内标法。临床检验工作中前两种应用较多,而且测定血液或血清中钠和钾已成常规。

(二)火焰光度法的影响因素

火焰光度法同样存在各种因素干扰,如供气压力,试样导入量、有机溶剂和无机酸的影响,以及金属元素间的相互作用等,某些干扰因素的消除方法同原子吸收法。对于金属离子间的相互作用,可以下述方法予以消除:①阳离子的干扰:第二阳离子的存在可使待测阳离子的电离作用降低而导致以元素形式存在居多,结果发射强度增大,这种现象称为阳离子增强效应。例如测定钙时有钾存在,可抑制钙的电离,干扰钙的测定。消除这种干扰的办法是在标准溶液及试样中加入本身易电离的金属如铯和锂。②阴离子干扰:草酸根、磷酸根和硫酸根可与某些阳离子在火焰温度下形成仅能缓慢蒸发的化合物而抑制原子激发,结果导致待测元素发射强度降低。消除这种干扰的办法是用释放剂。释放剂的作用是同干扰阴离子牢固结合,使待测阳离子的激发行为不受干扰,或与待测阳离子形成更稳定而易挥发的配合物。故尽量避免使用磷酸、硫酸、草酸作试剂。

此外,应避免环境污染测试体系,使用的器皿应为塑料制品以防止玻璃器皿中金属溶出干扰测定。

二、荧光光谱法

利用荧光强度进行分析的方法,称为荧光光谱法。在荧光分析中,待测物质分子成为激发态时所吸收的光称为激发光,处于激发态的分子回到基态时所产生的荧光称发射光。荧光法测定的是受光激发后所发射的荧光的强弱,而不是测定激发光的强弱。凡能产生荧光的化合物,均可采用荧光光谱法进行定性或定量。

(一)荧光定量分析法

荧光定量分析法通常有标准对比法和标准曲线法。操作和计算可参照比色法,但应注意,空白溶液的荧光强度 F_0 往往不在零点,用上述 2 种方法时应先测定 F,再从标准品 F_s 和试样 F_x 中减去 F 后进行计算。

(二)荧光强度的影响因素

1. 溶剂　增大溶剂的极性,将使电子跃迁的能量降低,荧光增强。在水、乙醇、环己烷等溶剂中常含有荧光杂质,影响测定,必须在使用前作净化处理。

2. 荧光物质的浓度　对于某一荧光物质的稀溶液,在一定频率和一定强度的光照射下,如果光被吸收的百分率不太大,且溶液的浓度很小,当溶液的液层厚度不变时,则它所发生的荧光强度和该溶液的浓度成正比;当荧光物质浓度高时,会发生分子间碰撞,使荧光效率降低。

3. 温度　大多数情况下随温度升高时,荧光效率降低。因为温度增高后分子间碰撞次数增加,消耗分子的内部能量。

4. 溶液的 pH 值　当荧光物质本身为弱酸或弱碱时,溶液的 pH 值改变对溶液荧光强度产生影响较大,因为有些物质在离子状态时无荧光,而有些则相反,也有二者均有荧光,但荧光光谱有所不同。

第三节 散射光谱分析技术

散射光谱分析技术主要的应用就是比浊法,比浊法又称浊度测定法,这是一种光散射测量技术。悬浮颗粒在液体中造成透射光的减弱,减弱的程度与悬浮颗粒的量相关,据此可定量测定物质在溶液中呈悬浮状态时的浓度。

一、基本原理

(一) 透射比浊法

透射比浊法是个极简便的方法,测定方式是测定入射光因反射、吸收或散射后的衰减,读数以吸收光单位(A)或 OD 表示,这种 A 值反映了入射光和透射光的比率。

(二) 散射比浊法

散射比浊法应用越来越多,且有替代其他免疫定量法的趋势。散射比浊的原理是根据雷利(Rayleigh)公式提出的,当复合物较小时呈全透射,透射与散射相当。当复合物大于入射光波的 1/20 时,形成不对称前向散射,在 90°以前的角度测量散射光皆取得最佳效果,散射光的量代表复合物的量。

1. 终点散射比浊法 用于免疫测定时,在一定时间内,通常是抗原抗体反应达到平衡,复合物的浊度不再受时间的影响,但必须在聚合形成絮状沉淀之前进行浊度测定,克服了经典的沉淀试验的 4 个缺点:操作繁琐、敏感度低($10 \sim 100 \ \mu g/ \ mL$)、时间长和难以自动化。

2. 速率散射比浊法 这是一种动力学测定方法,1977 年由 Seternbery 首先用于免疫测定,在一定条件下,抗原和相应的抗体很快结合成抗原抗体免疫复合物颗粒,速率散射比浊法就是在一定时间内抗原抗体结合过程中,测定二者结合的最大反应速率,即反应达峰值。

速率散射比浊法的灵敏度与特异性都优于终点散射比浊法,前者的灵敏度比后者高出 3 个数量级之多,但终点法稳定性好。

3. 粒子强化免疫比浊法 粒子强化免疫比浊法的基本原理:选择一种大小适中、均匀一致的胶乳颗粒吸附或交联抗体后,当遇到相应抗原时,则发生聚集,单个胶乳颗粒在入射光波长之内,光线可透过。当两个胶乳颗粒凝聚时,则使透射光减少,这种减少的程度与胶乳凝集成正比,也与抗原量成正比。

二、影响因素

(一) 伪浊度的影响

伪浊度形成原因很复杂,主要包括:抗血清含有非特异性的交叉反应性杂抗体成分;增浊剂浓度和反应时间掌握不当;样品本身的浊度处理不当;试剂的污染和变质;器材尤其是比色皿等不够清洁等因素。

(二) 非特异性散射光的影响

免疫比浊法经常受内源性光散射的干扰,为避免这些非特异性光散射的影响,应用透射比浊法时需保证抗体组分在 3% 以下,散射比浊法需保证在 0.5% 以下。

(三) 钩状效应的影响

钩状效应存在于各种免疫测定方法中,在免疫比浊法测定中也十分明显。现在很多仪器已具有检查钩状效应的功能,一经发现便可对样品稀释后复测。当患者症状与检测结果明显不符时,应考虑其存在。

三、仪器与应用

(一) 仪器

透射比浊法和比色法相似,两者都测量透射光强度,所以,基本上各种比色计或分光光度计都能用于透射比浊测定;散射比浊法是测量与入射光光路呈一定角度的散射光,这和荧光法相似,所以荧光计或荧光分光光度计大都能用于散射比浊测定。根据散射光强度主要是和悬浊液中颗粒的数目相关这一特点,也有专门设计的浊度计(如激光比浊仪),可直接测定悬浊液的散射光强度,所用仪器的主要特点是光源和光电转换器的排列不在一个轴线上,而是要成一定角度。这种专用仪器和方法特别适用于浊度较低(透光度大于80%)的悬浊液。目前,临床普遍使用的大型全自动生化分析仪和"特定蛋白分析仪"等仪器,一般都同时具备两套光度分析检测系统,既可利用透射比浊法测定含量较高的待测物(如载脂蛋白),又可利用免疫散射比浊法测定微量待测物(如各种急性时相反应蛋白、免疫球蛋白和治疗药物等)。

(二)应用

目前,临床检测中使用最多的比浊法是免疫比浊法。所谓免疫比浊法是利用抗原和抗体的特异性结合形成复合物,通过测定复合物形成量的多少,对抗原或抗体进行定量的方法。该法的基本条件:①要有特异性的抗体;②抗原、抗体的比例要适当;③溶液介质的 pH 值、离子强度等要适宜。该法特点是快速且特异性强。测定方法可采用速率散射比浊法或终点散射比浊法进行。

在临床上利用免疫比浊法测定各种特定蛋白,可用于免疫功能监测以及心血管疾病、炎症情况、类风湿性关节炎、肾脏功能、凝血/出血性疾病的诊断,还可用于新生儿体检和营养状态监测。采用免疫比浊法也可对多种治疗药物进行监测。

第四节　电化学分析技术

电化学分析技术是利用物质的电化学性质,测定化学电池的电位、电流或电量的变化进行分析的方法。电化学分析法有多种,如测定原电池电动势以求物质含量的分析方法称为电位法(potential method)或电位分析法;通过对电阻的测定以求物质含量的分析法称为电导法;而借助某些物理量的突变作为滴定分析终点的指示,则称为电容量分析法等。

一、离子选择电极的结构与基本原理

(一)离子选择电极的结构

离子选择电极(ion selective electrode,ISE)的基本结构(图 4-2),主要包括三个部分。
(1)敏感膜:最关键的部分。其中有固态膜、多孔性膜、含酶膜、透气膜等。
(2)内参比溶液:其中含有与膜及内参电极响应的离子。
(3)内参比电极:一般用 Ag-AgCl 电极。

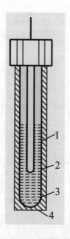

图 4-2　ISE 的基本结构

注:1. Ag-AgCl 内参比电极;2. 内参比溶液;3. 电极杆;4. 敏感膜。

（二）基本原理

ISE 大都属于膜电极,膜中含有与待测离子相同的离子。膜的内表面与具有相同离子的固定浓度溶液接触,其中插入一内参比电极,当膜的外表面与待测离子溶液接触时,引起膜电位的改变。电极膜材料、制备方法不同,使电极的稳定性、选择性和灵敏度也不同。

膜电位的产生:将电极插入待测离子溶液中时,由于离子的交换和扩散作用,改变了两相中原有的电荷分布,因而存在一定的电位差,因为内充溶液中有关离子的浓度恒定,内参比电极的电位固定,所以 ISE 的电位(E)只随离子活度不同而改变,其电位可用 Nernst 方程式表示。

ISE 的 E 值不能直接测定,必须将 ISE 与参比电极浸入被测溶液中组成原电池,然后通过电动势来测定 E 值。

参比电极:在温度、压力恒定的条件下,当被测溶液离子浓度有所改变时,电极电位保持不变的电极。

二、ISE 的分类

ISE 是根据电极膜的组成和性质来区分的。

1. 原电极

（1）晶体电极:又分为均相膜及异相膜电极。晶体电极的敏感膜由难溶盐的单晶或多晶沉淀压片制成。其中由氟化镧制成的单晶电极（氟电极）是 ISE 中最好的一种。多晶电极中一类是由卤化银加硫化银压片制成,用于测定 Ag^+、I^-、Br^-、Cl^-、CN^- 等离子。另一类是由重金属硫化物加硫化银压片制成,用于测重金属及 S^{2-} 等离子,与 Ag^+ 或 S^{2-} 有沉淀或配位反应的离子都干扰测定。均相膜是由多晶直接压片,异相膜是在多晶中掺以惰性物质热压而成。

（2）非晶体电极:一是刚性基质电极（各种玻璃电极）,其敏感膜是离子交换型的薄玻璃片或其他刚性基质材料。二是流动载体电极（过去称为液膜电极）,其敏感膜是由溶有某种液体离子交换剂的有机溶剂薄膜层构成。它可分为带正电荷载体、带负电荷载体或中性载体电极 3 种类型。

2. 敏化的 ISE

（1）气敏电极是由 ISE 与参比电极组成的复合电极,在复合电极的敏感膜上覆盖一层透气膜,膜与 ISE 之间有一薄层内参比溶液。它可用于检测溶于溶液中的气体或气体试样中的组分。现在应用较多的是氨电极和二氧化碳电极,其他还有二氧化硫、硫化氢、二氧化氮、氟化氢和氯、溴、碘等气敏电极。

（2）酶电极与气敏电极相似,而其覆盖膜是由酶制成的。它不仅能测定无机化合物,而且可以检测有机化合物,特别是生物体液中的组分。

三、ISE 的分析方法

（一）ISE 的分析定量方法

1. 标准曲线法 配制一系列不同浓度标准溶液,测定其电位值 E_s,绘制 E_s-$\lg C$ 标准曲线,在相同条件下测定样品溶液电位值 E_x。

2. 电极校正法 用标准溶液校正 ISE,制成直读式电仪表。

（二）ISE 分析方法的优点

（1）该法是一种直接的非破坏性分析方法,可反复进行,不受样品溶液颜色、混浊等因素的干扰。

（2）分析速度快,单次分析通常只需 1~2 min。

（3）测量范围宽,可达 4~5 个数量级。

（4）操作简便。

（5）测量特定离子活度,对临床医学和基础医学更有实用意义。

（三）ISE 分析方法的误差

（1）电动势测量:对于一价离子的响应,电动势测量每差 1 mV 引起浓度的相对误差为 4%,对于二价离子则为 8%,因此对于测量电动势的仪器精度要求达到 0.1 mV。

(2)温度:Nernst 公式中的斜率、内参比电极的电信号,以及离子活度等都与温度有关,因此在整个测量过程中应保持温度恒定。

(3)pH 值:溶液 pH 值可影响被测离子在溶液中的存在形式,从而影响相应离子的活度,如 LaF_3 电极测定 F^- 时,如 pH<5,F^- 则会生成 HF,使结果偏低。

(4)滞后效应:使用 ISE 先测浓溶液后再测稀溶液时电位平衡缓慢并出现误差,这一现象称为滞后效应。

 实验 4-5　离子选择电极分析法测定血清 Na^+、K^+

【实验目的】

(1)掌握离子选择电极分析法的基本原理。

(2)掌握电解质分析仪的使用方法。

【实验原理】　电解质分析仪通常用比较法测定待测溶液中的钠、钾离子的浓度。即先测量两个已知浓度的标准液,得到两个电池电动势值,通过这两个电池电动势值在仪器程序内建立一条校准曲线;然后再测量待测溶液的电池电动势值,从已建立的校准曲线上求出待测离子的浓度。数据可直接显示在显示器上或用内装打印机打印出测量报告。

【试剂与器材】

(1)各仪器生产厂家配套供应的试剂包括:标准液 A、标准液 B、电极活化液、电极去蛋白液、参考电极液、电极电解液。

(2)电解质分析仪。

【操作步骤】

(1)开启仪器,清洗管道。

(2)用 2 种标准液进行定标。

(3)稳定后测定样品。

(4)测定结果由微电脑处理机处理后打印。

(5)清洗管道和电极。

本实验以国产 AC-900 型全自动电解质分析仪为例进行描述。

(1)启动:将电极按顺序组装,插入电极盒内接上管道,盖上电极屏蔽罩,装入 A/B 标准液,接好废液瓶,将电缆连接好,打开开关,仪器将自动启动并进行系统校准,然后转入主菜单。

(2)血样分析:在主菜单下按"1",进入分析程序。在分析菜单下,按"1"进入血样分析程序。打开进样器,(此时泵转动 3 圈,吸空取样针,用纸将取样针擦净后再插入样品,血样、尿样、质控分析均相同。)将进样器的取样针插入样品内,按"YES",泵转动将样品吸入进样器;关闭进样器;泵转动将样品由进样器吸入电极内,30~40 s 后测量结束,同时进行电极冲洗和打印样品报告。注意:在样品吸入进样器后,10 s 以内必须关闭进样器,否则仪器将鸣声不断以提示用户关闭进样器。

(3)尿样分析:在分析菜单下,按"2"进入尿样分析程序。其余步骤与血样分析相同。

尿样采集后需将尿液稀释再测量,稀释比例为 1 份尿液加 2 份去离子水。

【计算】　由微电脑处理机进行并打印结果。

【正常参考值】

血清钠	136~145 mmol/L;
尿钠	130~260 mmol/24 h;
血清钾	3.5~5.3 mmol/L;
尿钾	25~100 mmol/24 h;
血清氯化物	96~108 mmol/L;
尿液氯化物	170~250 mmol/24 h。

【注意事项】

(1) 为保证电极的稳定性,电解质分析仪应 24 h 开机;另外,定时的冲洗能延长电极的寿命,这是仪器稳定工作的前提条件。

(2) 在校准及样品测量时,注意测量管道内的标准液及样品不能有气泡存在,否则会造成测量结果不稳或误差,需要重新测量。

(3) 建议使用国家卫生和计划生育委员会推荐的质控血清。对于含有可能会对电极造成损害的物质的质控品,应慎重使用。

(4) 确保所有样品必须满足以下条件。

①样品采集后尽快地测量,最好不超过 1 h。

②使用肝素作为抗凝剂(30 U/mL),不能使用柠檬酸盐、草酸盐等抗凝剂。

③所有的样品应在室温保存,不要冷冻。

(5) 应严格按时进行仪器的维护(每天、每周、半年、停机维护),这一点至关重要。

【临床意义】

1) 血清钠降低 血清钠浓度低于 130 mmol/L 为低钠血症,临床上多见。但是测得的血清钠浓度仅能说明血清中的钠离子与水的相对量。

(1) 胃肠道失钠:临床上常见的缺钠性脱水。如腹泻、呕吐、胃肠道、胆道、胰腺造瘘或引流等都可丢失大量的消化液而引起缺钠。

(2) 钠排出增多:如肾功能损伤,肾小管重吸收功能降低,使钠由尿中大量丢失;肾上腺皮质功能不全及垂体后叶功能减退时,肾小管回收水和钠不足,尿钠排出增多;糖尿病,患者多尿,在排出大量糖和水分的同时也排出大量的钠;使用利尿剂等。

(3) 皮肤失钠:如大量出汗后只补充水分不补充钠;大面积烧伤、创伤,钠从伤口大量丢失等。

2) 血清钠增高 血清钠浓度高于 150 mmol/L 为高血钠,临床上较少见。

(1) 肾上腺皮质功能亢进:如库欣综合征、原发性醛固酮增多症,肾小管重吸收钠增加,使血清钠增高。

(2) 严重高渗性脱水:体内水的丢失大于钠的丢失,使血清钠增高。

(3) 体内钠潴留:但常伴有水潴留,临床表现为水肿。如心力衰竭、肝硬化、肾病等。

3) 血清钾降低 血清钾浓度低于 3.5 mmol/L 为低血钾,临床上常见于如下情况。

(1) 胃肠道失钾:如严重腹泻、呕吐、胃肠引流等丢失大量消化液,引起低血钾。

(2) 钾排出增多:如肾上腺皮质功能亢进,肾小管排钾增多;急性肾衰竭由闭尿期转入多尿期时,尿中丢失大量钾;肾小管性酸中毒时,钾钠交换增多,尿中钾排出增多;长期使用皮质激素或利尿剂等。

(3) 钾的进食量不足:如患者长期不能正常饮食、手术后长期禁食等。

(4) 细胞外钾内移:如碱中毒时,氢离子从细胞内移入细胞外,同时钾由细胞外移入细胞内;用胰岛素治疗糖尿病时,糖原合成增加,钾由细胞外移入细胞内等。

4) 血清钾增高 血清钾浓度高于 5.5 mmol/L 为高血钾。临床上可见于如下情况。

(1) 钾排出减少:如各种原因引起的少尿症、闭尿症、急性肾衰竭,尿中钾排出减少;艾迪生病,肾小管排钾减少。

(2) 细胞内钾外移:如严重溶血、组织挤压伤、大面积烧伤,细胞膜损伤、细胞内钾外移、组织缺氧及酸中毒时,氢离子从细胞外移入细胞内,同时钾由细胞内移入细胞外。

第五节 电泳技术

在直流电场中,带电粒子向电性相反的电极移动的现象称为电泳。利用电泳分离物质的技术称为电泳技术。1809 年俄国物理学家首先发现了电泳现象,但直到 1937 年瑞典的 Tiselius 建立了分离蛋白质的界面电泳之后,电泳技术才开始应用。20 世纪 60—70 年代,当滤纸、聚丙烯酰胺凝胶等介质相继引入电泳以来,电泳技术得以迅速发展。丰富多彩的电泳形式使其应用十分广泛。电泳技术除了用于小分子物质的分离分析外,最主要用于蛋白质、核酸、酶,甚至病毒与细胞的研究。某些电泳法设备简单,操作方便,具有高分辨率及选择性特点,已成为医学检验中常用的技术。

一、电泳的基本原理

在电场中,推动带电质点运动的力(F)等于质点所带净电荷量(Q)与电场强度(E)的乘积。

$$F = QE \tag{4-10}$$

质点的前移同样要受到阻力(F')的影响,对于一个球形质点,服从 Stoke's 定律,即:

$$F' = 6\pi r \eta v \tag{4-11}$$

式中:r 为质点半径;η 为介质黏度;v 为质点移动速度。当质点在电场中做稳定运动时:$F = F'$,即:

$$QE = 6\pi r \eta v \tag{4-12}$$

式(4-12)转换后可写成:

$$\frac{v}{E} = \frac{Q}{6\pi r \eta} \tag{4-13}$$

v/E 的含义为单位电场强度下的移动速度,这里可用迁移率 μ 表示,即:

$$\mu = \frac{v}{E} = \frac{Q}{6\pi r \eta} \tag{4-14}$$

从上式可见,球形质点的迁移率,首先取决于自身状态,即与所带电量成正比,与其半径及介质黏度成反比。除了自身状态的因素外,电泳体系中其他因素也影响质点的电泳迁移率。

二、影响电泳的因素

(一) 电场强度

电场强度是指单位长度(cm)的电位降,也称电动势梯度。电场强度越高,速度越快,但同时电流强度也增大,产热多,使支持介质温度增高,水分蒸发快,甚至使蛋白质变性。电场强度低,速度慢,电泳时间长,标本易扩散,导致区带分离不清。要得到满意的电泳结果,应选择适宜的电场强度。

(二) 溶液的 pH 值

溶液的 pH 值决定被分离物质的解离程度和质点的带电性质及所带净电荷量。例如蛋白质分子,当溶液的 pH 值为某种蛋白质的等电点(isoelectric point,pI)时,分子的净电荷等于零,此时,蛋白质在电场中不再移动;若溶液 pH<pI,则蛋白质带正电荷,在电场中向负极移动;若溶液 pH>pI,则蛋白质带负电荷,向正极移动。溶液的 pH 值离 pI 越远,分子所带净电荷越多,电泳迁移率越大。因此在电泳时,应根据样品性质,选择合适的 pH 值缓冲液。

(三) 溶液的离子强度

溶液的离子强度影响电泳速度、缓冲容量和产热效应。离子强度过高,电泳速度慢。原因是带电粒子能将溶液中与其电荷相反的离子吸引在自己周围形成离子扩散层。离子强度过低,电泳速度快,但缓冲能力差。离子强度用 I 表示。

$$I = \frac{1}{2}\sum_{i=1}^{s} C_i Z_i \tag{4-15}$$

式中:S 表示溶液中离子种类数;C_i 和 Z_i 分别表示每种离子的物质的量浓度与化合价。最常用 I 值在 0.02~0.2。

(四) 支持介质

对支持介质的基本要求是具有化学惰性,不与被分离的样品或缓冲液起化学反应,并具有一定的坚韧度。

1. 吸附　使被分离样品滞留而降低电泳速度,造成拖尾而使分辨率降低。

2. 电渗　在电场作用下液体对于固体支持物的相对移动称为电渗。

支持物不是绝对惰性物质时,常会有一些离子基团如羧基、磺酸基、羟基等吸附溶液中的正离子,使靠近支持物的溶液带电。在电场作用下,此溶液层会向负极移动。反之,若支持物的离子基团吸附溶液中的负离子,则溶液层会向正极移动。因此,当粒子的泳动方向与电渗方向一致时,则加快粒子的电泳速度;当粒子的泳动方向与电渗方向相反时,则降低粒子的电泳速度。在实际应用中,应尽可能选择低电渗作用的支持物以减少电渗的影响。

三、电泳技术分类

电泳技术的分类方法有很多种,可从电场强度、电泳媒介、分离目的、缓冲液 pH 值等不同角度进行分类。

(1) 按照电场强度的不同,分为常压电泳和高压电泳。常压电泳的电场强度一般在 50 V/cm 以下,高压电泳一般在 50 V/cm 以上。有时电压可高达数千伏甚至上万伏,由于产热多,电泳槽必须有冷却循环装置。使用时必须严格按要求操作,注意人身安全。

(2) 按照电泳的媒介不同,可分为自由电泳(无支持体)及区带电泳(有支持体)两大类。前者包括 Tise-leas 式微量电泳、显微电泳、等电聚焦电泳、等速电泳及密度梯度电泳。区带电泳则包括滤纸电泳(常压及高压)、薄层电泳(薄膜及薄板)、凝胶电泳(琼脂、琼脂糖、淀粉胶、聚丙烯酰胺凝胶)等。

(3) 按照分离的目的不同,分为分析电泳和制备电泳。

(4) 按照缓冲液的 pH 值是否均一,分为连续 pH 电泳和不连续 pH 电泳。不连续 pH 电泳支持介质各处的 pH 值不同,从负极到正极呈梯度分布。

自由电泳的发展并不迅速,因为其电泳仪构造复杂、体积庞大、操作要求严格、价格昂贵等。而区带电泳可用各种类型的物质作支持体,其应用比较广泛。

四、自动电泳分析

自动电泳分析是指加样、迁移、染色、去色、烘干等各步操作是由仪器依次完成的分析技术。根据电泳的自动化程度的不同可分为全自动和半自动两类。其中全自动电泳能达到从加样到报告全自动一体化,这就大大促进和方便了临床应用。

迁移部件和染色部件的工作相互独立,一个染色程序可与另一个迁移程序同时进行。只要按动相应的键,即可按程序自动进行迁移和染色过程。光密度扫描仪的操作同样全部程控。用户根据需要,可修改 26 种分程序,包括扫描的设置(即所用的介质、染色、扫描的长度),还有扫描曲线、打印、数据传递的修正。分析程序和结果储存在硬盘上,用户可通过软驱系统储存程序和修改软件。

五、常用电泳分析技术

区带电泳是目前应用最广泛的一种电泳技术,区带电泳的支持介质常用的有滤纸、醋酸纤维素薄膜、琼脂糖凝胶等。

(一)滤纸电泳

滤纸使用方便,易得,一般层析用的滤纸均可,是应用最早的支持介质。优点:材料价廉易得,有一定机械强度。缺点:电泳时间长,8～10 h,吸附作用大,造成拖尾而降低了分辨率,目前已淘汰。

(二)醋酸纤维素薄膜电泳

1957 年 Kohn 首先采用,醋酸纤维素是将纤维素分子中葡萄糖单体上的羟基乙酰化而形成纤维素醋酸酯,然后用丙酮和水的混合溶剂溶解,涂成均匀薄膜。优点:对蛋白质吸附作用很小,分辨率高,区带清晰,不吸附染料,区带周围染料可完全清掉,检测灵敏度较高,样品用量少(0.3～2 μL),电泳时间短(20 min～1 h),可透明,便于用光密度扫描仪定量。缺点:有轻度电渗作用,吸水性较差,较脆。

(三)琼脂糖凝胶电泳

琼脂糖是从琼脂中分离得到的一种多糖。主要由半乳糖和 L-3,6-脱水半乳糖构成。常用浓度 0.5%～1.0%。优点:吸附作用、电渗作用很小,故分辨率重现性好,样品用量少(0.6～3.0 μL),电泳时间短(30 min～1 h)。透明度好,电泳后可直接扫描定量,也可烘干制成薄膜,主要应用于同工酶、脂蛋白、免疫电泳。缺点:电泳完毕后区带易扩散,可及时固定。点样方法:挖孔法、滤纸插入法。

(四)聚丙烯酰胺凝胶电泳

聚丙烯酰胺凝胶是一种人工合成的高分子材料,20世纪60年代用于电泳分析,能将血清蛋白分为20多种组分。优点:①具有分子筛作用,分离效果好。②化学稳定性高,是一种稳定的亲水胶体。③几乎没有吸附和电渗作用。④机械强度好,无色透明,可直接光密度扫描。⑤可调节凝胶孔径以适合不同相对分子质量的分离。

 实验 4-6　醋酸纤维素薄膜电泳分析血清蛋白

【实验目的】
(1)掌握血清蛋白电泳的基本原理、操作程序、技术要领。
(2)熟悉血清蛋白醋酸纤维素薄膜电泳图谱的含义及临床意义。

【实验原理】　带电颗粒在电场中的移动称为电泳。血清蛋白质的 pI 不同,在相同溶液中所带电荷也不同,加上相对分子质量不同,所以在电场中的移动速度也不同,在一定条件下进行电泳,可将血清蛋白质分离为清蛋白及 α_1-球蛋白、α_2-球蛋白、β-球蛋白、γ-球蛋白。

【试剂与器材】
1) 巴比妥-巴比妥钠缓冲液(pH 8.6±0.1,离子强度 0.06)　称取巴比妥 2.21 g,巴比妥钠 12.36 g 于 500 mL 蒸馏水中,加热溶解,待冷至室温后,再用蒸馏水补足至 1 L。
2) 染色液
(1)丽春红 S 染色液:称取丽春红 S 0.4 g 及三氯醋酸 6 g,用蒸馏水溶解,并稀释至 100 mL。
(2)氨基黑 10B 染色液:称取氨基黑 10B 0.1 g,溶于无水乙醇 20 mL 中,加冰醋酸 5 mL,甘油 0.5 mL,使溶解。另取磺基水杨酸 2.5 g 溶于 74.5 mL 蒸馏水中。再将二液混合摇匀。
3) 漂洗液
(1)3%醋酸溶液:适用于丽春红染色的漂洗。
(2)甲醇 45 mL、冰醋酸 5 mL 和蒸馏水 50 mL,混匀。适用于氨基黑 10B 染色的漂洗。
4) 透明液　称取柠檬酸($C_6H_5O_7Na_3 \cdot 2H_2O$)21 g 和 N-甲基-2-吡咯烷酮 150 g,以蒸馏水溶解,并稀释至 500 mL。亦可选用十氢萘或液体石蜡透明。
5) 0.4 mol/L 氢氧化钠溶液
6) 醋酸纤维素薄膜的质量要求　应是质匀、孔细、吸水性强、染料吸附量少、蛋白区带分离鲜明,对蛋白染色稳定和电渗"拖尾"轻微者为佳品,规格为 2 cm×8 cm,各实验室可根据自己的需要选购。
7) 电泳仪　选用晶体管整流的稳压稳流电源,电压 0～600 V,电流 0～300 mA。
8) 电泳槽　选购适合醋酸纤维素薄膜(以下简称醋纤膜)的电泳槽,电泳槽的膜面空间与醋纤膜面积之比应为 5 cm³/cm²,电极用铂(白金)丝。
9) 血清加样器　可用微量吸管(10 μL,分度 0.5 μL)或专用的电泳血加样器。
10) 光密度计　国产或进口的各种型号均可。
11) 分光光度计。

【操作步骤】
(1)将缓冲液加入电泳槽内,调节两侧槽内的缓冲液,使其液面在同一水平面。
(2)醋纤膜的准备:取醋纤膜(2 cm×8 cm)一张,在毛面的一端(负极侧)1.5 cm 处,用铅笔轻画一横线,作点样标记,编号后,将醋纤膜置于巴比妥-巴比妥钠缓冲液中浸泡,待充分浸透后取出(一般约 20 min)。夹于洁净滤纸中间,吸去多余的缓冲液。
(3)将醋纤膜毛面向上贴于电泳槽的支架上拉直,用微量吸管吸取无溶血血清在横线处沿横线加

3～5 μL。样品应与膜的边缘保持一定距离,以免电泳图谱中蛋白区带变形,待血清渗入膜后,反转醋纤膜,使光面朝上平直地贴于电泳槽的支架上,用双层滤纸或 4 层纱布将膜的两端与缓冲液连通,稍待片刻。

(4)接通电源:注意醋纤膜上的正、负极,切勿接错。电压 90～150 V,电流 0.4～0.6 mA/cm(不同的电泳仪所需电压、电流可能不同,应灵活掌握),夏季通电 45 min,冬季通电 60 min,待电泳区带展开 25～35 mm,即可关闭电源。

(5)染色:通电完毕,取下薄膜直接浸于丽春红 S 或氨基黑 10B 染色液中,染色 5～10 min(以清蛋白带染透为止),然后在漂洗液中漂去剩余染料,直至背景无色为止。

(6)定量:

①洗脱法:将漂洗净的薄膜吸干,剪下各染色的蛋白区带放入相应的试管内,在清蛋白管内加 0.4 mol/L 氢氧化钠 6 mL(计算时吸光度乘以 2),其余各加 3 mL,振摇数次,置 37 ℃水箱 20 min,使其染料浸出。氨基黑 10B 染色用分光光度计,在 600～620 nm 处读取各管吸光度,然后计算出各自的含量(在醋纤膜的无蛋白质区带部分,剪一条与清蛋白区带同宽度的膜条,作为空白对照)。

丽春红 S 染色,浸出液用 0.1 mol/L 氢氧化钠,加入量同上。10 min 后,向清蛋白管内加 40%醋酸 0.6 mL(计算时吸光度乘以 2),其余各加 0.3 mL,以中和部分氢氧化钠,使色泽加深。必要时离心沉淀,取上清液,用分光光度计,在 520 nm 处,读取各管吸光度,然后计算出各自的含量(同上法做空白对照)。

②光密度计扫描法:

a. 透明:吸去薄膜上的漂洗液(为防止透明液被稀释影响透明效果),将薄膜浸入透明液中 2～3 min(延长一些时间亦无碍),然后取出,以滚动方式平贴于洁净无划痕的载物玻璃片上(勿产生气泡),将此玻璃片竖立片刻,除去一定量透明液后,置已恒温至 90～100 ℃的烘箱内,烘烤 10～15 min,取出冷至室温。用此法透明的各条蛋白区带鲜明,薄膜平整,可供直接扫描和永久保存(用十氢萘或液体石蜡透明,应将漂洗过的薄膜烘干后进行透明,此法透明的薄膜不能久藏,且易发生皱褶)。

b. 扫描定量:将已透明的薄膜放入全自动光密度计内,进行扫描分析。

【计算】

$$各组分蛋白百分数 = A_X/A_T \times 100\% \tag{4-16}$$
$$各组分蛋白(g/L) = 各组分蛋白百分数 \times 血清总蛋白(g/L) \tag{4-17}$$

式中:A_T 表示各组分蛋白吸光度总和;A_X 表示各个组分蛋白(Alb、α_1、α_2、β、γ)吸光度。

【参考区间】 由于各实验室采用的电泳条件(包括电泳仪、支持体、缓冲液和染料等)不同,故参考值可能有差异,各实验室应根据自己的实验条件建立参考范围。各种方法的参考区间见表 4-4,表 4-5,表4-6。

表 4-4 丽春红 S 染色,直接扫描参考区间

蛋白质组分	蛋白质浓度/(g/L)	占总蛋白百分比/(%)
清蛋白	35～52	57～68
α_1-球蛋白	1.0～4.0	1～5.7
α_2-球蛋白	4.0～8.0	4.9～11.2
β-球蛋白	5.0～10.0	7～13
γ-球蛋白	6.0～13.0	9.8～18.2

表 4-5 氨基黑 10B 染色,直接扫描参考区间

蛋白质组分	蛋白质浓度/(g/L)	占总蛋白百分比/(%)
清蛋白	48.8±5.1	66.6±6.6
α_1-球蛋白	1.5±1.1	2±1
α_2-球蛋白	3.9±1.4	5.3±2
β-球蛋白	6.1±2.1	8.3±1.6
γ-球蛋白	13.1±5.5	17.7±5.8

表 4-6　氨基黑 10B 染色,洗脱比色法参考区间

蛋白质组分	占总蛋白百分比/(%)
清蛋白	66.2±7.6
α_1-球蛋白	4.2±1.7
α_2-球蛋白	6.6±2.1
β-球蛋白	10.2±3.1
γ-球蛋白	17.3±4.2

【附注】

(1) 每次电泳时应交换电极,可使两侧电泳槽缓冲液的正、负离子相互交换,使缓冲液的 pH 值维持在一定水平。然而,每次使用薄膜的数量可能不等,所以缓冲液经 10 次使用后,应将缓冲液弃去。

(2) 电泳槽缓冲液的液面要保持一定高度,过低可能会增加 γ-球蛋白的电渗现象(向阴极移动)。同时电泳槽两侧的液面应保持同一水平面,否则,通过薄膜时有虹吸现象,将会影响蛋白质分子的泳动速度。

(3) 电泳失败的原因:①电泳图谱不整齐:点样不均匀、薄膜未完全浸透或温度过高致使膜面局部干燥或水分蒸发、缓冲液变质;电泳时薄膜放置不正确,使电流方向不平行。②蛋白各组分分离不佳:点样过多、电流过低、薄膜结构过分细密、透水性差、导电差等。③染色后清蛋白中间着色浅:由于染色时间不足或染色液陈旧所致;若因蛋白含量高引起,可减少血清用量或延长染色时间,一般以延长 2 min 为宜。若时间过长,球蛋白百分比上升,A/G 值(球蛋白与清蛋白的比值)会下降。④薄膜透明不完全:温度未达到 90 ℃以上将标本(醋纤膜条)放入烘箱,透明液陈旧和浸泡时间不足等。⑤透明膜上有气泡:玻璃片上有油脂,使薄膜部分脱开或贴膜时滚动不佳。

【临床意义】　血清蛋白醋纤膜电泳,通常可分离出 Alb(清蛋白)和 α_1、α_2、β、γ-球蛋白 5 个组分。正常人血清中各种蛋白质浓度的差别较大,所以在许多疾病时仅表现出轻微变化,往往没有特异的临床诊断价值。下列几种疾病时电泳分析结果可有较显著的变化(表 4-7)。

表 4-7　几种疾病时血清蛋白电泳变化

病名	清蛋白	球蛋白			
		α_1	α_2	β	γ
肾病	↓↓	↑	↑↑	↑	↓
弥漫性肝损害	↓↓		↓	↓	↑
肝硬化	↓↓	↓	↓	β-γ 桥	—
原发性肝癌	↓↓	AFP	—	—	↑
多发性骨髓瘤	—	—	—	↑	↑↑
慢性炎症	↓	↑	↑	—	↑
妊娠	↓	—	—	↑	↓
无丙种球蛋白血症	—	—	—	—	↓↓
双清蛋白血症**	双峰				

注:①"↑"表示轻度增加;"↑↑"表示显著增加;"↓"表示轻度减少;"↓↓"表示显著减少。②双清蛋白血症**:Knedal(1957)报道一种家族性清蛋白异常的双清蛋白血症。与遗传有关,为常染色体显性遗传。在血清蛋白醋纤膜电泳图谱中,出现两个清蛋白区带,故称双清蛋白。目前对它们的定名尚未统一,多数趋向于按电泳速度而定名为快泳型、慢泳型与正常型。双清蛋白血症比较少见,发生率为0.2%～0.9%。国内奚为乎等 1980 年首次报道了双清蛋白血症 4 例及家系调查研究,并提出了检查方法,此后亦有相继报告。另一种与遗传无关的一过性双清蛋白血症,在接受大剂量青霉素或头孢霉素治疗的患者血清中出现,治疗停止后双清蛋白逐渐消失。2 种不可混淆。

实验 4-7　琼脂糖凝胶电泳分析血清脂蛋白

【实验目的】
(1) 掌握琼脂糖凝胶电泳的基本原理、操作步骤。
(2) 熟悉血清脂蛋白电泳分析的临床意义。

【实验原理】　血清脂蛋白经饱和苏丹黑 B 预染色后,以琼脂糖为载体,在 pH 8.6 巴比妥缓冲液中进行电泳,根据各种载脂蛋白所带电荷量的不同,将脂蛋白分为不同区带,经测量得出各区带的相对百分比。

【试剂】
1) 饱和苏丹黑 B 染液　取苏丹黑 B 约 5 g,溶于 5 mL 无水乙醇中,使呈饱和状态。
2) 250 g/L 蔗糖溶液　称取蔗糖 2.5 g,加蒸馏水 10 mL。
3) 电泳缓冲液(pH 8.6,离子强度 0.075)　称取巴比妥钠 15.45 g、巴比妥 2.768 g,溶于煮沸过的蒸馏水中,加至 1000 mL。
4) 巴比妥-盐酸缓冲液(pH 8.2,离子强度 0.082)　称取巴比妥钠 17.0 g,溶于 600 mL 蒸馏水中,再加 1 mol/L HCl 23.5 mL,然后,加蒸馏水至 1000 mL。
5) 乙二胺四乙酸二钠(10 mol/L EDTA-Na$_2$)　称取 EDTA-Na$_2$ 372 mg,溶于 100 mL 蒸馏水中。
6) 5 g/L 琼脂糖凝胶　称取琼脂糖 0.5 g,加巴比妥-盐酸缓冲液 5 mL、EDTA-Na$_2$ 1.2 mL、蒸馏水 50 mL,加热溶解并摇匀,分装于大试管中,冷却后置冰箱备用。

【操作】
1) 血清预染　取血清 0.18 mL 于小试管中,加饱和苏丹黑 B 染液 0.02 mL,混匀,置室温 1 h 后,加 250 g/L 蔗糖 0.2 mL。
2) 制板　取普通载玻片(2.5 cm×7.5 cm)擦净,将已熔化的 5 g/L 琼脂糖溶液均匀涂布在载玻片上,室温下静置待凝固。然后距玻片一端 1.5 cm 处打一小槽(1 cm×0.1 cm),注意勿将小槽挑破。
3) 加样　吸净槽内水分,将预染血清 2000 r/min 离心 5 min,除去可能存在的沉淀。取此预染血清 20 μL,加于样品槽中。
4) 电泳　将已加样的琼脂糖玻片放入电泳槽中,加样品端接负极。用四层滤纸或纱布搭桥,敷于胶板两端各 1 cm 左右,"引桥"另一端浸入电极缓冲液中。通电,调电压至 100～120 V,电泳 40～60 min,待最前端区带泳至玻片 2/3 处时即可终止电泳。
5) 结果分析　自负极起,原点为乳糜微粒,依次为 β、前 β 和 α-脂蛋白。正常人血清脂蛋白电泳出现三条区带,顺次为 β(着色最深)、前 β(着色最浅)和 α-脂蛋白(着色居中)。正常人空腹时在原点处一般无乳糜微粒区带。

【正常参考值】
α-脂蛋白	26.8%～37.1%
前 β-脂蛋白	11.0%～19.2%
β-脂蛋白	48.0%～58.2%
乳糜微粒(一)	

【注意事项】
(1) 为了获得脂蛋白电泳的准确性和重复性,必须控制电场中影响分子迁移率的几个主要因素,即:①分子所带的净电荷,pH 值必须精确,可重复地加以控制;②控制离子强度和黏滞性,配制适当的电泳缓冲介质;③电场强度必须可重复地加以控制。
(2) 血清样品和染液的比例以 9∶1 为好,染液过多不仅会稀释标本,而且染液中的乙醇会引起蛋白质变性,影响分离效果。
(3) 琼脂糖凝胶的浓度为 0.5% 为宜,如果超过 1%,β-脂蛋白和前 β-脂蛋白不易分开;浓度过低,则凝胶的机械强度太低,不易操作。

【临床意义】 血清脂蛋白电泳分析是高脂蛋白血症诊断分型的主要依据。血清脂蛋白电泳分析的临床意义见表4-8。

表4-8 血清脂蛋白电泳分析的临床意义

高脂蛋白血症名称	分型	乳糜微粒	β-脂蛋白	前β-脂蛋白	α-脂蛋白
高乳糜微粒血症	Ⅰ型	↑↑	正常或↓	正常或↓	正常或↓
高β-脂蛋白血症	Ⅱa型	无	↑↑	正常或↓	正常
高β-脂蛋白血症	Ⅱb型	无	↑↑	↑	正常
宽β-脂蛋白血症	Ⅲ型	无	宽β带(由β至前β)		正常
高前β-脂蛋白血症	Ⅳ型	无	正常或稍↓	↑↑	正常或↓
高前β-脂蛋白血症伴高乳糜微粒血症	Ⅴ型	↑↑	正常或稍↓	↑↑	正常

 # 第六节 特殊电泳技术简介

一、SDS-聚丙烯酰胺凝胶电泳

SDS-聚丙烯酰胺凝胶电泳,是在聚丙烯酰胺凝胶系统中引进 SDS(十二烷基硫酸钠)。SDS 是一种阴离子去垢剂,可与蛋白质结合,使蛋白质变性并带上大量负电荷,导致蛋白质分子间的电荷差异消失,此时蛋白质在电场中的泳动速率仅与蛋白质颗粒大小有关。加之聚丙烯酰胺凝胶具有分子筛效应,因而达到分离高分辨率的蛋白质的目的。

二、等电聚焦电泳

等电聚焦(IEF)是在电场中分离蛋白质技术的一个重要发展,IEF 实质就是在稳定的 pH 梯度中按等电点的不同分离两性大分子的平衡电泳方法。其分辨率可达 0.01 pH 单位,特别适用于分离相对分子质量相近而等电点不同的蛋白质分子。正常人血清蛋白质采用此法可分出 50 多条区带。

在电场中充有两性电解质载体和抗对流介质,当加上电场后,由于两性载体移动的结果,在两极之间逐步建立起稳定的 pH 梯度,当蛋白质分子或其他两性分子存在于这样的 pH 梯度中时,这种分子便会由于其表面电荷在此电场中运动,并最终到达一个使其表面静电荷为 0 的区带,这时的 pH 值则是这种分子的 pI 值。聚焦在等电点的分子也会不断地扩散。一旦偏离其等电点后,由于 pH 环境的改变,分子又立即得到正电荷或负电荷,从而又向 pI 迁移。因此,这些分子总是处于不断地扩散和抗扩散的平衡之中,在 pI 处得以"聚焦"。

三、双向电泳

双向电泳是指利用蛋白质的带电性和相对分子质量大小的差异,通过两次凝胶电泳达到分离蛋白质群的技术。双向电泳技术依据两个不同的物理化学原理分离蛋白质。第一向电泳依据蛋白质的等电点不同,通过等电聚焦将带不同净电荷的蛋白质进行分离。在此基础上进行第二向的 SDS-聚丙烯酰胺凝胶电泳,它依据蛋白质相对分子质量的不同将之分离。双向电泳所得结果的斑点序列都对应着样品中的单一蛋白。因此,上千种蛋白质均能被分离开来,并且各种蛋白质的等电点、相对分子质量和含量的信息都能得到。

四、毛细管电泳

毛细管电泳是指以高压电场为驱动力,以毛细管为分离通道,依据样品中各组分之间迁移率和(或)分配行为上的差异而实现分离的一种液相分离技术。此技术可分析的成分小至有机离子,大至生物大分子如蛋白质、核酸等。

五、细胞(显微)电泳

细胞表面具有一定的电荷(通常为负电荷),将细胞制备成悬浮液,使其单个游离的细胞分散于等渗的介质中,在外加电场作用下,细胞在电泳室内发生运动,这种现象称为细胞(显微)电泳。观察电泳时,把显微观察电泳槽平放于显微镜的载物台,观察窗对准镜头中心。调节镜头的位置,可找到细胞。

第七节 层析技术

层析法又称色谱法、色层法或层离法,是一种应用很广的分离分析方法。1903年,俄国的植物学家茨维特在研究分离植物色素过程中,首先创造了色谱法,这是一种根据化合物因结构和物理、化学特性不同从而具有不同吸附性能的原理,分离混合物中的化学成分的一种物理化学分离方法,最初用于有色物质,之后应用于大量的无色物质。色谱法的名称虽然仍然沿用,但已失去原来的含义。层析法和其他分离方法比较,具有分离效率高、操作又不太麻烦的优点。因此,层析法自诞生后迅速发展,它作为一种重要的分离分析方法在很多学科领域,特别是生物化学与临床生物化学检验中得到广泛应用。

一、层析技术的基本原理

层析技术(chromatography technology)是利用物质在分子大小、立体化学、带电状态、溶解度、吸附性及生物学反应性等方面的差异导致其在流动相与固定相之间的分配系数不同而进行分离和分析的技术。

层析法进行时有两个相,一个相称为固定相(stationary phase),另一相称为流动相(mobile phase)。由于各组分所受固定相的阻力和流动相的推力影响不同,各组分移动速度也各异,从而使各组分得到分离。

层析技术与待分离混合物中各组分的理化性质(分子自然形状、大小、带电状态、溶解度、选择性吸附剂或载体物的吸附能力、分配系数、酸碱环境(pH值)、温度、极性,以及分子的亲和能力等)有着直接关系。除此,任何层析技术,均具有两相条件(即流动相和固定相),造成流动相对固定相作单向相对运动。这种流动相推动样品中各组分通过固定相向前迁移,其运动速率与两相物质和被分离物质状态有关。由于被分离物各组分的理化性质不同,对不同的两组或两组以上组分,具有不同的作用力,通过吸附-解吸,或离子交换、分子筛效应、静电引力、免疫特异性吸附等,造成各组间生物分子分离、迁移距离不等,最终达到分离、纯化被测物的目的。

这一技术的应用,不但能分离有机化合物,还能分离无机物,更主要的是适合于分离分析生物高分子物质,其分离范围广,适用性强。化学性质稳定、灵敏度高,既可纯化又可制备,条件简便。

二、层析技术的分类

(一)根据流动相的形式分类

层析可以分为液相层析和气相层析。液相层析是流动相为液体的层析,气相层析是流动相为气体的层析。气相层析测定样品时需要汽化,限制其在生物化学领域的应用。液相层析适于生物样品的分离与分析,是生物化学检验中应用的主要层析技术。

（二）根据分离原理分类

层析可分为吸附层析、分配层析、离子交换层析、凝胶层析及亲和层析等（表4-9）。

表4-9　几种层析分离的原理

名称	分离机制
吸附层析	固定相是固体吸附剂,利用各组分在吸附剂表面吸附能力的差别而分离
分配层析	固定相为液体,利用各组分在流动相和静止液相(固定相)中的分配系数不同而分离
离子交换层析	固定相为离子交换剂,利用各组分与离子交换剂亲和力不同而分离
凝胶层析	固定相为多孔凝胶,利用各组分的分子大小、形式不同和在凝胶上受阻的程度不同分离
亲和层析	固定相只能与一种待分离组分专一结合,以此与无亲和力的其他组分相分离

（三）根据固定相基质的形式分类

层析可分为柱层析、薄层层析、纸层析和薄膜层析等（表4-10）。其中,最常用的层析类型是柱层析。生物化学中常用的凝胶层析、离子交换层析、亲和层析等通常都采用柱层析形式。

表4-10　几种层析的操作形式

名称	分离机制
柱层析	固定相装于柱内,使样品沿着一个方向前移而分离
薄层层析	将适当黏度的固定相均匀涂铺在薄板上,点样后用流动相展开,使各组分分离
纸层析	用滤纸作液体的载体,点样后用流动相展开,使各组分分离
薄膜层析	将适当的高分子有机吸附剂制成薄膜,以类似纸层析方法进行物质的分离

实验 4-8　血清心肌肌钙蛋白 I 测定

【实验目的】

（1）掌握血清心肌肌钙蛋白 I 测定的基本原理、操作步骤。

（2）熟悉血清心肌肌钙蛋白 I 测定的临床意义。

【实验原理】　应用特异的抗肌钙蛋白 I(cTn I)抗体使之与胶乳颗粒表面结合,样本与胶乳试剂在缓冲液中混合后,样本中的 cTn I 与胶乳颗粒表面的抗体结合,使相邻的胶乳颗粒彼此交联,发生凝集反应产生浊度改变,该浊度改变与样本中的 cTn I 成正比。

【试剂】

1）缓冲液　含增敏剂和表面活性剂,储存于 $2\sim8$ ℃,久置后可有部分沉淀,摇匀使用。

2）胶乳试剂　含结合有特异抗 cTn I 抗体的胶乳颗粒及叠氮钠,储存于 $2\sim8$ ℃,不可冰冻。

3）cTn I 校准品

【操作】

（1）测定条件和上机参数：

测定方式	两点速率法
定标方式	多点定标
测定波长	600 nm
测定温度	37 ℃
样本用量	20 μL
缓冲液量	140 μL
胶乳试剂	40 μL
保温时间	180 s

（2）不同型号的生化分析仪，应严格按照说明书设定参数和进行操作。

【计算】 以校准品 ΔA 拟合多参数回归曲线，仪器会自动用样本 ΔA 计算出结果。

【参考区间】 95％单侧上限为 0.8 $\mu g/L$。

各实验室应根据自己的条件建立本地参考值及诊断标准。

【附注】

（1）血清 cTn I 测定尚未标准化，不同厂家的试剂盒测定结果可能有差别，应予注意。

（2）本法测定可用血清或血浆（肝素抗凝），患者标本采集后需在 4 h 内检测。标本储存于 2～8 ℃，可稳定 24 h；−20 ℃以下冰冻可保存更长时间，但融化后必须离心，避免反复冻融。

（3）本法敏感性为 0.3 $\mu g/L$，线性范围可达 0～25 $\mu g/L$，校准曲线至少稳定 30 天，如测定条件改变，应重新制备校准曲线。

（4）严重溶血或黄疸可造成负干扰，血液应充分凝固，及时分离血清，以确保除去纤维蛋白或其他颗粒物质。部分标本中含有某些高滴定度嗜异性抗体和类风湿因子，可能会影响试验结果。

（5）肌钙蛋白主要以 Tn C-Tn I-Tn T 复合物形式存在，外周血中的 cTn I 既有游离形式，又有不同复合物的形式（I-C、I-T 以及 T-I-C）。在 AMI（急性心肌梗死）患者中以 cTn I-Tn C 复合物形式占多数（90％以上）。在使用 EDTA 抗凝时，cTn 复合物会因钙离子被螯合而出现降解，影响测定值的真实性。

（6）cTn I 肽链的第 79 位和第 96 位是半胱氨酸，容易发生氧化或还原反应。它可影响 cTn I 的分子结构形式和抗原性，从而影响某些抗体的识别能力。

（7）cTn I 肽链的第 22 位和第 23 位的丝氨酸易受蛋白激酶 A 作用发生磷酸化反应，形成 4 种形式的化合物：一种未磷酸化、两种单磷酸化和一种双磷酸化结构。患者体内磷酸化的 cTn I 占相当数量，磷酸化可改变 cTn I 的分子结构形式和抗原性，从而影响抗体的识别。

（8）cTn I 稳定性较差，氨基端和羧基端易水解，cTn I 的中心区域（第 28 位和第 110 位氨基酸）稳定性较高，抗体的识别位点最好位于 cTn I 的中心区域。

【临床意义】 cTn I 是心肌损伤的特异指标。心肌梗死发生后 4～8 h 血清中 cTn I 水平即可升高，12～14 h 达到峰值，升高持续时时间较长，可达 6～10 天。cTn I 的诊断特异性优于 Mb（肌红蛋白）和 CK-MB，可用于评价不稳定心绞痛，cTn I 水平升高预示有较高的短期死亡危险性，连续监测 cTn I 有助于判断血栓溶解和心肌再灌注。

在 AMI 时，所有生物化学标志物的敏感度都与时间有关。对于胸痛发作 4 h 以内的患者，首先应测定 Mb 水平；3 h 后得到的血液标本，应同时评价 Mb 和 cTn I。所有阳性结果，都可确认为 AMI；所有阴性结果都可排除心肌损伤。当结果不一致时，需进一步联合检查至胸痛发作后 9 h，此时所有的生物化学标志物都达到最大的敏感度。

第八节　离 心 技 术

一、离心技术的原理

离心技术是利用离心力，依据物质的沉降系数、扩散系数和浮力密度的差异而进行物质的分离、浓缩和分析的一种专门技术。各种离心机是实现其技术目的的仪器保证。

被分离液体中的可沉淀微粒，在重力和浮力相互作用下所受到的下沉力有关系式(4-18)。

$$F = 重力 - 浮力 = V\rho g - V\delta g = Vg(\rho - \delta) \tag{4-18}$$

式中：F 为下沉力；V 为微粒体积；ρ 为微粒密度；δ 为介质密度；g 为重力加速度。

当 $\rho > \delta$ 时，微粒下沉；ρ 与 δ 差值越大，微粒下沉速度越快。另外，重力加速度越大，微粒下沉速度越快，因此，加大离心机转速可加快离心微粒的沉降速度。

制备性离心技术是以分离、纯化、制备某一生物分子、亚细胞粒子、细胞器和细胞为目的的离心技术。

根据原理不同,制备性离心技术可分为差速离心技术和密度梯度离心技术两大类。

差速离心技术是指根据悬浮液中颗粒的不均一性,不同颗粒有着不同的沉降速度,通常密度高、颗粒大的沉降速度快。为了将各不均一的颗粒组分分开,可以选用不同的离心速度,即可由低速到高速分阶段进行离心,或采用高速与低速交替反复离心,这样可使沉降速度不同的颗粒在不同的离心速度和不同的离心时间下分批沉降析出,同时得到所需要的成分。

密度梯度离心技术是指事先在离心管中放入不同密度的离心介质,离心管从上至下,介质密度由低到高,形成一个具有密度梯度的离心介质。介质的最大密度需小于样品中最小颗粒的密度,这样就保证了样品中所有颗粒沉降速度大于零。加样品于密度梯度离心介质上,在离心过程中,颗粒或向下沉降,或向上浮起,沿梯度移动,直至与它密度相等的位置形成区带。处于等密度处的颗粒,由于溶于密度梯度介质中而没有下沉力,不再沉浮。不同颗粒的有效分离取决于颗粒的浮力密度差,密度差越大分离效果越好。区带的形状、位置均不受离心时间的影响。

二、离心机的结构与分类

(一) 离心机的结构

离心机的主要结构包括转子或离心机头、驱动轴和电机。高速和超速离心机还具有速度控制系统、真空系统、温度控制与制冷系统以及安全保护装置。

1. 离心管 普通离心机配置特制的玻璃离心管。高速和超速离心机配有塑料或不锈钢离心管,并配有离心管帽。进行离心时,离心管中标本液不可盛放过满,以免溢出污染或损坏转子及转子腔。

2. 转子 离心机转子是离心机的重要部件。一般用高强度铝合金或钛合金、超硬铝、锻铝制成。由于高速、超速离心时的转速很大,相应的离心力很大。转头制作过程的每一步骤都有严格的要求,并有相应的标准,出厂前都进行过一系列超速、满速爆炸及寿命试验以确保安全。离心转子可分以下几种形式:固定角式转子、甩出-水平转子(一般称水平转子)、垂直管转子、区带转子、连续离心转子,此外还有分析转子、细胞洗脱转子、水平吊桶式转子、水平吊架式转子、土壤脱水转子等。

3. 平衡装置 这是一种保护装置。由于转子高速旋转,能产生很大的离心力,如果离心管稍有不平衡就会产生很大的侧拉力使转轴弯曲甚至断裂。超速离心机上都有这种装置。

(二) 离心机的分类

1. 根据转速分为如下几种

(1) 常速离心机:转速少于 5000 r/min 的离心机,主要用于一般液体中可沉淀颗粒的分离,或者制备一般的组织匀浆。

(2) 高速离心机:转速在 5000～25000 r/min 之间的离心机,主要用于细胞器的分离和生物大分子的制备。

(3) 超速离心机:转速超过 25000 r/min 的离心机,多用于亚细胞结构的分离和生物大分子的制备。目前超速离心机的转速可达 85000 r/min 以上。生物大分子在超速离心力场的作用下,离心力大于分子的扩散力,生物分子便逐渐下沉,其沉降的速度随着生物大分子的相对分子质量和形状的不同而被分离。

2. 根据温度分为如下几种

(1) 常温离心机:在室温(25 ℃)下离心的离心机。一般常速离心时,使用常温离心机。

(2) 低温离心机:在 4 ℃下离心的离心机。一般高速离心时,使用低温离心机。

(3) 冷冻离心机:在 −25～0 ℃下离心的离心机。一般超速离心时,使用冷冻离心机。

3. 根据体积大小和放置方式分为如下几种

(1) 台式离心机:体积小,放在操作台上,操作方便,用于微量物质的提取。

(2) 落地式离心机:体积大,放在地面上,用于大量物质的提取。

(3) 悬吊式离心机:体积小,悬吊在空中,早期使用的离心机,已被淘汰。

4. 根据供能方式分为如下几种

(1) 自动式离心机:由操作者接通电源、设置程序,电脑程序控制离心速度和时间的离心机。

（2）电动式离心机：由操作者接通电源，利用旋钮控制离心速度和时间的离心机。

（3）手动式离心机：由操作者利用齿轮原理，直接控制离心速度和时间的离心机。这是早期使用的离心机，已被淘汰。

三、离心方法

（一）离心前的准备

（1）检查离心机上的变速旋钮是否在"0"处，离心外套管底部是否有橡皮垫并完好。

（2）将待离心的物质转移到大小合适的离心管内，盛量占离心管的 2/3 体积（以免溢出），再将此离心管放入外套管。

（3）调平称量天平。

（4）将置于离心机对称位置上的离心套筒、离心管及内盛物配平，相差不超过 0.1 g。每次操作都必须严格遵守平衡的要求，否则会损害离心机部件，同时会使盛有液体的离心管破碎导致实验无法进行。

（二）离心机的操作

（1）将平衡好的离心套筒按对称方向放于离心机中，并取出不使用的空离心套管，盖上离心机盖。

（2）接通电源，然后按顺时针方向旋转时间按钮，使时间符合实验要求；慢慢旋转速度旋钮，使转速逐渐加快到所需转速。

（3）离心完毕，按逆时针方向慢慢旋转速度旋钮至"0"处，待离心机自动停止后（绝不能用手阻止离心机的转动），打开离心机盖并取出样品。

（4）将套管中的橡皮垫洗净并保管好，对外套管进行冲洗并倒立放置使其干燥。

四、使用普通离心机的注意事项

（1）离心前必须将放置于对称位置上的离心套筒、离心管及离心液进行精确平衡，重量差不超过 0.1 g。对于高速和超速离心机，不仅要求重量平衡，而且要求配平液的密度与离心液的密度相等，以达到力矩平衡。

（2）离心机安放要求水平、稳固，转轴上的支架要牢固，转轴润滑良好，吊栏应活动自如，保证离心机的正常运转。

（3）离心管盛液不宜过满，避免腐蚀性液体溅出腐蚀离心机，同时造成离心不平衡。

（4）离心开始前应检查转头是否拧紧。放入离心套筒后应紧盖、锁牢，防止意外事故的发生。离心完毕应关电门、拔掉电源插头，任机自停，严禁用手助停，以免伤人损机，使沉淀泛起。

（5）注意离心机的保养和"四防"。离心机使用完毕，要及时清除离心机内水滴、污物及碎玻璃渣，擦净离心腔、转轴、套筒及机座。经常做好离心机的防潮、防过冷、防过热、防腐蚀药品污染，延长使用寿命。

（6）离心过程若发现异常情况应立即拔下电源插头，然后再进行检查。如听到碎玻璃渣声响，可能是试管被打碎，应重新更换试管。若整个离心机座转动起来，则是严重不平衡所致。若离心机不转动，则可能是电泳无电或保险丝烧断，应重新更换保险丝。若发生机械或电机故障，应报告指导教师请专门维修人员检修。

本章小结

光谱分析技术指利用物质具有吸收、发射、散射光谱谱系的特点，对物质进行定性或定量的分析技术。光谱分析技术可分为吸收光谱分析技术、发射光谱分析技术以及散射光谱分析技术。其中应用吸收光谱分析技术的有可见光及紫外分光光度法、原子吸收分光光度法和红外分光光度法；应用发射光谱分析技术的有火焰光度法、荧光光谱法和原子发射光谱法；应用散射光谱分析技术的主要有比浊法。吸收光谱分析是临床生物化学检验中应用最广泛的一类分析技术。利用荧光强度进行分析的方法，称为荧光光谱法；火焰光度法是利用火焰中激发态原子回降至基态时发射的光谱强度进行含量分析的方法；散射光谱分析技术主要的应用就是比浊法,比浊法又称浊度测定法,这是一种光散射测量技术。

电化学分析技术是利用物质的电化学性质,测定化学电池的电位、电流或电量的变化进行分析的方法。离子选择电极分析法是电位分析法中发展最为迅速、最活跃的分支。

在直流电场中,带电粒子向电性相反的电极移动的现象称为电泳。利用电泳分离物质的技术称为电泳技术。

层析技术是利用物质在分子大小、立体化学、带电状态、溶解度、吸附性及生物学反应性等方面的差异导致其在流动相与固定相之间的分配系数不同而进行分离和分析的技术。

离心技术是利用离心力,依据物质的沉降系数、扩散系数和浮力密度的差异而进行物质的分离、浓缩和分析的一种专门技术。

能力检测

1. 试阐明 Lambert-Beer 定律的内容并回答吸光系数的物理意义。
2. 试列举出影响散射光谱技术的因素并解释之。
3. 试论述离子选择电极分析法的基本原理。
4. 简答电泳技术的原理及分类。
5. 试论述影响电泳技术的因素。
6. 层析技术的分类有哪些? 其特点是什么?
7. 试论述离心的方法及注意事项。

(周　青)

第五章　自动生化分析技术

第一节　概　　述

随着医学检验技术的发展,临床生物化学检验的许多检测项目都已经实现了自动化分析,各检查项目均可以由自动生化分析仪来完成。自动生化分析仪就是把生化分析中的取样、加试剂、去干扰、搅拌混合、保温反应、检测、结果计算、显示和打印,以及清洗等步骤自动化的分析。随着微电子技术、光学技术、计算机技术、自动化技术、系统控制技术及生物化学分析技术等相关技术的发展,自动化技术还延伸至分析前和分析后的自动化,如分析前的检验申请、样本核收、样本运输、标记、离心分离、分装和转载等,分析后的样本复合与入库保存等。它完全模仿并代替了手工操作。不仅提高了工作效率,而且减少了主观误差,稳定了检验质量保证。这类仪器一般都具有灵敏、准确、快速、微量、标准化,节约人工成本、检验成本等优点,在临床生物化学检验分析中得到了广泛应用。

一、自动生化分析仪原理

目前临床生物化学检验基本上都实现了自动化分析。自动生化分析仪就是将原始手工操作过程中的取样、混匀、温浴(37 ℃)检测、结果计算、判断、显示和打印结果及清洗等步骤全部或者部分自动运行。无论是当今运行速度最快(9600Test/h)的模块式全自动生化分析仪,还是原始手工操作用于比色的光电比色计,其基本原理都是运用了光谱技术中吸收光谱法。自动生化分析仪基本组成包括光学系统、恒温系统、样品反应搅拌装置和探针等,其次还有试剂、样品的条形码识别和计算机登录等。

二、自动生化分析仪主要特点

(1) 仪器具有开机自检功能,自检异常时,显示出故障提示。

(2) 任选式工作方式:可以按患者次序安排试验,也可以按项目次序安排试验。

(3) 检验方式及模式:单、双波长法和单、双试剂法任选。有终点法、速率法、比浊法等。

(4) 仪器具有室内质控功能,可实现对现场检验结果实时监控。

(5) 仪器具有断电保护功能:恢复供电后,可继续执行原运行的程序。

(6) 仪器输出:项目参数、定标曲线、动态反应曲线、吸光度、浓度、酶活性、正常参考值判断结果以及质控品的检验数据和质控图。

总之,目前自动生化分析仪多具备技术领先的光路反应系统、高效便捷的自动冲洗系统、智能灵敏的

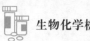

液位探测系统、简易快捷的软件操作系统和检测速度快等特点。

三、自动生化分析仪临床应用

自动生化分析仪是用于检测、分析生物化学物质的仪器,给临床上对疾病的诊断、治疗和预后及健康状态提供信息依据。测定项目主要包括肝功能、肾功能、血糖、血脂、心肌酶谱,其他如淀粉酶、免疫球蛋白、毒物、类风湿因子等用光学比浊法的都可以用全自动生化分析仪进行检测。由于其测量速度快、准确性高、消耗试剂量小,现已在各级医院、防疫站、计划生育服务站得到广泛使用。配合使用可大大提高常规生物化学检验的效率及收益。

第二节　自动生化分析仪的类型与结构

自 20 世纪 50 年代 Skeggs 首次介绍管道式自动生化分析仪以来,随着计算机技术和医学技术的飞速发展,已有很多种类型的自动生化分析仪,按不同的分类标准有不同的结果:根据结构和原理不同可分为管道式(连续流动式)、离心式、分立式和干片式自动生化分析仪 4 类;根据自动化程度可分为半自动和全自动生化分析仪两类;根据同时可测定的项目可分为单通道和多通道自动分析仪两类,单通道每次只能检查一个项目,多通道每次可同时测定多个项目;根据仪器的复杂程度及功能多少可分为小型、中型和大型及超大型(模式式)自动生化分析仪。目前实验室应用最多的是分立式自动生化分析仪。

一、管道式自动生化分析仪

管道式自动生化分析仪又称连续流动式自动生化分析仪,是世界上最早的生化分析仪,于 1957 年由 Technicon 公司根据 Skeggs 医生提出的方案设计生产,其主要特点是测定项目相同的各待测样品与试剂混合后的化学反应,是在同一管道中经流动过程完成的。这类仪器一般可分为空气分段系统式和非分段系统式。所谓空气分段系统是指在吸入管道的每一个样品、试剂以及混合后的反应液之间,均由一小段空气间隔开;而非分段系统是靠试剂空白或缓冲液来间隔每个样品的反应液。在管道式自动生化分析仪中以空气分段系统式较多,整套仪器由样品盘、比例泵、混合管、透析器、恒温器、比色计和记录器几个部件所组成(图 5-1)。

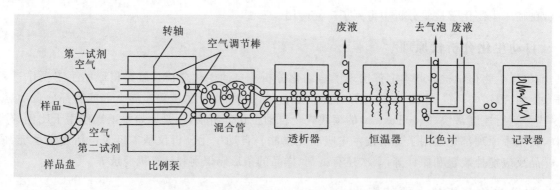

图 5-1　管道式自动生化分析仪结构示意图

将几个单通道管道式自动生化分析仪结合起来,对一个样品同时测定几个项目。这类大型分析仪至今仍有使用者。它对每个样品可同时分析 12 个项目,每小时可分析 60 个样品。

二、分立式自动生化分析仪

分立式自动生化分析仪是目前国内外多采用的设计模式。其特点是按人工操作的方式编排程序,以有序的机械动作代替人工,按程序依次完成各项操作。所谓分立式是指每个待测样品与试剂混合后的化学反应分别在各自的反应杯中完成测定。分立式自动生化分析仪与管道式自动生化分析仪在结构上的主要区别:前者各个样品和试剂在各自的反应杯中起反应,而后者是在同一管道中起反应;前者采用由加样探针和试剂探针组成的稀释器来取样和加试剂,而不用比例泵;前者一般没有透析器,如要除蛋白质等干扰,需另行处理。恒温器必须能容纳需保温的试管和试管架,所以分立式自动生化分析仪比管道式自动生化分析仪体积大。

分立式自动生化分析仪的基本结构包括操作和测定两部分。操作部分主要由计算机及操作软件组成,是由生产厂家完成程序的编写与调试,用户只需熟悉用户界面各功能即可;测定部分一般包括样本盘(标本架)、加样探针、试剂探针、反应盘、搅拌器、恒温装置、测定单元(光学监测系统)及清洗单元(清洗系统)等(图5-2)。

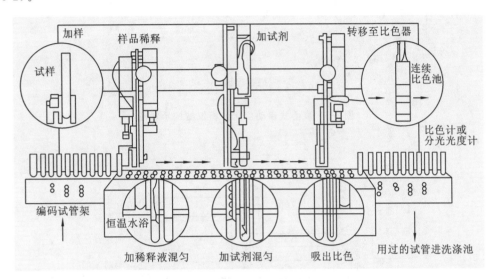

图 5-2　分立式自动生化分析仪结构示意图

三、离心式自动生化分析仪

离心式自动生化分析仪是1969年由Anderson博士设计的,其特点是化学反应器装在离心机的转子位置,该圆形反应器称为转头,先将样品和试剂分别置于转头内,当离心机开动后,圆盘内的样品和试剂受离心力的作用而相互混合发生反应,最后流入圆盘外圈的比色槽内,通过比色计进行检测。这类分析仪特点是在整个分析过程中,各样品与试剂的混合、反应和检测等每一步骤,几乎都是同时完成的,不同于管道式和分立式自动生化分析仪的"顺序分析",而是基于"同步分析"的原理而设计。

离心式自动生化分析仪主要由加样和分析两部分组成。加样部分包括样本盘、试剂盘、吸样臂(或管)、试剂臂(加液器)和电子控制部分(键盘和显示器等),加样时转头置于加样部分,加样完毕后将转头移至离心机上;分析部分主要是离心机,还有温控和光学检测系统及微机信息处理和显示系统。离心式自动生化分析仪结构见图5-3。

四、干片式自动生化分析仪

干片式自动生化分析仪是20世纪80年代问世的。Eastman Kodak公司首先以化学工艺制造出了测定血清中血糖、尿素、蛋白质、胆固醇等的干式试剂片,当加上定量的血清后,在干片的前面产生颜色反应,用反射光度计检测即可进行定量。这类方法完全去除了液体试剂,故称干化学法,又称为固相化学法。干片不仅包括试剂,也可由电极构成,所以这类分析仪也可进行电解质的测定。其干片为一次性使用,故成本较高。干片式自动生化分析仪结构见图5-4。

五、半自动生化分析仪

半自动生化分析仪指在分析过程中的部分操作(如加样、保温、吸入比色、结果记录等)需手工完成,其他操作则可由仪器自动完成的分析仪。该类仪器的特点一般不受试剂、方法的限制,国产试剂、自己配制的试剂及自行设计的方法均可在仪器上进行检测,而且这类仪器体积小,结构简单,操作方便、灵活性

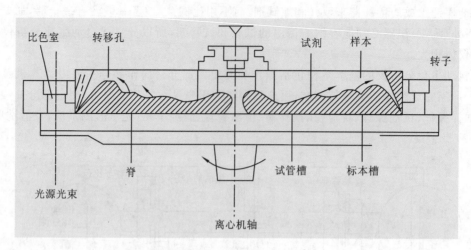

图 5-3 离心式自动生化分析仪结构示意图

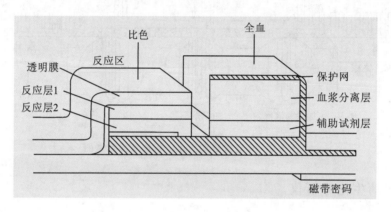

图 5-4 干片式自动生化分析仪结构示意图

大,既可分开单独使用,又可与其他仪器配套使用,价格便宜,尤其适合中、小型临床实验室作为日常生物化学检测的主要仪器,也适用急诊生物化学检测及流动性临床检验。其缺点是部分操作需要手工完成,误差因素较多,检测速度慢,不宜处理大批量的标本。常见于分立式自动生化分析仪中。

六、自动模块化系统

根据用户需要,20 世纪 90 年代中期国外各大厂家相继推出了自动模块化系统。它是将具有相同功能或不同功能的多个分析模块进行组合连接,采用多种配置方式组成的分析系统。模块化系统具有高度的灵活性和扩展性,根据实验室的不同需要进行组合,还可以增加标本前处理系统等,整个系统由一台计算机控制,采用智能多线路程控,合理分配,实现高速、高效的测定。同时能自动进行控制检测、自动清洗、保养和关机。

七、全实验室自动化分析系统

全实验室自动化指将多台自动分析仪器、标本管理与传递系统、分析流程控制软件、数据管理软件等有机地结合起来而形成的一个高度自动化系统。所有操作均由仪器自动完成,没有手工操作。可以实现从标本鉴别、离心、运送、分类处理、加样、加试剂、检测、清理、储存和结果报告的整个工作过程的自动化。

全自动化分析仪取消了所有手工操作,主观误差很少,重复性和灵敏性高,分析方法多,并具有自身检测功能,从而大大提高了分析结果的准确性,并节省了劳动力,它代表了医学检验自动化发展的方向。

第三节　生物化学自动分析方法

一、分析方法的种类

临床生物化学检验常用方法根据其测定的原理可分为2类：①物理方法：测定物质固有的物理特性；②物理化学方法：将所测定物质进行一些化学转化后再进行测定。自动生化分析仪的分析方法是在常规实验方法的基础上，通过引入自动化系统和计算机监控系统而实现进一步扩展。目前常用的有终点法、速率法和比浊法等。

（一）终点法

终点法是实验室最常用的方法之一。反应混合物经一定时间的反应后达到反应终点，此时反应的底物和产物处于动态平衡，不再有量的改变，因此以底物或产物为基础的吸光度也不再变化。通过检测终点时的吸光度即可求出被测物质的浓度或活性的方法称为终点法，按测光点的个数不同可分为一点终点法和两点终点法。

1. 一点终点法（平衡法）　在样本中加入试剂后，反应达到平衡时测定吸光度计算待测物质浓度的方法。这类方法的特点是被测物质在反应过程中完全被转化或消耗掉，即达到反应的终点。主要用于总蛋白、清蛋白、总胆固醇、甘油三酯和血糖等项目的测定。

2. 二点终点法（固定时间法）　在反应过程中测定两个时间点的吸光度（A_1、A_2），利用两者差值（$A_2 - A_1$）计算待测物质浓度的方法。

两点法多使用于双试剂进行分析的项目，加入标本和第一试剂测定一次吸光度，加入第二试剂（启动试剂）待反应完成时测定另一次吸光度，两者的差值可消除标本内源性物质的干扰。主要用于肌酐、总胆红素、直接胆红素等项目的测定。

（二）速率法（动态法、连续监测法）

速率法是在反应过程中进行多点连续测定其吸光度，计算出单位时间内吸光度的变化量，通过吸光度的变化量计算待测物质浓度的方法。速率法由于是多点测定，故结果的准确度较高，分析速度快，这是手工操作无法实现的，因此，速率法在自动分析仪中的应用十分广泛。主要用于各种酶类（酶活性或浓度）测定。根据计算酶活性所选测光点多少不同，速率法可分为两点速率法和多点速率法。

（三）比浊法

比浊法是测定反应光源通过溶液混悬颗粒后对光透射或散射程度来计算待测物浓度的方法。比浊法是测定溶液的浊度而不是溶液的颜色，但可视为终点法的一种。比浊法可分为透射比浊法和散射比浊法。自动生化分析仪常用的是透射比浊法。例如载脂蛋白、免疫球蛋白、肌钙蛋白、类风湿因子和C反应蛋白等项目的分析均使用透射比浊法。

二、自动生化分析仪的校准

自动生化分析仪的校准也称定标，其作用与手工操作中的校准管或校准曲线相同，都是为计算测定结果时提供比对的依据。自动生化分析仪在每个测定项目开始测试前都应进行校准，计算出校准系数，存储在计算机中为每次实验后计算样本结果时使用。校准方法一般包括线性法和非线性法。

1. 线性法　又称为标准化法或K因素法，当物质的浓度和吸光度成比例时选用该方法。原理是用校准品进行反应，测定吸光度的大小或变化量，根据 Lambert-Beer 定律（浓度＝因素×吸光度）计算出因素（K）的大小，测定待测物质的吸光度，利用因素 K 可计算出待测物质浓度的大小或活性大小。线性法是应用最广泛的校准方法，用于常规生物化学检测项目的浓度或活性的分析。

2. 非线性法　又称为曲线拟合法，当物质的浓度和吸光度不成比例变化时选用该方法。其原理是使

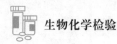

用多个(3～6)浓度的校准品,在选定波长测定其吸光度,利用浓度和吸光度之间的关系绘制非线性标准曲线,自动生化分析仪多采用 Logit-Log 等方法进行拟合计算出各常数。常用于免疫分析方法,如类风湿因子、C 反应蛋白和抗链球"O"等测定。

第四节　自动生化分析仪的参数设置与性能评价

一、自动生化分析仪的参数设置

根据自动生化分析仪的开放程度将其分成封闭通道和开放通道 2 种。封闭通道自动生化分析仪要求使用仪器厂家的专用试剂和校准品,相应的分析参数已存储在计算机中,用户不允许更改,更不需要人为设定分析参数。开放通道自动生化分析仪对用户开放,不限定试剂和校准品的选用,对于不同厂家的检测项目试剂和校准品需要设定分析参数,参数设置是给自动生化分析仪的各步骤操作做出具体的量的规定,与手工操作中的操作规程基本相似。本节讨论的参数设置为仪器厂家允许用户根据检测项目进行更改的开放通道分析仪。常规设置的主要参数如下。

(一)波长

根据颜色反应的光吸收曲线选择最大吸收峰波长作为主波长,如果在最大吸收峰处有干扰物质,可选择次最大吸收峰波长作为主波长。为了消除干扰物质的干扰,一般设有副波长(辅助波长),选择的原则是干扰物质主波长和辅助波长处有相同的光吸收,测定时用主波长的吸光度减去辅助波长的吸光度,可消除干扰物质的干扰。

(二)温度

自动生化分析仪一般均有 25 ℃、30 ℃和 37 ℃3 种温度设置,IFCC 推荐选用 30 ℃,为了使酶促反应的温度和机体内温度一致,多选用 37 ℃。

(三)分析方法

自动生化分析仪的分析方法很多,常用的有终点法、速率法和比浊法等,对于具体的分析项目操作者应结合试剂盒说明书和具体的反应原理合理地选择分析方法。

(四)样品量及试剂量

可根据试剂厂家提供的说明书设定样本量和试剂量。由于每台自动生化分析仪的反应体系(样本量＋试剂量)不同,需要按二者的比例进行同时增大或缩减,防止比例过大或过小而导致的不完全反应或试剂浪费,因此应考虑它们之间的关系。通常为提高灵敏度可减少样本量或增大试剂量,提高准确度可增大样本量或减少试剂量。具体设置应注意几个方面:①加样针和试剂针的最小加样量及加样范围;②最小总反应体积;③样品量和试剂量之比。有的分析仪需设定样本量增量或减量,目的在于当测定结果超过线性范围时,可自动或手动重新分析检测项目。

(五)分析时间

自动生化分析仪分析时间的设定是参数设置中最重要的一项,设定的长短可直接影响结果的准确性。操作者应根据试剂盒说明书和(或)反应监测曲线合理选择和调整。例如对于一点终点法,分析时间设定为待测物质反应完全时,过早反应不完全,过迟会有更多副反应干扰测定;对于二点终点法,第一点选择为样本和第一试剂混合后或第二试剂加入前,第二点选择为第二试剂加入反应完成时,二点的吸光度之差可消除样本空白及内源性物质的干扰;对于速率法,应选择线性反应期的一段时间连续读取吸光度,一般选延滞期开始后的 60～120 s 为连续监测时间,测光点的个数应多于 4 个。在设定分析时间时应选取高、中、低三个浓度的标准液进行实验分析,观察时间-吸光度变化曲线(实时监测曲线),根据吸收率动态变化的具体数据,确定最佳的分析时间。

（六）线性判断标准

要根据实验结果选择一个适当的吸光度变化范围作为线性判断标准，当吸光度在线性范围时，可认为吸光度和物质浓度成正比。当吸光度不在线性范围时，可通过增减样品的量使其吸光度达到线性范围内。

二、自动生化分析仪的性能评价

目前，临床自动生化分析仪的规格型号很多，生产厂也很多，随着技术的革新和应用要求的变化，在性能和结构上都有了很大改进和发展。正确评价与合理选用这些仪器十分重要。下面将从实用和科学的角度介绍几个主要的评价指标。

（一）自动化程度

对一台生化分析仪来说，自动化程度越高，说明仪器功能越强。仪器的自动化程度高低取决于仪器所使用微电脑处理机的功能大小，根据仪器计算机功能的不同，自动生化分析仪一般可分为全自动和半自动 2 种。

全自动生化分析仪比较适合于样品量多、化验项目多、人力相对不足的综合性大医院的临床化验室应用。而对于样品数量、化验项目少的小医院或专科医院，使用半自动生化分析仪则更为合适。

（二）分析效率

这里的分析效率，系指在测定方法相同的情况下不同分析仪的分析速度。显然，分析速度取决于一次测定中可测样品多少和可测项目的多少。对不同类型的分析仪，由于其结构和设计原理的不同，微机应用程序不同造成自动化程度的差异，也直接影响到分析仪的分析效率。

离心式自动生化分析仪采用同步分析原理设计，测定中所有样品的混合、反应及比色几乎同时进行。另外，其加样部分与分析部分又可各自独立工作，在一批样品分析的同时，可进行另一批样品的加样，节约了时间。因此，这类分析仪的分析速度快于其他类型。当然这也不是绝对的，当样品很少，甚至只有一个样品时，为了保持离心机的平衡，也必须在转头的空槽中用蒸馏水一一加入方可。这样分析显然还不如用半自动的分析仪，后者更快一些。

（三）应用范围

自动生化分析仪的应用范围包括可测试的生物化学项目、其他项目、反应的类型及分析方法的种类等。应用范围广的分析仪不仅能测多种临床生化检验指标，而且还可进行药物监测和各种特异蛋白的分析、微量元素测定等。分析方法除了分光光度法外，还能进行浊度比色法、离子选择电极法、荧光法等测定。既能用终点法，又可用动态法测定。它可使酶免疫技术、固相酶技术得以应用，从而在科研和技术生产开发工作中，发挥更大的效益。有些分析仪采用了独特的双波长光路设计，可消除"背景噪声"，排除样品中溶血、脂血及胆红素等成分的干扰，精确灵敏，在一些特殊的测量分析中很有用。通常小型的、程序固定式的半自动化的分析仪，其工作应用范围相对较窄，选择时应予注意。

（四）准确度

生化分析仪测量的准确度愈高愈好。准确度取决于各部件（加液、温控、波长、计时等）的加工精确度及其精确的工作状态。如有的分析仪采用样品液体感应探针，准确吸样，使样品携带率低于 0.5%，不仅能准确地吸取微量样品，而且还能充分混合样品及试剂，使测量结果精确度得以提高。另外，克服分析仪中交叉污染，也是保证测定结果准确的重要环节。生化分析仪一般对取样探针有自动清洗装置，从而保证测试结果的准确率。

除此之外，仪器的寿命、仪器携带污染程度、仪器的维修保养方式和途径、测定所需样品和试剂的数量，以及配套试剂盒的供应等，特别是仪器的性能价格比，在选用时都应一并考虑，使选用的分析仪能够物尽其用，且又经济实惠，能够取得最大的效益。

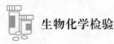

第五节 自动生化分析仪质量保证与维护保养

为了使用自动生化分析仪获得良好的分析质量,必须建立完善的质量管理体系,会正确使用分析仪,能为仪器提供合适的工作环境和相关配套的设施,注意仪器的维护保养,保证仪器处于最佳状态。

一、正确安装与合适的工作环境

不同类型和规模的分析仪安装要求各不相同。半自动生化分析仪的安装比较简单,与普通分光光度计的安装差不多,并允许用户搬动。干片式和功能单一的非模块组合式生化分析仪的安装相对简单,模块组合式的生化分析仪安装最为复杂,但均由厂家工程师负责安装,安装完毕后不允许用户自行挪动。

全自动生化分析仪要求安装的空间足够大,地面承重能力好,放置仪器的实验室需确保良好通气,同时尽量避开尘埃与飞絮较多的环境并避免阳光直射。对于计划逐步实现全实验室自动化的实验室,还应充分考虑与样本前处理系统和本室其他分析仪之间的衔接。应注意避免接触化学腐蚀品和电磁波的干扰,确保近距离范围内无任何高频电气设备并将仪器接到电阻不超过 10 Ω 的地线之上;安装环境应配备冷暖型的空气调节器,保证工作的环境温度在 18～25 ℃ 之间,为避免湿度过大,应配备除湿机,一般控制湿度在 45 %～85 % 之内;采用 UPS 电源并确保电压稳定而不产生剧烈波动,通常国产分析仪一般使用 220 V 的电源,有些进口仪器需使用 110 V 的电源,此时需要合适的变压和稳压装置。最好通过专门的电源供电,以免使用其他电器带来的仪器"噪声"。应配置不间断电源,为试剂室提供恒定的冷藏温度,同时防止突然断电和通电对仪器带来的冲击和损坏仪器及影响测定结果。

二、纯水处理系统

生化分析仪的所有用水均应为符合标准的纯水,应给分析仪配备专门的纯水处理系统,尽量采用蒸馏水或离子交换水,如要使用纯净水,应首先确保其水质合格,通常以电导率低于 1 μs/cm 为宜,因为水质将直接影响结果的准确性,尤其是需做电解质和钙、磷、镁等无机离子测定的分析仪,对水质的要求更为严格。同时需定期进行水机配件的更换并检查水质量;最后,需时刻注意保持仪器内部供水水箱、过滤网、分析仪管道以及反应槽等的清洁,进行清洗的过程中应拔去电源以防止大量气泡的产生并造成报警。

三、仪器操作

正确操作分析仪是分析质量的保证,又是延长仪器寿命的可靠方法。新购置分析仪后,所有的操作人员均应培训才可上岗,一般在安装调试后由厂家工程师和技术支持人员培训相关操作者。每台分析仪最好配备 1～2 个专门负责人,负责人应对仪器的原理与基本构造比较熟悉,并结合本实验室实际,编写仪器操作的标准操作程序(SOP 文件)。在 SOP 文件中不仅应包括常规操作步骤,还应包括使用中可能出现的常见问题及相应的解决方案,对于一般报警,操作人员可通过查阅 SOP 文件进行解决;对于不能自行解决的故障,应请厂家派技术人员进行维修。

四、维护与保养

在仪器的使用过程中,应定期维护和保养,并作好相应保养记录,保证分析仪处于最佳工作状态。不同分析仪的维护保养具体要求不一定完全相同,但也有很多共同之处。对于维护保养的周期来说,一般包括每日、每周、每月、每季、每半年和每年执行的程序。对于维护保养的内容来说,主要包括常规的清洗与易损部件的检查和更换以及一些特殊性能的检查,常见内容有反应杯的清洗与空白杯检查,经反复清洗或人工清洗后空白杯仍较高的反应杯应予更换;检查加样针和试剂针的吸液位置是否正确、吸液量是否准确、是否有堵孔现象;检查灯泡的亮度是否符合要求,光路是否畅通;各管道应保持畅通并进行定期的清洗和更换,必要时应拆卸后用专用工具疏通。坚持做好运行日志,全自动生化分析仪为检验科的大型精密仪器之一,对此类仪器更应详细记录其每日运行日志,尤其是在当仪器发生故障时,良好的运行日志记录可在很大程度上为故障原因的排除提供参考依据,以此确保在故障出现后的最短时间内将其排除。另外,平时还应定期对仪器进行性能检测试验与检验工作,同时也应做好此方面工作的日志,以便日后核查。

实验 5-1 自动生化分析仪操作(参数设置举例)

自动生化分析仪的品牌、型号较多,操作方式和方法不完全相同,用户必须严格按照仪器和试剂盒的说明书操作,大致操作如下。

1) 仪器准备

(1) 按仪器及试剂盒说明书检查各测定项目的试剂及废液瓶等的连接装置,做开机前准备。

(2) 接通电源,启动自动生化分析仪,仪器进入自检或清洗程序。

(3) 自检通过后,按仪器及试剂盒说明书要求进行参数设置。

试验代码:以数字编号。

试验名称:以英文缩写表示,如总蛋白设置为 TP,清蛋白设置为 Alb 等。

方法类型:常用的方法有终点法、连续监测法、比浊法等。按检测项目要求选择一种分析方法。

温度:一般有 25 ℃、30 ℃、37 ℃ 3 种温度,可根据需要选择一种,目前多数仪器使用 37 ℃。

波长:主波长——指定一个波长;次波长——双波长时用。

反应类型:正向反应(吸光度增加);负向反应(吸光度减低)。

样品量和试剂量:一般按照试剂说明书上的比例,并结合仪器的特性进行设置,也可根据手工法按比例缩减或重新设置,但要考虑检测灵敏度、线性范围,尽可能使样品稀释倍数大些,以降低样品中其他成分的影响。

样品空白:终点法用,选 YES 或 NO,样品加空白试剂,要占用一个比色皿,某些仪器通过设定测光点消除空白,不占用比色皿。

孵育时间:终点法或二点速率法用。

延迟时间:连续监测法与二点速率法用。

连续监测时间:90~120 s 或不少于 4 个读数点(3 个 ΔA)。有的仪器为固定读数点而不能选择。

标准液浓度:可有 5~6 个浓度,已知线性良好者只需 1 个浓度,非线性方法学(如免疫比浊法)可设置 5~6 个浓度。

计算因子(F 值):连续监测法用,计算方法见各测定项目规则。

计量单位:选 g/dL、mg/dL、g/L、mmol/L、μmol/L、U/L 等。

小数点位数:按有效数字设置。

底物耗尽:在连续监测法、二点法程序中可有此参数。不同型号分析仪的设计不一样。

试剂吸光度上限与下限:超过限额表示试剂失效,打印警号,应更换为合格试剂。

线性范围:按试剂质量而设置,超过范围应增加样品量或稀释后重新测定。

参考范围:低于此值打印 L,高于此值打印 H。

2) 质控标本测定 根据仪器操作菜单提示在质控子菜单下,测定高、中、低值各测定项目指标质控物,仪器自动记录于质控文件内,并绘制出质控图。

3) 测定血液标本 按仪器操作规程进行。

4) 结果审核与报告

(1) 结合患者的临床资料分析检测结果。

(2) 分析有密切关联的检测参数之间的关系。

(3) 审核无误打印报告。

5) 清洁、保养 按仪器操作规程的要求进行清洁、保养。

本章小结

　　全自动生化分析仪作为当前医院检验科临床自动检测系统的重要成员之一,其处于良好的工作状态与不带病运行是确保为临床提供准确可靠检验结果的重要保证。

　　自动生化分析仪的类型:根据结构和原理不同可分为管道式(连续流动式)、离心式、分立式和干片式自动生化分析仪4类;根据自动化程度可分为半自动和全自动生化分析仪2类;根据同时可测定的项目可分为单通道和多通道自动生化分析仪2类,单通道每次只能检查一个项目,多通道每次可同时测定多个项目;根据仪器的复杂程度及功能多少可分为小型、中型和大型及超大型(模块式)自动生化分析仪。目前实验室应用最多的是分立式自动生化分析仪。

　　生物化学自动分析方法:有终点法、速率法和比浊法,常用校准方法有线性法和非线性法2种。

　　自动生化分析仪的主要参数设置包括波长、温度、分析方法、样品量及试剂量、分析时间及线性判断标准。

　　自动生化分析仪的性能评价指标:自动化程度,指仪器能够独立完成化学测定操作程序的能力,自动化程度越高仪器的功能越强;分析效率,指测定方法相同的情况下自动生化分析仪的分析速度;应用范围,包括仪器所能进行的分析方法以及可测定项目的种类;准确度,取决于仪器各部件的加工精度和精确的工作状态。其次还包括仪器的寿命、仪器携带污染程度、测定所需样品和试剂的数量、配套试剂盒的供应等。

　　自动生化分析仪质量保证与维护保养包括仪器的正确安装与合适的工作环境、纯水处理系统、仪器操作、维护与保养等。

能力检测

　　1. Skegges 等于哪一年首先在临床生物化学实验中引用了连续流动式分析装置?(　　)

　　A.1918 年　　　　B.1931 年　　　　　C.1957 年　　　　　D.1964 年　　　　　E.1969 年

　　2. 早期的自动生化分析仪是(　　)。

　　A.分立式自动生化分析仪　　　　　　　　　　B.离心式自动生化分析仪

　　C.干化学式自动生化分析仪　　　　　　　　　D.袋式自动生化分析仪

　　E.连续流动式自动生化分析仪

　　3. 干化学式自动生化分析仪的光学系统是(　　)。

　　A.分光光度计　　　B.反射光分析仪　　C.比色计　　　　　D.浊度计　　　　　E.原子吸收光谱仪

　　4. 下面说法不正确的是(　　)。

　　A.半自动生化分析仪存在一定的人为主观误差

　　B.干化学法分析,人的主观误差很小

　　C.某项目只要方法学相同,则在半自动或全自动生化分析仪上的反应参数应该一致

　　D.通常多通道生化分析仪的分析效率比单通道生化分析仪高

　　E.目前临床应用最多的一类生化分析仪为分立式自动生化分析仪

　　5. 比色皿清洗步骤中可以忽略的是(　　)。

　　A.只有在这个项目检测完毕才能进行该比色皿的清洗

　　B.清洗过程中至少使用清洗剂一次

　　C.清洗过程中至少使用纯水两次

　　D.必须经过比色皿空白的吸光度检测

　　E.经吹干后可以继续循环使用

　　6. 下列有关比浊测定法的描述哪项是错误的?(　　)

　　A.比浊法不是比色分析

B. 比浊法分为化学比浊法和免疫比浊法

C. 免疫比浊法分为透射比浊法和散射比浊法

D. 分立式自动生化分析仪不能做散射比浊分析

E. 干片式自动生化分析仪不能做比浊分析

7. 具有空气分段系统的自动生化分析仪是（　　）。

A. 连续流动式自动生化分析仪　　　　B. 离心式自动生化分析仪

C. 干化学式自动生化分析仪　　　　　D. 分立式自动生化分析仪

E. 半自动生化分析仪

8. 连续流动式自动生化分析仪去蛋白是利用（　　）。

A. 加热器　　　　B. 去蛋白剂　　　　C. 气泡　　　　D. 透析器　　　　E. 吸附剂

9. 自动生化分析仪中采用同步分析原理的是（　　）。

A. 分立式自动生化分析仪　　　　　　B. 干化学式自动生化分析仪

C. 离心式自动生化分析仪　　　　　　D. 连续流动式自动生化分析仪

E. 高效液相色谱仪

10. 为消除内源性干扰,自动生化分析仪可利用下列哪种方法？（　　）

A. 采用双试剂　　B. 采用单试剂　　C. 采用双波长　　D. 采用单波长　　E. 采用多通道

11. 临床生化实验室用水一般采用（　　）。

A. 一级水　　　　B. 二级水　　　　C. 三级水　　　　D. 次级水　　　　E. 自来水

（秦　洁）

第六章　酶学分析技术

在人体内的各种代谢途径中,都离不开酶的催化作用。无论酶编码基因的异常引起体内酶量的异常,或酶活性的改变及组织细胞病变导致酶分布的异常等,均与某些疾病的发生密切相关;同时由于酶的高效性、高特异性及反应条件温和及安全、适合自动化分析等特点,利用酶促反应分析体内各种代谢物的含量也越来越广。因此酶学分析在临床诊断上具有重要意义。

 ## 第一节　概　　述

一、酶的概念及特征

酶(enzyme)是由活细胞合成的在体内外均具有高效催化作用的生物催化剂,酶的本质为蛋白质,但现在发现核酸也具有酶的活性。

酶作为催化剂,除与一般的催化剂具有共同的特点之外,还有其自身的作用特点,即具有高的催化效益、高的特异性、高的可调性及高的不稳定性。

酶和一般蛋白质的结构一样,具有一、二、三,甚至四级结构,根据其结构和功能可分为单体酶、寡聚酶、多酶复合体及串联酶;根据其分子组成可分为单纯酶和结合酶。

与酶活性密切相关的部位是酶的活性中心(active center)。酶催化作用的机制是能显著地降低反应的活化能。酶存在多种催化作用机制,主要是酶和底物诱导契合形成酶-底物复合物,通过邻近效应和定向排列、张力作用、多元催化及表面效应等使酶活化能降低,从而使酶促反应高速进行。

二、血清酶的来源

根据酶的来源及其在血浆中发挥催化功能的不同,可将血清酶分为血浆特异酶和非血浆特异酶两大类。

(一)血浆特异酶

血浆特异酶是血浆蛋白的固有成分,在血浆中发挥特定的催化作用,也称为血浆固有酶。如凝血酶原、凝血因子(Ⅹ、Ⅷ、Ⅶ)、纤维蛋白溶解酶原(纤溶酶原)等凝血因子及纤溶因子等,还有胆碱酯酶、铜蓝蛋白、脂蛋白脂肪酶等。它们大多数由肝脏合成,多以酶原形式分泌入血,在一定条件下被激活,从而引起相应的生理或病理变化。当肝功能减退时,血浆中这些酶的活性降低。

（二）非血浆特异酶

非血浆特异酶在血浆中浓度很低，通常不发挥催化功能。它们又可分为2种。

1. 外分泌酶 由外分泌腺合成并分泌进入血浆的酶，如唾液和胰淀粉酶、胰脂肪酶、胃蛋白酶、胰蛋白酶和前列腺酸性磷酸酶等。它们在血浆中很少发挥催化作用，在血液中的浓度与相应分泌腺体的功能有关。

2. 细胞内酶 存在于组织细胞内催化物质代谢的酶类。随着细胞的更新，可有少量酶释放入血液，在血液中无重要的催化作用。按其来源可分为：①一般代谢酶：无器官特异性。②组织专一性酶：有器官特异性。这类酶在细胞内外浓度差异很大，病理情况下显著升高，常用于临床诊断。如转氨酶、乙醇脱氢酶、γ-谷氨酰转移酶等，主要存在于肝脏，其在血液中浓度异常时，能较特异地反映肝细胞的病变。

三、血清酶异常的机制

正常情况下，血清酶活性保持相对恒定。除有些因素可引起人血清中某些酶活性发生生理性改变外；有些病理因素会影响到酶在细胞内的合成、释放、转运或清除，故将引起血清中酶活性的异常。

（一）血清酶的生理变异

判断血清酶的测定结果是否异常，有无临床价值时，一般会将所测值与同一被测对象在正常条件下所测值进行比较，同时将所测值与实验室提供的参考值进行比较。但要知道，不仅是病理因素，有不少生理因素也能引起血清酶水平的变化，这些变化并没有临床病理意义。这些影响因素如下。

1. 性别 大多数血清酶在男女之间无大差异，但少数酶如肌酸激酶（CK）、γ-谷氨酰基转移酶（GGT）、丙氨酸氨基转移酶（ALT）等在男女之间有明显差异，男性高于女性，因此不能以一个参考值作为判断标准。其原因主要与血清酶的来源组织有关。如CK在肌肉收缩中起重要作用，大量存在于肌肉组织中，通常男性肌肉比女性发达，所以血清CK在男女之间差异较大，对于不同个体而言，肌肉发达程度是衡量CK变化的一个重要因素。再比如，雌激素可抑制GGT的合成，所以GGT是男女差别明显的另一个酶。

2. 年龄 有的酶在儿童时期与成人有所不同，例如新生儿的CK、LDH（乳酸脱氢酶）、苹果酸脱氢酶（MD）、酸性磷酸酶（ACP）等常为成人的2～3倍，尤其前两项CK、LDH是临床常用的酶。CK在出生24 h内可为成年人的3倍，到婴儿时降为2倍，到青春期降到成年人值。LDH在出生时也为成年人的2倍，逐渐下降，到14岁时和成年人值一致。同时儿童期LDH值也比成年人高，正常儿童也可出现LDH$_1$＞LDH$_2$，临床上就要注意不能简单地以正常成年人参考值为诊断标准，防止儿童心肌炎的误诊。血清酶浓度随年龄变化最明显的例子是碱性磷酸酶（ALP），新生儿值略高于成年人，1～5岁增至成年人的2～3倍，然后逐渐下降，到10岁左右又明显升高，可达到成年人的3～5倍，20岁左右降至成年人值。这与儿童骨骼生长密切相关。也有少数酶如淀粉酶（AMY），新生儿比成年人低。当进入老年期，有些酶也可出现变化，如ALP、GGT等都有轻度升高。

3. 饮食 大多数血清酶不受饮食的影响，故测定酶活性不一定空腹采血。但应注意酗酒常引起GGT明显升高，有学者认为可根据血中GGT升高判断酗酒程度，如未累及肝脏，戒酒后一周GGT可降至正常。此外，如禁食数天可导致血清AMY下降。

4. 运动 剧烈运动可引起血清中多种酶升高，升高程度和运动量及持续时间有关，也与运动者是否经常锻炼相关。对于训练有素的运动员，其血清酶升高的幅度要比常人小。升高的酶多为肌肉中含量丰富的CK、LDH、AST、ALD（醛缩酶）和ALT等。

5. 妊娠与分娩 妊娠期出现一系列生理变化，也可引起一些血清酶浓度升高。妊娠时随着胎盘的形成和长大，胎盘组织可分泌一些酶进入母体血液，如胎盘产生耐热的ALP、LDH、LAP（亮氨酸氨肽酶）等，引起血清中这些酶活性升高，但都无临床诊断价值。分娩时，由于子宫收缩，肌肉剧烈活动，可导致CK、CK-BB、LDH等升高，这些变化与心肌损伤无关。

6. 其他 一些酶的活性还与身高的增长、体重、体位改变、昼夜变化及家庭因素有关。血清中有些酶及同工酶存在种族差异，如G-6-PD的缺陷和变异，美国黑人发生率为11%，我国亦是高发区，呈南高北低的分布特点,主要分布在长江以南各省,海南、广东、广西等省(自治区)发生率较高。

(二)血清酶病理改变机制

疾病时影响血清酶的因素很多,主要机制如下。

1.酶合成异常

(1)合成减少:血浆特异性酶合成下降,是引起血液中酶变化的重要因素,这些酶大多数是在肝脏合成,当肝功能障碍时酶浓度常下降。酶基因的变异也可引起特定酶减少或消失。

(2)合成增多:细胞对血清酶的合成增加或酶的诱导作用均可引起血清酶活性升高。在增生性疾病如骨骼疾病时,因成骨细胞增生,合成分泌更多的 ALP 而使血清中此酶活性升高。此外,如乙醇、巴比妥类、杜冷丁类药物可诱导肝 GGT 的合成,血清中该酶的活性也会相应升高。

2.酶的释放增加　细胞酶的释放是疾病时大多数血清酶增高的主要原因,影响细胞酶释放的主要因素如下。

(1)细胞内外酶浓度的差异:非特异酶在细胞内外浓度可差千倍以上,只要有少量细胞受损伤,释放入血液中的酶就明显升高。

(2)酶在细胞内的定位和存在形式:胞质中游离的酶如 ALT、LDH 最容易释放入血,而在亚细胞结构中的酶则较难释放出来,特别是线粒体酶,如肝细胞中的 AST 常需细胞出现坏死病变时才能释放入血。ALT 在肝细胞中含量较多,当急性肝炎肝脏受损时,此酶可释放入血,致血中该酶活性增加,但重症肝炎时,肝细胞破坏彻底,线粒体膜也被破坏,线粒体中 AST 酶也被释放出来,所以 AST 升高的幅度高于 ALT 升高的幅度。

(3)酶蛋白相对分子质量的大小:酶释放的速度大约和相对分子质量成反比,对酶在血液出现时间的影响大于对酶浓度的影响,如 LDH 相对分子质量大于 CK,当心肌梗死时,LDH 在血液中升高的时间晚于 CK。所以,利用心肌梗死时它们在血液中升高的时间不同,可以帮助我们更好地利用这些指标进行诊断。

3.酶在细胞外间隙的分布和运送　细胞中酶有 3 种途径进入血液,即:①血管内皮细胞和血细胞的酶直接进入血液;②酶可同时进入血液和组织间隙,再从组织间隙入血;③大部分酶是先进入组织间隙后再入血。这些因素都会影响酶进入血液的时间和升高的程度。

4.血液中酶的清除　不同疾病时不同的酶从血液中清除的时间不同,同一疾病不同酶恢复正常的时间也不一样,这可能与酶的半衰期以及一些其他因素有关。血液中常见酶的半衰期:AST 为 17 h±5 h、ALT 为 47 h±10 h、GLD 为 18 h±1 h、LDH_1 为 113 h±60 h、LDH_5 为 10 h±2 h、CK 约为 15 h、CK-MB 为 12 h±4 h。因此不难理解为什么在急性肝炎恢复期时 AST 先于 ALT 恢复正常,也很好解释在 AMI 时 CK-BB 持续时间最短,因其半衰期最短,而 LDH_1 因其半衰期长达 100 余小时,持续时间最长。

对于小部分相对分子质量小于 60000 的酶,如 AMY 可以从肾小球滤过一部分,从尿中排出,肾脏严重疾病时 AMY 升高也说明了这一点。但对于大多数酶而言,这种清除机制显然是不存在的。应该说,很多疾病时血清酶增高的机制是多方面的,常常是上述多种因素综合作用的结果。

第二节　酶活性测定技术

体液中酶活性的测定是临床生物化学检验的重要内容,其测定分为两大类:绝对定量法和相对定量法。绝对定量法即酶量直接测定法,是将酶作为一种蛋白质对其酶蛋白进行定量测定的方法;相对定量法即酶活性间接测定法,是将酶作为一种催化剂对其催化反应速率,也就是酶活性进行定量以间接代表酶含量的测定方法。正常人体液中酶的含量极微,所以直接测定其含量非常困难。临床常用相对定量法进行酶学检验。

一、酶活性测定的基础知识

(一)酶活性

酶活性是指酶催化反应的能力,即酶促反应的速率。一般是根据规定条件下,在单位时间内酶促反应中底物的减少量或产物的生成量来计算酶活性的高低。

（二）酶活性单位

酶活性单位是指在一定条件下，酶促反应达到某一速率时所需的酶量。它是一种人为规定的标准，有 3 种表示方法：惯用单位、国际单位和 Katal 单位。

1. 惯用单位 它是酶活性测定方法的建立者所规定的单位，常以方法建立者的姓氏来命名。如测定碱性磷酸酶（ALP）的金式单位（King）、氨基转移酶的卡门氏单位（Karmen）等。由于各单位定义不同，参考值差别大，难以进行相互比较，不便于临床实际工作，现在临床中已很少应用。

2. 国际单位 在 1961 年国际生化学会酶学委员会建议使用国际单位（international unit，IU），即在规定条件下（25 ℃，最适 pH 及最适底物浓度）每分钟催化 1 μmol 底物转变为产物的酶量，为 1 IU 或 1 U，1 IU＝1 μmol/min。规定的 25 ℃给实际操作带来不便，1965 年规定为 30 ℃，1972 年取消了对温度的限制。为了与人体实际情况接近，加快反应速率，反应温度大都选择 37 ℃。

3. Katal 单位 在规定条件下，每秒钟转化 1 mol 底物的酶量为 1 Katal。1 Katal＝1 mol/s。由于 Katal 单位对血清中的酶量而言太大，故常用 μKatal 或 nKatal 单位表示。IU 与 Katal 的换算关系：1 IU ＝16.67 nKatal，1 Katal＝60×10^6 IU。

（三）酶活性

临床上测定的是酶的活性浓度，而不是酶的绝对量。酶活性一般是采用每单位体积样品中所含的酶活性单位数表示。国际单位用 IU/L 或 U/L 表示。

用连续监测法进行酶活性测定时，不需要做标准管或标准曲线，常根据摩尔吸光系数（ε）计算酶活性。摩尔吸光系数（ε）的定义为：在特定条件下，一定波长的光，光径为 1 cm 时，通过浓度为 1.0 mol/L 的吸光物质时的吸光度。例如用连续监测法测定在线性范围内每分钟吸光度的变化（$\Delta A /\Delta t$），以 U/L 表示酶活性时，则可按公式（6-1）进行计算：

$$酶活性（U/L）=\frac{\Delta A}{\Delta t}\frac{V\times 10^6}{\varepsilon v L} \tag{6-1}$$

式中：V 为反应体系体积（mL）；ε 为摩尔吸光系数（L/(cm·mol)）；v 为样品体积（mL）；L 为比色皿光径（cm）；$\Delta A/\Delta t$ 为每分钟吸光度变化；10^6 为将 mol 换算成 μmol。

酶活性具有临床可比性，多数情况下被不严格地称为酶活性单位或酶活性。

（四）酶促反应进程

将酶促反应过程中测得的产物生成量或底物的消耗量对反应时间作图，可得到一条曲线，称为酶促反应进程曲线（图 6-1）。

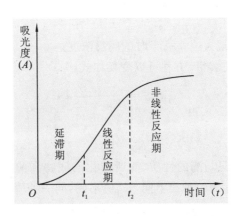

图 6-1 酶促反应进程曲线

酶促反应进程可分为三个阶段：延滞期、线性反应期和非线性反应期。从酶促反应进程曲线可看出，酶促反应的各期具有以下特点。

1. 延滞期 由于各种因素的影响，酶促反应的初始速率比较慢，这段时间称为延滞期。经过一段时间后，反应速率加快并达到最大，一般来说，延滞期从几秒至几分钟，通常为 1～3 min。

2. 线性反应期 酶促反应速率达到并保持恒定速率进行反应的时期。此时,反应速率不受底物浓度的影响,只与酶活性成正比,该反应阶段称为零级反应期;由于底物消耗量或产物生成量与时间呈线性关系,而单位时间内的变化速率恒定不变,故又称线性反应期。线性反应期酶活性与反应速率成正比,是酶活性测定的最佳时期,一般为 1~5 min。

3. 非线性反应期 随着反应时间的延长,底物消耗越来越明显,酶促反应速率明显下降,偏离线性而进入非线性反应期。此时,反应速率与底物浓度[S]成正比,称为一级反应期。如果反应速率受 2 种或 2 种以上底物浓度的影响,则反应可为一级、二级或多级反应。因产物[P]与时间 t 不呈线性关系,又称为非线性反应期。此时酶促反应速率不再与酶活力成正比。

要准确测定酶活性,必须了解不同酶反应速率和时间的关系,找出酶促反应速率恒定的时间,避开延滞期、非线性反应期,以保证结果的准确性。

(五)酶促反应动力学

酶促反应动力学的研究有助于寻找最有利的反应条件,以最大限度地发挥酶催化反应的高效率,有助于了解酶在代谢中的作用或某些药物作用的机理,从而指导临床实验诊断,准确测定酶活性或代谢物浓度,因此对它的研究具有重要的理论意义和实践意义。

1. 酶浓度对反应速率的影响 在一定的温度和 pH 值条件下,当底物浓度足够时,酶的浓度与反应速率成正比。

2. 底物浓度对反应速率的影响 在酶的浓度不变的情况下,底物浓度对反应速率的影响呈矩形双曲线变化。在底物浓度很低时,反应速率随底物浓度的增加而急骤加快,两者成正比例关系,表现为一级反应。随着底物浓度的升高,反应速率不再成正比例增加。如果继续加大底物浓度,反应速率不再增加,表现为 0 级反应。此时,无论底物浓度增加多大,反应速率也不再增加,说明酶已被底物所饱和。所有的酶都有饱和现象,只是达到饱和时所需底物浓度各不相同而已。

(1) 米氏方程式:解释酶促反应中底物浓度和反应速率关系的最合理学说是中间产物学说。即酶首先与底物结合生成酶-底物复合物,即中间产物,此复合物再分解为产物和游离的酶。

Michaelis 和 Menten 在 1913 年前后提出了反应速率和底物浓度关系的数学方程式,即著名的米氏方程式(6-2)。

$$v = \frac{v_{\max}[S]}{K_m + [S]} \tag{6-2}$$

式中:$v_{\max}$ 为该酶促反应的最大速率;[S]为底物浓度;K_m 为米氏常数;v 为在某一底物浓度时相应的反应速率。当底物浓度很低时,$[S] \ll K_m$,则 $v \approx v_{\max}/K_m[S]$,反应速率与底物浓度成正比。当底物浓度很高时,$[S] \gg K_m$,此时 $v \approx v_{\max}$,反应速率达最大速率,底物浓度再增高也不影响反应速率。

(2) 米氏常数的意义:

① K_m 值等于酶促反应速率为最大速率一半时的底物浓度。

当反应速率为最大速率一半时,米氏方程可以变换如式(6-3)。

$$\frac{1}{2}v_{\max} = \frac{v_{\max}[S]}{K_m + [S]} \tag{6-3}$$

进一步整理可得到: $$K_m = [S] \tag{6-4}$$

② K_m 值是酶的特征性常数。只与酶的性质、酶所催化的底物和酶促反应条件(如温度、pH 值、有无抑制剂等)有关,与酶的浓度无关。酶的种类不同,K_m 值不同,同一种酶与不同底物作用时,K_m 值也不同。各种酶的 K_m 值范围很广,大致在 $10^{-6} \sim 10^{-1}$ mol/L 之间。

③ K_m 值可用来表示酶对底物的亲和力:K_m 值愈大,酶与底物的亲和力愈小;K_m 值愈小,酶与底物亲和力愈大。酶与底物亲和力大,表示不需要很高的底物浓度,便可容易地达到最大反应速率。

④ 可计算不同底物浓度时的反应速率。当 K_m 值已知时,可计算出某一底物浓度时反应速率 v 与最大速率 $v_{\max}$ 的比值。当底物浓度为 $(10 \sim 20)K_m$ 时,反应速率达到最大速率的 90%~95%。

⑤ 选择酶的最适底物或天然底物。如果一种酶有几种底物,则对每一种底物各有一个特定的 K_m 值,

其中 K_m 值最小的底物大都是该酶的最适底物或天然底物。

另外,还可用来确定工具酶的用量、鉴别酶的种类、确定连锁反应限速反应等。

(3)v_{max} 的意义:v_{max} 是指酶完全被底物所饱和时的反应速率,表示在一定酶量下的最大反应速率,它与酶活性成正比。在酶浓度不变时,在一定测定条件下,对于特定底物而言,v_{max} 也是一个常数。

(4)K_m 和 v_{max} 的测定:Lineweaver-Burk 双倒数作图法最为常用。

将米氏方程两边取倒数,可转化为式(6-5):

$$\frac{1}{v} = \frac{K_m}{v_{max}} \cdot \frac{1}{[S]} + \frac{1}{v_{max}} \tag{6-5}$$

可知,$1/v$ 对 $1/[S]$ 的作图为一直线,其斜率是 K_m/v_{max},在纵轴上的截距为 $1/v_{max}$,横轴上的截距为 $-1/K_m$。此图除用来求 K_m 和 v_{max} 值外,在研究酶的抑制作用方面还有重要价值。

二、酶活性测定方法

按照酶促反应时间的不同,可将酶活性的测定方法分为两大类:固定时间法和连续监测法。

(一)固定时间法

固定时间法简称定时法,是指测定酶与底物作用一段时间后产物的生成量或底物的减少量,进而求取酶活性的方法。这种方法一般是使反应进行到一定时间,然后加入强酸、强碱、蛋白质沉淀剂等终止酶促反应,加入试剂进行化学反应呈色测出底物和产物的变化。此方法又称为"终点法"、"两点法"等。该法最基本的一点是停止反应后才测定底物或产物的变化。定时法的优点是对试剂要求不高,简单易行。由于测定时酶促反应已被终止,所以比色时所用仪器不需要恒温装置,显色剂的选择也可不考虑其对酶活性的影响。缺点是难以确定反应时间段酶促反应是否处于线性反应期(零级反应),而随着保温时间的延续,酶变性失活可能性增加,故难以保证测定结果的精准。利用该法测定酶活性浓度,必须了解酶促反应速率与时间的关系,先做预试验,确定线性反应期后进行测定,避开延滞期和非线性反应期,防止引起较大误差。

(二)连续监测法

连续监测法又称为动力学法或速率法。它是指在酶促反应过程中,用仪器监测某一反应产物或底物浓度随时间的变化所发生的改变,求出酶反应初速率,进而计算出酶活性的方法。这种方法的优点是方法简单,无须停止酶促反应,不需要添加其他呈色试剂,就可根据连续测得的数据,将多点测定结果连接成线,很容易找到成直线的区段,从而观察到整个反应过程,选择线性反应期来计算酶活性,结果更准确。

连续监测法要求准确地控制温度、pH 值等反应条件,要求检测仪器具有恒温装置及自动监测功能,半自动和自动生化分析仪都能达到这些要求。实际工作中,采用工具酶的酶偶联法已经成为应用最广、最频繁测酶活性的方法。

三、代谢物酶法测定

酶法测定是以酶为试剂测定酶促反应的底物、辅酶、辅基、激活剂和抑制剂,以及利用酶促反应测定酶活性的一类方法。

代谢物酶法测定的优点:酶作用的特异性高,血清等液体样品不需预处理就能测定,简化了实验程序;试剂酶是蛋白质,安全,避免了化学品对环境的污染及毒性;酶促反应温和,试剂盒适用于自动生化分析;有较高的准确度、精密度、灵敏度和测定线性范围。

(一)工具酶

工具酶是指在酶学分析中作为试剂用于测定底物浓度或待测酶活性的酶。常用酶偶联体系测定,工具酶包括指示酶和辅助酶。工具酶主要来自于动植物组织的提取及微生物发酵工程,如脲酶来源于豆类种子,过氧化物酶(POD)来源于辣根,乳酸脱氢酶(LDH)来源于心肌,胆固醇氧化酶(COD)来源于链霉菌等。现在则主要依赖于微生物发酵工程获得。微生物发酵工程包括高产酶菌的筛选、放大培养及酶提取纯化三个步骤。

（二）单酶反应和酶偶联反应测定

代谢物酶法测定时，按所需酶的数量可分为单酶反应和酶偶联反应。

1. 单酶反应测定 它是利用一种酶催化代谢物进行酶促反应，在不终止酶促反应的条件下直接根据底物或产物的理化特性的变化以测定酶的活性，常称为直接法。以分光光度法应用最为广泛。

例 1 尿酸紫外法测定中，尿酸酶催化尿酸水解生成尿囊素。尿酸在 293 nm 处有特定的紫外吸收，而尿囊素无此特异吸收，在 293 nm 处测定吸光度下降，尿酸酶催化前后吸光度的差值与尿酸浓度成正比。

例 2 酶法总胆红素测定中，胆红素在胆红素氧化酶催化下生成胆绿素，胆红素在 450 nm 处有吸收，而胆绿素没有，在 450 nm 处测定吸光度下降。NAD(P)H 在 340 nm 处有特异的紫外吸收峰，而 NAN(P)$^+$ 只在 260 nm 处有吸收峰。因此测定 340 nm 波长处吸光度的变化可反映反应体系中 NAD(P)H 量的增减，其变化与待测酶的含量成正比。例如，测定乳酸时，在乳酸脱氢酶催化下，乳酸＋NAD$^+$ ⟶ 丙酮酸＋NADH＋H$^+$，测定 340 nm 处吸光度的增加来进行定量；测定丙酮酸时，在乳酸脱氢酶催化下，丙酮酸＋NADH＋H$^+$ ⟶ 乳酸＋ NAD$^+$，测定 340 nm 处吸光度的下降来进行定量。还可以利用人工合成的无色的色素原底物，经酶作用生成有色的产物后测定酶活性。如应用硝基苯酚和硝基苯胺的衍生物测定 ALP、GGT 等水解酶类。

2. 酶偶联反应测定 在酶活性测定时，如果底物或产物不能直接测定或难于准确测定，可采用酶偶联法测定，即在反应体系中加入一个或几个工具酶，将待测酶生成的某一产物转化为新的可直接测定的产物，从而达到检测目的。当加入酶的反应速率与待测酶反应速率达到平衡时，可以用指示酶的反应速率来代表待测酶的活性。最简单的酶偶联反应模式如下。

$$A \xrightarrow{E_x} B \xrightarrow{E_i} P$$

E_x 为待测酶，A 为底物，B 为中间产物，E_i 为指示酶，P 为可直接测定的产物。如果一些酶促反应找不到合适的指示酶与其直接偶联时，可在始发反应和指示反应之间加入另一种酶，将二者连接起来，此反应为辅助反应。模式如下。

$$A \xrightarrow{E_x} B \xrightarrow{E_a} C \xrightarrow{E_i} P$$

式中 B、C 都为中间产物，E_a 和 E_i 都为工具酶，按其作用不同，E_a 称为辅助酶，E_i 称为指示酶，这种酶促反应系统称为酶偶联体系。

（三）常用指示酶及指示反应

生物化学检验中最常用的偶联指示系统有两个。

1. 过氧化物酶指示系统 利用较高特异性的氧化物酶产生过氧化氢（H$_2$O$_2$），再加入氧化发色剂如 4-氨基安替比林(4-AAP)和酚生成红色醌亚胺化合物进行比色，即临床实验室常用的 Trinder 指示反应；如葡萄糖氧化酶法测葡萄糖、胆固醇氧化酶法测血清总胆固醇、磷酸甘油氧化酶法测血清甘油三酯等均采用此指示系统。

$$2H_2O_2 + 4\text{-AAP} + 酚 \xrightarrow{POD} 醌亚胺(红色) + 4H_2O$$

2. 脱氢酶指示系统 利用氧化-还原酶反应使其连接到 NAN(P)$^+$-NAD(P)H 的正/逆反应后，因 NAD(P)H 在 340 nm 处有吸收峰，故可通过紫外分光光度法直接测定 NAD(P)H 的变化量，如速率法测定血清丙氨酸氨基转移酶、碱性磷酸酶等；也可利用 365 nm 波长的紫外光激发 NAD(P)H，使其发射 460 nm 强烈荧光进行测定。

$$P + NAD(P)H + H^+ \Longleftrightarrow PH_2 + NAD(P)^+$$

3. 常用工具酶 常用的工具酶有氧化还原酶类、转移酶类和水解酶类，见表 6-1。

表 6-1　常用工具酶的名称及其缩写符号

名称	缩写符号	名称	缩写符号
乳酸脱氢酶	LDH	己糖激酶	HK
苹果酸脱氢酶	MDH	肌酸激酶	CK
葡糖-6-磷酸脱氢酶	G-6-PH	丙酮酸激酶	PK
谷氨酸脱氢酶	GLDH	甘油激酶	GK
葡萄糖氧化酶	GOD	脂蛋白脂肪酶	LPL
胆固醇氧化酶	COD	胆固醇酯酶	CHE
磷酸甘油氧化酶	GPD	脲酶	
过氧化物酶	POD	肌酐酶	

四、影响酶活性测定的因素

血清酶活性测定所选择的方法和条件等都应是酶促反应的最适条件,测定酶活性的标本都是液体,除待测酶外,还存在着其他各种酶和物质,在实际测定中可能会出现一些副反应或旁路反应,对测定产生干扰。

(一)标本及标本采集和处理因素

可能存在的影响因素如下。

1. 溶血　最重要的影响是红细胞(RBC)内酶的大量释出。大部分的酶在细胞内外浓度差异明显,其活性通常远高于血清。如 RBC 内的 LDH、AST 和 ALT 活性分别较血清中高 100、15 和 7 倍左右。RBC释放的 Hb 在 300~500 nm 可见光波段能使吸光度明显升高,干扰分光光度计的测定。RBC 中酶的干扰不仅表现在溶血影响上,采血后如不及时将血清和血凝块分离,血细胞中酶同样可以透过细胞膜进入血清。所以,静脉采血后,必须在 1~2 h 内及时离心,将血清与血细胞、血凝块分离,以免引起误差。有些酶要及时测定,如血细胞被分离后,因血中 CO_2 丧失极快,可使 pH 在 15 min 内由 7.4 增至 8.0,对碱性敏感的 ACP 活性会急剧下降。

2. 抗凝剂　临床上除非测定与凝血或纤溶有关的酶,一般都不采用血浆而用血清作为首选测定标本。大多数抗凝剂都在一定程度上影响酶活性,EDTA、草酸盐和柠檬酸盐等抗凝剂,它们为金属离子螯合剂,可抑制需要 Ca^{2+} 的 AMS,也可抑制需要 Mg^{2+} 的 CK 和 5′-核苷酸酶(5′-NA)。EDTA 还抑制ALP,草酸盐和柠檬酸盐抑制 ACP、ChE;草酸盐既可与丙酮酸或乳酸发生竞争性抑制,又能与 LDH 或NADH 或 NAD^+ 形成复合物,从而抑制 LDH 催化的反应。上述有影响的抗凝剂分离的血浆一般不宜做相应酶活性测定。肝素是一种黏多糖,是对酶活性影响最小的抗凝剂,对 ALT、AST、CK、LDH 和 ACP无影响,适于急诊时迅速分离血浆进行测定。要注意的是它可使 GGT 升高。

3. 温度　血清清蛋白对酶蛋白有稳定作用,如无细菌污染,某些酶(如 AST、GGT 和 ALP 等)可在室温保存 1~3 天,活性不受影响。但有些酶极不稳定,如血清前列腺 ACP,在 37 ℃放置 1 h,活性可下降50%。因此,要及时检测,低温储存。大部分酶在低温中比较稳定,因此当天不能测定时,应在血清分离后置冰箱中冷藏。表 6-2 是常用酶在不同温度储存的稳定性。

表 6-2　常用酶在不同温度储存的稳定性(活性变化小于 10%)

酶	室温(25 ℃)	冷藏(0~4 ℃)	冰冻(−25 ℃)
ALD	2 天	2 天	不稳定
ALT	2 天	5 天	不稳定*
AST	3 天	1 周	1 月
ALP	2~3 天	2~3 天	1 月
GGT	2 天	1 周	1 月

续表

酶	室温(25 ℃)	冷藏(0～4 ℃)	冰冻(−25 ℃)
CHE	1周	1周	1周
LAP	1周	1周	1月
CK	1周	1周	1月
LDH	1周	1～3天[§]	1～3天[§]
AMY	1月	7月	2月
LPS	1周	3周	3周
ACP	4小时[※]	3天[#]	3天[#]
5'-NT	1天	1周	3月

注：* 表示酶不耐融化；§ 表示与同工酶类型有关；※表示标本未酸化；#表示标本加枸橼酸或醋酸至 pH=5。

从表 6-2 可看出−25 ℃将血清冻结并没有太大优点，相反有些酶如 ALD、ALT 在融冻时被破坏。有文献报道用液氧在−195 ℃储存血清，常用酶如 ALT、AST、ALP、CK、LDH、GGT 和 AMY，在 10 个月活性变化不大。个别酶如 LDH 在低温反而不如室温稳定，即所谓的"冷变性"。

4. 副反应 酶促反应体系中，除待测酶反应外，其他非待测酶和物质引起的干扰待测酶测定的反应。NAD(P)H 是目前使用最多的指示反应物质。体内存在数以百计的氧化还原酶，它们的辅酶很多是一致的。若存在内源性代谢物，必然会相互干扰。比如酶偶联法测 ALT，由于反应体系中含有大量 NADH 和 LDH，可与血液标本中所含丙酮酸反应，引起 340 nm 波长处吸光度下降，从而引起 ALT 活性测定误差。此影响可通过加入副反应抑制剂，或对样品进行预处理等方法给予排除。

（二）试剂及方法学因素

酶的测定大多使用商品试剂盒，不同厂家酶试剂盒的测定原理、试剂配方（包括缓冲液、底物、添加剂等）、产品质量、技术含量等常有区别。选购试剂盒时，要仔细阅读试剂盒说明书，了解试剂盒所用方法的原理、试剂配方等，选择 IFCC 或中华医学会检验医学分会推荐的常规方法或选择公认的测定方法。使用时，要定期对试剂盒的质量进行监测。

常见的影响因素如下。

1. 定时法与连续监测法的选用 在条件许可的情况下，应尽可能全部采用连续监测法，少用或不用定时法。连续监测法可以选择线性反应期的反应速率来计算酶活性，测定结果可靠，是首选的方法。但该方法仪器要求相对较高，在基层单位，某些酶采用定时法测定也可以得到比较准确的结果。ALP 酶活性的测定，如加做样品空白，两法的结果准确性相当。

2. 检测底物或检测产物的选择 取决于哪个更方便、测定的结果更准确。通常原则是选择测定产物的生成量而不是底物的消耗量。反应时底物浓度高，反应时间短，这也是淀粉酶的碘淀粉比色法逐渐被色素源底物法取代的原因之一。除部分测定 NADH 减少可以看成测底物的消耗量外，已很少有采用测定底物消耗量的项目。

3. 底物启动模式与样品启动模式的选择 底物启动模式（IFCC 推荐采用）是指样品先与缺乏某种底物的试剂 1 预孵育一定时间后，再加入含有这种底物的试剂 2，开始启动样品中的待测酶的酶促反应。其优点是在待测酶酶促反应开始之前，可以除去某些干扰物，包括内源性干扰物和外源性干扰物。这种模式需要双试剂剂型。样品启动模式是指反应所需的试剂先混合在一起，然后加入样品，依靠样品中的待测酶来启动酶促反应。只在延滞期去除部分干扰物。这种模式可采用单一试剂剂型。

4. 正向反应与逆向反应的选择 一般根据测定底物或产物的难易程度来决定。除原则上选择对底物亲和力大、酶转换率高的方向外，还应考虑内源性干扰、底物价格和稳定性等诸多因素。例如，CK 的测定普遍采用逆向反应，因其逆向反应速率是正向反应速率的 6 倍，而且受影响因素少。但是，对 LDH 测定的选择目前尚有争议。国内多采用正向反应（L→P 从乳酸到丙酮酸），与 IFCC 在 2001 年发表的操作手册一致。理由是正向反应有利于 LDH$_1$ 的活性表达，对急性心肌梗死有更高的诊断灵敏度，同时试剂成本低廉、稳定性好。而国外常用方法曾是逆向反应(P→L),理由是其反应速率是正向反应的 3 倍,成本也较低。

5. 试剂的干扰作用 ①试剂酶的污染。组织匀浆中往往含有 NADH-细胞色素 C 还原酶,它将干扰各种还原酶的测定。②底物的非酶反应。很多硝基酚的酯类衍生物在水溶液中不稳定,放置一段时间可自行水解释放出硝基酚,如碱性磷酸酶(ALP)测定。

这些干扰可以通过试剂空白管检出加以校正,并注意选购 IFCC 或中华医学会检验医学分会推荐的方法和质量好的试剂。

(三)仪器因素的影响

仪器本身性能好坏对测定结果是有影响的,可能的因素如下。

1. 加样系统 加样的准确性、重复性和携带污染。

2. 反应系统 ①反应杯的形状、表面和携带污染可影响数据的准确。②反应杯和反应槽温度的准确性、波动范围。③搅拌和清洗机构的效果和携带污染。

3. 检测系统 光度计的准确性、重复性、线性范围和杂散光等均会造成结果的偏差。

在日常工作中,除常规做好仪器和设备的正确使用和维护外,重点应注意仪器的校准问题。

(四)测定条件与参数设置

酶活性测定时,最适条件包括:合适的底物和最适底物浓度;理想的缓冲液种类和最适离子强度;反应液的最适 pH;最适反应温度;合适的辅因子、激活剂浓度;若是酶偶联反应,还需要确定指示酶和辅助酶的用量;合理的测定时间,包括延滞期尽量短暂,有足够的线性反应期;合适的样品与反应试剂的比例;足够的检测范围;尽量去除各种抑制剂等。

1. 反应温度 目前常规实验室越来越多的使用 37 ℃,这更多的是从实际工作方便来考虑。

1986 年以前,IFCC 推荐酶活性测定的温度是 30 ℃,纯镓的熔点为 29.77 ℃,镓作为此温度的基准物质,保证了测定仪器在 30 ℃的高度准确性。

2001 年,IFCC 正式发表了 37 ℃下检测酶催化活性浓度的 IFCC 一级参考方法操作手册和参考制品认可系统,包括 CK、LDH、ALT、AST、GGT 五个酶在内。

2. 延滞期、线性反应期的确定 延滞期可以因酶在样品中所存在的介质不同而略有差别,原因可能是存在内源性干扰物,也可能是存在一些抑制剂。确定原则是多观察浓度不等、病理情况不同的标本,选择延滞期最长者作为确定值。

线性反应期的确定,离不开酶浓度的可测上限,因为酶浓度越高,在同样时间内消耗底物越多,产生产物越多,底物的不足和产物的抑制将导致非线性反应期的提前到来。

线性反应期多长才符合要求呢?主要视读数次数和读数间隔来决定,为了计算非线性度,按最小二乘法的计算要求,读数次数应不少于 4 次,读数间隔按一般仪器要求 30 s 就足够了,线性反应期在 2 min 以上即可。中华医学会检验医学分会规定酶活性测定线性反应期不短于 2.5 min。其测得酶活性的最高浓度就是该法的线性范围上限。

第三节 酶质量测定技术

严格来说,酶浓度是指酶分子的质量浓度,常以酶蛋白浓度来表示。人体液中的酶有几百种,除 LPS(脂肪酶)、LCAT(卵磷脂胆固醇脂酰转移酶)、ChE(胆碱酯酶)、CER(铜蓝蛋白)外,大多数酶的含量在 μg/L 级水平甚至更低。因此,酶活性的测定是目前主要测定方法。20 世纪 70 年代以后,随着新技术特别是免疫学技术的发展,酶的定量分析技术中出现了许多利用酶蛋白的抗原性,通过抗原抗体反应直接测定酶蛋白质量的新方法,直接用质量单位 ng/mL、μg/L 来表示酶含量的高低。

一、免疫学方法测定酶质量的特点

国内外曾使用电泳法、色谱法、免疫化学法等测定酶浓度,其中以免疫化学法应用较广。免疫化学法是利用酶蛋白的抗原性,制备特异性抗体后用免疫学方法测定酶浓度。用于酶浓度测定的免疫化学方法有:免疫抑制法、免疫沉淀法、放射免疫测定(RIA)、化学发光免疫测定(CLIA)、酶免疫测定(EIA)、荧光酶免疫测定(FEIA)等。其中,前2种方法可用于酶活性测定,其他方法则用于酶蛋白浓度测定。例如,如免疫抑制法测定 CK-MB 的活性、免疫沉淀法(单向扩散法)法测定超氧化物歧化酶(SOD)的活性;RIA 测定胰蛋白酶和弹性蛋白酶浓度、CLIA 测定 CK-MB 的浓度、ELISA 测定神经元特异性烯醇化酶(NSE)浓度等。

(一)免疫学方法测定酶质量的优点

(1)酶是蛋白质,易变性失活,免疫法测定其含量基本不受变性影响。

(2)灵敏度高,灵敏度达到 ng/L 级至 μg/L 级的水平,能测定样品中用原有其他方法不易测出的少量或痕量酶。

(3)特异性高,几乎不受体液中其他物质,如酶抑制剂、激活剂等的影响,不受药物的干扰。

(4)能用于一些不表现酶活性的酶蛋白的酶测定,如各种酶原或去辅基酶蛋白,或因遗传变异而导致合成无活性的酶蛋白,以及失活的酶蛋白等。

(5)在某些情况下,与酶活性测定相结合,计算免疫比活性,能提供更多的具有临床应用和研究价值的新的资料和信息。

(6)特别适用于同工酶的测定。

(二)免疫学方法测定酶质量的不足

酶的免疫化学测定也有其局限性。主要表现如下。

(1)要制备足够量的提纯酶作为抗原和具有免疫化学性质的抗血清常常是很困难的,而且工作量很大。

(2)测定步骤多,操作繁琐。

(3)测定成本高。因此,必须熟练掌握免疫化学技术,掌握抗原抗体复合物形成的最佳条件,不断降低成本,这样才能既保证测定结果准确,又能在临床广泛推广使用。

二、酶活性与酶质量变化的不平行

酶活性和酶质量变化在不少情况下是互相平行的,但在一些情况下可以出现不一致。比如,有学者研究发现,在急性心肌梗死(AMI)时比较测定 CK-MB 活性与 RIA 法测定 CK-MB 质量的结果,发现二者之间存在着不平行关系,CK-MB 活性升高持续时间较短,为3天左右,而 CK-MB 质量升高持续时间却在7天左右。因此,在检测心肌坏死测定 CK-MB 的方法中,免疫学方法测定酶质量的结果诊断价值明显优于其他的测定酶活性的方法。

在一些疾病中,甚至出现二者变化完全相反的情况。例如在狗实验性胰腺炎,用免疫学方法测定弹性蛋白酶浓度,出现急剧上升现象,但同时酶活性却平行地下降。有学者解释为在释放酶蛋白入血同时,有大量酶抑制剂也释放入血,以致出现相互矛盾结果。再比如前列腺癌的肿瘤组织合成一些无活性或活性较低的酸性磷酸酶也可能是用2种方法测前列腺酸性磷酸酶(PACP)来诊断前列腺癌的阳性率不一致的原因。用免疫学方法测酶质量和经典的测酶活性方法相比,可能测定一些以前不易测定或测定条件不易掌握的酶,有可能为临床上的应用提供新的资料和信息,这是其更为有意义的方面。

第四节　同工酶测定

一、同工酶的概念

同工酶是指催化的化学反应相同,酶蛋白的分子结构、理化性质及免疫学性质不同的一组酶。这类酶存在于生物的同一种属或同一个体的不同组织,甚至同一组织或细胞中。目前已知的同工酶有百余种,临床上常进行测定的同工酶有 LDH、CK、ALT、AST、AMY、ACP 等。同工酶的分布除了具有组织器官特异性外,在同一细胞的不同细胞器中也有不同的分布,这对于提高疾病的诊断有重要意义。

某些酶或同工酶从组织进入体液后,可进一步分为多个不同的类型,即"同工酶亚型",也称为同工型。它是指基因在编码过程中由于翻译后修饰的差异所形成的多种形式的一类酶。亚型常为基因编码产物从细胞内释放进入血浆时因肽酶的作用降解而形成。表 6-3 列出了人体较重要的一些同工酶。

表 6-3　人体几种重要的同工酶

酶	中文名称	同工酶种类	相关疾病
CK	肌酸激酶	CK-BB,CK-MB,CK-MM(CK1,CK2,CK3)	心肌梗死、肌病、颅脑损伤、肿瘤
LDH	乳酸脱氢酶	LDH_1,LDH_2,LDH_3,LDH_4,LDH_5	心肌梗死、肌病、肺梗死、肝病、肿瘤
ALP	碱性磷酸酶	肝型、小肠型、骨型、胎盘型、肾型	肝胆疾病、骨病、妊娠、结肠炎、肿瘤
ACP	酸性磷酸酶	红细胞型、前列腺型、溶酶体型	前列腺癌、血液病、骨肿瘤
GGT	γ-谷氨酰转移酶	$\gamma\text{-GT}_1$,$\gamma\text{-GT}_2$,$\gamma\text{-GT}_3$,$\gamma\text{-GT}_4$	肝癌、梗阻性黄疸
AMY	淀粉酶	P-AMY(P_1,P_2,P_3),S-AMY(S_1,S_2,S_3,S_4)	急、慢性胰腺炎、腮腺炎
ALT	丙氨酸氨基转氨酶	ALTs,ALTm	心肌梗死、肝病
AST	天门冬氨酸氨基转移酶	ASTs,ASTm	心肌梗死、脑损伤、肾病、肌病
GST	谷胱甘肽转移酶	GST_1,GST_2(GST-α),GST_3(GST-μ),GST_4 和 GST_5(GST-π)	肺癌、肝炎
ALD	醛脱氢酶	ALD-A,ALD-B,ALD-C	肝癌、肝炎、神经细胞癌
NAG	N-乙酰-β-氨基葡萄糖苷酶	NAG-A,NAG-B,NAG-I	肝病、肾病

二、同工酶的测定方法

临床酶学分析的检测样品主要对象是各种体液,一般不需提纯处理。临床同工酶的分析大致可分为两步,即首先精确地分离出某种酶的各同工酶组分,然后测定酶的总活性和各同工酶或亚型组分的活性。同工酶及其亚型一级结构的不同,使其在理化性质、催化活性、生物学性质等方面存在明显的差异,根据这些差异可利用各种物理或化学的方法将其分离测定。目前对于同工酶的分离鉴定主要有以下几种方法。

（一）电泳法

在分析同工酶的所有方法中,电泳法最为常用。此法一般不破坏酶的天然状态,而且简便、快速、分离效果好。以往多用醋酸纤维素薄膜作为电泳支持介质,目前多用有配套试剂盒的自动化电泳分析系统,以分辨率更高的琼脂糖凝胶作为支持介质,采用高压或常压电泳进行各种同工酶及其亚型的分离与鉴定。此外,还可采用聚丙烯酰胺凝胶、等电聚焦、毛细管电泳等技术进行分析。电泳法的测定步骤主要包括区带分离、活性显色和定量检测。

1. 区带分离　与其他蛋白质电泳相似。

2. 活性显色　利用酶活性的测定原理,选择合适的显色系统使区带呈色。常用的显色染料有偶氮染料和四唑盐等。①偶氮染料:属于离子型化合物。如固蓝 B、固蓝 BB 等可生成深蓝色、紫色等难溶于水的重氮化合物。如 ALP、GGT 等同工酶的测定。②四唑盐:属于电子传递染料,起着受氢体的作用,如将硝基四氮唑蓝还原成不溶性紫红色的甲臜。如 LDH 同工酶的测定。

也有用荧光染料,将人工合成的荧光色素原底物(荧光染料)经水解酶类反应后产生荧光,如 ALP 等同工酶的测定。

3. 定量检测　现多用扫描定量,显色后的区带用分光光度计或荧光计扫描进行定量分析。用电泳法测定同工酶时,若区带数与同工酶数不一致时,应特别注意巨分子酶的存在。酶与体内的清蛋白、免疫球蛋白等形成复合物,如 CK-BB-IgG、CK-MM-IgA、LD-IgA 等,则出现新的电泳区带。所以,当患者同工酶图谱与同工酶数不一致时,甚至某一同工酶高于总酶活性,与临床症状不吻合,此时要特别警惕血样中可能有巨分子酶的存在,最好用其他方法如免疫法再测定同工酶,以免出现酶测定结果的错误造成的临床误诊。

(二)色谱法

常用的色谱法是柱色谱,如用离子交换色谱、亲和色谱及凝胶色谱等。色谱法是利用同工酶相对分子质量大小不同、所带电荷多少不同,以及受某些离子交换剂吸附的强弱程度不同来进行分离鉴定的方法。此操作方法费时繁琐,通常不适合临床同工酶常规检测,主要用于同工酶的分离、制备及纯化等。目前已有商品化的微型色谱柱用于临床同工酶分析。

(三)免疫法

免疫法是利用同工酶抗原性不同的特点建立的一类分析方法,主要包括免疫抑制法与免疫沉淀法。

1. 免疫抑制法 同工酶的一种亚基与相应的抗体结合后,酶活性会受到抑制,而不含有这种亚基的同工酶则不受影响,故测定加与不加抗体前后样本中酶活性的变化,可以计算出该型同工酶的活性。比如在 CK 同工酶中加入足量的 CK-MM 抗体,CK-MM 活性全部被抑制,CK-MB 活性抑制 50%,CK-BB 活性不受影响。此法简单、快速,适合临床急诊及批量样本的自动化测定。

2. 免疫沉淀法 含同工酶抗原的样本与相应抗体混合,在一定条件下可形成抗原-抗体复合物沉淀,离心后测定上清液中其他型别的酶活性。将加入抗体前后的酶活性相减,可求出被沉淀的同工酶活性。如前列腺 ACP 和胎盘 ALP 的测定。此法沉淀的形成过程一般较缓慢,37 ℃ 常需 1 h 左右,低温时所需时间更长。

(四)动力学分析法

测定动力学参数是同工酶研究中不可缺少的步骤。通过控制酶促反应条件,如利用化学抑制剂、特异性底物、升高温度、改变 pH 值等使待测定的某一种或几种同工酶发挥酶活性,最后用分光光度法或荧光法等测定酶活性的方法。根据控制条件的措施不同,可分为以下 4 种。

1. 抑制分析法 同一种抑制剂对同工酶有不同的抑制作用。因此,利用化学抑制剂对部分同工酶进行有效的抑制,从而测定出未被抑制的同工酶活性。

2. 底物特异性分析法 它是利用同工酶对底物的 K_m 及亲和力有差别进行测定的分析方法。如 LDH_1 对 α-羟丁酸的亲和力较大,K_m 为 0.84 mmol/L,LDH_5 对 α-羟丁酸的亲和力较小,K_m 为 10 mmol/L,因而可以用 α-羟丁酸作为底物测定 LDH_1 的活性。

3. 热变性法 它是利用各型同工酶的耐热性差异进行测定的分析方法。如胎盘 ALP 在 70 ℃ 高温下 30 min 酶活性无变化,骨 ALP 在 55 ℃ 下 10 min 活性丧失 95% 以上。样本经 65 ℃,10 min 预处理后只留下胎盘 ALP。

4. pH 分析法 它是利用各型同工酶最适 pH 值差异进行测定的分析方法。如 AST 的最适 pH 值为7.4,当 pH 值降为 5.6 时,细胞质 AST(ASTs)活性明显降低,而线粒体 AST(ASTm)则仍保持活性。

(五)蛋白酶水解法

就是根据同工酶对蛋白水解酶的敏感度不同,选择合适的蛋白酶浓度和反应时间,可将某些同工酶水解使其失活,有些同工酶则不受影响。此法简便、快速、易于自动化。

三、同工酶的诊断价值

临床上可根据酶浓度的变化用以辅助诊断。若酶浓度变化由细胞坏死或细胞膜通透性变化引起,表示脏器或组织损伤;若为细胞内酶合成增加所致,提示组织再生、修复、成骨或异位分泌,或提示有恶性肿瘤的可能;若为酶排泄障碍引起,说明有梗阻存在。同工酶的分析与鉴定则能更准确地反映出疾病的部位、性质和程度,具有十分重要的临床诊断价值。

第五节 诊断酶学在临床中的应用

一、血清酶的临床应用

由于酶广泛分布于全身各器官、组织，在血清中升高的机制又不尽相同，因此单凭某一酶的活性变化，很难做出独立诊断。若同时测定一组性质不同的酶，比较各酶活性的变化，就能根据酶活性增高或降低的"谱型"做出诊断，此种同时检测一组酶得到的图谱称为酶谱。如：①心肌酶谱：传统的心肌酶谱由 CK、AST、LDH 和 α-HBD 组成，最简单有效的心肌酶谱也可由 CK、CK-MB、CK-MB 亚型或 CK-MM 亚型组成。目前临床上对 AMI 的早期诊断常测定心肌肌钙蛋白。②肌酶谱：主要用于对骨骼肌疾病的诊断和监护。可测定 CK、LDH、AST 及其各自同工酶。③肝酶谱：主要是用来判断有无肝实质细胞损伤、肝内外胆汁淤积等肝胆疾病。代表性的酶有 ALT、AST、GGT、ChE。④肿瘤酶谱：具有器官特异性的有 ACP 及其同工酶、ALP 及其同工酶、γ-GT 及其同工酶、AFU、AMY 及其同工酶、LPS 等。⑤胰酶谱：主要用于急性胰腺炎的诊断和鉴别诊断。可测定 AMY 及其同工酶、LPS、磷脂酶 A_2 等。表 6-4 简要总结了临床诊断中常用酶的名称、参考范围、测定方法和主要临床意义，供参考。

表 6-4 临床诊断中常用的酶及其同工酶

名称（缩写）	测定方法	参考范围	主要临床意义
丙氨酸氨基转移酶（ALT）	连续监测法	5～40 U/L	ALT 是反映肝损伤的一个很灵敏的指标，临床上主要用于肝脏疾病的诊断
天门冬氨酸氨基转移酶（AST）	连续监测法	10～29 U/L	增高主要见于急性心肌梗死、肝胆疾病、溶血性疾病、进行性肌营养不良等
碱性磷酸酶（ALP）	连续监测法	40～150 U/L	增高：①胆道梗阻、肝硬化、胆石症、肝癌、肝炎和肝硬化；②骨骼疾病如变形性骨炎（Paget 病）、副甲状旁腺功能亢进、佝偻病、软骨症、原发性和继发性骨肿瘤、骨折和肢端肥大症。降低：重症慢性肾炎、应用氯贝丁酯、硫唑嘌呤等
酸性磷酸酶（ACP）	连续监测法 磷酸麝香草酚酞法	2.2～10.5 U/L 0.02～0.49 U/L	增高：前列腺癌，特别是发生转移时，变形性骨炎、恶性骨肿瘤、骨质疏松、多发性骨髓瘤及甲亢等
血清 α-淀粉酶（AMY）	连续监测法 比色法	20～160 U/L 148～333 U/L	增高：急性胰腺炎、腮腺炎，急腹症如急性阑尾炎、肠梗阻、溃疡穿孔时也有不同程度升高
肌酸激酶（CK）	连续监测法	26～170 U/L	增高：心肌梗死、心肌炎、进行性肌萎缩、皮肌炎等
肌酸激酶同工酶（CK-MB）	免疫抑制法 单克隆抗体法	0～15 U/L 5 μg/L	急性心肌梗死
胆碱酯酶（ChE）	连续监测法 比色法	4900～11900 U/L 40～80 U/L	降低：有机磷中毒、各种肝炎及其他慢性肝病。增高：主要见于肾病综合征、甲亢、糖尿病等
乳酸脱氢酶（LDH）	正向连续监测法 逆向连续监测法	109～245 U/L <450 U/L	急性心肌梗死，急、慢肝炎和肝硬化、肺梗死、白血病、肌营养不良等

名称(缩写)	测定方法	参考范围	主要临床意义
乳酸脱氢酶同工酶(LDH 同工酶)	琼脂糖电泳法	LDH₁:35.0%±4.3% LDH₂:38.0%±6.8% LDH₃:19.8%±2.2% LDH₄:3.7%±1.7% LDH₅:3.3%±1.5%	LDH₁和LDH₂升高:急性心肌梗死、病毒性和风湿性心肌炎。LDH₅和LDH₄升高:急性肝炎、肝萎缩、传染性单核细胞增多症、骨骼肌损伤、皮肌炎、慢性肝炎、肝硬化等
脂肪酶(LP)	比浊法	28～280 U/L	增高:急性胰腺炎及胰腺癌。急性胰腺炎时LP可持续升高 10～15 天,其他可见于胆道疾病
γ-谷氨酰基转移酶(γ-GT,GGT)	连续监测法	男:9～50 U/L 女:8～40 U/L	增高:肝癌、肝硬化、肝炎、阻塞性黄疸、胆管炎、胰头癌、乙醇中毒
单胺氧化酶(MAO)	比色法	200～660 U/L	增高:肝硬化、重症肝炎、慢性肝炎,也可见于糖尿病、甲亢、肢端肥大症、心衰引起的肝淤血等疾病
红细胞葡糖-6-磷酸脱氢酶(G-6-PD)	连续监测法	(0.78±0.13)U/μmolHb	降低:G-6-PD 遗传性缺陷,蚕豆黄,某些药物诱发的急性溶血性贫血及某些小儿非球形红细胞溶血性贫血
α-羟丁酸脱氢酶	连续监测法 比色法	111～199 U/L 53～135 U/L	增高:急性心肌梗死
神经元特异性烯醇化酶(NSE)	放射免疫法	(3.0±2.4) μg/L	增高:小细胞性肺癌。还可见于神经母细胞瘤、嗜铬细胞瘤、甲状腺髓样癌、燕麦细胞瘤等
溶菌酶(LYS)	比色法	血清:3～30 mg/L 尿:<2 mg/L	血清增高:白血病、全身性癌症患者。尿中增高:血清增高的患者、肾病综合征、镉中毒、慢性感染性肾病等
腺苷脱氨酶(ADA)	连续监测法 比色法	(22±4.4) U/L 0～25 U	增高:肝炎、肝硬化、前列腺癌、膀胱癌、传染性单核细胞增多症、肿瘤所致的胆道梗阻等
尿丙氨酸氨基肽酶(AAP)	连续监测法	0.36～2.38 mmolCr	增高:急慢性肾炎、肾盂肾炎、肾病综合征、上尿路感染
醇脱氢酶(ADH)	连续监测法	(1.4±1.2)U/L	增高:急性肝实质细胞损伤
α-L-岩藻糖苷酶(AFU)	终点法	(6.8±1.49)U/L	增高:原发性肝癌患者,阳性率81.2%,肿瘤切除后可在1～2周内恢复正常
超氧化物歧化酶(SOD)	比色法	红细胞:242 mg/L 血清:548 μg/L 血浆:173 μg/L	增高:精神分裂症、骨髓瘤、淋巴瘤、粒细胞性白血病、高血压、心肌梗死。降低:贫血、蛛网膜下腔出血、吸烟等

二、病例分析

(一) 病例 6-1

女性患者,黄疸并有恶心表现,尤其进食含脂肪高的食物后,常出现腹胀和不适。排泄大便有恶臭、色浅,深褐色尿液。无既往病史,其男友是乙肝病毒携带者。体格检查:有黄疸,肝大,有触痛,中等度腹水。实验室检查:血总胆红素 620 μmol/L,TP 48.5 g/L,Alb:28.6 g/L,ALP 223 U/L,AST 1835 U/L,PT 17.1 s,KPTT 52.3 s。尿液:Bil(＋＋＋),Uro(＋＋)。

【临床诊断】急性传染性乙型肝炎。

【诊断分析】①血胆红素浓度及 AST 活性明显增加，ALP 活性轻度增加，提示肝细胞功能不良继发中度胆汁淤积。肝脏合成蛋白质减少，导致清蛋白浓度减低及总蛋白水平降低。肝脏合成凝血因子减少也引起凝血时间的延长。②尿中出现胆红素表明血中结合胆红素血增高。尿胆原水平增高与肝功能低下有关。

（二）病例 6-2

女性患者，56 岁，2 周前皮肤出现黄染、瘙痒，伴食欲低下、乏力，尿液深黄。有胆囊结石 16 年，胆囊炎 2 年。体格检查：全身皮肤、巩膜黄染，皮肤瘙痒。B 超检查发现胆总管结石，胆囊萎缩。实验室检查：血总胆红素 623 μmol/L，TP 62.6 g/L，Alb 34.6 g/L，ALT 125 U/L，AST 97 U/L，ALP 875 U/L，GGT 456 U/L，尿液：Bil(＋＋＋)，Uro(－)。

【临床诊断】肝后性黄疸。

【诊断分析】患者有明显黄疸。实验室检查结果发现：患者总蛋白和清蛋白浓度正常，ALT 和 AST 活性轻度增加，ALP 和 GGT 活性异常增加；尿中胆红素明显增高；B 超检查发现胆总管结石。

（三）病例 6-3

男性患者，59 岁，上腹剧烈疼痛 1 天，向腹背部放射，伴恶心、呕吐、腹胀。发热，体温 38.9 ℃。体格检查：上腹部压痛(＋)，反跳痛(＋)，墨菲征(＋)，肝区叩痛(＋)。肠鸣音明显减弱。一天后右下腹有压痛、反跳痛及肌紧张。B 超检查发现胆石症，胰腺水肿，周围有渗出，腹腔少量积液。实验室检查：血尿液淀粉酶均明显增高。

【临床诊断】急性胰腺炎并腹膜炎。

【诊断分析】患者上腹剧痛 1 天，向腹背部放射；胃肠道症状；压痛、反跳痛；墨菲征(＋)；血尿液淀粉酶明显增高；B 超检查发现胆石症，胰腺水肿，周围有渗出。

本章小结

酶是生物体内催化剂，化学本质主要是蛋白质。影响酶促反应的因素主要有酶浓度、底物浓度、pH、温度、激活剂及抑制剂等。其中底物浓度对酶促反应的影响遵守米氏方程规律。

血浆酶包括血浆特异酶和非血浆特异酶两大类，后者又可分为外分泌酶和细胞酶等。正常情况下血清中酶活性相对稳定。在病理情况可引起血清中酶活性的异常。性别、年龄、运动、妊娠等生理因素也可导致血清中一些酶活性的变化。

酶活性测定是临床酶学分析最为常用的方法。根据酶促反应中底物的减少量或产物的生成量，可计算出酶活性的高低。按反应时间可分为定时法和连续监测法两大类。其中连续监测法是目前临床实验室最常用的方法，可分为直接法和间接法两大类。

直接法是在不终止酶促反应条件下，直接通过测定代谢物吸光度、荧光等，从而计算出酶活性。间接法以酶偶联法应用最多。最常用的偶联指示系统有两个：一个是过氧化物酶指示系统，即利用较高特异性的氧化酶产生过氧化氢(H_2O_2)，再加入氧化发色剂进行比色，如临床实验室常用的 Trinder 指示反应；另一个是脱氢酶指示系统，即利用氧化-还原酶反应使其连接到 NAN(P)$^+$-NAD(P)H 的正/逆反应后，因 NAD(P)H 在 340 nm 处有吸收峰，故可通过紫外分光光度法或其他方法直接测定 NAD(P)H 的变化量。

用自动生物化学分析仪进行酶学测定时，要合理选择方法并进行参数的设置。在标本的采集、运输与保存时要特别注意溶血、抗凝剂及温度等技术因素对测定的影响。

临床上还可利用酶的抗原性，通过免疫化学方法直接进行酶浓度测定。与传统的酶活性测定法相比，这些免疫化学法具有灵敏度高、特异性强等特点，能用于一些不表现酶活性或无活性的酶测定，而且特别适用于同工酶的测定。

同工酶的分析大致可分为两步,即首先精确地分离出某酶的各同工酶组分,然后测定酶的总活性和各同工酶组分的活性。常用方法有电泳法、色谱法、免疫分析法、动力学分析法和蛋白酶水解法等。临床常规中以电泳法最常用。

临床上以检测血清酶和同工酶应用最广,根据需要也可测定其他各种体液(如尿液、胸水、腹水、脑脊液等)中的酶和同工酶或亚型。有时单凭某一酶的活性变化,很难做出独立诊断。若同时测定一组性质不同的酶,比较各酶活性的变化,就能根据酶增高或减少的"谱型"做出诊断,此种同时检测一组酶,称为酶谱。常用的如心肌酶谱、肌酶谱、肝酶谱、肿瘤酶谱和胰酶谱等。

能力检测

一、单选题

1. 根据国际生化学会酶学委员会的决定,酶的一个国际单位是指( )。

A. 最适条件下,每小时催化生成 1 mmol 产物所需的酶量

B. 37 ℃下,每分钟催化生成 1 μmol 产物所需的酶量

C. 25 ℃下,其他为最适条件,每分钟催化生成 1 μmol 产物所需的酶量

D. 30 ℃下,每小时催化生成 1 mmol 产物所需的酶量

E. 在特定条件下,每分钟转化 1 μmol 底物所需的酶量

2. v 要达到 v_{max} 的 90% 以上,[S] 应为 K_m 的 ( )。

A. 2 倍   B. 5 倍   C. 10 倍   D. 100 倍   E. 50 倍

3. ACP 测定主要用于诊断( )。

A. 胆道阻塞   B. 佝偻病   C. 成骨肉瘤   D. 前列腺癌   E. 肝炎

4. 下列哪一项酶学指标可以作为慢性酒精中毒诊断的较敏感指标?( )

A. ALT   B. ALP   C. GGT   D. AST   E. LDH

5. 在下列偶联反应 $A \xrightarrow{E_x} B \xrightarrow{E_a} C \xrightarrow{E_i} D$ 中工具酶是 ( )。

A. E_x B. E_x 和 E_i C. E_a 和 E_i D. E_i E. E_a 和 E_x

6. 正常成年人血清 LDH 同工酶电泳区带浓度结果为( )。

A. $LDH_2 > LDH_1 > LDH_3 > LDH_4 > LDH_5$

B. $LDH_5 > LDH_1 > LDH_2 > LDH_3 > LDH_4$

C. $LDH_3 > LDH_1 > LDH_2 > LDH_4 > LDH_5$

D. $LDH_1 > LDH_2 > LDH_3 > LDH_4 > LDH_5$

E. $LDH_4 > LDH_1 > LDH_2 > LDH_3 > LDH_5$

7. 判断有机磷农药中毒程度的检查是( )。

A. 血清丙氨基转移酶   B. 碳氧血红蛋白测定   C. 残留农药测定

D. 神经靶酯酶   E. 胆碱酯酶活力测定

8. 在酶活性测定时,底物浓度最好是 K_m 的( )。

A. 0.1 倍   B. 1.0 倍   C. 1.0~5 倍   D. 10~20 倍   E. 50~100 倍

9. ①~②题共用备选答案。

A. 二聚体   B. 三聚体   C. 四聚体   D. 五聚体   E. 六聚体

①CK 是由 2 种亚基(M 亚基和 B 亚基)组成的几聚体?( )

②LDH 是由 2 种亚基(M 亚基和 H 亚基)组成的几聚体?( )

10. ③~④题共用备选答案。

A. ASTm   B. LDH   C. α-HBD   D. CK   E. ALT

③急性心肌梗死时血清酶出现最早的是( )。

④急性心肌梗死时血清酶出现最晚的是( )。

二、简答题

1. 测定酶活性的理想缓冲液应具备的条件有哪些?

2. 简述间接酶偶联法指示系统的基本原理。

（江兴林）

第七章　生物化学检验的质量控制

学习目标

1.掌握室内质量控制的主要方法及失控原因分析和纠正措施,室间质量评价的概念、方法及意义,标本的正确采集。

2.熟悉 Westgard 多规则质控技术、全面质量控制内容。

3.了解检验项目组合。

质量控制是近年来发展很快的一门管理科学,起初用于企业管理,提高产品质量,到了 20 世纪 50 年代引入到医学检验的领域,20 世纪 50 年代末,美国、德国、法国等国家已开始立法规定,临床生物化学检验必须要有质量控制的保证。20 世纪 60 年代到 70 年代,中国也在全国各临床生化实验室进行大规模的调查,实行质量控制;此间相继成立了国家卫生和计划生育委员会临床检验中心,各省市或地区的临床检验中心。组织开展全国性和地区性质量控制知识的学习、培训和实施,以保证生物化学检验的质量。各级卫生行政部门和医院也已将开展质量控制活动作为医院文明建设和评等升级的重要内容之一,以确保质量控制工作能持续有效地进行。医学检验质量控制已从过去单一的统计质量控制,发展为更趋完备的全面质量控制(TQC),并已遍及临床医学检验各个领域,成为了国际性的活动。

目前,世界卫生组织(WHO)和国际临床生化联合会都有质量控制的领导机构,领导和管理国际质量控制,并向各国提供标准品的控制物。所谓全面质量控制是指全体人员参加的,以数理统计为手段,充分发挥组织管理与专业技术的作用,建立从收集标本到发出报告(或从原材料到产品)完整的质量控制系统。

近年来检验技术使用了最先进的自动化仪器,商品试剂盒和质量控制品的标准化及全面质量控制在医学检验管理中的常规运用,使得检验过程中的误差得到很好的控制。检验结果与临床信息符合率得到很大的提高,在疾病的诊断、治疗和预后的估计中起着重要作用。作为一个检验工作者,必须掌握质量控制的基本知识和基本方法。

质量控制(quality control,QC)是指为达到质量要求所采取的作业技术和活动,其目的是检测分析过程中的误差,控制有关的各个环节,确保实验结果的准确可靠。

全面质量控制的内容不仅仅局限于检验结果本身,从管理的角度来讲包括检验前、检验中和检验后质量控制。

1. 检验前质量控制　①人员的素质和稳定性;②实验室的设置和工作环境;③实验仪器的质量保证;④患者准备;⑤标本采集和处理;⑥检测方法的选择和评价;⑦试剂盒的选择与评价。

2. 检验中质量控制　做好室内质控和结果分析,参加室间质量评价。

3. 检验后质量控制　①检验结果的正确发出;②咨询服务;③检验样品的保存和处理。

只有检测和控制检验前、检验中和检验后这三个过程中各环节的误差,才能保证最后检测结果的可靠性。

第一节 检验前质量控制

检验前质量控制也称分析前程序或检验前程序,按时间顺序起始于临床医师提出申请,终止于启动分析检验程序;其基本步骤包括检验申请、患者准备、原始样本采集、标本转运至实验室、在实验室内部传递及检验前标本的预处理的全部过程,因此,其影响因素具有复杂性、隐蔽性、不可控性及责任不确定性,作为临床实验室必须建立检验前质量保证体系。

一、检验前质量控制的主要内容

结合各自实验室的特点确定检验前质量控制的内容,至少应包括对临床医师、护理人员及患者的信息指导、检验申请、标本采集、标本转运、标本接收、不合格标本的处理、标本存放、稳定性及前处理等内容。

二、检验项目的申请和选择原则

检验申请单应包括以下信息:患者姓名、门诊或住院号、性别、年龄、送检科室、病室、床号、诊断、送检标本类型、申请检验项目、申请医师姓名、申请日期。特殊情况下还应该标注正在使用的药物情况。送检时应注明采样时间及采样人,外送标本还必须注明本单位名称及联系方式。

用循证检验医学指导临床诊疗活动,根据患者病情需要,正确选择检验项目是保证临床医学质量的第一步。目前检验项目繁多,每项试验都有其不同的临床意义。有的用于筛选,不可作为确诊依据;还有的用于疗效观察和预后判断。检验项目的选择主要根据实验项目的针对性、有效性、时效性和经济性,具体细述如下。

1. 针对性 主要是应根据所需提供何种信息来确定项目的选择。如对糖尿病患者显然检查血糖、糖化血红蛋白、尿糖十分重要;治疗过程中的监测用末梢血及血糖仪进行床旁监测(POCT)是可行的,但要用于确诊就不合适了。多数肿瘤标志物用于早期诊断效果并不理想,但用于疗效及病情观察的价值就更大些。

2. 有效性 主要应考虑实验项目对疾病诊断的敏感度及特异度。由于敏感度和特异度都有一定的限度,因此在不同情况下,侧重点可能有所不同。如人群筛查时,应考虑敏感度较高的检验项目,以避免漏诊。为了确诊,则应选用特异度较高的试验,以避免误诊。

3. 时效性 强调及时性。特殊情况下应有补充措施。如急性心肌梗死患者急诊就诊时,可先用干化学法(如 POCT)进行肌钙蛋白 T 或 I 监测,但同时应做定量测定。一些细菌标本培养前不妨同时涂片镜检,做出初步报告。

4. 经济性 应从成本与效益的关系来考虑,主要从总体考虑患者的经济支出。一般情况下,医生的检验诊断以"够用"为原则,以减轻患者的经济负担,避免不必要的检查。当然也应避免为了单纯减少患者的经济费用而漏检或不检,此种做法短时间内看,患者的费用减少了,却延长了患者的诊疗时间,经济负担并没有减轻,有时甚至会影响患者的最佳治疗时机。因此,医生应在保证诊疗需要的基础上尽量减少患者的经济负担。

三、检验项目的优化组合

随着自动化分析仪的引进、检验方法的不断创新以及商品化试剂盒的应用,一管血同时做多个项目成为现实,这样缩短了检验单的报告时间和患者的诊疗时间,促使检验工作效率得到大幅度的提高,对一种疾病同时检测多个项目又能提高诊断的准确率。绝大多数检验项目都能进行单项试验,与组合检验相比,单项检验针对性强,经济、快速,受到临床医护人员和患者的欢迎。检验项目的组合检验一般分为"随机组合"和"固定组合",前者是临床医生根据患者的需要在检验项目目录中进行自主选择;后者是实验室在充分征求临床和行业内专家意见的基础上,选择性将某些项目组合在一起,成为一个固定的检测系列,如肝功能组合、肾功能组合、血脂组合、心肌酶谱组合、乙肝三对组合等。合理、科学的"组合"对为临床医师提供较全面的信息是必要的,同时也使申请检验的步骤简化。"组合"通常有下列几种情况。

(1)为提高敏感度或特异度而形成的"组合":如几种肿瘤标志物的联合应用,这时应考虑对结果的分析是采用平行试验分析方法还是序列试验分析方法。平行试验提高了敏感度,但降低了特异度;序列试验提高了特异度,但降低了敏感度。这是应该引起注意的。

(2)快速检测某器官的多种功能:为了解某器官不同功能情况或从不同角度了解某一疾病有关情况而形成的不同的"组合",如肝功能、肾功能、乙肝血清标志物等。

(3)提高诊断效率:为正确、及时诊断而形成的"组合",如心肌酶谱、肌钙蛋白和肌红蛋白的组合,这不仅可以发现是否有急性心肌梗死发生,同时还可以推测心肌梗死发生的时间,从而为抢救患者节省宝贵时间。

(4)快速掌握患者的基本信息:初诊时,为了解患者多方面信息而形成的"组合",如血常规、尿常规、粪便常规的一些"组合"。

(5)为临床医师选用合理的治疗药物而形成的"组合",如抗生素药物敏感试验等。这些试验项目的组合对早期诊断及治疗是非常必要的,但这种组合必须合理、科学,防止不必要的大"组合",有时有的患者只要做某1～2项试验,就不一定选用组合了。

四、患者准备

患者采样前准备是检验质量保证的重要环节之一,由于患者受到各种内在和外在因素的影响,可使检验结果产生或大或小的误差,为此检验前患者需做适当准备,以减少随机分析误差。为了使检验结果如实地反映患者体内情况,检验人员和临床医护人员应该指导患者如何正确留取标本。除了特殊检验有专门规定之外,一般检验要求患者处于安静状态,生活饮食处于日常状态,运动、食物、饮酒、过度空腹、吸烟、采样时间、药物以及体位等都可以影响某些检验的结果。

(一)固定因素

如年龄、性别、民族等,它们的参考区间是不同的,分析前阶段的质量保证工作考虑的主要不是这方面的因素。

(二)可变因素

如患者的情绪、运动、生理节律变化等内在因素,其他甚至如采取血标本时的体位、止血带绑扎时间等都可能影响检验结果。

1. 情绪 首先患者对采集标本时的恐惧、紧张,有时造成标本采集的失败,尤其是在骨髓、脑脊液、胸腹水穿刺时,偶尔静脉采血时也可发生。有研究显示,患者处于激动、兴奋、恐惧状态时,可使血红蛋白、白细胞增高。

2. 运动 可使丙氨酸氨基转移酶(ALT)、天门冬氨酸氨基转移酶(AST)、乳酸脱氢酶(LDH)、肌酸激酶(CK)等一过性升高,还可引起血中钾、钠、钙、清蛋白、血糖等试验项目的结果升高。劳累或受冷、热空气刺激,可引起白细胞增高。

3. 昼夜变化 一些试验项目呈现昼夜峰谷变化,如生长激素在晚间 21—23 时为峰值时间,而在 1—21 时为谷值时间,日均值变化范围为 $300\%\sim400\%$,钾的峰值时间为 14—16 时,谷值时间为 23 时—次日 1 时,变化范围为 $5\%\sim10\%$;血红蛋白的峰值时间为 6—18 时,谷值时间为 22—24 时,变化范围为 $8\%\sim15\%$。另外昼夜变化范围大的还有泌乳素,峰值时间为 5—7 时,谷值时间为 10—12 时,变化范围达 $80\%\sim100\%$;醛固酮的峰值时间为 2—4 时,谷值时间为 12—14 时,变化范围为 $60\%\sim80\%$。

4. 体位 体位从立位到卧位时 HB 下降 4%,HCT 下降 6%,K^+ 下降 1%,ALT 下降 7%,AST 下降 9%,ALP 下降 9%,IgG 下降 7%,IgA 下降 7%,IgM 下降 5%,TG 下降 6%,甲状腺素(T_4)下降 11%。

5. 饮食和嗜好 采血前应禁食、烟、酒和各种饮料,如饮用咖啡可使血淀粉酶、天门冬氨酸氨基转移酶、丙氨酸氨基转移酶、甘油三酯、L-γ-谷氨酰基转肽酶、高密度脂蛋白升高;吸烟可使儿茶酚胺、胃泌素、皮质醇、生长激素、碳氧血红蛋白等升高。但过度饥饿也可使葡萄糖和蛋白质结果偏低而胆红素则增高。

6. 药物影响 不同药物会对检验结果造成不同程度的影响。

(1)影响被测物浓度:当药物影响的正好是被测物浓度时,这是临床需要的信息,医生可根据被测物浓度的变化来实施诊疗活动。如果药物影响的是非观察对象,临床医生在分析检验结果时应考虑到这种因素的影响,必要时应停用药物几天后再检验。

(2)影响检验方法:某些药物可从检测原理上影响检验结果,如维生素 C 可对氧化还原法的实验造成影响。某些药物还可改变血清颜色或使反应体系变混浊,影响基于比色反应或浊度分析的检验结果。

(3)输液的影响:输液可使体内的某些成分发生较大变化,如单纯输电解质可使血钾、血钠、血镁增高;输葡萄糖可使血液中葡萄糖的含量升高,使钾、磷、淀粉酶、胆红素降低;输右旋糖酐可使凝血酶原时间缩短。

目前,究竟某种药物对哪些检验项目、检验方法造成何种影响以及影响的程度现在还不得而知。中药方面知道的就更少,这是个非常复杂的综合性问题,需要检验医学和临床共同去研究、探讨。

五、标本的正确采集

(一)血液标本的采集

检验用的血液标本可来自静脉、动脉或毛细血管。静脉血是最常用的标本,静脉穿刺是最常用的采血方法。

1. 静脉采血法 按检验项目要求,准备好相应的容器,患者应取坐位或卧位,采血部位通常是前臂肘窝的正中静脉。若用普通采血法,采血后应取下针头,将血液沿管壁缓慢注入试管内。

2. 真空采血法 又称为负压采血法,目前真空采血器有软接式双向采血针系统(又称为头皮静脉双向采血式)和硬接式双向采血针系统(套筒双向采血式)2 种,都是一端为穿刺针,另一端为刺塞针。

采血顺序:按我国卫生标准技术委员会临床检验标准专业委员会(CCCLS)标准操作规程(WS/T224—2002),如果使用真空管采血,要求采取多个标本时,应按以下顺序采血:①血培养管;②无抗凝剂及添加剂的红色管;③检测凝血因子的蓝色管;④有抗凝剂的紫色、绿色及黑色管;⑤含有促凝剂的黄色试管。有抗凝剂及添加剂的试管及时颠倒露底轻轻摇匀 5~8 次。

3. 毛细血管采血法 毛细血管采血法所采血实质是微动脉、微静脉和毛细血管的混合血,含有细胞间质和细胞内液。主要用于需血微量的检查或血常规检查。耳垂采血痛感较轻,但红细胞、白细胞、血红蛋白和血细胞压积的结果均比静脉血和手指血高,受气温影响较大,特别是冬季波动幅度较大,结果不稳定,一般情况下不宜使用。

4. 动脉采血法 肱动脉、股动脉、桡动脉以及其他任何部位的动脉都可以作为采血点,但多选择肱动脉和桡动脉。摸到搏动明显处,按常规消毒,左手固定搏动处,右手持注射器,针头与皮肤成 60°刺入,血液将自动进入注射器内。

(二)尿液标本的采集

能否正确、合理、规范化标本采集和处理尿液标本,是尿液检验前质量保证的重要环节。

1. 常用尿液标本的采集方法

(1)首次晨尿:收集早晨起床后,未进早餐和做其他运动之前排泄的尿液标本,即为首次晨尿,这种标本较为浓缩,可用于肾脏浓缩能力评价。首次晨尿常偏酸性,其中的细菌、亚硝酸盐、尿蛋白质和细胞、管型等有形成分以及人绒毛膜促性腺激素浓度较高。

(2)随机尿:随机留取任何一个时间的尿液标本,不受条件的限制,此类标本容易获得,是尿常规检查最常用的方法,但受饮水、饮食和收集时间等多种因素影响,病理成分容易漏检。仅适用于门诊、急诊患者的常规过筛检验。

(3)计时尿:①3 h 尿:留尿日早晨 5:00 排空膀胱的尿液,然后卧床 3 h,至 8:00 收集所有尿液标本。此标本适用于测定患者每小时或每分钟细胞排泄率。②12 h 尿:即患者正常进食,晚上 8:00 排空膀胱的尿液,再收集以后 12 h 内所有尿液标本,常用于细胞、管型等有形成分的计数,也可用于生物化学检验项目如微量清蛋白排泄率的测定。③24 h 尿:患者于早晨 8:00 排空膀胱的尿液,再收集此后 24 h 内所有尿液标本,此标本用于体内代谢产物的定量测定,如蛋白质、肌酐等。

(4)中段尿:留尿前先清洗外阴,再用清洁液消毒尿道口后,在不间断排尿过程中,弃去前段、后段的尿液,以无菌容器接留中间段尿液,主要用于细菌培养。

(5)其他:还有空腹尿、餐后尿、导管尿、耻骨上穿刺尿。

2. 尿液标本采集的注意事项

(1)使用合适的一次性容器,要求清洁、不含有干扰试验的物质。细菌培养要使用无菌容器。

(2)避免污染,应避免月经、阴道分泌物,包皮垢,粪便,清洁剂等物质的污染。不能从尿布或便池内采集尿液标本。

(3)合理使用防腐剂,注意防腐剂使用的种类、使用的方式。

(4)尿液常规标本必须在留取后 2 h 内送检,最好在 30 min 内完成检验。

(三)特殊标本的采集

这类标本一般由临床医护人员采集。

1. 脑脊液标本的采集

(1)脑脊液标本由临床医生进行腰椎穿刺采集,必要时可从小脑延髓池或侧脑室穿刺获得。将脑脊液分别收集于 3 个无菌小瓶或试管中,每瓶 1~2 mL 即可,第 1 瓶做微生物学检查,第 2 瓶做化学或免疫学检查,第 3 瓶做细胞计数用。

(2)采集脑脊液标本应尽量避免凝固和混入血液。标本采集后应立即送检,及时检验,一般不能超过 2 h。因为放置时间过久,可导致:①细胞破坏或沉淀,与纤维蛋白凝集成块,进而导致细胞分布不均而使计数不准确;②细胞离体后会迅速变形乃至渐渐消失,影响分类计数;③葡萄糖分解迅速,造成含糖量降低;④细菌自溶,影响细菌(尤其是脑膜炎双球菌)的检出率。

2. 浆膜腔积液标本的采集 浆膜腔积液标本的采集方式分为胸腔穿刺术、腹腔穿刺术、心包腔穿刺术及关节腔穿刺术等。

(1)浆膜腔积液标本由临床技术熟练者进行穿刺采集。

(2)采集的浆膜腔积液标本尽量避免凝固和混入血液。

(3)穿刺成功后,留取中段液体于无菌的容器内,物理学检查、细胞学检查和化学检查各留取 2 mL,厌氧菌培养留取 1 mL,结核杆菌检查留取 10 mL。

(4)为了防止标本凝固,应在存放标本的容器中加入抗凝剂。可用肝素 10 U 或 100 g/L 浓度 EDTA 溶液,也可用 3.13% 枸橼酸钠,其与标本量之比为 1:10,物理学检查和细胞学检查宜采用 EDTA 抗凝,化学检查用肝素抗凝。

(5)采集后立即送检,立即检验,一般不宜超过 2 h。

六、标本的处理

(一)抗凝剂

使用全血和血浆检测实验项目时,通常采取静脉血、动脉血以及毛细血管血,常需要使用抗凝剂。所谓抗凝,是用物理或化学法除去或抑制血液中的某些凝血因子的活性,以阻止血液发生凝固。能够阻止血液凝固的物质,称为抗凝剂。根据检查目的的不同,所使用抗凝剂常不同。实验室常用的抗凝剂和使用方法现简述如下。

1. 乙二胺四乙酸盐(EDTA) 常用钠盐和钾盐,该类抗凝剂能与血液中钙离子结合成螯合物,而使 Ca^{2+} 失去凝血作用,从而阻止血液凝固。EDTA 盐对血细胞形态和血小板计数影响很小,适用于多项血液学检查,钠盐溶解度明显低于钾盐,EDTA-K$_2$ 适合于全血细胞分析,室温下 6 h 红细胞体积不变。但 EDTA 影响血小板聚集,不适合于凝血象检查和血小板功能试验。

2. 枸橼酸盐 主要为枸橼酸三钠,凝血试验时枸橼酸盐能与血液中的 Ca^{2+} 结合形成螯合物,从而阻止血液凝固。枸橼酸钠与血液的比例为 1:9,一般用于红细胞沉降率和凝血功能测定,也是输血保养液的成分之一。

3. 肝素 肝素是生理性抗凝剂,广泛存在于肺、肝、脾等几乎所有组织和血管周围肥大细胞和嗜碱性粒细胞的颗粒中。它是一种含硫酸基团的黏多糖,相对分子质量15000,带有较多负电荷。抗凝机制主要是加强抗凝血酶Ⅲ(AT-Ⅲ)灭活丝氨酸蛋白酶的作用,从而阻止凝血酶的形成,并有阻止血小板聚集等多种抗凝作用。肝素具有抗凝力强、不影响血细胞体积、不易溶血等特点,是红细胞渗透脆性试验理想的抗凝剂,但肝素可引起白细胞聚集,故不适合用于血细胞计数检查。

4. 分离胶 标本离心后,惰性分离胶能将血液中的液体成分(血清或血浆)和固体成分(红细胞、白细胞、血小板、纤维蛋白等)彻底分开并完全积聚在试管中央而形成屏障,标本在 48 h 内保持稳定。

(二)防腐剂

尿液常规筛查尽量不使用防腐剂。冷藏也是一种常用防腐方法,常规筛查时一般在 4 ℃冰箱内可保存 6 h,在 24 h 内可抑制细菌生长。但在标本收集后 2 h 内无法进行尿液分析,或尿液中所要分析的成分不稳定,标本可加入特定的化学防腐剂。常用尿液防腐剂如下。

1. 甲醛 可用于管型、细胞检查,由于甲醛具有还原性,不适用于尿糖等化学成分检查。每 100 mL 尿液加入 400 g/L 甲醛 0.5 mL。

2. 甲苯 用于尿蛋白、尿糖的防腐检测,每 100 mL 尿加入甲苯 0.5 mL。

3. 盐酸 主要用于 17-羟类固醇、17-酮类固醇、儿茶酚胺、尿钙等成分的防腐,盐酸不能用于常规筛查,它可破坏有形成分、沉淀溶质、杀菌,每升尿中加 10 mL 浓盐酸。

4. 氟化钠 它防止糖酵解,主要用于葡萄糖的检测。

5. 碳酸钠 主要用于卟啉、尿胆原检测,保护卟啉和尿胆原,24 h 尿中加碳酸钠约 4 g。

6. 麝香草酚 保护有形成分,但干扰蛋白沉淀试验,抑制细菌和霉菌,每 100 mL 尿中加入量 <0.1 g。

(三)标本的分离、储存与转运

标本保存和运送是保证检验质量的重要环节之一。由于采集的标本受各种因素的影响,可能使检验结果产生或大或小的误差。因为标本储存时,血细胞的代谢活动、蒸发作用、化学反应、微生物降解、渗透作用、光学作用、气体扩散等,都可直接影响标本的质量,因此必须重视标本的保存和运送。

血液标本采集后应及时分离血清或血浆,否则可发生红细胞与血清之间成分的相互转移,或细胞中的某些酶分解待测物等,而影响检验结果。例如,血清无机磷可由于红细胞内有机磷酸酯被磷酸酯酶水解而增加;血清中葡萄糖可因红细胞内糖酵解酶的分解作用而降低。此外,钠在红细胞与血清中之比为 1∶2;钾在血清和红细胞中之比为 1∶20;钙在红细胞中极少,几乎全部在血清中。因此,血清钠、钾、钙测定时,需注意及时分离标本。对不是因操作不当引起的溶血、脂血或胆红素血,应在检验报告上注明,供医生参考。尿液、脑脊液和胸腹水等标本常需离心,取上清液进行分析。

分离后的标本若不能及时检测或需保留以备复查时,一般应放于 4 ℃冰箱,某些检测项目的标本存放于−20 ℃冰箱更稳定。标本存放时需加塞,以免水分挥发而使标本浓缩。需注意的是,某些检测指标如乳酸脱氢酶的标本应存放于室温,置 4 ℃反而不稳定。

要视所有标本为传染品,对"高危"标本,如乙肝患者标本、艾滋病患者标本等,要注明;急症或危重患者标本要特别注明。严禁标本直接用口吸取、接触皮肤或污染器皿的外部和实验台。标本用后均要做消毒处理,盛标本的器皿要消毒处理或毁型、焚烧。

标本从采集部门输送到临床实验室应注意下列问题。

1. 专人输送 除门诊患者自行采集的某些标本允许患者自行送往实验室外,其他情况原则上一律由医护人员或经训练的护工输送;送往外院或委托试验时的标本同样要求。

2. 保证标本输送途中的安全性 防止过度震荡、防止标本容器的破损、防止标本被污染、防止标本及唯一性标志的丢失和混淆、防止标本对环境的污染、水分蒸发等。送往外院或委托实验室的标本应有冷藏或保温设备,防止标本因温度过高变质,也要防止因温度过低冷冻而溶血,输送途中还要严防阳光直接照射。对于疑有高致病性病原微生物的标本,应按《病原微生物实验室管理条例》的相关要求输送。

3. 保证输送的及时性 标本采集后应及时送检,有些检测项目的标本,如血气分析应立即送检。不同的检测项目的原始标本在室温下稳定时间不同,应考虑到标本送达实验室后尚需要一定时间进行前处理,因此标本采集后送至实验室间隔时间应根据标本量的多少做出相应规定。

4. 标本的采集时间应有记录 要精确到分钟,收到标本的时间也应有记录。

第二节 检验中质量控制

一、室内质量控制的概念

在全面质量管理体系中,实验室内质量控制(internal quality control,IQC,以下简称室内质控),是一个重要环节。室内质控是实验室的工作人员采用一系列统计学的方法,连续地评价本实验室测定工作的可靠程度,判断检验报告是否可以发出,以及排除质量环节中导致不满意因素的过程。

室内质控的目的是检测、控制本实验室测定工作的精密度和准确度,提高常规工作中批内和批间标本检测的一致性。所有临床实验室向患者提供报告的所有定量检测项目必须开展室内质量控制。

二、室内质量控制常用术语

1. 真值(ture value) 真实值,因自然界一切物体都处在永恒的运动状态,因此被测物的真值具有时间和空间的含义。严格地讲,真值是未知的,绝大多数情况下是不能准确测得的。1976 年 IFCC 解释为:真值是指采用一组最可靠的参考方法测得近似真值的数值。

2. 定值(fixed value) 标定的质控材料的已知值。由具有一定条件的实验室采用决定性方法、参考方法或推荐的常规方法测定后得到的一组数据,经过统计学处理后而得出的数值。

3. 靶值(target value) 排除离群值(超出均值加减三倍标准差)后所有观察值的均值或美国国家临床实验室标准化委员会(NCCLS)的临床检验国家参考系统(NRSCL)可接受的用决定性或参考方法建立的均值。

4. 均值(average) 用来说明一组同质计量资料的集中趋势、中心位置或平均水平。临床实验室应用最多的是算术平均数,常以 $\overline{X}$ 表示,如式(7-1)所示。

$$\overline{X} = \frac{X_1 + X_2 + \cdots + X_n}{n} = \frac{\sum X}{n} \tag{7-1}$$

式中:$\overline{X}$ 是均值,$\sum$ 为求和的符号,X 表示各测定值,n 为测定值个数(样本个数)。

5. 标准差(standard deviation) 表示一组正态分布资料的离散程度,常以 S 表示,公式(7-2)如下。

$$S = \sqrt{\frac{\sum (X - \overline{X})^2}{n-1}} \tag{7-2}$$

式中:S 为标准差;X 为变量值;$\overline{X}$ 为变量值均值;n 为变量值个数(样本个数);$n-1$ 为自由度。

6. 变异系数(coefficient of variation,CV) 标准差与样本均值之比,公式(7-3)如下。

$$CV = \frac{S}{\overline{x}} \times 100\% \tag{7-3}$$

式中:CV 为变异系数,S 为样本标准差,$\overline{x}$ 为样本均值。

CV 是一个相对量,没有单位,主要用于均值相差悬殊或单位不同的几组资料的比较。

7. 正态分布 标准差和均值是分析变量资料的主要参数。常用正态分布曲线来描述,将正态曲线下的面积设定为 1 或 100%,理论上 $\overline{x} \pm 1S$ 占总面积的 68.27%,$\overline{x} \pm 1.96S$ 占总面积的 95%,$\overline{x} \pm 2.58S$ 占总面积的 99%。

8. 标准物(reference standard material) 具有一种或多种足够均匀的和很好确定的特性,用以校准测量装置、评价测量方法或给材料附值的一种材料或物质。

9. 校准物(calibrator)/校准品 用于建立一个或多个定量值的物质。

三、室内质量控制的任务

（一）人员培训

开展室内质控前，实验室每个工作人员都应对开展质量控制工作的重要性、基础知识、一般方法有充分的了解，并在实践过程中不断学习、提高。每个实验室都应该培养一批开展质量控制工作的技术骨干。

（二）建立标准化操作规程

实施质量控制需要有一套完整的标准化操作规程（SOP）文件做保障。这些 SOP 文件包括仪器使用及维护的操作规程，试剂、质控品、标准品等使用的操作规程和每个检验项目的操作规程等。

（三）仪器的检定与校准

使用的量具、光电或电子天平、分光光度计要定期进行计量检定。对用于临床标本检测的仪器应按要求进行校准，校准时要选择合适的标准品；如有可能，校准品应尽可能溯源到参考方法和（或）参考物质；对不同的分析项目要根据其特性确定各自的校准频度。

四、质控品的选择与应用

（一）质控品

质控品宜含有与测定标本同样的基础物质，分析物应具有参考值、病理值和医学决定水平 3 种水平浓度。质控品根据物理性状不同，分为冻干质控品、液体质控品和混合血清等；根据有无测定值，分为定值质控品和非定值质控品。

（二）质控品的特性

理想的质控品应具有的特征如下。

（1）人血清基质，或尽可能与人血清本底一致，以减少基质效应。

（2）无传染性。

（3）添加剂和调制物的数量少。

（4）成分分布均匀，瓶间变异小，酶类项目一般瓶间 CV 应小于 2%，其他分析物 CV 应小于 1%。

（5）冻干品复溶后稳定，$2 \sim 8\ ^\circ\mathrm{C}$ 时不少于 24 h，$-20\ ^\circ\mathrm{C}$ 时不少于 20 天；某些不稳定成分（如 BIL、ALP 等）在复溶后 4 h 的 CV 应小于 2%。

（6）在实验室的有效期应在一年以上。

（7）装质控品的瓶子应坚固耐用，材料应为玻璃或惰性塑料，颜色为棕色，平底，瓶盖密封性好，易于开启。

（三）质控品的使用与保存

（1）应严格按质控品说明书操作。

（2）冻干质控品的复溶要确保所用溶剂的质量。

（3）冻干质控品复溶时所加的量要准确，并尽量保持每次加入量的一致。

（4）冻干质控品复溶时应轻轻摇匀，使内容物完全溶解，切忌剧烈振摇。

（5）质控品应严格按使用说明书规定的方法保存，不使用超过保质期的质控品。

（6）质控品要在与患者标本同样测定条件下进行测定。

五、室内质量控制方法

19 世纪 40 年代，临床检验还没有一个科学有效的质量控制方法，人们只能凭借工作经验、重复性实验或者几个人的检测结果互相比较等方法来估计检验结果的准确性。19 世纪 50 年代开始，Levey 和 Jennings 首先把工业质量管理上的质量控制图移植到检验医学中来，用于临床化学检验的质量控制，称为 Levey-Jennings 质控图，又称常规质控图或 $\overline{X}$-D 质控图。由于此图有较成熟的理论和实际经验，用单一浓度的未定值血清获取数据靶值（X）和标准差（S）。绘制方法简单易懂，故 $\overline{X}$-D 质控图法成为临床生化检验广泛采用的一种常规室内质控方法。

（一）设定靶值和控制限

实验室应使用自己现行的测定方法，测定新批号质控品各个项目的靶值，定值质控品的标定值只能作为确定靶值的参考。同时应确定新批号质控品的控制限，控制限通常以标准差倍数表示，控制限的设定要根据其采用的质控规则来决定。

1. 稳定性较长的质控品

（1）对新批号的质控品进行测定，根据至少 20 天的 20 次质控测定结果，计算出均值和标准差，作为暂定靶值和暂定标准差。

（2）以此暂定靶值和标准差作为下一月室内质控图的靶值和标准差进行室内质控；一个月结束后将该月的在控结果与前 20 个质控测定结果汇集在一起，计算累积均值和累积标准差（第一个月），以此累积的均值和标准差作为下一个月质控图的靶值和标准差。重复上述操作过程，连续 3 至 5 个月，以最初 20 个数据和至 5 个月在控数据汇集的所有数据计算累积均值和标准差，以此作为该质控品有效期内的常用靶值和常用标准差。

2. 稳定性较短的质控品　在 3～4 天内，每天分析每个水平的质控品 3～4 瓶，每瓶进行 2～3 次重复测定，收集数据，计算均值和标准差，以此作为该质控品有效期内的靶值和标准差。

3. 特殊情况的处理　对于某些不是每天开展的、有效期较短的试剂盒项目，用上述方法计算获得均值和标准差有很大的难度。采用 Crubbs 法，只需连续测定 3 次，即可对第 3 次检验结果进行检验和控制。

（二）Levey-Jennings 质控图

Levey-Jennings 质量控制法的理论依据来源于正态分布曲线。在医学实验室，如果在重复性条件下对同一质控品进行无数次检测，由于存在着随机误差，每次的检测结果不可能完全一样。当测定次数无限多时，如果以测定值为横坐标，以测定值出现的频率为纵坐标，可以得到一条近似正态分布的曲线。对于单一水平的质控品获取的数据（靶值 X 和标准差 S），可绘制 Levey-Jennings 质控图。

1. Levey-Jennings 质控图绘制方法

（1）在纵坐标上标出 $\overline{X}$、$\overline{X}+2S$、$\overline{X}-2S$、$\overline{X}+3S$、$\overline{X}-3S$ 的标志，并将其具体值标在左侧标尺上。

（2）用黑笔画出 $\overline{X}$，用红笔画出 $\overline{X}\pm2S$，用蓝笔画出 $\overline{X}\pm3S$。$\overline{X}$ 线为靶值线，$\overline{X}\pm2S$ 为警告线，$\overline{X}\pm3S$ 为失控线。

（3）在横坐标上标明日期，并填齐图纸上下方的各项目，如测定项目、测定单位、血清来源及批号、起止日期、主要仪器及使用波长、测定值和操作者等。测定过程中的特殊情况应在备注栏内记录。

（4）每天将同批号的质控血清按规定复溶，在开始标本分析之前或分析过程中，随同患者标本的测定同时测定一份质控血清，将测定值画在图上的对应点，用直线将该点与前一天的点连接。如果点在 $\overline{X}\pm3S$ 线以外，则为失控，须立即报告有关负责人，迅速查找原因，问题排除后，重新分析质控血清，直至合格后方可开始标本分析或发出检验报告。同时对失控情况查找的过程及处理等详细记录。

（5）在月底计算当月全部质控血清检测结果的 $\overline{X}$、S 和 CV，并进行图形分析和小结，将质量控制图存入质量控制资料档案。

2. Levey-Jennings 质控图的正常分布规律

（1）95% 数据落在 $\overline{X}\pm2S$ 内。

（2）不能有连续 5 次结果在同一侧。

（3）不能有 5 次结果渐升或渐降。

（4）不能连续 2 个点落在 $\overline{X}\pm2S$ 以外。

（5）不能有落在 $\overline{X}\pm3S$ 以外的点。

正常质控图见图 7-1。

3. Levey-Jennings 质控图分析　绘制出常规条件下的 $\overline{X}$-S 质控图后，用同一质控血清每天随大批标本常规测定，并将测定值按日期点入图内，随时观察数值的动态变化，分析误差的来源。对质控图形的分

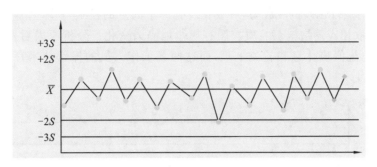

图 7-1　正常质控图

析,可有效地发挥质控图在控制和指导常规工作质量中的作用。

观察图形有无规律性的变化:室内质量控制是在清除试验方法系统误差后进行的,故在质控图上出现的误差仅呈随机分布,如出现任何规律性的变化,表明有非随机因素存在。这些规律性变化往往可提示误差发生的原因。图形的具体分析方法有以下几种。

(1)"漂移":连续五次结果在均值线的同一侧,提示存在系统误差。这种变化往往是由于突然出现的新情况引起。如:更换一种不同类型的试剂盒或新配试剂,更换新的标准液,重新校正仪器,更换技术人员等。如图 7-2。

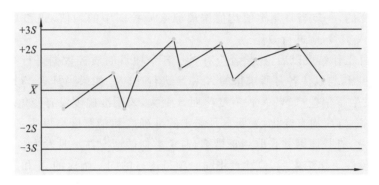

图 7-2　质控曲线漂移

根据随机误差分布规律,质控图的测定点应随机均匀地分布在均值的两侧,呈无规律状,连续出现在均值一侧的概率很小,如连续 6 点在同一侧的可能性只有 1.5% 的概率,一旦出现这种情况,则应考虑有非随机误差因素的存在。如果偏离均值不大,对试验结果不会造成很大影响,可以发放实验报告。但必须严格观察,分析原因,进行纠正。

(2)"趋势性"变化:质控图有逐渐向上或向下发展的趋势,连续五次结果渐增或渐减,提示检测的准确度发生了逐渐的变化。这往往是由于一个逐渐改变的因素造成,如试剂挥发、吸水、沉淀析出、分光光度计的波长渐渐偏移、质控血清逐渐变质等。如图 7-3。

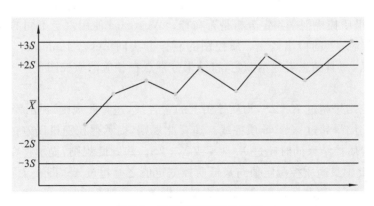

图 7-3　质控图的趋势性变化

（3）周期性的变化：循环出现的变化，这种变化没有一个固定的模式，检验者应及时发现这个规律并能找出其中的原因，采取相应的措施，如：质控图有规律地隔天变化。分析原因后发现，造成这种变化的原因是两个工作人员轮流值班休息和轮流上班，而这两名工作人员的操作技术存在明显的差异。如图7-4。

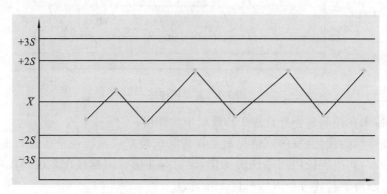

图 7-4　隔天规律性变化质控

4. 阶段性总结　阶段性总结是室内质量控制的一个重要内容，有月度总结、季度总结和半年或年度总结等。观察当月 $\overline{X}$ 与原质控图上的 $\overline{X}$ 是否相同：在实验过程中如不产生系统误差，只存在随机误差，测定值的 $\overline{X}$ 是不会改变的，一旦当月测定值均值偏离原来质控图中的均值，或和 OCV 测定时的均值不同，说明有系统误差引入实验，应进行减免。

（1）比较分析：当月工作结束以后，检验者应对当月各个项目的质控数据进行统计，求出当月同一浓度质控品测定值的 $\overline{X}$ 和 S，与以往各月所求得的 $\overline{X}$ 和 S 进行比较。如果当月 $\overline{X}$ 与其他 $\overline{X}$ 有明显改变，表明本月测定的准确度发生了偏差；如果 $\overline{X}$ 没有变化而 S 变大，表明准确度没有变化但随机误差增大，即精密度发生了变化；如果 $\overline{X}$ 与 S 均有变化，表明本月测定的准确度和精密度均发生了变化。无论是哪种变化，都应引起检验者注意，查找原因并采取纠正措施，避免类似的情况在下月发生。

（2）排序分析：阶段性工作结束后，检验者将同一项目逐月的同一浓度的 $\overline{X}$ 和 S 按时间顺序，分析 $\overline{X}$ 和 S 的变化趋势，如果 $\overline{X}$ 逐月上升或下降，应考虑质控品的稳定性欠佳或逐渐变质。如果各月 $\overline{X}$ 基本一致，但 S 逐渐变大，提示常规工作的精密度下降，应考虑试剂、仪器以及管理等方面存在问题，应认真分析原因采取相应的干预措施。

（三）Westgard 多规则质控

Levey-Jennings 质控方法的主要质控规则为单独的 12S 或 13S（即以 $\overline{X}\pm2S$，$\overline{X}\pm3S$ 作为控制限）来判断该批测定在控制或失控。它方便易行，却相对简单粗糙。Westgard 在 Levey-Jennings 质控图的基础上，建立了同时使用多个规则来进行临床检验质控的方法，称为 Westgard 多规则质控程序。该方法的假失控或假报警率较低，当失控时，能确定产生失控的分析误差的类型，由此利于找出失控的原因以及找出解决问题的办法。

1. 方法　使用一组质控规则来判定分析是否在控。Westgard 使用六个不同的规则来判断分析的可接受性，由此提高了系统误差的检出概率。质控图的制作方法同 Levey-Jennings 质控图的制作，即使用不同浓度的两份质控品，每日随患者标本测定，将结果分别点在相应的质控图上。

2. 质控规则

（1）12S：一个质控结果超过 $\overline{X}\pm2S$，为质控图上的警告线，违背此规则，提示警告。见图 7-5。

（2）13S：一个质控结果超过 $\overline{X}\pm3S$ 质控线。违背此规则，提示存在随机误差。见图 7-6。

（3）22S：两个连续质控结果同时超过 $\overline{X}-2S$ 或 $\overline{X}+2S$。违背此规则，提示存在系统误差。见图 7-7。

（4）R4S：在同一批中最高质控测定值与最低质控测定值之差超过 4S，即一个质控结果超过 $\overline{X}+2S$，另一质控结果超过 $\overline{X}-2S$。违背此规则，提示存在随机误差。见图 7-8。

（5）41S：一个质控品连续四次的结果都超过 $\overline{X}+1S$ 或 $\overline{X}-1S$，两个质控品连续两次的测定结果都超过 $\overline{X}+1S$ 或 $\overline{X}-1S$。违背此规则，提示存在系统误差。见图 7-9。

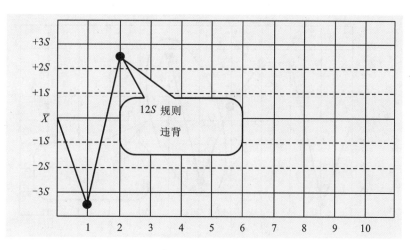

图 7-5 12S 质控图

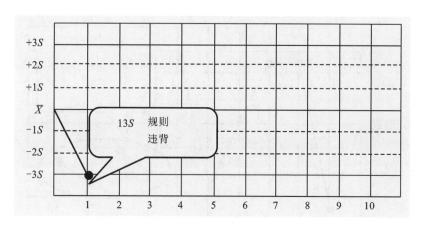

图 7-6 13S 质控图

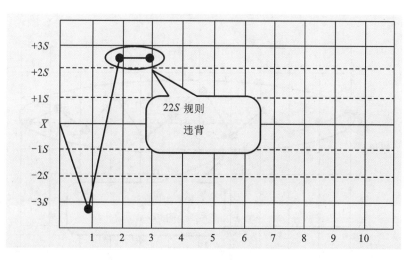

图 7-7 22S 质控图

(6) $10\overline{X}$：十个连续的质控结果在均值的一侧。违背此规则，提示存在系统误差。见图 7-10。

将上述六项基本规则联合成为 Westgard 多规则的实际应用方法，质控规则逻辑推理见图 7-11。

将 41S 和 $10\overline{X}$ 规则解释为警告规则，用于启动预防性维护过程逻辑推理，见图 7-12。

在多规则质控法中违背了特定质控规则可提示误差的类型，为分析误差原因或来源提供线索。其中违背 22S、41S 或 $10\overline{X}$ 规则说明存在系统误差；而违背 13S 或 R4S 规则提示为随机误差。当系统误差很大时，也可观测到违背 13S 规则；随机误差很大时，则可能违背任何规则。当同一批两个不同浓度的质控品都违背规则时，通常不是质控品本身的问题，更可能是校准品、仪器校准、试剂空白等因素的问题。发

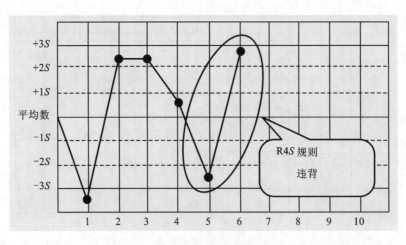

图 7-8 R4S 质控图

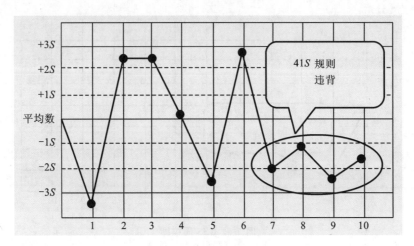

图 7-9 41S 质控图

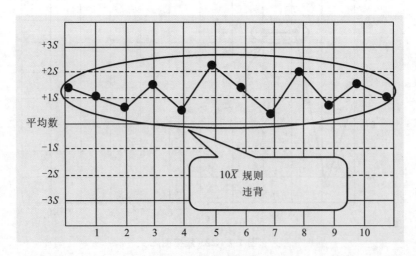

图 7-10 10$\overline{X}$ 质控图

生随机误差可能是试剂或测试条件不稳定,计时、加注液体或个人技术的差异等。

（四）Levey-Jennings 与 Westgard 2 种质控方法的比较

Levey-Jennings 质量控制法与 Westgard 多规则质量控制法均是目前医学实验室最重要的质量控制法,两者的主要区别点见表 7-1。

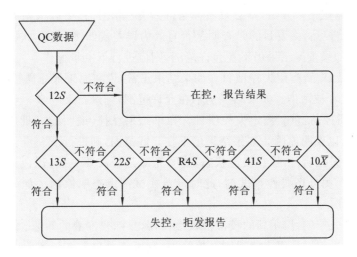

图 7-11 应用 Westgard 系列质控规则的逻辑图

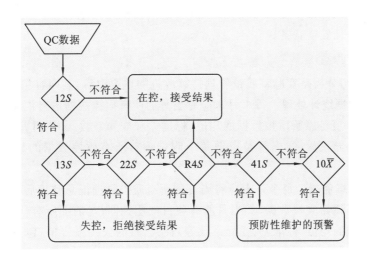

图 7-12 修改的 Westgard 多规则方法的逻辑图

表 7-1 Levey-Jennings 和 Westgard 2 种质控方法比较

区别点	Levey-Jennings 质控法	Westgard 多规则质控法
适用对象	主要适用于手工法操作技术	主要适用于自动化分析技术
质控品浓度	单一浓度或两个浓度	两个浓度或多个浓度
质控规则	12S 为警告,13S 为失控	12S/13S/22S/R4S/41S/10$\overline{X}$,其中 12S 为警告
对误差类型的判断	13S 对随机误差敏感	13S、R4S 对随机误差敏感;22S、41S、10$\overline{X}$ 对系统误差敏感
误差检出率	低	高
质控图	Levey-Jennings 质控图	Levey-Jennings 质控图
真在控概率	低	高

(五) 失控后的处理

1. 失控情况处理 在室内质量控制过程中,质控血清测定值超过 $\overline{X}\pm3S$ 时,即为失控。此时不能将患者测定结果填写于报告单中,更不能发放,应查出失控原因纠正后方可报告。

2. 失控原因分析 失控的原因包括操作失误,试剂、校准品、质控品失效,仪器维护不良以及采用的质控规则、控制限范围、一次测定的质控标本数不当等。失控信号一旦出现,就意味着与质控品测定相关的患者报告可能作废。此时,首先要尽量查明导致失控的原因,然后再随机挑选出一定比例(例如 5% 或 10%)的患者标本进行重新测定,最后根据既定标准判断先前测定结果是否可接受,对失控做出恰当的判断。如果为真失控,应该重新分析质控,质控结果在控时,对患者标本进行重新测定。如果为假失控,常

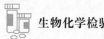

规测定报告可以按原先测定结果发出,不必重做。当得到失控信号时,可以采用如下步骤寻找原因。

(1)重新测定同一质控品:主要目的是查明是否有人为误差或偶然误差,如重测的结果在允许范围内(在控)即为偶然误差。如果重测结果仍不在允许范围,则应进行下一步操作。

(2)新开一瓶质控品:重新测定失控项目。如果结果正常,说明原来那瓶质控血清可能过期或在室温放置时间过长而变质,或者被污染。如果结果仍不在允许范围,则进行下一步。

(3)新开另一批号质控品:重新测定失控项目。如果结果在控,说明前一批质控血清可能都有问题,检查有效期和储存环境,以查明原因。如果结果仍不在允许范围,则进行下一步。

(4)维护仪器,重测失控项目:检查仪器状态,查明光源是否需要更换,比色皿是否需要清洗或更换,对仪器进行清洗等维护。另外还要检查试剂,此时可更换试剂以查明原因。如果结果仍不在允许范围,则进行下一步。

(5)重新校准,重测失控项目:用新的校准液校准仪器,排除校准液的问题。

(6)请专家帮助:如果前五步都未能得到在控结果,则可能是仪器或试剂存在更复杂的原因,与仪器或试剂厂家联系,请求技术支援。

检验人员将失控原因解决后,应填写失控报告单,记录失控的结果、时间、失控原因和解决办法等具体内容,上交主管或科主任签字备案。

(六)室内质控数据管理

室内质控数据总结与分析是实验室质量管理持续改进的重要内容,其内容包括以下几点。

1. 每月室内质控数据统计处理 每个月末应对当月的所有质控数据进行汇总和统计处理,内容至少应包括:①当月每个测定项目原始质控数据的均值、标准差和变异系数;②当月每个测定项目除外失控数据后的均值、标准差和变异系数;③当月及以前每个测定项目所有质控数据的累积均值、标准差和变异系数。

2. 每月室内质控数据保存 每个月末应将当月的所有质控数据汇总整理后存档保存,存档的质控数据包括:①当月所有项目原始失控数据;②当月所有项目的质控图;③前面所有计算的数据(包括均值、标准差、变异系数以及累积的均值、标准差、变异系数等);④当月的失控报告单,包括违背哪一项失控规则、失控原因、采取的纠正措施等。

3. 每月上报质控数据图表 每个月末将当月的所有质控数据汇总整理后,应将以下汇总表上报实验室负责人,即:①当月所有测定项目质控数据汇总表;②所有测定项目该月的失控情况汇总表。

4. 室内质控数据周期性评价 每个月末要对当月室内质控数据的均值、标准差、变异系数以及累积的均值、标准差、变异系数进行评价,查看与以往各月的均值、标准差、变异系数之间是否有明显不同。如果发现有显著性的变异,要对质控图的均值、标准差进行修改,并对质控方法重新进行设计。

最后,将整理后的统计报告交实验室负责人审核、签字后存档保存。

(七)室内质量控制的局限性

由检测程序可知,室内质量控制的基本原理实质上是对质控样本的反复检测,通过质控规则对分析批是否在控作出判断。虽然质控样本与患者标本的测定是在同一个反应条件下完成的,但就每一个标本而言有许多影响检验质量的因素,仅凭室内质控是无法控制的。质量控制只是对分析批反应条件的控制而不是对每一个标本的控制。当一个分析批质控品测定值在控时,并不代表每一个患者标本的测定值一定准确可靠。因此,室内质量控制存在着一定的局限性,主要表现在以下几个方面。

1. 不能控制检验前的标本流程 一个标本从采集到报告单发出要经过许多程序,检测程序只是其中的一部分。在临床检验工作中,由检验前引起的质量问题数不胜数,据权威资料统计,目前已经占到临床实验室全部差错的60%以上。特别是标本的采集、标识、转运等引起的标本质量问题尤其突出,如倒错标本、抗凝剂使用错误、标本放置过久被测物消耗或成分发生改变等因素室内质量控制是根本无法控制的。

2. 不能控制标本中某种物质的干扰 如某些治疗药物、溶血或脂血对检验方法的干扰。

3. 不能控制某些特别异常的被测物 如用速率法测定某血清酶时,如果被测酶浓度特高,在未进入线性反应期底物就已耗尽,此时的检测结果不但不增高反而偏低或正常。即使采用稀释后结果乘以稀释倍数的办法,因为血液、稀释液及试剂的比例发生了变化,实质上此时的标本与质控物的反应条件已经不完全一致,其反应环境中 pH、离子浓度、反应介质以及干扰物等与规定的环境有了较大改变,其测定值的误差也会随之增大。

因此,质量控制仅是对分析批反应条件的控制,并不能对每一个患者检测结果进行控制。当一个检测系统运行完毕后,即使室内质量控制完全合格,仍应对每个标本的检测结果进行逐个确认和审核,当确认和审核无误后再发出报告。

六、室间质量评价

室间质量评价(external quality assessment,EQA)是指多家实验室分析同一标本,由外部独立机构收集、分析和反馈实验室检测结果,评定实验室常规工作的质量,观察试验的准确性,建立起各实验室分析结果之间的可比性。

室内质控的主要目的是观察分析方法的日间精密度。室间质量评价主要有以下目的:①鉴定实验室的工作缺陷;②建立方法的可接受限;③鉴定方法的可信性;④为实验室执照评定或认可提供客观依据;⑤评价实验室工作人员的能力;⑥评价实验室结果的可比性。

(一) 开展室间质量评价活动的条件

1. 组织者　省市临床检验中心负责所属地区的室间质量评价,全国临床检验中心负责开展全国性的室间质量评价。一些大的质控品生产厂家及专业学术机构组织区域性的室间质量评价。

2. 参加单位　参加室间质量评价的实验室必须先建立完善的室内质控制度,方可参加室间质量评价活动,否则只能通过室间质量评价了解本实验室的技能水平,不能对其进行评价。

3. 调查标本　可以是液体质控血清,也可以是冻干质控血清。调查标本应具有含量准确、均一性好及成分稳定的特点。发放时应将使用方法和溶解后的保存条件与时间注明,力求各实验室测定时的环境条件一致。

4. 调查标本的定值　目前调查标本的定值方法主要有:①使用可靠的决定性方法或参考方法定值;②血清先经透析除去预测成分,再加入定量的纯物质定值;③几个参考实验室用常规方法测定,取均值作为该血清的定值;④使用参考实验室报告结果的均值为质控血清的定值。

5. 统一测定方法及测定标准　室间质量评价的统计分析,要在相同方法、同类仪器的基础上进行。不同的实验方法其技术性能不同,用统计学的方法无法比较,因此必须逐渐统一实验方法和标准试剂。

(二) 方法

在室内质控的基础上,组织若干实验室,共同在规定时间内测定同一批标本,收集测定结果,作统计分析并按规则评分,最后总结评价,回报结果。

有 2 种类型的方法可进行室间质量评价,一种是能力比对分析,另一种是变异指数得分法。

1. 能力比对分析(proficiency testing,PT)　PT 是室间质量评价技术方案之一。它最初起源于美国,后来许多国家包括我国也采用了此模式,PT 已成为全球性室间质量保证系统的主要内容。其方法是将未知标本分发给各实验室,对回报结果进行分析,判断实验室获得正确测定结果的能力,通过各实验室间持续的比较,为衡量实验室的质量提供可靠的标准。

CLIA'88 的 PT 方案规定,临床生物化学项目每年至少进行 3 次 PT 调查,每次调查至少包括 5 个不同的质控样本,即在一年内,对于任一项目至少可得 15 个测定结果。通过各实验室间持续的比较,作出结果判断。

对每一次 PT 调查,针对某一项目的得分(score)计算公式(7-4)为:

$$S_1 = \frac{该项目的可接受结果数}{该项目的总测定} \times 100 \tag{7-4}$$

而对调查的全部项目,其得分计算公式(7-5)为:

$$S_2 = \frac{全部项目的可接受结果数}{全部项目的总测定} \times 100 \tag{7-5}$$

CLIA'88 的技术细则规定,S_1、S_2 均应大于 80,否则判为不满意;如果 S_1 或 S_2 连续两次不满意或有两次以上的不满意,则判为失败。PT 的实施,极大地促进了临床实验室学科的发展,具体表现在:①质量控制和质量保证理论体系的日渐丰富和完善;②人员素质的提高;③高质量仪器、试剂等产品的不断推出和广泛应用;④国家参考系统的建立和人血清质控物的应用,使得 PT 方案的靶值确定有了科学依据,并在一定程度上消除了基质效应。

从 PT 报告中可以获得两个重要信息:①你自己的实验室与使用同一方法的其他实验室结果的差异;②与做同一试验,但使用不同方法的实验室结果比较的情况。除此之外,PT 还有以下几个主要用途:①评价实验室的分析能力;②监控实验室可能出现的技术问题;③改正存在的问题;④改进分析能力、试验方法和同其他实验室的可比性;⑤教育和培训实验室工作人员,以及评价工作人员的工作能力;⑥作为实验室质量保证的外部监督工具。

PT 汇总报告的意义:①了解所有参加 PT 的实验室成绩分布情况。定量 PT 报告,包括同组的均值、标准差、变异系数、结果分布和有关描述,以及结果的频数分布。这些数据可以比较同组之间 PT 结果的差异和更多有用的信息。②PT 汇总信息可以用来监测实验室长期的工作状态,指导实验室工作人员的最低工作水平,提供实验室准确度和精密度的客观证据。

要求及注意:①PT 的组织者有责任为参加的实验室提供技术上的支持。无论是能力比对试验的组织者或是参加者,都希望改进分析过程中存在的问题,从而提高检验质量。实验室工作人员在发现问题时应该与 PT 组织者取得联系,同时,实验室质控负责人应该检查自己的实验方法、试剂盒、仪器、试剂的批号和质控品等,仪器、试剂、质控品的生产厂商也应该与 PT 组织者密切合作,解决实验中出现的问题。②PT 是对实验室常规工作进行评价的活动,目的是全面提高检验的质量。所以对 PT 调查的标本应完全按照患者标本一样对待,与患者标本分析时同时分析,切忌互相核对结果,这样才能反映实验室真正的日常工作水平。

2. 变异指数得分法 VIS 评分法:本法利用变异指数和变异指数得分(VIS)表示实验误差的大小。其计算方法如下:

(1) 首先将不同实验方法归类,分别计算出其均值和标准差,弃去超越 $X \pm 3S$ 的数据重新计算,直至两次均值接近,此值即为定值(D)。

(2) 变异百分率(VI)的计算如式(7-6)所示。

$$VI = \frac{V}{CCV} \times 100\% \tag{7-6}$$

(3) 变异指数(V)的计算如式(7-7)所示。

$$V = \frac{X - D}{D} \times 100\% \tag{7-7}$$

式中:CCV 为选定的变异系数。

选定变异系数(CCV)一经确定,就作为一个常数。VI 值与 V 值成正比。由于 CCV 值随方法的精密度而异,精密度高者 CCV 小,故较小的 V 值可得到较大的 VI 值。精密度低者 CCV 大,较大的 V 值可得到较小的 VI 值。故 CCV 相当于 VI 值的阈值。如果选择不当会影响室间评价结果的观察,故不能随意变动,否则会影响各批实验结果的可比性。我国国家卫生和计划生育委员会临床检验中心推荐全国使用的 CCV 见表 7-2。

表 7-2 国家卫生和计划生育委员会临床检验中心推荐 11 项实验的 CCV(%)

实验	CCV	实验	CCV
钾	2.9	葡萄糖	7.7
钠	1.6	尿素氮	5.7
氯	2.2	尿酸	7.7
钙	4.0	肌酐	8.9
磷	7.8	总蛋白	3.9
		清蛋白	7.5

当质控血清浓度过高或过低时,计算实验结果的变异指数,就不宜使用上述 CCV 值,例如:设质控血清氯的定值为 50.0 mmol/L,一实验室测定值为 48.0 mmol/L,另一实验室测定值为 51.7 mmol/L,则其变异指数如下:

第一个实验室:

$$V = \frac{48.4 - 50.0}{50.0} \times 100 = -3.2$$

$$VI = \frac{-3.2}{2.2} \times 100 = 145.45$$

第二个实验室:

$$V = \frac{51.7 - 50.0}{50.0} \times 100 = +3.4$$

$$VI = \frac{+3.4}{2.2} \times 100 = 154.55$$

从结果可见其变异指数相差极大,实验方法在测定低浓度或高浓度物质时,其分析误差往往大于中等浓度范围的误差,因此用 CCV=2.2 计算低浓度血氯的变异指数要求过于严格了。国家卫生和计划生育委员会临床检验中心推荐 CCV 计算 VI,最适宜的质控血清浓度范围见表 7-3。

表 7-3　CCV 使用于质控血清的适宜范围

实验	CCV	实验	CCV
钾	1.5~8.0 mmol/L	葡萄糖	0.833~22.2 mmol/L
钠	110~160 mmol/L	尿素氮	53.6~142.8 mmol/L
氯	65~130 mmol/L	尿酸	61.9~176.8 μmol/L
钙	1.0~4.0 mmol/L	肌酐	178.5~892.5 μmol/L
磷	0.65~3.88 mmol/L	总蛋白	40.0~100.0 g/L
胆红素	8.55~342.0 μmol/L	清蛋白	15.0~60.0 g/L

变异指数得分(VIS)定义规定:当 VI≤400 时,VIS=VI;VI≥400 时,VIS=400。

WHO 的标准:VIS<50 为优秀;50≤VIS<100 为良好;100≤VIS<150 为及格。

我国的标准:VIS≤80 为优良;80<VIS≤150 为及格;VIS>200,表明结果中有临床上不允许的误差;VIS=400 的测定结果会造成临床的严重失误,是绝对不许可的。

VIS 方案过去运用相当广泛,但随着科学的发展,已暴露出自身的不足,比如说酶、HDL、胆固醇等指标已成为当今实验室的常规项目,但由于 VIS 方案还没有给出它们的 CCV 值,所以无法计算 VIS。而 CCV 值的确定是一个复杂而漫长的过程,并需要随着仪器的更新随时进行调整,从而使 VIS 的计算值无法真正代表当前的实际水平。

变异指数得分移动总均值(OMRVIS)是指在室间质量评价(简称室间质评)过程中,每次取最近时期 30 个 VIS 的均值进行比较,可动态地反映实验室质量变化的状况。它是衡量实验室工作质量提高或下降的总趋势的指标。假设室间质评活动中,要求每次活动测定 12 项实验结果,某一实验室在一次活动中的 12 项实验测定值的 VIS 均值,只能表示在这次质评活动中实验质量水平,但此水平不是偶然或孤立存在的,它既是前段工作质量发展的必然结果,又是下段工作质量的基础,为一个连续不断的发展变化过程中的一点,为了解工作质量的动态变化,采用了 OMRVIS。其计算方法如下:

(1) 求出某实验室头 3 次室间质评中全部 VIS 的均值,此为 OMRVIS 的第 1 数值。

(2) 第 2 个 OMRVIS 的计算:从前 3 次室间质评所有实验 VIS 总和中减去第 1 次室间质评全部实验的 VIS 总值,然后加上第 4 次室间质评全部实验的 VIS 总值,再除以第 2、第 3、第 4 次室间质评中测定实验结果的总个数,即得第 2 个 OMRVIS 值。

(3) 以此类推可求出第 3,4,…,n 个 OMRVIS 值。

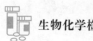

（三）研究不及格室间质评结果的程序

调查应包括：①书写误差的检查；②质控记录，校准状况及仪器功能检查的审核；③当可能时，重新分析和计算；④评价该分析物实验室的历史性能。

不及格结果可分为如下几种类型：①书写误差；②方法学问题；③技术问题；④室间质评物问题；⑤结果评价的问题；⑥经调查后无法解释的问题等。

（四）实验室认可

1. 定义　实验室认可（laboratory accreditation）是由权威性专业组织按照一定的标准对实验室或实验室工作人员进行检查、考核，认可能够开展或胜任某些工作，并授予资格的过程。通过独立、公正的第三方来证明实验室的质量体系和服务满足质量要求。

2. 基本组成　①认可委员会：通常由专业学术团体和政府机构联合组成。②一系列标准及档案。③经选拔和培训并取得资格的评审员。其中制定合理的标准和建立档案是获得成功认可的先决条件，也是认可工作的难点和重点。

3. 准备实验室认可　①通过广泛的教育，明确认可的概念、内容及意义。②理顺实验室的组织结构和各部门间的相互联系。③成立认可工作小组。④收集信息，理清工作程序。⑤建立质量体系。⑥实施质量体系。⑦申请认可。

4. 现场认可　由专家和政府官员共同组成认可专家小组。专家组成员在现场按要求逐项进行检查，填写认可报告，最后由专家组主席审核后签字，对合格实验室授予认可资格，并在一定时间内再次复审。

 # 第三节　检验后质量控制

检验后质量控制主要是指患者标本分析后从检验结果的发出到临床应用这一阶段，主要内容：①检验结果的正确发出；②检验后标本的保存；③咨询服务；④临床信息反馈等。

一、概念

在完成标本检验后，为保证检验报告准确转化为临床可信可用的诊疗信息而采取的质量控制措施和方法，称为检验后质量控制。

二、检验结果的确认与发出

在发放检验单之前，一定要对检验结果再一次进行审查和确认。除主要操作人员签字外，还应有另一有资格的检验人员核查并签名。

检验结果的审查和数据确认一般包括以下内容：

（1）检查医生申请的检查项目是否完全检测完毕，是否有漏检项目。

（2）同一患者不同的检测结果之间是否有互认性，结果与结果之间是否互相矛盾。

（3）特别高的检测结果要注意是否超出了方法的线性范围，是否需要稀释后再检验；特别低的检测结果要注意是否存在某种干扰物质而影响到检测结果。

（4）标本的性状对检测结果的确认有非常重要的意义。如：血钾异常增高可观察标本是否有溶血；血甘油三酯严重增高可观察标本是否有混浊；某些特低的结果应观察标本是否被稀释。

（5）危重患者的结果不管正常还是异常，都要成为审查的重点，因为无论结果如何都会成为医生抢救或治疗的依据。同时，危重患者的检验结果和医疗服务又是医学实验室医疗纠纷的多发因素，应引起足够重视。

（6）特殊项目的检验结果及一些关系重大的检验结果（如抗 HIV 阳性的检验结果、初次诊断为白血病及恶性肿瘤的检验结果、发现罕见病原体的检验结果等），需要由实验室主任复核无误并签名后才能发出。

（7）要结合临床资料进行分析，某些可疑结果需要临床资料的支持才能确认数据是否可靠，必要时要和临床医生联系，了解所需信息，也可翻阅患者的病历，甚至可直接与患者本人联系获得所需信息后再确认检验结果。

（8）对可疑结果或不能解释的结果，可采取复检原始标本甚至重新采集标本进行复检的办法进行确认。

检验报告单经审查和确认无误后，才能进行发放。

检验报告单的发放应由受过培训的专人负责。制定"检验报告单发放制度"，内容应包括：报告单发放时间及方法、检验数据管理、结果保密措施、报告单唯一性标志等。报告单发放的格式应规范、整齐，字迹清晰，内容全面，有标本采集时间、收检时间和出报告时间，均应精确到"分"，甚至还包括实验室的联系电话或 Internet 地址等内容。报告单发放时应注意以下事项：①再一次复审报告单内容；②门诊患者未经本人同意不得将检验结果报告给他人；③报告单发放时间应公布，特殊原因不能按时出报告时，应及时告知服务对象；④送至临床检验各科室的检验报告单，送收双方应履行交接签字手续，避免报告单丢失或信息外泄。

三、检验后标本的保存

保存标本的目的主要是满足标本复检、差错核对以及出现医患纠纷时实验室证据保全的需要，因此标本保存也是实验室工作的一项重要内容。

标本保存时间的长短应根据工作需要及分析物稳定性而定，并保证所存标本的信息如患者姓名、标本种类、标本编号等与原始标本完全一致。一般临床生化、临床免疫检测的标本要求在 4～8 ℃保存一周，但检测抗原、抗体的标本可保存较长时间，必要时可冰冻保存；激素类测定标本保存 3 天为宜；凝血因子、血细胞测定的标本，尿液、脑脊液、胸腹水等一般不做保存。

保存的标本应按日期分别保存，有明显的标志，到保存期后即行处理。

四、咨询服务

临床实验室向临床医师提供患者有关诊断、治疗等信息，无论是患者、护士和医师进行咨询是免不了的，因此，临床实验室要主动开展咨询服务。

（一）咨询服务的内容

（1）向临床科室提供开展检验项目的种类、参考区间、临床意义、回报时间等书面文件。

（2）向临床科室提供《标本采集指南》一类的书面文件。

（3）对临床科室诊治工作需要，要求开展的新项目应积极研究予以回应；对开展的新项目应主动向临床医师介绍、宣讲。

（4）开展细菌学及抗生素药敏实验的实验室应定期向临床提供近期常见致病菌及耐药情况的信息。

（5）有检验医师或相应资格检验人员的单位，应帮助临床医师选择检验项目和对检验结果做出解释。

（二）咨询服务的方法

（1）参与查房、会诊、病例讨论。

（2）为门诊患者设立咨询服务台。

（3）给临床医护人员讲课。

（4）邀请临床医师为实验室人员讲课。

（5）召开与临床科室的座谈会。

（6）互派人员实习。

（7）举办读片会。

（8）其他。

（三）对检验医师的要求

做好咨询服务工作，对检验医师有如下基本要求。

（1）深刻理解检验医学的内涵，认识到"咨询服务"是检验医师的重要职责之一，应努力做好。

（2）不仅要学习掌握检验的基本知识和技能，还要学习和掌握临床有关知识和基本技能。

（3）通过查房、会诊等途径积累临床经验，同时通过这些途径来为临床进行咨询服务。

（4）要组织全院医护人员学习检验医学相关知识，有条件的话还可以通过出版《检验通讯》等方式来宣传和介绍检验医学发展的新动态，介绍检验项目的临床应用价值及其意义。

五、检验科与临床科室的沟通

检验科的检测结果和服务必须满足临床诊断、治疗以及健康评价的需要，应主动征求临床医生的意见，不断提高质量水平，不断满足服务对象的需求。对于一时难以解决的问题，实验室应采取有效的沟通或协调机制，尽量减少误会。

本章小结

为保证检验结果的准确，在评价选出试验方法和建立参考值后，应制定具体的操作规程，在执行过程中必须严格施行质量控制，将实验误差控制在允许范围内。临床生物化学质量控制包括检验前、检验中和检验后三个环节的质量控制。

检验标本的采集质量可直接影响检验结果，要想做出一份能够指导临床诊治的检验结果，不但检验人员要有高度的责任心、精湛的检验技术、现代化的检验设备，还必须有合格的检验标本。从医师开具检验申请单，经过患者的准备，标本的采集、运输、处理及保存，到实验室检测的整个过程，都依赖于临床医护人员或检验人员的正确采集标本。因此，应加强标本采集人员的相关技术知识培训，提高采集人员的整体素质，提高检验标本的合格率，使检验结果真正成为指导临床诊治和护理的重要依据。

检验中的质量控制主要是进行室内质控和室间质量评价。室内质控是指各实验室为了监测和评价本身的工作质量，决定实验结果能否发放而采取的一系列检查和统计的方法。常用的方法为绘制 Levey-Jennings 质控图。通过对质控图形的分析，可观察数值的动态变化，分析误差的来源。

Westgard 等人在 Levey-Jennings 质控图的基础上，建立了同时使用多个规则来进行临床检验质控的方法，称为 Westgard 多规则质控技术。该方法有利于找出失控的原因以及找出解决问题的办法。

室间质量评价是指多家实验室分析同一标本，由外部独立机构收集、分析和反馈实验室检测结果，评定实验室常规工作的质量，观察试验的准确性，建立起各实验室分析结果之间的可比性。进行室间质量评价的方法有能力比对分析和变异指数得分法。

检验后质量控制主要是指患者标本分析后从检验结果的发出到临床应用这一阶段，主要内容：①检验结果的正确发出；②检验后标本的保存；③咨询服务；④临床信息反馈等。

能力检测

1. 室内质量控制图的理论依据是（　　）。

A. 二项分布　　　B. 泊松分布　　　C. 正态分布　　　D. 偏态分布　　　E. 卡方分布

2. 最早在临床检验领域建立室内质量控制图的人是（　　）。

A. Belk 和 Sunderman　　　　B. Levey 和 Jennings　　　　C. J. O. Westgard

D. T. P. Whitehead　　　　E. W. A. Shewhan

3. 当某测定值在 $\overline{X}\pm 2S$ 的范围内，其置信限是（　　）。

A. 68%　　　B. 95%　　　C. 99%　　　D. 100%　　　E. 没有明确的规定

4. 在室内质控过程中，若质控血清的检测结果超出 $\overline{X}\pm 3S$，则判为（　　）。

A. 不能判断　　　B. 在控　　　C. 警告　　　D. 失控　　　E. 难以确定

5. 室内质控失控时，所采取的下列措施哪项是不正确的？（　　）

A. 回顾整个操作，分析误差原因　　　B. 重复测定　　　C. 换新的质控品

D.继续测定常规标本,等次日再观察是否继续失控 　　E.更换试剂和质控物

6.关于室间质量评价的下列叙述,哪项是错误的?(　　　)

A.没有进行室内质控的实验室也可以参加

B.室间质量评价是由实验室以外某个机构来进行的

C.室间质量评价是为了提高实验室常规检测的准确度

D.室间质量评价不能代替室内质控

E.在我国,室间质量评价是由国家卫生和计划生育委员会临床检验中心和各省市临床检验中心组织的

7.引起一份质控血清测定结果超过+2S界限,另一份结果超过-2S界限的误差一般是(　　　)。

A.随机误差　　　B.比例系统误差　C.固定系统误差　D.外加误差　　　E.累加误差

8.下列哪项不是质控图发生向上或向下趋势性变化的原因?(　　　)

A.试剂的挥发、吸水、沉淀析出　　　B.分光光度计波长渐渐偏移

C.更换了校准品、试剂或操作者　　　D.光电池逐渐老化

E.储存质控血清的冰箱温度过高

9.某生化指标在人群中为正态分布,制定其正常正确值范围通常用(　　　)。

A.$\overline{X} \pm 1S$　　　　B.$\overline{X} \pm 2S$　　　　C.$\overline{X} \pm 3S$　　　　D.$\overline{X} \pm 4S$　　　　E.以上都不是

(唐吉斌)

第八章 体液蛋白质检验

学习目标

1. 掌握血浆主要脂蛋白(前清蛋白、清蛋白、α_2-巨球蛋白、铜蓝蛋白、转铁蛋白、结合珠蛋白、甲胎蛋白)的功能和临床意义,体液蛋白质检验常规推荐方法的原理、参考区间和临床意义。

2. 熟悉血浆主要蛋白(α_1-抗胰蛋白酶、α_1-酸性糖蛋白、C-反应蛋白、癌胚抗原)的功能和临床意义,急性时相反应蛋白的概念、种类和临床意义。

3. 了解血浆中各种主要蛋白质的合成代谢特点。

4. 能规范、熟练地进行血清(浆)总蛋白、清蛋白、血浆纤维蛋白原、脑脊液总蛋白、尿液蛋白质电泳等项目测定。

案 例

患者,女性,50 岁,身高 155 cm,体重 70 kg,BMI 29.13。入院时间 2015 年 8 月。

患者主诉:2008 年体检发现患 2 型糖尿病,一直服用"美迪康"控制血糖,血糖控制尚可。今年 6 月自行停用降糖药后开始服用保健品"树根",1 月后眼睑出现水肿,逐渐累及双下肢,伴有食欲减退,近日开始出现视物模糊。

生化检验结果:血清肌酐 134.8 μmol/L、Alb 18.7 g/L、CE 14.37 mmol/L,24 h 尿蛋白 4476 mg。

问题:

1.该患者初步诊断是什么?

2.患者水肿的原因是什么?

蛋白质(protein)是生物体的主要组成成分,分布于人体各处,参与细胞生命活动的每一个过程。人体内的蛋白质种类繁多,功能各异,体内蛋白质的异常可引发疾病;反之,组织器官的代谢异常或功能障碍时,体液蛋白质种类和含量亦可发生相应的变化。因此,体液蛋白质的检测在疾病诊断和治疗方面有重要价值。本章主要学习体液蛋白质的检验。

第一节 概 述

血浆蛋白是存在于血浆中所有蛋白质的统称,是血浆中主要的固体成分。据估计,其种类在 1000 种以上,目前已分离出来的血浆蛋白有 500 多种。这些蛋白质含量差别很大,多者达每升数十克,少的仅为毫克甚至微克水平。各种血浆蛋白来源不同,除免疫球蛋白和蛋白类激素外,绝大多数由肝细胞合成。虽然血浆中各种蛋白质的特性、功能差异很大,但在生命活动中的作用都是不可替代的。

一、血浆蛋白的功能及分类

(一)血浆蛋白的功能

血浆蛋白是血浆中除水之外含量最多的一类有机化合物,60~80 g/L。其功能目前还存在许多未知之处。除了营养作用外,已知的血浆蛋白还有其他的重要功能,可概括如下。

1. 维持血浆胶体渗透压 血浆清蛋白相对分子质量小、数量多,是维持血浆胶体渗透压的主要蛋白质,占血浆胶体渗透压的 75%～80%。

2. 运输功能 许多血浆蛋白分子上具有与脂溶性物质结合的位点,脂溶性物质可与这些蛋白质结合成复合物而被运输;另外,血浆中还有一类特殊的运载蛋白,可与激素、维生素、金属离子、药物等进行特异结合来运输。

3. 维持血浆的酸碱平衡 血浆蛋白盐与相应蛋白质构成缓冲对,参与血浆 pH 的调节。

4. 免疫与防御功能 血浆中的免疫球蛋白(抗体)和补体(一类协助抗体完成免疫功能的蛋白酶)共同发挥作用,抵御感染。

5. 凝血、抗凝血及纤溶等功能 各种凝血因子(除Ⅳ因子外均为蛋白质)及抗凝血因子在减少出血、防止血管内凝血中发挥重要功能。

此外,血浆蛋白还有营养、催化、调控物质代谢等功能。

（二）血浆蛋白的分类

许多蛋白质的结构和功能还未完全阐明,所以还无法对血浆蛋白进行恰当的分类,目前主要的分类方法有以下 2 种。

1. 按分离方法分类 盐析法可将血浆蛋白分为清蛋白和球蛋白两大类;电泳法依据分辨率的不同可将血浆蛋白分成数条甚至几十条区带,如采用醋酸纤维素薄膜电泳可将血浆蛋白分为 5 条区带,依次是清蛋白、α_1-球蛋白、α_2-球蛋白、β-球蛋白和 γ-球蛋白,薄膜分辨率高的情况下,β-球蛋白还可分为 β_1、β_2-球蛋白两个部分;采用分辨率更高的琼脂糖凝胶电泳可分离出 13 条区带;而聚丙烯酰胺凝胶电泳则可分离出 30 多条区带;而用 SDS-PAGE 等电聚焦双向电泳可分离出 300 多种血浆蛋白。

2. 按生理功能分类 根据各种血浆蛋白生理功能的区别,可以分成不同的类别,详见表 8-1。

表 8-1 血浆蛋白的功能分类

类别	名称	功能特征
运输载体类	脂蛋白 前清蛋白与清蛋白 甲状腺素结合球蛋白 可的松结合球蛋白 类固醇激素结合球蛋白 视黄醇结合蛋白 转铁蛋白 铜蓝蛋白(亚铁氧化酶) 结合珠蛋白 血红素结合蛋白	运输胆固醇、甘油三酯、磷脂 运输激素、游离脂肪酸、胆红素、药物等 结合甲状腺激素 结合皮质醇 结合类固醇激素 结合视黄醇 运输铁 结合铜 结合血红蛋白 结合血红素
补体蛋白类	C_3、C_4、B 因子、D 因子等	参与机体的防御功能
免疫球蛋白类	IgG、IgA、IgM、IgD、IgE	排除外来抗原
凝血和纤溶蛋白类	凝血因子(除Ⅳ因子以外)及纤维蛋白原等	参与血液凝固与抗凝
蛋白酶抑制物	α_1-抗胰蛋白酶、α_1-抗糜蛋白酶等	抑制蛋白酶作用、避免作用过强
血清酶类	脂蛋白脂肪酶(LPL)、卵磷脂胆固醇脂酰转移酶(LCAT)等	水解甘油三酯、将游离胆固醇转化为胆固醇酯等重要的代谢调节作用
蛋白类激素	胰岛素、胰高血糖素、生长激素等	参与机体多种代谢调节

二、血浆中几种主要的蛋白质

（一）前清蛋白

前清蛋白（prealbumin，PA）由肝细胞合成，因电泳时位于清蛋白前面而得名。PA 是由 4 个亚基形成的四聚体，相对分子质量 54000，pI 4.7，在血浆中半衰期约 12 h。

PA 除可作为组织的修补材料外，还有运载功能。用分辨率高的电泳技术可将 PA 分成 2～3 条区带，其中包括 2 种运载蛋白：①甲状腺素转运蛋白：有调节甲状腺激素代谢的功能，可结合约 10％的三碘甲腺原氨酸（T_3）和甲状腺素（T_4），对 T_3 亲和力较大，但运输甲状腺激素的作用较甲状腺素结合球蛋白弱；②视黄醇结合蛋白（RBP）：可转运视黄醇（维生素 A）。

【参考区间】 200～400 mg/L。

【临床意义】

（1）PA 相对分子质量小，半衰期短，在营养不良或肝炎早期时，其含量降低往往早于其他血清蛋白质，因此作为早期肝功能损伤的指标，比清蛋白、转铁蛋白具有更高的敏感性。

（2）PA 可用来评估营养状况，PA 水平在 100～150 mg/L 为轻度缺乏，50～100 mg/L 为中度缺乏，<50 mg/L 为严重缺乏。

（3）PA 是负性急性时相反应蛋白（APP）（概念见后述），在急性炎症、恶性肿瘤、肝硬化、创伤等时，血浆中 PA 水平均迅速下降。

（二）清蛋白

清蛋白（albumin，Alb）是由 585 个氨基酸残基构成的单链多肽，相对分子质量 66500，pI 4～5.8，半衰期 15～19 天，是血浆中含量最多的蛋白质，占血浆蛋白总量的 57％～68％。在 pH 7.4 的环境中，每分子可带 200 个以上的负电荷，可作为许多物质的运输载体。

Alb 由肝细胞合成，合成速度受蛋白质摄入量及血浆胶体渗透压的共同调节，肝脏对 Alb 合成有很强的代偿能力，如肾病综合征时合成量可以增加到正常时的 3 倍以上。正常情况下每天约有 360 mg 的 Alb 通过肾小球滤过，但大部分（约 95％）被肾小管重吸收，在小管细胞中被降解。

清蛋白作为血浆中含量最多的蛋白质，具有广泛的生理功能，主要包括以下几种。

1. 维持血浆胶体渗透压 由于 Alb 相对分子质量小、数量多，因此能最有效地维持血浆胶体渗透压。

2. 营养作用 Alb 可被组织细胞内吞摄取，其分解产物氨基酸可被用于合成蛋白质、组织修补或提供营养。

3. 维持血液酸碱平衡 血浆 Alb 与其盐组成的缓冲对具有较强的缓冲酸碱的能力。

4. 运输和解毒作用 清蛋白分子带有较多的极性基团，与某些金属离子和化合物有高度的亲和力，很多水溶性差的物质如胆红素、胆汁酸盐、长链脂肪酸、前列腺素、类固醇激素、某些金属离子（如 Ca^{2+}、Cu^{2+}、Ni^{2+}）、某些药物（如青霉素、阿司匹林）等都可通过与清蛋白不同程度的可逆结合，从而有效地将这些物质运送到各自的靶细胞。具有活性的激素或药物等物质与清蛋白结合后，可不表现出活性而视为储存形式，由于这种结合具有可逆性，与血液中游离型的物质处于一种动态平衡状态，因此，通过这种可逆结合和运输可调节这些激素或药物的代谢。此外，Alb 也能结合某些有毒物质并将之运送至解毒器官，代谢后排出体外，从而起到解毒作用。

参考区间及临床意义见本章第二节。

（三）α₁-抗胰蛋白酶

α_1-抗胰蛋白酶（α_1-antitrypsin，α_1-AT 或 AAT）主要由肝脏合成，为一条含 394 个氨基酸残基的单链多肽，含糖 10％～12％，相对分子质量 51000，pI 4.8。醋酸纤维素薄膜电泳时位于 α_1-球蛋白区带，是这一区带显色的主要成分，该区带中另外 2 个主要组分为含糖量特别高的 α_1-酸性糖蛋白和含脂类较多的 α-脂蛋白，由于这 2 种组分中蛋白质含量较少，故染色都很浅。

AAT 是一种具有蛋白酶抑制作用的急性时相反应蛋白，也称丝氨酸蛋白酶抑制物，是血清中最主要的蛋白酶抑制物。这类抑制物还包括 α_1-抗胰凝乳蛋白酶、抗凝血酶、抗纤溶蛋白酶、抗纤溶酶、C_1 失活物、卵清蛋白、甲状腺素结合球蛋白等。

作为蛋白酶抑制物，AAT 不仅作用于胰蛋白酶，同时对糜蛋白酶、弹性蛋白酶、纤溶酶、凝血酶、尿激酶和肾素等也有抑制作用，其作用占血清中抑制蛋白酶活力的 90% 以上。

一般认为 AAT 的主要功能是拮抗多形核白细胞吞噬作用发生时释放的溶酶体蛋白水解酶。作用机制：AAT 相对分子质量较小，可通过毛细血管壁进入组织液后与蛋白水解酶结合形成复合物后再回到血管内，此复合物有可能转移到 α_2-巨球蛋白分子上，最终被单核吞噬细胞系统降解、消除。AAT 对蛋白酶的抑制作用有明显的 pH 依赖性，在中性和弱碱性环境活性最大，而当 pH<4.5 时活性基本丧失。

AAT 具有多种遗传表型，迄今已分离鉴定的有 33 种 AAT 等位基因，其中最多的是 PiMM 型（为 M 型蛋白的纯合子体），占人群的 95% 以上；另外还有 2 种蛋白称为 Z 型和 S 型，可表现为以下遗传分型：PiZZ、PiSS、PiSZ、PiMZ 及 PiMS。

测定血清 AAT 的方法有很多，采用酸性凝胶电泳或等电聚焦电泳(IFE)可将 AAT 分为 5~8 条区带，也可以利用其对蛋白酶的抑制能力进行测定。免疫化学法是目前最常用的测定方法，已有试剂盒供应。

【参考区间】 成人为 0.83~1.99 g/L；新生儿为 1.45~2.7 g/L。

【临床意义】

1) 升高 AAT 作为正性急性时相反应蛋白，在急性炎症、恶性肿瘤、肝硬化、创伤等情况下含量上升，一般 24 h 后开始升高，3~4 天达到峰值。妊娠，长期服用可的松、雌激素类药物也可使血浆 AAT 含量升高。

2) 降低 血清低 AAT 可发生于胎儿呼吸窘迫症。AAT 缺陷的一些遗传表型常伴有早年(20~30 岁)出现的肺气肿。当吸入粉尘和细菌引起肺部多型核白细胞的吞噬作用活跃时，溶酶体弹性蛋白水解酶释放增多，对于 AAT 缺乏者，失去拮抗的蛋白水解酶可作用于肺泡壁的弹性纤维，使之损伤，再加上感染等因素引起的支气管阻塞，多方面的共同作用导致肺气肿的发生。而某些遗传表型还可引起肝细胞损害，有可能引起肝硬化。

（四）α_1-酸性糖蛋白

α_1-酸性糖蛋白(α_1-acid glycoprotein，α_1-AG 或 AAG)主要由肝细胞合成，存在肿瘤细胞或脓毒血症时粒细胞和单核细胞亦可合成。相对分子质量约 40000，含糖约 45%，包括等分子的己糖、己糖胺和唾液酸，pI 2.7~3.5，半衰期为 1~3 天。AAG 分解代谢首先是唾液酸分子的降解，然后蛋白质部分在肝中很快降解消失。

AAG 是主要的急性时相反应蛋白，急性炎症时上升，与免疫防御功能有关，但机制还有待于深入研究。有报道指出 AAG 还可以抑制血小板聚集、影响胶原纤维的形成和参与一些脂类衍生物(如孕酮)的运输。

测定 AAG 的方法如下：可通过测定分子中糖含量的方法间接计算含量；也可以通过免疫化学法定量，使用 AAG 抗体，用酶联免疫吸附法(ELISA)、免疫比浊法进行检测；电泳分离有局限性，原因是虽然 AAG 在 α_1-球蛋白部分含量最高，但由于其含有大量的糖而着色很浅。

【参考区间】 0.25~2.0 g/L。

【临床意义】

1) 升高 AAG 为主要的急性时相反应蛋白，急性炎症、恶性肿瘤、肝硬化、创伤、急性心肌梗死等情况下大部分伴有 AAG 增高，且升高迅速。在急性炎症和外科手术的当天即可升高，第 4~5 天后又迅速下降。溃疡性结肠炎时，AAG 血浆含量升高是临床诊断最可靠的指标之一。Cushing 病或用肾上腺皮质激素治疗等情况使糖皮质激素水平升高，也可使血浆中 AAG 含量增高。

2) 降低 在肝实质病变、营养不良时，由于合成减少而致血中 AAG 降低。由于 AAG 的相对分子质量较小，肾病综合征时 AAG 可通过尿液丢失，某些消化道疾病时可通过粪便丢失，从而导致血液中 AAG 的含量降低；妊娠、口服避孕药等雌激素水平升高的情况亦可导致 AAG 的合成量减少。

（五）铜蓝蛋白

铜蓝蛋白(ceruloplasmin，CER 或 CP)，又称铜氧化酶，位于 α_2-球蛋白区带，是由 1046 个氨基酸残基组成的单链多肽。相对分子质量约 151000,pI 4.4,含糖量 8%～9.5%。每分子含 6～7 个铜原子,由于含铜而呈蓝色,故名铜蓝蛋白,血浆中铜蓝蛋白携带 90% 的铜离子。主要由肝脏合成。

CER 既是铜的运输形式,也是铜的无毒性的代谢库,组织细胞可以利用 CER 分子中的铜来合成含铜的酶蛋白,例如单胺氧化酶、抗坏血酸氧化酶等。CER 还具有铁氧化酶活性,可使血液中的 Fe^{2+} 氧化成 Fe^{3+},只有 Fe^{3+} 才能结合到转铁蛋白上使铁不具毒性且利于运输,故又称亚铁氧化酶。CER 还具有抗氧化的作用,如能催化多酚和多胺类底物氧化。

CER 的稳定性较差,血液离体后,CER 可丢失其分子中的铜而发生自行氧化,蛋白质肽链容易被酶水解,因此采集血液标本后应尽快测定,不能立即测定时需在 3～4 ℃下储存,长期储存时应在 -70 ℃下。

血清 CER 检测多用免疫化学法。也可利用血清 CER 具有氧化酶的特性进行分析,通过酶促反应,使底物转变为氧化型,转化的量与 CER 含量成正比,经比色计算后可得到 CER 含量。

【参考区间】 免疫扩散法:新生儿,10～300 mg/L;6 个月～1 岁,150～500 mg/L;1～12 岁,300～650 mg/L;大于 12 岁,150～600 mg/L。

新生儿血中 CER 含量很低,出生后逐渐升高,2～3 岁达到最高水平。以后逐渐下降,至 14 岁时降至成人水平。

【临床意义】

1) 升高 CER 属于急性时相反应蛋白,在感染、创伤和肿瘤时血浆含量上升,在急性损伤 4～20 天达到高峰。在妊娠、口服雌激素类药物时其含量亦有明显增加。

2) 降低 多见于 Wilson 病,是本病最有价值的诊断指标。该病为常染色体隐性遗传病,患者血浆 CER 含量明显下降但游离铜含量增加,由于过多的铜沉积在肝脏引起肝硬化,而沉积在脑基底节的豆状核则导致豆状核变性,因此将本病称为肝豆状核变性。大部分患者有肝功能损害并伴神经系统症状,如不及时治疗会危及生命,可用铜螯合剂——青霉胺驱铜治疗。此外,重度营养不良、严重肝病及肾病综合征时 CER 亦多下降。

（六）转铁蛋白

转铁蛋白(transferrin,TRF 或 Tf)又名运铁蛋白,为血浆中主要的含铁蛋白质,由肝及单核吞噬细胞系统合成,相对分子质量约 76500,为单链糖蛋白,含糖约 6%,pI 5.5～5.9,电泳位置在 β 区带,半衰期约为 7 天。TRF 能可逆地结合多价阳离子,如铁、铜、锌、钴等。目前已确认至少有 22 种 TRF 遗传变异体。

TRF 主要运输由消化道吸收的铁和 Hb 降解释放的铁,将其运输至骨髓等造血器官,一部分铁以含铁血黄素和铁蛋白的形式储存起来,一部分参与血红蛋白、肌红蛋白等的合成。每分子 TRF 能结合 2 个 Fe^{3+},相当于每毫克 TRF 能运输 1.25 μg 铁。机体缺铁时血浆中 TRF 含量上升,经铁剂有效治疗后可恢复到正常水平。

TRF 常用的测定方法有放射免疫法和免疫散射比浊法,也可通过测定血清总铁后求 TRF 的含量。

【参考区间】 28.6～51.9 μmol/L。

【临床意义】

(1) 缺铁性贫血时 TRF 升高,而由于铁利用障碍引起的贫血时 TRF 正常或降低,血清 TRF 测定可用于贫血的诊断及贫血类型的鉴别。

(2) TRF 是负性急性时相反应蛋白,在急性时相反应时降低;在慢性肝脏疾病、营养不良等疾病时血清 TRF 含量亦降低。

(3) 妊娠、口服避孕药、注射雌激素类药物等可使 TRF 含量升高。

（七）结合珠蛋白

结合珠蛋白(haptoglobin,Hp)又名触珠蛋白、血红素结合蛋白,为一种能与血红蛋白(Hb)进行不可逆结合的糖蛋白,含糖量 12%,电泳时位于 α_2-球蛋白区带,相对分子质量 85000,pI 4.1,是一种急性时相反应蛋白。Hp 在肝脏合成,降解也在肝脏进行,半衰期为 3.5～4 天。

Hp 为两对肽链组成的四聚体($2\alpha+2\beta$),α 链有 α_1 和 α_2 2 种,α_1 又有 α_{1F} 和 α_{1S} 2 种遗传变异体(F 表示电泳迁移率相对为 fast,S 表示 slow),2 种变异体的多肽链只有一个氨基酸的残基组成不同(α_{1F} 第 54 位

氨基酸为赖氨酸,而 α_{1S} 为谷氨酸),由于 α_{1F}、α_{1S}、α_2 3 种等位基因编码参与形成 $\alpha\beta$ 聚合体,因此个体之间可有多种遗传表现型。不同个体 Hp 的性质由遗传获得的特征基因型决定。

Hp 的主要功能是在血浆中与红细胞释放出的游离血红蛋白不可逆结合,形成稳定的 Hp-Hb 复合物,每分子 Hp 可结合两分子 Hb。Hp-Hb 复合物半衰期约 90 min,肝细胞能迅速将复合物从血浆中摄取并分解,分解释放出的铁可以再利用,这一作用可以防止 Hb 从肾丢失,从而为机体有效地保留铁。Hp和 Hb 结合后不能重新被利用,而肝脏清除 Hp-Hb 复合物的速度比肝脏合成 Hp 快很多,因此溶血时 Hp含量急剧下降,一般在一周内可恢复正常。

Hp-Hb 复合物是一种高效的过氧化物酶,能将多型核白细胞吞噬过程中生成的过氧化物水解而防止脂类的超氧化作用。结合珠蛋白还是需铁细菌如大肠杆菌的天然抑菌剂,可能是阻止了这类生物对血红蛋白铁的利用。

测定血清 Hp 的方法:①免疫化学法;②Hp-Hb 复合物过氧化物酶的活性测定;③电泳法。

【参考区间】 成人为 $0.5 \sim 2.2$ g/L;新生儿为成人的 $10\% \sim 20\%$。

【临床意义】

1) 升高 Hp 为正性急性时相反应蛋白,在急性炎症、恶性肿瘤、肝硬化、创伤等情况下血浆含量上升,在反应开始后 4~6 天开始升高,病情得到控制 2 周后可恢复正常;肾病综合征及某些肠道疾病时常常伴有血浆蛋白的丢失,此时肝脏 Hp 的合成增加,可使血浆 Hp 含量升高。某些激素如皮质激素和雄激素刺激后,也可使 Hp 合成增加而使血浆含量增高。

2) 降低 主要见于各种血管内溶血性疾病,如溶血性贫血、输血反应、疟疾、阵发性睡眠性血红蛋白尿症、蚕豆病、传染性单核细胞增多症等。其降低的程度常与病情轻重一致,有的甚至低到测不出的程度。轻度溶血时,血浆中游离的 Hb 能全部与 Hp 结合而被清除,此时血浆中仅见 Hp 减少而测不到游离Hb;中、重度溶血时,游离 Hb 过多,超过 Hp 结合能力,此时游离 Hb 才可被检出。由此可见,Hp 降低是诊断轻度溶血的一项敏感指标。此外,严重肝病患者由于蛋白质合成能力下降,血浆 Hp 含量亦下降;雌激素可减少 Hp 的合成,妊娠、口服避孕药等会使血浆 Hp 含量降低。

(八) α_2-巨球蛋白

α_2-巨球蛋白(α_2-macroglobulin,α_2-MG 或 AMG)由肝细胞及单核吞噬细胞系统合成,是血浆中相对分子质量最大的蛋白质,相对分子质量 $625000 \sim 800000$,由 4 个相同的亚基组成,含糖量约 8%,pI 5.4,半衰期约 5 天,但与蛋白水解酶结合为复合物后清除速率加快。

AMG 最突出的特性是能与多种分子和离子结合,尤其是能与不少蛋白水解酶(如胰蛋白酶、α-胰蛋白酶、凝血酶、纤维蛋白溶酶等)结合抑制这些酶的活性,起到有选择性地保持某些蛋白酶活性的作用,这在免疫反应中可能具有重要意义。

AMG 测定多采用免疫化学法。

【参考区间】 成人为 $1.31 \sim 2.93$ g/L;婴幼儿及儿童为成人的 2~3 倍。

【临床意义】

1) 升高 肝硬化、糖尿病、自身免疫性疾病、慢性肾炎等疾病时 AMG 升高;在低清蛋白血症时,为了维持血浆胶体渗透压,AMG 也会代偿性地升高;妊娠、口服避孕药亦会引起 AMG 升高,机制不明。

另外,婴幼儿及儿童 AMG 含量为成年人的 2~3 倍,可能是一种保护机制。

2) 降低 见于肺气肿、弥散性血管内凝血、甲状腺功能亢进、急性胰腺炎及前列腺癌等疾病。

(九) 纤维蛋白原

纤维蛋白原(fibrinogen,Fib)由肝脏合成,是纤维蛋白的前体,相对分子质量 340000,pI 5.5,半衰期为 4~6 天。在凝血的最后阶段,可溶性的纤维蛋白原转变为不溶性的纤维蛋白,从而使血液凝固。测定血浆纤维蛋白原有助于了解机体凝血机能状态。

参考区间及临床意义见第二节相关内容。

(十) C-反应蛋白

C-反应蛋白(C-reactive protein,CRP)是第一个被认定的急性时相反应蛋白。主要由肝细胞合成,相

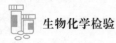

对分子质量115000～140000,pI 6.2。由5条相同的亚基靠非共价键连接形成圆盘状多聚体,含少量的糖或不含糖,电泳在γ区带,有时可延伸到β区带。

▎知识链接▎

C-反应蛋白的由来

1930年,Tillett和Francis首次在急性大叶性肺炎患者的血清中发现一种有Ca^{2+}存在时能与肺炎球菌细胞壁中的C-多糖发生特异性沉淀反应的物质。1941年,Avery等测知它是一种蛋白质,故称为C-反应蛋白(CRP)。

CRP广泛分布于各部分体液中,如血液、胸腹水、心包液、关节液等处,具有类似抗体的功能,能激活补体,促进粒细胞、巨噬细胞的运动和吞噬,有免疫调理作用。对血小板凝聚和血块收缩有抑制作用。CRP不受红细胞、血红蛋白、脂质和年龄等因素影响,是反映炎症、感染及疗效的良好指标。

CRP主要测定方法:放射免疫法、免疫浊度法、ELISA法等。

【参考区间】 0.068～8.2 mg/L。

【临床意义】 CRP升高有临床意义。CRP是目前临床上应用最多的急性时相反应指标,在炎症、创伤、急性心肌梗死、外科手术、肿瘤浸润等许多疾病时,CRP反应非常灵敏,在疾病发生6～12 h内迅速上升,甚至可达正常时的2000倍。因此,血液中CRP的水平可以及时反映病情变化。但CRP在很多疾病或非疾病情况下均会升高,因此特异性差,不适用于单一疾病的诊断。它的临床价值主要是在组织损伤的筛查和监测,以及判断患者是否感染、评估消炎药物的疗效、诊断疾病复发的可能性。

CRP结合病史有助于某些疾病的随访。如风湿病的急性期和活动期CRP升高,手术以后如果CRP不下降或再次升高,提示可能并发感染或血栓。自身免疫性疾病如系统性红斑狼疮(SLE),CRP仅轻度升高或不升高,有助于鉴别诊断。在反映病情变化时,CRP明显升高提示病情活动,临床常以CRP维持在10 mg/L以下作为治疗目标。

CRP可用来协助类风湿性关节炎的诊断,急性期和活动期CRP升高。此外CRP还可用来鉴别细菌性感染和病毒性感染,前者CRP升高,后者往往正常。

(十一)癌胚抗原

癌胚抗原(CEA)一般情况下是由胚胎胃肠道上皮组织、胰腺和肝合成,是一种多糖蛋白复合物,45%为蛋白质,相对分子质量180000,通常在妊娠6个月内CEA含量增高,出生后血清含量已非常低。正常分泌CEA的组织有支气管、唾液腺、胆管、胰管、小肠、尿道、前列腺。成人CEA主要是由结肠黏膜细胞分泌到粪便中,每天大约70 mg,少量吸收入血。

CEA的测定方法有ELISA、放射免疫法、化学发光法、电化学发光法和金标记免疫渗滤法等,其中最常用的是ELISA法。

【参考区间】 成人低于3 μg/L;吸烟者低于5 μg/L。

【临床意义】

(1) CEA属于非器官特异性肿瘤相关抗原,分泌CEA的肿瘤大多存在于空腔脏器,如呼吸道、胃肠道、泌尿道等。生理情况下,CEA经胃肠道代谢,在肿瘤状态时CEA则进入血液和淋巴循环,引起血清CEA异常升高。当CEA>60 μg/L时,可见于结肠癌、直肠癌、胃癌和肺癌。大约70%直肠癌、55%胰腺癌、50%胃癌、45%肺癌、40%乳腺癌、40%尿道癌、25%卵巢癌患者CEA升高。但有些良性疾病(肺气肿、直肠息肉、良性乳腺疾病、溃疡性结肠炎等)CEA也会升高,需要相互鉴别。

(2) CEA值持续升高,表明有肿瘤残存或疾病有进展;肿瘤治疗有效时,CEA会逐渐降低;CEA水平再次升高往往意味肿瘤的复发。

(3) 除血液之外,检测其他体液也可对肿瘤有一定的诊断、辅助诊断、疗效观察及预后判断等作用,如尿液CEA含量测定可作为判断膀胱癌及预后的参考,胆汁和胰液内CEA含量可用于诊断胆道癌和胰腺癌。

（十二）甲胎蛋白

甲胎蛋白（α-fetoprotein,AFP）为甲种胎儿球蛋白的简称。主要来自胚胎的肝细胞和卵黄囊,为一条含有 590 个氨基酸残基的单链多肽糖蛋白,相对分子质量 65000～70000,平均为 68000,pI 4.7～4.8,半衰期 5 天。电泳位于清蛋白和 α$_1$-球蛋白之间。AFP 是胎儿血液中的主要蛋白质,妊娠 16 周时达到高峰,以后逐渐降低,出生时血液中的浓度仅为高峰期的 1% 左右,出生后 6 个月至 1 年,逐渐降至健康成人水平。

不同组织合成的 AFP 的糖链组成不同。对 AFP 异质体的深入研究发现,与一些外源性凝集素（如刀豆凝集素、小扁豆凝集素）的结合能力也不同,因此,可将 AFP 分为结合型和非结合型两类。此种糖链结构不同的 AFP 称为 AFP 的亚型或变异体,也称之为 AFP 分子异质体。AFP 分子异质体的测定有助于区别肝细胞癌和其他癌症与肿瘤,对肝脏良、恶性疾病的鉴别诊断也具有重要意义。

AFP 测定方法很多,主要有 ELISA、放射免疫法（RIA）、化学发光法（CLIA）、电化学发光法（ECLIA）等,国内多采用 ELISA 测定法,准确度、灵敏度高,可定量到 μg/L 级水平而且试剂成本低;但操作较繁琐,影响因素较多。因此,当检测高浓度标本时（AFP>400 ng/mL）,可采用准确性更高的 ECLIA 法。也可用 RIA 法,此法可定量到 10 μg/L 水平,操作简便,重复性好。以上方法同样适用于羊水中 AFP 的测定。

【参考区间】 18 个月以上婴幼儿及成人 AFP<20 μg/L;单胎妊娠 20 周母体血清 AFP 为 20～100 μg/L（双胎妊娠母体血清 AFP 要高于单胎妊娠三倍才有临床意义）。

【临床意义】

1）诊断肝癌 正常成人肝细胞极少合成 AFP,因此血液中含量极少。但分化不成熟的肝细胞如肝癌细胞可合成较多的 AFP,被认为是原发性肝癌的特异性肿瘤标志物。80% 以上原发性肝癌患者血清中 AFP 含量明显增高,如果 AFP 超过 500 μg/L,ALT 基本正常,肝癌可能性较大。目前在中国、非洲等许多国家都将 AFP 作为肝癌的筛查指标。灵敏的 AFP 检测方法结合超声常常能发现早期肝癌。AFP 检测诊断肝癌的标准:①血清 AFP 测定结果大于 500 μg/L 持续 4 周以上;②AFP 含量进行性增高者;③血清 AFP 测定结果大于 200 μg/L 持续 8 周以上。肝癌患者血清 AFP 含量升高的程度及速率与肿瘤组织分化程度的高低有一定相关性,分化程度较高的肿瘤血清 AFP 含量常大于 200 μg/L。

2）其他肿瘤 AFP 含量升高还见于胃癌、肺癌、胰腺癌等肿瘤。

3）其他疾病 病毒性肝炎、肝硬化等情况下,血清 AFP 水平也可升高,但 95% 以上肝硬化患者血清 AFP<200 μg/L。

4）肝癌预后判断 AFP>500 μg/L,胆红素>34 μmol/L 的患者预后差,存活期短;血清 AFP 急剧升高提示肝癌转移;术后 AFP>200 μg/L 提示有残存癌体或有转移。

5）产前诊断 羊水 AFP 含量测定可用于胎儿产前监测,当羊水 AFP 高于正常时,提示胎儿畸形或死胎;85% 脊柱裂及无脑儿的母体在妊娠 16～18 周时血液 AFP 升高,测定母体的 AFP 有诊断价值,但要和临床信息相结合,以免出现假阳性的结果。

上述几种主要血浆蛋白生化特征与功能见表 8-2。

表 8-2 主要血浆蛋白生化特性与功能

蛋白质种类	成人参考区间	相对分子质量	含糖量	等电点	半衰期	功能简述
前清蛋白（PA）	200～400 mg/L	54000	0	4.7	12 h	早期肝功能损伤、营养不良指标;负性 APP
清蛋白（Alb）	35～50 g/L	66500	0	4～5.8	15～19 天	血浆中最多的蛋白质;广泛的运输载体;维持血浆胶体渗透压;负性 APP

蛋白质种类	成人参考区间	相对分子质量	含糖量	等电点	半衰期	功能简述
铜蓝蛋白(CER)	150～600 mg/L	151000	8%～9.5%	4.4	4.5天	运输铜;氧化 Fe^{2+};APP
转铁蛋白(TRF)	28.6～51.9 μmol/L	76500	6%	5.5～5.9	7天	运输铁;负性APP
结合珠蛋白(Hp)	0.5～2.2 g/L	85000	12%	4.1	3.5～4天	结合游离血红蛋白;APP
α$_1$-抗胰蛋白酶(α$_1$-AT,AAT)	0.83～1.99 g/L	51000	10%～12%	4.8	4天	APP;蛋白酶抑制物
α$_1$-酸性糖蛋白(α$_1$-AG,AAG)	0.25～2.0 g/L	40000	45%	2.7～3.5	1～3天	APP
α$_2$-巨球蛋白(α$_2$-MG)	1.31～2.93 g/L	625000～800000	8%	5.4	5天	血浆中最大的蛋白质;APP
C-反应蛋白(CRP)	0.068～8.2 mg/L	115000～140000	少量或0	6.2		APP
纤维蛋白原(Fib)	2～4 g/L	340000	0	5.5	4～6天	APP
癌胚抗原(CEA)	低于3 μg/L	180000	55%			非特异性的肿瘤相关抗原
甲胎蛋白(AFP)	低于20 μg/L	65000～70000	0	4.7～4.8	5天	原发性肝癌的特异性肿瘤标志物

三、疾病时血浆蛋白的变化

(一)急性时相反应与急性时相反应蛋白

在急性炎症、组织损伤、心肌梗死、烧伤等急性疾病时,血浆中许多蛋白质浓度会发生明显改变,有些蛋白质浓度升高,有些蛋白质浓度降低,随着病情的好转,这些蛋白质又逐渐恢复至正常。这种现象称为急性时相反应(acute phase reaction,APR),而这些浓度发生变化的蛋白质则称为急性时相反应蛋白(acute phase protein,APP)。主要包括:AAG、AAT、Hp、CER、C$_3$、C$_4$、Fib、CRP、PA、Alb、TRF等蛋白质,其中升高的有AAG、AAT、Hp、CER、C$_3$、C$_4$、Fib、CRP等蛋白质,称为正性急性时相反应蛋白;降低的有PA、Alb、TRF,称为负性急性时相反应蛋白。APR是机体防御功能的一部分,APP浓度变化的幅度与以上病理状态的严重程度以及时间进程有关,但缺乏特异性。

(二)肝脏疾病

血浆中的蛋白质绝大部分由肝细胞合成,当肝脏病变时由于合成功能障碍可导致多种血浆蛋白水平下降,例如PA、Alb、TRF,其中血浆PA是肝功能损伤的敏感指标,而Alb由于肝脏对其合成的代偿功能强大且半衰期较长,因此对于急性及轻度肝脏病变反应不灵敏,但在肝硬化中,Alb会有明显降低。而急性肝炎等肝脏病变时,可出现急性时相反应,导致许多蛋白质水平升高,如乙肝活动期AAT含量升高,而IgM在发病初期即可升高,肝硬化时AAG、AAT、IgG、CER、CRP等也有不同程度的升高。

(三)肾脏疾病

许多肾脏疾病时均可致部分血浆蛋白丢失及部分蛋白质代偿性增加。丢失的蛋白质种类和量与肾小球的损伤程度及蛋白质的相对分子质量有关,当肾脏病变较轻时,小相对分子质量的蛋白质最容易通过损伤的肾小球滤过膜而最先发生丢失,如 PA、AAG、AAT、TRF、IgG 等。而某些大相对分子质量的蛋白质无法通过,且因肝细胞代偿性地合成增加,绝对含量不仅不减少甚至可升高,如 α_2-MG、β-LP(β-脂蛋白)、Hp 及 IgM 等,这种情况称选择性蛋白质丢失。严重肾病时肾小球失去分子筛作用,可导致非选择性蛋白质丢失。

(四)风湿病

风湿病可表现为急性或慢性炎症反应过程,主要累及结缔组织。血浆蛋白异常变化的特征为免疫球蛋白特别是 IgA、IgG 及 IgM 升高,炎症活动期 AAG、Hp 及 C_3 升高。

(五)妊娠期及高雌激素血症

正常妊娠时血浆蛋白表现为:PA、Alb、AAG 及 IgG 略有降低;TRF、AAT、CER、纤维蛋白原有明显升高;α-脂蛋白有中度升高。使用雌激素治疗及口服避孕药都会出现高雌激素血症,可出现与正常妊娠类似的血浆蛋白的变化。

(六)遗传性缺陷

个别蛋白质由于编码基因发生突变或缺失导致结构功能发生变异或成分缺乏。可出现遗传性缺陷的蛋白质包括 AAT、CER、Hp、TRF、补体成分、免疫球蛋白以及罕见的无 Alb 血症等。

上述几种疾病的血浆蛋白的变化见表 8-3。

表 8-3　几种疾病时血浆蛋白的变化

血浆蛋白	急性肝炎	肝硬化	风湿病	妊娠期及高雌激素血症	遗传性缺陷
前清蛋白(PA)	↓	↓	N	稍↓	—
清蛋白(Alb)	N 或 ↓	↓	N	稍↓	—
铜蓝蛋白(CER)	—	N 或 ↑		↑↑	—
转铁蛋白 (TRF)	—	↓		↑↑	—
结合珠蛋白(Hp)	↓	N 或 ↓	↑	—	—
α_1-酸性糖蛋白(α_1-AG,AAG)	N	↓	↑	稍↓	—
α_1-抗胰蛋白酶(α_1-AT,AAT)	↑	↑↑	—	↑↑	—
α_2-巨球蛋白(α_2-MG)	—	↑			—
α-脂蛋白(α-LP)	—	↓	—	↑	—
β-脂蛋白(β-LP)	—	—	—	—	—
C_3	—	N 或 ↓	↑		—
纤维蛋白原(Fib)	—	N		↑↑	—
IgG	—	↑	↑	稍↓	—
IgA	—	↑↑	↑	—	—
IgM	↑	N 或 ↑	↑	—	—
C-反应蛋白(CRP)	—	N	—	—	—

注:↑为升高,↑↑为明显升高,↓为降低,N 为正常,—为缺失。

第二节　体液蛋白质检验

一、血清(浆)总蛋白测定

血清(浆)总蛋白(total protein,TP)即血清中各种蛋白质的复杂混合物,包括清蛋白和球蛋白两大类。测定血清总蛋白的方法很多,有许多方法已淘汰不用,主要介绍以下2种方法。

1. 凯氏定氮法 1883年由Kjeldahl首创,根据蛋白质含氮量比较恒定(约占16%)这一元素组成特点,通过测定样品中含氮量来换算蛋白质的含量。其测定原理:将血清与强酸一起进行消化,使血清中的含氮化合物转化为铵盐,再加碱使铵盐成为氨,经过蒸馏后得以分离,最后用酸滴定或纳氏试剂显色测定其总氮量。由于血清中除了蛋白质以外还有其他的含氮化合物,因此要将总氮量减去血清中的非蛋白氮量后再乘以6.25即可换算为蛋白质含量。该法结果准确、精密度高,是TP测定的参考方法,但由于操作复杂、用时长、影响因素较多,目前多用于蛋白质标准物的定值和常规方法的校准。

2. 双缩脲法 这是目前实验室测定血清(浆)TP的首选方法。测定原理是蛋白质分子的两个肽键(—CO—NH—)在碱性条件下能与Cu^{2+}作用生成紫红色配合物,在540 nm波长处有明显吸收峰,吸光度在一定范围内与血清蛋白质的含量成正比,由此计算TP的含量。

由于此反应与两分子尿素缩合形成的产物——双缩脲($H_2N—CO—NH—CO—NH_2$)在碱性环境下与Cu^{2+}作用形成紫红色物质的反应类似,故称为双缩脲法。反应见图8-1。

因至少需含2个甲酰胺基(—CO—NH₂)才能与Cu^{2+}配位,所以氨基酸和二肽无此反应。血液中小分子肽含量极低,故血浆中除蛋白质以外几乎不存在与双缩脲试剂显色的物质,且各种血浆蛋白显色程度基本相同。因此,双缩脲法在临床上广泛使用。

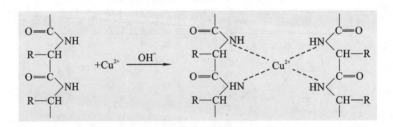

图 8-1 双缩脲法测定血清总蛋白反应式

此法操作简单、结果准确、重复性好、干扰物质少、线性范围较宽(在10～120 g/L浓度范围内均呈良好的线形关系),批内CV值<2%。其缺点是灵敏度较低。

【参考区间】 健康成年人为60～78 g/L。

【临床意义】

1) 血清(浆)TP升高 ①血液浓缩:严重呕吐、腹泻、高热、大量出汗、休克及慢性肾上腺皮质功能减退等疾病时由于水分丢失而使血液浓缩,TP浓度可明显升高,但清蛋白/球蛋白变化不大,临床称为假性蛋白增多症。②合成增加:多见于球蛋白合成增加,如巨球蛋白血症、多发性骨髓瘤、冷沉淀等单克隆或多克隆性免疫球蛋白病,如多发性骨髓瘤患者血清球蛋白多大于50 g/L,总蛋白多在100 g/L以上。

2) 血清(浆)TP降低

(1) 营养不良:广义的营养不良包括营养不良和消化吸收不良。

(2) 合成障碍:如急性肝细胞坏死、慢性肝炎、肝硬化等导致肝脏合成功能受损时,TP会降低。

(3) 血液稀释:如因各种原因引起的钠、水潴留或短时间内静脉注射过多的低渗溶液。

(4) 丢失过多:外伤引起大量失血,或由肾脏及消化道丢失过多也会引起TP降低。

(5) 其他:机体代谢加快、结核、肿瘤等情况时也可能引起TP降低。

实验 8-1 血清(浆)总蛋白测定(双缩脲法)

【目的和要求】

(1) 掌握:双缩脲法测定总蛋白(TP)的基本原理及注意事项。

（2）熟悉：双缩脲法测定 TP 的操作步骤。

（3）了解：血清（浆）TP 测定的临床意义。

【实验原理】 血清（浆）蛋白质分子中的肽键（—CO—NH—）在碱性溶液中能与二价铜离子（Cu^{2+}）作用生成稳定的紫红色的配合物，此反应与两分子尿素缩合后生成的双缩脲（$H_2N—OC—NH—CO—NH_2$）在碱性溶液中与 Cu^{2+} 作用形成紫红色物质的反应相似，故称之为双缩脲反应。这种紫红色的配合物在 540 nm 处有明显的吸收峰，吸光度在一定浓度范围内与血清（浆）TP 含量成正比，经与同样处理的蛋白标准液比较，即可求得血清（浆）TP 含量。

【试剂与仪器】

1）6.0 mol/L NaOH 溶液 称取 NaOH 240 g，溶于新鲜制备的蒸馏水（或刚煮沸并冷却的去离子水）约 800 mL 中，冷却后加蒸馏水至 1 000 mL，置有盖塑料瓶中储存。若用非新开瓶的 NaOH，须先配成饱和溶液，静置 2 周左右，使碳酸盐沉淀，其上清饱和 NaOH 溶液经滴定后，算出准确浓度再使用。

2）双缩脲试剂 称取硫酸铜结晶（$CuSO_4 \cdot 5H_2O$）3.0 g，溶于新鲜制备的蒸馏水（或刚煮沸并冷却的去离子水）约 500 mL 中，加酒石酸钾钠 9.0 g 和碘化钾 5.0 g，待完全溶解后，边搅拌边加入 6.0 mol/L NaOH 溶液 100 mL，最后加蒸馏水定容至 1000 mL，置塑料瓶中盖紧保存，此试剂在室温下可稳定半年，若储存瓶中出现黑色沉淀，则需重新配制。

3）双缩脲空白试剂 除不含硫酸铜外，其余成分均与双缩脲试剂相同。

4）60～70 g/L 蛋白标准液 常用牛血清清蛋白或正常人混合血清（无黄疸、无溶血、乙型肝炎表面抗原阴性、肝肾功能正常人血清），经凯氏定氮法测定 TP 值，现临床多用商品定值参考血清或标准清蛋白作标准。

5）生化质控血清 自备或商品质控血清。

6）仪器 自动生化分析仪或分光光度计。

7）水浴箱

【操作步骤】

1）自动生化分析仪法 按商品试剂盒说明书提供的参数进行操作。

2）手工操作法 按表 8-4 操作。

表 8-4 双缩脲法测定血清（浆）总蛋白操作步骤

加入物	试剂空白管（RB）	标本空白管（SB）	标准管（S）	质控管（Q）	测定管（R）
双缩脲试剂/mL	5.0	—	5.0	5.0	5.0
双缩脲空白试剂/mL	—	5.0	—	—	—
蒸馏水/μL	100	—	—	—	—
蛋白标准液/μL	—	—	100	—	—
质控血清/μL	—	—	—	100	—
待测血清/μL	—	100	—	—	100

混匀，置 37 ℃ 10 min，以试剂空白管调零，在 540 nm 比色读取各管吸光度（A）计算。

【结果计算】

$$血清（浆）TP(g/L) = \frac{A_{测定管} - A_{标本空白管}}{A_{标准管}} \times 蛋白标准液浓度(g/L) \qquad (8-1)$$

【参考区间】 见前述。

【临床意义】 见前述。

【方法学评价】

（1）双缩脲显色反应与蛋白质分子中肽键数目成正比，与蛋白质种类、相对分子质量及氨基酸的组成无明显关系,本法优点是各种蛋白产生的颜色反应相近。由于必须具有两个以上肽键结构才能发生反应,因此氨基酸、二肽不发生此反应;三肽、寡肽和多肽与 Cu^{2+} 反应生成的复合物颜色从粉红色到紫红色不等。

(2) 本法操作简单,重复性好,RCV 为 4%,CCV 为 3.9%;干扰物质少,线性范围为 0~140 g/L,是目前临床上测定血清(浆)总蛋白首选的常规方法。但由于本法灵敏度较低,检出限为 0.2~1.7 g/L,虽能满足血清(浆)TP 的检验需要,但由于其他体液如脑脊液、胸腹水和尿液等蛋白质含量很低,因此在这些标本蛋白质含量检测中并不适用。

(3) 双缩脲试剂中酒石酸钾钠的作用是与铜离子配位,防止其在碱性溶液中沉淀;碘化钾能防止二价铜离子还原。

(4) 标本空白管可有效消除黄疸、严重溶血、葡聚糖、酚酞等对本法的干扰。

二、血清(浆)清蛋白测定

清蛋白(Alb)是血清(浆)中含量最多的蛋白质,测定 Alb 的方法有很多,包括染料结合法、盐析法、电泳法、免疫化学法等,目前实验室应用最广的是染料结合法。

1. 染料结合法 在酸性环境下,清蛋白解离带有正电荷,能与带有负电荷的染料结合产生颜色反应,而球蛋白结合外源性染料很少,因此可以在不分离清蛋白、球蛋白的情况下直接测定血清 Alb 的含量。

与 Alb 结合的染料有多种,其中溴甲酚绿(bromocresol green,BCG)和溴甲酚紫(bromocresol purple,BCP)是最常用的 2 种,其中溴甲酚绿(BCG)法是测定血清 Alb 的推荐方法。两者的优缺点见表 8-5。

表 8-5 2 种染料结合法测定血清(浆)Alb 含量的优缺点比较

	BCG 结合法	BCP 结合法
优点	灵敏度高,与人及动物标本中的 Alb 结合力差异不大	与 Alb 以外的血浆蛋白结合少,干扰小
缺点	除了与 Alb 结合外,还可与血清中其他多种蛋白质结合	灵敏度较低,与动物标本中的 Alb 结合力相当弱,质控血清多采用动物血清制备,因此应用受限

反应原理:BCG 全称是 3,3′,5,5′-四溴间甲酚磺酰酞,是一种阴离子染料,黄色,在 pH 4.2 的缓冲液中与带正电荷的 Alb 结合成黄绿色复合物,在 628 nm 波长处有明显吸收峰,吸光度与 Alb 浓度成正比,经与同样处理的 Alb 标准液比较,即可求得待测血清中 Alb 的含量。

虽然 BCG 存在非特异性结合的问题,但该反应在 30 s 内对 Alb 特异,30 s 后非特异性增高,因此该法测定血清 Alb 应严格控制反应时间。

2. 免疫化学法 主要包括免疫比浊法、速率散射比浊法和免疫扩散法等。临床实验室多采用前 2 种,其原理及特点见表 8-6。

表 8-6 2 种免疫化学法的原理及特点

方法	原理	特点
免疫比浊法	在抗体过量情况下,抗原抗体复合物形成的浊度随抗原量的增加而增加,其透光度随之减少,根据吸光度计算待测抗原的量	方法特异、结果准确、重复性好、结果一致。用酶标仪和自动生化分析仪均可测定
速率散射比浊法	抗原抗体复合物的颗粒可导致光散射,散射光的强度与单位时间内抗原抗体复合物的生成速率(即抗原的量)成正比	简便、快速、结果准确、灵敏度高、重复性好,缺点是需要专用的散射比浊仪和特异的检测试剂

【参考区间】 成人为 35~50 g/L;4~14 岁儿童为 38~54 g/L。

【临床意义】

1) 血清(浆)Alb升高　主要见于严重腹泻、呕吐、出汗造成的脱水及休克等原因引起血浆浓缩而导致的假性Alb增高(Alb的绝对值并没有升高);或者一次性静脉输入过量清蛋白,迄今为止尚未见到真性单纯Alb升高的疾病。

2) 血清(浆)Alb降低　临床意义同TP,但许多时候血清Alb与TP降低的程度不一致。急性血清Alb降低多见于急性大量出血、严重灼伤造成大量清蛋白丢失等;慢性Alb降低多见于肝硬化腹水、肾病综合征等疾病,严重时可低至10 g/L。清蛋白浓度低于20 g/L时,由于血浆胶体渗透压严重下降,患者常表现为水肿。但先天性清蛋白缺乏症者血清中几乎没有清蛋白,但患者并不出现水肿。

 # 实验8-2　血清(浆)清蛋白测定(溴甲酚绿法)

【目的和要求】

(1) 掌握:溴甲酚绿法测定血清(浆)清蛋白的原理及注意事项。

(2) 熟悉:溴甲酚绿法测定血清(浆)清蛋白操作方法。

(3) 了解:血清(浆)清蛋白测定的临床意义。

【实验原理】　清蛋白在pH 4.2的缓冲液中分子带正电荷,在有非离子型表面活性剂存在时,与带负电荷的溴甲酚绿(BCG)生成蓝绿色复合物,在628 nm波长处有吸收峰,复合物的吸光度与清蛋白浓度成正比,与同样处理的清蛋白标准液比较,可求得清蛋白含量。

【试剂与仪器】

1) BCG试剂　称量BCG 0.105 g(或BCG钠盐0.108 g),琥珀酸8.85 g,叠氮钠0.100 g,和Brij-35(聚氧化乙烯月桂醚,300 g/L)4 mL,溶解于约950 mL蒸馏水中。待完全溶解后,用6 mol/L氢氧化钠溶液调节pH至4.15~4.25。最后,加蒸馏水定容至1 L。储存于聚乙烯塑料瓶中,室温密封保存,可稳定至少6个月。(BCG试剂配成后,使用蒸馏水调零,在波长628 nm处测定BCG试剂的吸光度,应在0.150左右)。

2) BCG空白试剂　除不加入BCG外,其余成分和配制程序方法完全同BCG试剂。

3) 40 g/L清蛋白标准液　也可用定值参考血清作为清蛋白标准液,4 ℃保存。

4) 仪器　自动生化分析仪或分光光度计。

【操作步骤】

1) 自动生化分析法　参数设置参照自动生化分析仪及商品试剂盒说明书进行。

2) 手工操作法　操作方法按表8-7操作。

表8-7　溴甲酚绿法测定血清(浆)清蛋白操作步骤

加入物	空白管(B)	标准管(S)	质控管(Q)	测定管(R)
BCG试剂/mL	4.0	4.0	4.0	4.0
蒸馏水/μL	20	—	—	—
清蛋白标准液(40 g/L)/μL	—	20	—	—
质控血清/μL	—	—	20	—
待测血清/μL	—	—	—	20

各管加样结束应立即混匀,用空白管调零,波长628 nm处,(30±3) s内读取各管吸光度。

如遇严重脂血标本,可加做标本空白管:BCG空白试剂5.0 mL中加入血清(浆)0.02 mL,波长628 nm,同样采用空白管调零,读取标本空白管吸光度,用测定管与标本空白管吸光度的差值,计算血清(浆)清蛋白浓度。

【结果计算】

$$血清（浆）清蛋白(g/L) = \frac{A_{测定管}}{A_{标准管}} \times 清蛋白标准液的浓度(g/L) \qquad (8-2)$$

【参考区间】 见前述。

【临床意义】 见前述。

【方法学评价】

(1) BCG 不但与清蛋白呈色，而且与血清（浆）中多种蛋白成分呈色，其中以 α_1-球蛋白、转铁蛋白、触珠蛋白更为显著，但其反应速度较清蛋白稍慢，实验证明，在 30 s 内呈色对清蛋白特异，故 BCG 与血清混合后，在 30 s 读取吸光度，可明显减少非特异性结合反应；为了减少本法基质效应的影响，最好采用清蛋白定值血清作标准。

(2) BCG 法操作简单，灵敏度高，重复性好，RCV＜4%，能自动化，胆红素、溶血和轻、中度脂血对本法无干扰，线性范围 10～60 g/L。BCG 法是目前临床上测定血清（浆）清蛋白最常用的方法。

(3) BCG 是一种 pH 指示剂，变色域为 pH 3.8（显黄色）～5.4（显蓝绿色），因此本法要严格控制反应液的 pH。试剂中缓冲液也可采用枸橼酸盐或乳酸盐缓冲液，但琥珀酸盐缓冲液的校准曲线通过原点，线性好、灵敏度高，为首选配方；聚氧化乙烯月桂醚也可用其他表面活性剂代替，如吐温-20 等，终浓度为 2 mL/L。

（二）血清（浆）球蛋白测定

目前临床实验室血清（浆）球蛋白(globulin，G)的结果多采用计算法，即血清（浆）总蛋白与血清（浆）清蛋白的差值即为血清球蛋白的含量，并可同时计算出清蛋白与球蛋白的比值，即 A/G 值，公式(8-3)、(8-4)如下。

$$球蛋白(g/L) = 总蛋白(g/L) - 清蛋白(g/L) \qquad (8-3)$$
$$A/G = 清蛋白(g/L)/球蛋白(g/L) \qquad (8-4)$$

【参考区间】 球蛋白：20～30 g/L；A/G：1.5～2.5。

【临床意义】 血清（浆）球蛋白浓度升高可见于以下情况。

(1) 自身免疫性疾病，如系统性红斑狼疮、类风湿性关节炎、风湿热等。

(2) 炎症或急慢性感染，如病毒性肝炎、结核病、疟疾、麻风病、黑热病、血吸虫病等。

(3) 恶性 M 蛋白血症，如多发性骨髓瘤、巨球蛋白血症、淋巴瘤等。

二、血浆纤维蛋白原测定

Fib 与血浆凝固有关，测定方法一般分 3 类：①功能测定法；②物理化学法；③免疫测定法。3 类方法各有优缺点，因此目前临床还无法对测定方法进行统一，3 类测定方法原理及优缺点见表 8-8。

表 8-8　3 类 Fib 测定方法原理及优缺点

类别	原理	优缺点
功能测定法	在血浆中加入凝血酶后测定所形成的纤维蛋白量或凝固时间。该类方法中 Jocobsson 法为 WHO 和 NCCLS 推荐的参考方法，Von Clauss 法为推荐的常规方法	优点是该类方法测定的是有凝血功能的 Fib，因此最能直接反映血浆中具有凝血功能的纤维蛋白原的水平，准确、特异性好。其中 Von Clauss 法还具有简便、快速的特点
物理化学法	通过盐析沉淀、热变性沉淀、电泳等测定 Fib	优点是比较简单、快速；缺点是特异性不高，所测定 Fib 不仅包括可凝固 Fib，而且含有异常 Fib（无凝固功能）以及纤维蛋白降解产物和（或）其他蛋白，其中有些方法精密度差，影响因素多，逐渐被临床淘汰
免疫测定法	用抗 Fib 多克隆抗体或单克隆抗体测定 Fib	优点是操作简单；缺点是因为与纤维蛋白降解产物和异常 Fib 有共同抗原，存在交叉反应，特异性不高

【参考区间】 2～4 g/L。

【临床意义】

1) 血浆 Fib 升高 Fib 是一种正性急性时相反应蛋白,很多情况可引起其浓度升高,如轻度肝炎、肾病综合征、肺炎、肺结核、胆囊炎、恶性肿瘤、急性心肌梗死、外科手术等,研究表明,Fib 升高与动脉粥样硬化斑块的形成有相关性。生理情况下,月经期及妊娠时 Fib 也可轻度升高。

2) 血浆 Fib 降低 原发的血浆 Fib 减少的情况很少见,是罕见的遗传性疾病;继发性 Fib 减少多是由于纤溶酶溶解纤维蛋白,从而消耗体内原有的 Fib 所致,如胎盘早剥,分娩时羊水栓塞引起弥散性血管内凝血;严重的肝实质损伤,导致 Fib 的合成障碍也会引起血浆 Fib 降低。

实验 8-3 血浆纤维蛋白原(Fg)测定 (Von Clauss 法)

【目的和要求】

(1) 掌握:Von Clauss 法测定血浆纤维蛋白原的基本原理及注意事项。

(2) 熟悉:Von Clauss 法测定血浆纤维蛋白原的操作步骤。

(3) 了解:血浆纤维蛋白原测定的临床意义。

【实验原理】 在血浆中加入凝血酶,使血浆中的纤维蛋白原转变为纤维蛋白,从而使血浆凝固,纤维蛋白原的量与血浆凝固时间成反比,根据一系列含有不同浓度纤维蛋白原的定值血浆样品的凝固时间,绘制标准曲线,在标准曲线上即可查出待测血浆中纤维蛋白原的含量。

【试剂与仪器】

(1) 凝血酶(冻干,含凝血酶、缓冲液、稳定剂、防腐剂)。

(2) 定值血浆(冻干)。

(3) 缓冲液(含咪唑缓冲液、防腐剂)。

(4) 高岭土(含高岭土、缓冲液、防腐剂),仅少数血凝仪测定时需要使用,以增加浊度。

(5) 仪器为半自动血凝仪或全自动血凝仪。

【操作步骤】

1) 全自动血凝仪法 按仪器及商品试剂盒说明书提供的参数进行操作。

2) 半自动血凝仪(手工操作法)

(1) 将凝血酶及定值血浆按标示加入一定体积的蒸馏水,复溶。

(2) 标准曲线制备:将复溶后的定值血浆用缓冲液分别做 1:5(100 μL 血浆＋400 μL 缓冲液)、1:10、1:15、、1:20、1:30 稀释(有些型号的血凝仪当定值血浆 1:30 稀释时可能会测不出来,这时就只需做前四个点)。然后取不同稀释倍数的定值血浆各 200 μL,37 ℃预温 3 min,分别加入凝血酶 100 μL,测定凝固时间,根据定值血浆浓度和相应的凝固时间绘制标准曲线。

(3) 待测血浆用缓冲液做 1:10 稀释后,取 200 μL 置 37 ℃预温 3 min,加入凝血酶 100 μL,测定凝固时间。

(4) 根据待测稀释血浆的凝固时间,在标准曲线上查得纤维蛋白原的浓度,并乘以稀释倍数,即为待测血浆纤维蛋白原的含量。

【参考区间】 见前述。

【临床意义】 见前述。

【方法学评价】

(1) 标准曲线绘制时,偏差较大的点可予以舍弃,但直线必须含有三个及以上的点;且当仪器、试剂或环境条件发生变化时,标准曲线必须重新绘制。

(2) 溶血可激活凝血因子影响结果,黄疸或脂血标本对结果也有影响。

(3) 当待测血浆经 1:10 稀释后,凝固时间在标准曲线范围以外(过短或过长),则可将待测血浆重新

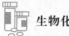

做 1∶20 或 1∶5 稀释后,再次测定,在曲线上查得结果的基础上乘以 20 或 5,即为实际浓度。

(4) 当纤维蛋白原降解产物(FDP)含量高时,凝固时间延长,且当纤维蛋白原含量低于 1.5 g/L 时更明显。

(5) 凝血酶不能预温。

三、脑脊液蛋白质测定

脑脊液(cerebrospinal fluid,CSF)蛋白质主要是经脉络膜丛上的毛细血管壁超滤作用生成的,还有一些由中枢神经系统合成的 CSF 所特有的蛋白质。血液中绝大部分蛋白质不能通过血脑屏障进入 CSF,因此 CSF 中蛋白质的含量明显低于血液,能通过的主要是相对分子质量较低的蛋白质如清蛋白。

1. CSF 蛋白质定性测定　详见临床检验基础学相关内容。

2. CSF 蛋白质定量测定　目前 CSF 蛋白质定量测定方法包括邻苯三酚红钼配位显色法、浊度法、考马斯亮蓝 G-250 比色法、酚试剂法等,其中全国临床检验操作规程推荐采用的是前 2 种。几种 CSF 蛋白质定量测定方法的原理及优缺点见表 8-9。

表 8-9　几种 CSF 蛋白质定量测定方法的原理及优缺点

测定方法	原理	优缺点
邻苯三酚红钼配位显色法	邻苯三酚红和钼酸配位形成红色复合物。该复合物在酸性条件下又与 CSF 蛋白质形成复合物,在 604 nm 有最大吸收峰,用比色法求出标本中蛋白质的含量	优点:线性范围宽、结果准确、操作简便、显色稳定、对比色皿污染小、葡萄糖对该法无干扰、试剂价廉、应用较广 缺点:表面活性剂对该法有干扰,因此反应中应避免表面活性剂的污染
浊度法(磺基水杨酸-硫酸钠浊度法)	脑脊液中的蛋白质与磺基水杨酸-硫酸钠作用产生白色沉淀,与同样处理的标准液比较,求得蛋白质含量	优点:灵敏度高、线性范围宽、操作简单 缺点:敏感性不如考马斯亮蓝法,必须先经离心沉淀,以排除细胞及细胞蛋白的影响,影响因素多,因此在操作时应注意实验的温度、操作手法对形成浊度等的影响
考马斯亮蓝 G-250 比色法	考马斯亮蓝 G-250 在游离状态下呈红色,最大吸收波长为 488 nm,当它与蛋白质结合后变为青色,蛋白质-色素结合物在 595 nm 处有最大吸收峰,其吸光度与蛋白质含量成正比	优点:灵敏度非常高、显色稳定、操作简便 缺点:容易污染比色皿,对球蛋白显色较浅(也有人认为由于 CSF 中的蛋白质主要为清蛋白,所以这点对其在 CSF 蛋白质测定中的应用影响不大)
酚试剂法 (Lowry's 法)	在碱性溶液中,蛋白质分子中的肽键与 Cu^{2+} 作用生成紫红色的蛋白质-Cu^{2+} 复合物,然后复合物中所含的酪氨酸或色氨酸残基还原酚试剂中的磷钼酸和磷钨酸,生成蓝色的化合物,在一定的浓度范围内,蓝色的深浅与蛋白质的浓度成正比	优点:灵敏度高 缺点:干扰物质多、费时、操作需严格计时

【参考区间】

成人:腰池为 200～400 mg/L;

　　　小脑延髓池为 100～250 mg/L;

　　　脑室为 50～150 mg/L;

　　　蛛网膜下腔为 150～400 mg/L。

【临床意义】　测定 CSF 蛋白质主要用于观察血脑屏障对血浆蛋白的通透性或鞘内分泌的免疫球蛋白是否增加。CSF 蛋白质含量升高是血脑屏障功能障碍的标志,主要见于中枢神经系统的感染(以化脓性、结核性脑膜炎 CSF 蛋白质升高最明显,病毒性脑膜炎则轻度升高)、神经根病变(如格林-巴利综合征有蛋白质-细胞分离的现象,即只见 CSF 中蛋白质含量增高,而不伴有相应程度的细胞数增加)、梗阻(肉芽肿、脓肿、肿瘤等引起)和出血(脑动脉硬化症、高血压等引起)等多种疾病。临床不同情况下 CSF 蛋白质含量参考表 8-10。

表 8-10 几种常见疾病时 CSF 蛋白质含量变化

疾病	脑脊液蛋白含量/(mg/L)
细菌性脑膜炎	1000~30000
结核性脑膜炎	500~3000,偶可达 10000
浆液性脑膜炎	300~1000
脑炎	500~3000
癫痫	500~3000
脊髓肿瘤	1000~20000
脑瘤	150~2000
脑脓肿	300~3000
脑出血	300~1500
神经梅毒	500~1500
多发性硬化症	250~800

实验 8-4 脑脊液总蛋白测定(浊度法)

【目的和要求】
(1)掌握:浊度法测定脑脊液总蛋白的原理及注意事项。
(2)熟悉:浊度法测定脑脊液总蛋白操作方法。
(3)了解:脑脊液总蛋白测定的临床意义。

【实验原理】 脑脊液中的蛋白质与磺基水杨酸-硫酸钠作用产生白色沉淀,沉淀的浊度与蛋白质的含量成正比,与同样处理的标准样品(已知浓度)比较,求得待测脑脊液中总蛋白的含量。

【试剂与仪器】
1)磺基水杨酸-硫酸钠溶液 称取磺基水杨酸 3.0 g,无水硫酸钠 7.0 g,蒸馏水溶解并定容至 100 mL,可过滤后使用。
2)蛋白标准液
3)仪器 自动生化分析仪或分光光度计。

【操作步骤】
1)自动生化分析法 参数设置参照自动生化分析仪及商品试剂盒说明书进行。
2)手工操作法 操作方法按表 8-11 操作。

表 8-11 浊度法测定脑脊液总蛋白操作步骤

加入物/mL	试剂空白管(RB)	标本空白管(SB)	标准管(S)	测定管(R)
磺基水杨酸-硫酸钠试剂	4.0	—	4.0	4.0
生理盐水	0.5	4.0	—	—
蛋白标准液	—	—	0.5	—
待测脑脊液标本	—	0.5	—	0.5

各管加样结束应充分混匀,静置 10 min 再摇匀,以试剂空白管调零,在 530 nm 比色读取各管吸光度

（A）计算。

【结果计算】

$$脑脊液总蛋白(g/L) = \frac{A_{测定管} - A_{标本空白管}}{A_{标准管}} \times 蛋白标准液浓度(g/L) \tag{8-5}$$

【参考区间】 成人为 150～450 mg/L。

【临床意义】 脑脊液总蛋白测定通常用来鉴别化脓和非化脓性脑膜炎。

【方法学评价】

（1）磺基水杨酸-硫酸钠比浊法测定脑脊液总蛋白灵敏度高、线性范围宽、操作简单。

（2）该法容易受脑脊液中细胞及细胞蛋白的影响，因此当脑脊液中细胞较多或混浊时，应离心后取上清进行实验。

（3）磺基水杨酸-硫酸钠试剂不宜长期存放使用，因为会产生细微沉淀，影响实验结果。

四、血清蛋白质电泳分析

蛋白质电泳是临床实验室的一种常用分析技术，不同来源标本（如血清、尿液、脑脊液、浆膜腔积液等）中的蛋白质均可通过电泳进行分离，从而分析各组分的质和量。目前，蛋白质电泳技术发展很快，种类也很多，如醋酸纤维素薄膜电泳、琼脂糖凝胶电泳、聚丙烯酰胺凝胶电泳（PAGE）、等电聚焦电泳（IFE）以及双向电泳等，但临床实验室常用的主要是醋酸纤维素薄膜电泳和琼脂糖凝胶电泳。

血清蛋白质电泳对临床疾病的诊断及辅助诊断起着非常重要的作用。采用醋酸纤维素薄膜电泳可将正常人血浆蛋白分为清蛋白、α_1-球蛋白、α_2-球蛋白、β-球蛋白和 γ-球蛋白五条区带，薄膜分辨率高的情况下，β-球蛋白可分为 β_1、β_2-球蛋白两条区带。由于血浆中的蛋白质有几百种，因此每一条区带中包括了许多种蛋白质组分，如转铁蛋白、补体 C_3 等多个蛋白组分都在 β-球蛋白区带，区带中多个蛋白质组分互相重叠、覆盖；两个区带之间也有少量蛋白质，如 IgA 存在于 β-球蛋白和 γ-球蛋白带之间；某些蛋白质组分染色很浅甚至不着色，因此，蛋白电泳分析是一种定性分析，是粗略估计各种区带之间蛋白质的比例以及分析是否有特殊的蛋白成分。

常用的分析方法是根据各区带蛋白质所占的百分比（%）进行分析，也可将各区带的百分比与血清总蛋白浓度相乘后，得到绝对浓度（g/L）后进行分析。

【参考区间】

清蛋白：57%～68%；

α_1-球蛋白：1.0%～5.7%；

α_2-球蛋白：4.9%～11.2%；

β-球蛋白：7.0%～13.0%；

γ-球蛋白：9.8%～18.2%。

【临床意义】 当疾病发生时，血清蛋白质电泳后的区带的数目以及百分比会发生变化，见图 8-2。

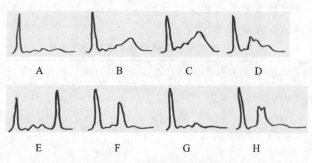

图 8-2 几种典型电泳扫描图

下面对以上几种电泳扫描图进行说明。

(1) 图 A 是正常人血清蛋白质电泳扫描图,从左到右依次是清蛋白、α_1-球蛋白、α_2-球蛋白、β-球蛋白和 γ-球蛋白。

(2) 图 B、C 均为肝硬化患者血清蛋白质电泳扫描图,见增高的 γ-球蛋白峰,尤其是图 C 中出现典型的"β-γ 桥",这是肝硬化所特有的,主要是由于 IgA、IgM、IgG 同时升高,导致 β、γ 区连续一片,难以分开。

(3) 图 D 为肾病综合征,见 α_2-球蛋白、β-球蛋白明显升高,清蛋白明显降低。

(4) 图 E、F 为多发性骨髓瘤,出现典型的 M 蛋白峰,是由于多发性骨髓瘤患者浆细胞浸润引起,图 E 中 M 蛋白出现在 γ 区,称为"γ 型",图 F 出现在 β 区,称为"β 型",为多发性骨髓瘤的一项重要诊断指标。

(5) 图 G 为免疫功能低下,见明显降低的 γ-球蛋白。

(6) 图 H 为溶血标本,见 α_2-球蛋白明显升高,主要是溶血导致血色素结合蛋白释放所引起,此时的 α_2-球蛋白"升高"为假性升高,会影响分析结果,因此血清蛋白质电泳不宜使用溶血标本。

五、尿液蛋白质电泳分析

蛋白尿是肾脏疾病最常见的表现之一,鉴别尿液中蛋白质的性质、来源是诊断及治疗各种肾脏疾病的关键。尿液蛋白质电泳可以将尿液蛋白质按分子大小进行分离,根据各组分的出现与否判断肾脏损伤的部位和程度,较为全面地反映肾脏的整体情况。

目前尿液蛋白质电泳多采用十二烷基硫酸钠-聚丙烯酰胺凝胶电泳(SDS-PAGE)。基本原理是在 SDS 的作用下,屏蔽掉蛋白质之间的电荷差异和结构差异,使尿液蛋白质在电场中仅凭相对分子质量大小进行分离。相对分子质量愈小,泳动愈快,反之则愈慢。若同时与标准蛋白一起电泳,可以判断尿蛋白的性质与相对分子质量的范围。

【参考区间】 尿蛋白电泳图区带根据相对分子质量大小由小到大排序:如前清蛋白的相对分子质量为 54000,清蛋白的相对分子质量为 66500,巨球蛋白的相对分子质量为 625000~800000,在尿蛋白电泳图中最前面的为前清蛋白,其次为清蛋白和巨球蛋白,其他蛋白根据相对分子质量的大小排列其中。清蛋白为其中的一个组分,在清蛋白区带左右两侧均有蛋白分布,但不突出。

【临床意义】 尿液蛋白质电泳主要用于蛋白尿的分型。

1) 小分子型蛋白尿 尿液蛋白质电泳图谱中显示位于清蛋白以前的小分子蛋白区带为阳性,相对分子质量 10000~70000,也称为肾小管性蛋白尿,见于以肾小管损伤为主的疾病,如肾小管性酸中毒,急性肾盂肾炎,慢性间质性肾炎早期,药物、重金属引起的肾损害等。

2) 中、大分子型蛋白尿 尿液蛋白质电泳图谱中显示位于清蛋白及清蛋白以后的蛋白区带为阳性,相对分子质量 50000~100000,也称为肾小球性蛋白尿,一般见于肾小球损伤为主的疾病,如各类原发性及继发性肾小球肾炎、肾病综合征等。

3) 混合性蛋白尿 电泳图谱中出现大、中、小蛋白区带,相对分子质量 10000~100000,则提示肾小球和肾小管均有不同程度的损伤,即整个肾单位受损,如严重间质性肾炎累及肾小球、慢性肾炎晚期,以及各种病因引起的慢性肾衰竭等。

本章小结

血浆蛋白是多种蛋白的复杂混合物,这些蛋白质的含量差异明显,功能各异。目前已知的重要功能包括营养作用、催化作用、维持血浆胶体渗透压、运输功能、维持血浆的酸碱平衡、免疫与防御功能及凝血、抗凝血、纤溶等功能。

血浆蛋白主要依据分离方法、生理功能来分类。血浆中各种主要蛋白质的基本特征和主要功能都有所不同,且与其临床意义关系密切。

在急性炎症、组织损伤、心肌梗死、烧伤等急性疾病时,血浆中许多蛋白质浓度会发生明显改变,有些蛋白质浓度升高,有些蛋白质浓度降低,随着病情的好转,这些蛋白质又逐渐恢复至正常。这种现象称为急性时相反应(APR),而这些浓度发生变化的蛋白质则称为急性时相反应蛋白(APP)。APP 的变化缺乏特异性,但可以反映病理状态的严重程度和时间进程。

血清总蛋白测定的参考方法为凯氏定氮法,推荐的常规方法为双缩脲法;血清清蛋白测定推荐的常规方法为溴甲酚绿法。

测定 CSF 蛋白质主要用于观察血脑屏障对血浆蛋白的通透性或鞘内分泌的免疫球蛋白是否增加,因为 CSF 蛋白质含量升高是血脑屏障功能障碍的标志。

血清蛋白质电泳对临床疾病的诊断及辅助诊断起着非常重要的作用。尿液蛋白质电泳可以根据各组分的出现与否判断肾脏损伤的部位和程度,较为全面地反映肾脏的整体情况。

能力检测

1. 血浆中含量最高的蛋白质是( )。
A. PA   B. Alb   C. Hp   D. AFP   E. CER

2. 血浆中相对分子质量最大的蛋白质是( )。
A. AAT   B. AAG   C. α_2-MG   D. CEA   E. PA

3. 以下蛋白质中属于负性急性时相反应蛋白的是( )。
A. AAG   B. Fib   C. Alb   D. CEA   E. AMG

4. Hp 主要作用是不可逆地结合血浆中的( )。
A. 铜   B. 药物   C. 铁   D. 游离血红蛋白   E. 维生素 A

5. TRF 主要作用是运输( )。
A. Cu^{2+} B. Fe^{2+} C. Fe^{3+} D. 维生素 D   E. 激素

6. 血浆胶体渗透压主要靠哪种蛋白质维持?( )
A. α_2-MG   B. Fib   C. CER   D. Alb   E. PA

7. 原发性肝癌的特异性肿瘤标志物是( )。
A. CEA   B. AFP   C. CA125   D. C-反应蛋白   E. CA153

8. 测定血清 Alb 的推荐方法是( )。
A. BCP 法   B. BCG 法   C. 免疫比浊法   D. 酚试剂法   E. 双缩脲法

9. 血清蛋白质采用醋酸纤维素薄膜电泳后,颜色最深的是( )。
A. 清蛋白   B. α_1-球蛋白   C. β_1-球蛋白   D. γ-球蛋白   E. β_2-球蛋白

10. 以下哪种血清蛋白质电泳图谱的表现是肝硬化所特有的?( )
A. β-γ 桥   B. M 蛋白带   C. Alb 区带颜色变深
D. Alb 区带缺失   E. γ-球蛋白区带颜色变浅

11. 第一个被认定为急性时相反应蛋白的是( )。
A. AAT   B. AAG   C. CRP   D. CER   E. Fib

(熊 燏)

第九章 糖代谢相关检验

学习目标

1.掌握血糖及口服糖耐量试验的概念、实验原理、操作方法及临床应用;掌握糖化血红蛋白和糖化血清蛋白测定的原理、方法学评价及临床应用。

2.熟悉胰岛素及胰岛素释放试验的临床应用;熟悉C-肽及C-肽释放试验的临床应用。

3.了解血乳酸、丙酮酸、β-羟丁酸及其他糖的测定。

4.能规范、熟练地进行血糖测定、口服糖耐量试验、糖化血红蛋白和糖化血清蛋白的测定,并正确解释实验结果。

案 例

男性,55 岁。因"口干多饮多食两月,加重一周"入院。患者两个月前无诱因出现口干、多饮、多尿、多食、易饥,未予重视。近一周上述症状加重,烦渴、多饮,每日饮水量达 3500 mL 左右,伴明显乏力。既往有"青霉素"过敏史。其姐姐有糖尿病。

1.查体:T 36.2 ℃,R18 次/分,BP 134/85 mmHg,身高 178 cm,体重 80 kg,BMI 25.2,HR 80 次/分,律齐,余未见异常。

2.实验室检查:空腹血糖 16.51 mmol/L,餐后 2 h 血糖 28.36 mmol/L;尿常规为尿糖(一),酮体(一)、糖化血红蛋白 9.0%。

问题:

1.该患者可能的诊断是什么? 诊断依据有哪些?

2.还应做哪些生物化学检验来协助诊断和治疗? 并说明原因。

人体内的糖类主要有葡萄糖、糖原和糖复合物等。糖的主要生理功能是分解代谢产生能量,糖代谢过程中的一些中间代谢产物是合成蛋白质、脂类和核酸所需的原料。葡萄糖是体内新陈代谢的重要产物。对于某些器官(如大脑),葡萄糖几乎是唯一的能量来源。

测定体液(血、尿、脑脊液)中的葡萄糖含量是衡量糖代谢水平的重要指标。临床常用的检测试验:①血糖浓度测定;②口服葡萄糖耐量试验(oral glucose tolerance test,OGTT);③糖化血红蛋白测定;④糖化血清蛋白测定;⑤胰岛素及胰岛素释放试验;⑥C-肽及 C-肽释放试验;⑦糖代谢产物(血乳酸、丙酮酸、β-羟丁酸)测定;⑧其他糖(果糖、半乳糖)测定等。

第一节 血糖测定

血糖(blood glucose)是指血液中的葡萄糖。正常情况时,在神经、激素及肝脏和肾等器官的调节作用下,血糖的来源和去路保持动态平衡,血糖浓度维持相对恒定,对于保持机体正常活动有着极其重要的作用。许多疾病都影响糖代谢,如内分泌失调、肝肾疾病、神经功能紊乱、酶的遗传性缺陷、某些维生素的缺

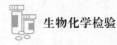

乏和药物等都能引起糖代谢异常或障碍。

一、血清(浆)葡萄糖测定与评价

血糖测定是检查有无糖代谢紊乱的最基本和最重要的指标,一般选用空腹血浆或血清标本。

(一)测定方法

血糖的测定方法按原理可分为3类:无机化学法、有机化学法和酶法。

1. 无机化学法　无机化学法是利用葡萄糖醛基的还原性而进行测定的方法,所用试剂均为无机化学试剂。葡萄糖可使二价铜离子还原为一价铜离子(亚铜离子)。亚铜离子(Cu^+)与显色剂磷钼酸作用,使其还原成为蓝色化合物。这一方法是1926年由Folin和吴宪两人首创,称为Folin-Wu法。但由于特异性差,受血中其他还原酶的干扰,现已基本淘汰。

2. 有机化学法　有机化学法是利用有机试剂与葡萄糖醛基反应进行测定的方法。这类试剂包括邻甲苯胺、联苯胺、氨基联苯等,其中邻甲苯胺法测定血糖时特异性高,操作简便,无须做蛋白滤液而直接用血浆或血清进行测定,但干扰因素多,试剂有腐蚀性和致癌性,已极少应用。

3. 酶法　酶法是目前血糖测定最常用的方法。主要包括葡萄糖氧化酶(GOD)法、己糖激酶(HK)法、葡萄糖脱氢酶法。HK法是目前国际上公认的参考方法,GOD法是国家卫生和计划生育委员会临床检验中心推荐的方法。

(二)参考范围

成人空腹血清(浆)葡萄糖:$3.9\sim6.1$ mmol/L($70\sim110$ mg/dL)。

(三)临床意义

1. 高血糖症　空腹血糖浓度超过7.0 mmol/L,称高血糖症。若血糖浓度高于肾糖阈值9.0 mmol/L,则出现尿糖。高血糖症有生理性和病理性之分。

(1)生理性高血糖症:如高糖饮食后$1\sim2$ h,情绪激动等引起交感神经兴奋或应激情况等可致血糖暂时升高。

(2)病理性高血糖症:①各型糖尿病:血糖是糖尿病诊断的重要指标,目前国际通用的糖尿病诊断标准是1999年WHO糖尿病专家委员会认可的糖尿病诊断标准。空腹血糖≥7.0 mmol/L,或口服糖耐量试验中2 h血糖≥11.1 mmol/L,或随机血糖浓度≥11.1 mmol/L同时有糖尿病症状,三项指标都可以用来诊断糖尿病,但需另一天采取静脉血重复试验,两次检验结果有相关性才能确诊。②其他内分泌系统疾病:如垂体前叶功能减退、肾上腺皮质功能亢进、甲状腺功能亢进、嗜铬细胞瘤等。③应激性高血糖:如颅脑损伤、颅内压增高、脑卒中等引起颅内压升高刺激血糖中枢。④脱水引起的血液浓缩:如呕吐、腹泻、高热等。临床上最常见的病理性高血糖症是糖尿病。

2. 低血糖症　血糖浓度低于2.8 mmol/L,称低血糖症。引起低血糖的原因复杂,主要原因如下。

(1)生理性或暂时性低血糖:如饥饿和剧烈运动。

(2)病理性低血糖:可见于胰岛B细胞增生或肿瘤引起的胰岛素分泌过多;对抗胰岛素的激素分泌不足,如垂体、肾上腺皮质或甲状腺功能减退而使生长激素、肾上腺素、甲状腺素分泌减少;严重肝病使肝的生糖作用降低或肝糖原储存缺乏,肝脏不能有效地调节血糖。

3. 药物的影响　某些药物可以诱导血糖升高或降低。①引起血糖升高的药物:噻嗪类利尿药、避孕药、口服儿茶酚胺、吲哚美辛、咖啡因、甲状腺素、肾上腺素等。②使血糖降低的药物:降糖药、致毒量阿司匹林、酒精、胍乙啶、普萘洛尔等。

知识链接

联合国糖尿病日

每年11月14日是联合国糖尿病日。其前身是世界糖尿病日(World Diabetes Day,WDD),由世界卫生组织和国际糖尿病联盟于1991年共同发起,其宗旨是引起全球对糖尿病的警觉和醒悟。2006年12月20日,联合国大会通过第61/225号决议,从2007年起,将"世界糖尿病日"正式更名为"联合国糖尿病日",将专家、学术行为上升为各国的政府行为,促使各国政府和社会各界加强对糖尿病的控制,减少糖尿病的危害。

实验 9-1　葡萄糖氧化酶(GOD)法测定血糖

【原理】　葡萄糖氧化酶能催化葡萄糖氧化成葡萄糖酸,并产生过氧化氢(H_2O_2)。H_2O_2 在过氧化物酶(POD)作用下分解为水和氧,并使无色的还原型 4-氨基安替比林与酚偶联缩合成红色醌类化合物,即 Trinder 反应。红色醌类化合物的生成量与葡萄糖含量成正比。与同样处理的葡萄糖标准液进行比较,可计算出标本中葡萄糖含量。

$$葡萄糖 + O_2 + 2H_2O \xrightarrow{GOD} 葡萄糖酸 + 2H_2O_2$$

$$2H_2O_2 + 4\text{-氨基安替比林} + 酚 \xrightarrow{POD} 红色醌类化合物 + 2H_2O$$

(一)手工检测法

【试剂】　主要成分如下。

1)0.1 mol/L 磷酸盐缓冲液(pH 7.0)。

2)酶试剂　葡萄糖氧化酶 1200 U,过氧化物酶 1200 U,4-氨基安替比林 10 mg,加上述磷酸盐缓冲液至 80 mL,调节至 pH 7.0,再加磷酸盐缓冲液至 100 mL,2~8 ℃保存,可稳定 3 个月。

3)酚溶液　重蒸馏酚 100 mg 溶于 100 mL 蒸馏水中,避光、2~8 ℃保存,可稳定 1 个月。

4)酶酚混合试剂　酶试剂与酚溶液等量混合,避光保存。

5)12 mmol/L 苯甲酸溶液

6)5.0 mmol/L 葡萄糖标准液

【操作】

(1)取试管 3 支,按表 9-1 操作。

表 9-1　葡萄糖氧化酶法测定血糖操作步骤

加入物/mL	空白管	标准管	测定管
血清	—	—	0.02
葡萄糖标准液	—	0.02	—
蒸馏水	0.02	—	—
酶酚混合试剂	3.0	3.0	3.0

(2)混匀,置 37 ℃水浴中,保温 15 min,用紫外-可见分光光度计测定,波长 505 nm,比色皿直径 1.0 cm,以空白管调零,分别读取标准管及测定管吸光度。

【结果计算】

$$葡萄糖含量(mmol/L) = \frac{A_{测定管}}{A_{标准管}} \times 葡萄糖标准液浓度 \quad\quad (9\text{-}1)$$

(二)自动化分析仪检测

按仪器说明书的要求进行测定。

【试剂】　主要活性成分包括 GOD、POD、色原性氧受体、缓冲液、葡萄糖定标品等。推荐使用有批准文号的试剂盒,例如某试剂盒的组成见表 9-2。

表 9-2 某试剂盒的组成

名称	规格	主要成分	浓度
酶试剂	20 mL	葡萄糖氧化酶	≥1200 U/L
		过氧化物酶	≥1200 U/L
		4-氨基安替比林	0.8 mmol/L
缓冲液	80 mL	酚	3.5 mmol/L
		磷酸盐缓冲液	100 mmol/L,pH 7.2
标准液	1 mL		5.0 mmol/L(100 mg/dL)

工作液配制:根据标本量,临用时将酶试剂与缓冲液按体积比1:4混匀。

【操作】 参照各分析仪器配套的用户指南及具体分析说明。不同实验室具体反应条件会因所使用的仪器和试剂而异,在保证方法可靠的前提下,应按仪器和试剂说明书设定测定条件,进行定标品、质控品和样品分析。

1) 定标 定标品可溯源至放射性核素稀释质谱法(ID-MS)或美国国家标准与技术研究院(NIST)标准参考物质(SRM)965。如下情况发生时应进行定标:①试剂批次更换;②质量控制方案要求或质控值显著变化;③对分析仪进行了重要的维护保养,或更换了关键部件。

2) 质量控制 每个实验室应当建立合适的检测室内质控品的频率和质控评价规则。每次定标后或每天检验标本时,均应做室内质控品的测定。只有质控品在控,方可检测样本。

3) 标本上机检测

【结果计算】 全自动分析仪自动计算各样本的葡萄糖浓度。单位换算公式(9-2)如下。

$$1 \text{ mg/dL} \times 0.0555 = 0.0555 \text{ mmol/L} \tag{9-2}$$

【注意事项】

(1) 葡萄糖氧化酶对 β-D-葡萄糖高度特异,溶液中的葡萄糖约 36% 为 α 型,64% 为 β 型。葡萄糖的完全氧化需要 α 型到 β 型的变旋反应。新配制的葡萄糖标准液主要是 α 型,故需要放置 2 h 以上(最好过夜),待变旋平衡后方可应用。有些商品试剂盒含有变旋酶。

(2) 本试验测定葡萄糖特异性高,从原理反应式中可知第一步是特异反应,第二步特异性较差。误差往往发生在反应的第二步。一些还原性物质如尿酸、维生素 C、胆红素和谷胱甘肽等,可与色原性物质竞争过氧化氢,从而消耗反应过程中所产生的过氧化氢,产生竞争抑制,使测定结果偏低。市售试剂盒含有抗干扰成分,能有效排除干扰。

(3) 测定标本以草酸钾-氟化钠为抗凝剂的血浆较好。

(4) 葡萄糖氧化酶法可直接测定脑脊液葡萄糖含量,但不能直接测定尿液葡萄糖含量。因为尿液中尿酸等干扰物浓度过高,可干扰过氧化物酶反应,造成结果假性偏低。

(5) 严重黄疸、溶血及乳糜样血清应先制备无蛋白血滤液,然后再进行测定。

(6) 本法用血量很少,加样应准确,并吸取试剂反复冲洗吸管,以保证结果可靠。

(7) 本法的线性范围可达 19 mmol/L,准确度与精密度都能达到要求,操作简便,适用于常规检验,是国家卫生和计划生育委员会临床检验中心的推荐方法,也是目前各级医院应用最广泛的方法。

实验 9-2 己糖激酶(HK)法测定血糖

【原理】 在己糖激酶(HK)催化下,葡萄糖发生磷酸化反应,生成葡糖-6-磷酸(G-6-P)与 ADP,G-6-P 在葡糖-6-磷酸脱氢酶(G-6-PD)的催化下脱氢,生成 6-磷酸葡萄糖酸内酯(6-PGA),同时使 $NADP^+$ 还原成 NADPH，NADPH 的生成速率与血液中葡萄糖浓度成正比，在波长 340 nm 测定吸光度升高速率，可计算血清中葡萄糖浓度。

$$葡萄糖 + ATP \xrightarrow{HK} 葡糖\text{-}6\text{-}磷酸 + ADP$$

$$葡糖\text{-}6\text{-}磷酸 + NADP^+ \xrightarrow{G\text{-}6\text{-}PD} 6\text{-}磷酸葡萄糖酸内酯 + NADPH + H^+$$

【试剂】 己糖激酶法测定葡萄糖多用试剂盒，目前国内外生产试剂盒的厂家很多，配方大同小异。

1) 酶混合试剂

反应混合液	pH 7.5
三乙醇胺盐酸缓冲液（pH 7.5）	50 mmol/L
$MgSO_4$	2 mmol/L
ATP	2 mmol/L
$NADP^+$	2 mmol/L
HK	≥1500 U/L
G-6-PD	2500 U/L

2) 葡萄糖标准液　　　　　　　　　　5.0 mmol/L

【操作】

1) 终点法

（1）按表 9-3 操作。

表 9-3　己糖激酶法测定血糖操作步骤

加入物/mL	空白管	标准管	对照管	质控管	测定管
生理盐水	0.02	—	2.0	—	—
葡萄糖标准液	—	0.02	—	—	—
质控血清	—	—	—	0.02	—
血清	—	—	0.02	—	0.02
工作液	2.0	2.0	—	2.0	2.0

（2）混匀，37 ℃水浴 10 min，分光光度计波长 340 nm、比色皿光径 1 cm、蒸馏水调零，分别读取各管吸光度。

（3）计算公式（9-3）。

$$葡萄糖含量(mmol/L) = \frac{A_{测定管} - A_{对照管} - A_{空白管}}{A_{标准管} - A_{空白管}} \times 葡萄糖标准液浓度 \tag{9-3}$$

2) 速率法　以半自动生化分析仪为例。

（1）主要参数如下。

系数	8.2
孵育时间	30 s
监测时间	60 s
波长	340 nm
比色皿光径	1.0 cm
温度	37 ℃
吸液量	0.5 mL

（2）加样：将 37 ℃预温的混合试剂 1000 μL，加血清 20 μL 后混合，立即吸入自动分析仪，监测吸光度升高速度（$\Delta A/\Delta t$）。

（3）计算公式（9-4）。

$$血清葡萄糖(mmol/L) = \frac{\Delta A}{\Delta t} \times 8.2 \tag{9-4}$$

【注意事项及评价】

(1) 试剂要求:HK、G-6-PD 是关键的工具酶,必须使用高纯度产品。要求 NADP$^+$ 的纯度达到 98% 以上。

(2) 本法的准确度、精密度都非常高,线性范围可达 0～33.31 mmol/L,平均回收率为 100.5%,日内变异系数为 0.6%～1.0%,日间变异系数为 1.3%,是血清(浆)葡萄糖测定的参考方法,适用于自动分析仪,但试剂较贵。

(3) 己糖激酶法测定血糖不受轻度溶血(血红蛋白小于 5 g/L)、脂血、黄疸、尿酸、维生素 C、肝素、氟化钠、草酸盐和 EDTA 等干扰,但严重溶血的标本,由于红细胞释放出较多的有机磷酸酯和一些酶,可干扰样本中葡萄糖浓度和 NAD(P)H 之间的正比例关系,从而影响测定结果。在非常罕见的丙种球蛋白血症的病例,特别是 IgM 型中,血液葡萄糖的测定结果可能不可靠。

二、葡萄糖耐量试验

葡萄糖耐量试验是一种葡萄糖负荷试验,用于了解机体对葡萄糖的调节能力。正常人体内有一套完善的调节血糖浓度的机制,即使一次摄入大量的葡萄糖,血糖浓度也仅暂时升高,且于 2 h 内恢复到正常血糖水平,不出现糖尿,此即为耐糖现象。若调节功能失调,如神经或内分泌紊乱引起糖代谢失调,口服或静脉注射一定量的葡萄糖后,血糖急剧升高,且持久不能恢复到原有水平,此种现象称为糖耐量降低。反之给予大量葡萄糖后,血糖升高不明显,或缓慢地轻度上升,称糖耐量增加。

葡萄糖耐量试验是指口服或静脉注射一定量的葡萄糖后,每间隔一定时间测定血糖水平。临床常用口服葡萄糖耐量试验(oral glucose tolerance test,OGTT)。

(一) 口服葡萄糖耐量试验的适应证

OGTT 主要适用于:①空腹血糖在临界值(6.0～7.0 mmol/L)而又疑患有糖尿病者;②空腹或餐后血糖浓度正常,但有可能发展为糖尿病的人群,如肥胖个体、高血压患者等;③以前糖耐量试验异常的危险人群;④妊娠性糖尿病的诊断;⑤临床上出现肾病、神经病变和视网膜病而又无法做出合理性解释者;⑥人群筛查,获取流行病学资料。

(二) 口服糖耐量试验的方法

世界卫生组织(WHO)标准化的 OGTT:试验前三天停用影响试验的药物,且受试者每日食物中糖含量应不低于 150 g,维持正常活动。空腹 10～16 h 后坐位抽取静脉血,测定血葡萄糖浓度(称空腹血浆葡萄糖,FPG)。5 min 内饮入 250 mL 含 75 g 无水葡萄糖的糖水,妊娠妇女用量为 100 g;儿童按 1.75 g/kg 体重给予,最大量不超过 75 g。服糖后,每隔 30 min 取血 1 次,测定血浆葡萄糖浓度,共 4 次。必要时可适当延长血标本的收集时间至口服葡萄糖后 6 h。其中 2 h 血浆葡萄糖浓度(2 h PG)是临床诊断的关键。整个过程中不可吸烟、喝咖啡、喝茶、进食。于采血同时,每隔 1 h 留取尿液做尿糖试验。

一般可得到 5 次葡萄糖浓度结果。以测定血糖的时间为横坐标(空腹时为 0 时),血糖浓度为纵坐标,绘制曲线(图 9-1)。

(三) 参考范围

空腹血糖＜6.1 mmol/L;服糖后 30～60 min 血糖升高达峰值,但小于 11.1 mmol/L;服糖后 2 h 血浆葡萄糖＜7.8 mmol/L。同时测定上述各时间的尿糖均为阴性。

(四) 注意事项

1. 试验前准备 整个试验过程中不可吸烟、喝咖啡、喝茶、进食。

2. 影响因素 容易受采集时间、身高、体重、年龄、妊娠和精神紧张等多因素影响,重复性较差。

3. 临床应用 临床上大多数糖尿病患者会出现空腹血糖增高,且血糖测定步骤简单,准确性较高,因此首先推荐空腹血糖测定用于糖尿病的诊断。但我国流行病研究结果提示仅查空腹血糖,糖尿病的漏诊

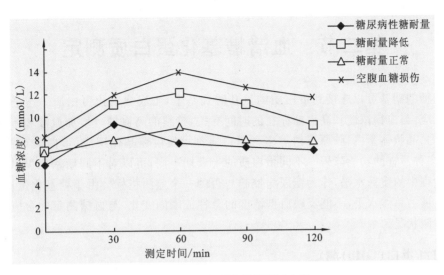

图 9-1　不同人群葡萄糖耐量曲线

率较高(40%),所以建议只要是已达到糖调节受损的患者均应进行 OGTT 检查,以降低糖尿病的漏诊率。但 OGTT 检查不能用于监测血糖控制的效果。

4. 静脉葡萄糖耐量试验　对于不能承受大剂量口服葡萄糖、胃切除后及其他可致口服葡萄糖吸收不良的患者,为排除葡萄糖吸收因素的影响,可按 WHO 的方法进行静脉葡萄糖耐量试验。

(五)临床意义

1. 糖耐量正常(NGT)　空腹血糖<6.1 mmol/L 且 2 h 血浆葡萄糖<7.8 mmol/L。

2. 空腹血糖受损(IFG)　6.1 mmol/L≤空腹血糖<7 mmol/L,2 h 血浆葡萄糖<7.8 mmol/L。

3. 糖耐量受损(IGT)　空腹血糖<7 mmol/L,同时 7.8 mmol/L≤2 h 血浆葡萄糖<11.1 mmol/L。临床上称为亚临床或无症状性糖尿病。

4. 糖尿病性糖耐量(DM)　空腹血糖≥7 mmol/L,且 2 h 血浆葡萄糖≥11.1 mmol/L。OGTT 是诊断糖尿病的指标之一,其中空腹血糖、2 h 血浆葡萄糖是诊断的主要依据。糖尿病患者空腹血糖往往超过正常,服糖后血糖更高,恢复至空腹血糖水平的时间延长。

5. 其他糖耐量异常

(1)平坦型耐糖曲线:曲线特征是空腹血糖正常,糖负荷后血糖不以正常形式升高,不出现血糖高峰,曲线表现为低平,较短时间内(1 h 内)血糖即可恢复原值。可见于胃排空延迟或小肠吸收不良等,也可见于内分泌疾病所致的升高血糖激素分泌减少或胰岛素分泌过多等情况。

(2)储存延迟型耐糖曲线:特点是服糖后血糖水平急剧升高,峰值出现较早,且超过 11.1 mmol/L,2 h 血浆葡萄糖低于空腹水平。主要是由于胃切除患者肠道吸收葡萄糖加速或严重肝病导致肝脏不能迅速摄取和处理葡萄糖而使血糖升高,引起反应性胰岛素分泌增多,肝外组织利用葡萄糖加快所致。

▌知识链接▐

餐后 2 h 血糖

　　监测餐后 2 h 血糖有 2 种方法:一种是口服 75 g 无水葡萄糖后做口服葡萄糖耐量试验(OGTT);另一种是吃 100 g 面粉制成的馒头或方便面(含糖量相当于 75 g 无水葡萄糖,也叫馒头餐试验)。从吃第一口饭开始计时,检测 2 h 后的血糖值。正常人餐后 2 h 血糖<7.8 mmol/L。餐后 2 h 血糖≥11.1 mmol/L 时,诊断糖尿病敏感性更高、漏诊率更低。餐后 2 h 血糖是一个非常有价值的糖尿病病情监测指标:①反映胰岛素 β 细胞的储备功能;②若餐后 2 h 血糖≥11.1 mmol/L,容易发生糖尿病性眼、肾、神经等慢性并发症;③较好地反映进食量及使用的降糖药是否合适。餐后血糖升高是心血管疾病死亡的独立因素。

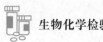

第二节　血清糖基化蛋白质测定

血液中葡萄糖的糖基可以连接到蛋白质的氨基酸残基上,生成糖基化蛋白质。这是一个缓慢的、不可逆的非酶促反应,与血糖浓度和高血糖存在的时间有关,持续的高血糖可增加血液和蛋白的糖化比率。血红蛋白、清蛋白、晶状体蛋白、胶原蛋白等多种蛋白质都可发生糖基化反应,蛋白质与葡萄糖结合后可发生变性,造成多种器官的功能障碍。不同蛋白质的半衰期不同,可以对不同糖基化蛋白质进行测定,了解糖尿病治疗过程中的血糖水平,作为糖尿病控制与否的一个监测指标。由于糖基化蛋白质是反映测定前一段时间内血糖的总体水平,不能反映血糖浓度的急性或瞬间变化,与血糖测定配合应用,可以更好地评价患者的糖代谢状况。

一、糖化血红蛋白(GHb)测定

成人的血红蛋白通常由 HbA (97%)、HbA$_2$(2.5%)和 HbF(0.5%)组成,HbA 又可分为非糖化血红蛋白,即天然血红蛋白 HbA$_0$ (94%)和糖化血红蛋白 HbA$_1$(6%),根据糖化位点和反应参与物的不同,HbA$_1$ 可进一步分为 HbA$_{1a}$、HbA$_{1b}$、HbA$_{1c}$等亚组分。其中血红蛋白 A$_{1c}$(HbA$_{1c}$)占 HbA$_1$ 的 80%,化学结构为具有特定六肽结构的血红蛋白分子。其形成过程是血红蛋白 β 链 N 末端缬氨酸与葡萄糖的醛基首先发生快速加成反应形成不稳定的中间产物醛亚胺(西佛氏碱),继而经过 Amadori 转位,分子重排,缓慢形成稳定的酮胺化合物,即 HbA$_{1c}$。HbA$_{1c}$浓度相对恒定,故临床常用 HbA$_{1c}$代表总的糖化血红蛋白水平,能直接反映机体血糖水平,是临床监控糖尿病患者血糖控制水平的较好的检测指标。

(一)测定方法

GHb 测定方法很多,可达 60 多种,主要分为两大类:①基于电荷差异的检测方法,包括离子交换层析、高效液相色谱分析(HPLC)和电泳法;②基于结构差异的检测方法,包括亲和层析法和免疫法等。21世纪后,新酶法问世,果糖基缬氨酸氧化酶可作用于糖化的缬氨酸,产生过氧化氢与色原反应,从而测定 HbA$_{1c}$,临床上多采用免疫比浊法和 HPLC 法,其中 HPLC 法是国际临床化学联合会(IFCC)推荐的测定糖化血红蛋白的参考方法。

(二)参考范围

高效液相色谱法、酶法:成人 HbA$_{1c}$为 3.6%~6.0%。

离子交换层析法、亲和层析法:成人糖化血红蛋白为 5.0%~8.0%。

(三)临床意义

(1) HbA$_{1c}$与红细胞寿命和平均血糖水平相关,是评价糖尿病患者血糖长期控制效果的良好指标。可反映测定前 2~3 个月受试者血糖的平均水平,而与抽血时间、患者是否空腹、当前是否使用胰岛素等因素无关,是糖尿病监控达标的"金标准"。目前我国糖尿病患者 GHb 控制标准(以离子交换层析法为例):4.0%~6.0%表明血糖控制正常;6.0%~7.0%表明血糖控制比较理想;7.0%~8.0%表明血糖控制一般;8.0%~9.0%表明血糖控制较差,应注意饮食;>9%表明血糖控制很差,应注意饮食结构,加强运动,调整治疗方案。

(2) HbA$_{1c}$对于糖尿病发生有较好的预测能力。2010 年,美国糖尿病协会(ADA)发布的糖尿病诊治指南中正式采纳以 HbA$_{1c}$≥6.5%作为糖尿病的诊断标准之一。HbA$_{1c}$水平在 5.7%~6.4%为糖尿病高危人群,预示进展至糖尿病前期阶段,患糖尿病和心血管疾病风险均升高。2011 年世界卫生组织(WHO)也推荐 HbA$_{1c}$≥6.5%作为糖尿病诊断切点。

(3) 可鉴别糖尿病性高血糖及应激性高血糖,前者 GHb 水平多增高,后者正常。

(4) GHb 与氧亲和力强,可促进组织(晶状体、视网膜、肾、周围神经和血管等)缺氧。故长期高血糖时组织细胞 GHb 增加,会造成组织缺氧,引起糖尿病并发症,因此,测定 GHb 可用于监测糖尿病微小血管并发症、慢性并发症的发生和发展。

二、糖化血清蛋白测定

血清蛋白在高血糖情况下同样会发生糖基化,主要是清蛋白肽链 189 位赖氨酸与葡萄糖结合形成高分子酮胺结构,其结构类似果糖胺,故糖化血清蛋白(glycated serum protein,GSP)也称为果糖胺。清蛋白是血清中蛋白质最多的成分,半衰期为 20 天左右,故可以通过测定糖化清蛋白水平来反映 2~3 周前患者的血糖控制情况。

(一)测定方法

多种方法可用于糖化血清蛋白的定量,目前使用较多的是化学比色法、亲和层析法和果糖胺法(NBT还原法)。比色法原理是果糖胺与强酸反应产生环状衍生物,然后与硫代巴比妥酸产生有色化合物进行比色测定;亲和层析法是选择性结合糖化衍生物,然后洗脱分离糖化的和非糖化的组分,最后用一种特异性的检测方法测定蛋白质或总蛋白;果糖胺法是利用酮胺基的化学还原性,果糖胺在碱性溶液中能还原四氮唑蓝(NBT),其产物在 530 nm 有最大吸收峰。该法操作简单,可用于自动化分析,不受溶血、脂血、葡萄糖或胆红素干扰,临床较多应用。

(二)参考范围

成人果糖胺法:1.65~2.15 mmol/L。

(三)临床意义

(1)由于糖化血清蛋白的半衰期比血红蛋白短,转换率快,在 20 天左右,因此可通过测定糖化血清蛋白水平来反映 2~3 周前的血糖控制情况,制订控制糖尿病患者血糖浓度的短期方案。特别适用于住院调整用药的患者。

(2)结合 GHb 的数据,采用更有效的治疗药物,将患者血糖维持在正常范围。

 ## 实验 9-3 比色法(酶法)测定糖化血红蛋白

【原理】 用直接酶法测定样本中 HbA$_{1c}$的百分比,而不需要另外检测总血红蛋白。处理后的血液与氧化还原剂反应,去除小分子和高分子干扰物质,变性后的血液标本在蛋白酶作用下分解出氨基酸,其中包括糖化血红蛋白 β 链上的缬氨酸,糖化的缬氨酸作为果糖缬氨酸氧化酶(FVO)的底物,被特异地清除 N 末端缬氨酸,并且产生 H$_2$O$_2$,在过氧化物酶的作用下氧化色原底物而呈色,用比色法进行测定。

【试剂】 试剂主要成分包括:CHES 缓冲剂、还原剂、蛋白酶、FVO、辣根过氧化物酶、底物等。

【操作】

1)全血处理 采集 EDTA 抗凝全血,使用前混匀。将 20 μL 全血与 250 μL 溶血剂混合,避免产生气泡,室温孵育 15~20 min,其间轻轻混匀几次,当其变为澄清的深红色液体时,证明全血已完全溶解。处理后的样本要当天检测,室温可稳定 4 h。

2)仪器参数设计如下。

温度 37 ℃
主波长 700 nm
反应模式 二点终点法

不同实验室具体反应条件会因所使用的仪器和试剂而异,在保证方法可靠的前提下,应按仪器和试剂说明书设定测定条件,进行定标品、质控样品和样品分析。

【结果计算】

$$HbA_{1c}(\%) = \frac{\Delta A_{测定管}}{\Delta A_{标准管}} \times 标准液浓度 \tag{9-5}$$

【注意事项】 甘油三酯<7.6 mmol/L、总胆红素<450 μmol/L、血红蛋白<20 g/L、葡萄糖<7.52 mmol/L 时对本法无显著干扰,高 HbF(>10%)可能致测定结果不准确。

【方法学评价】 本法有三个特点：①利用了特异蛋白内切酶特异性酶解血液中的糖化血红蛋白产生糖基氨基酸，血浆中的其他蛋白，如清蛋白、球蛋白等对结果不能产生干扰；②利用果糖基氨基酸氧化酶，只与果糖基氨基酸反应；③用过氧化物酶替代过氧化氢酶，避免了后者分解色素原引起的副反应。此法提供了一个快速、均一的反应系统，有很好的精密度，CV 为 1%，测定结果与常规 HPLC 法和免疫法的测定值有很好的相关性，适于在全自动生化分析仪上使用，且具有快速、操作简单和成本低的特点。

 ## 实验 9-4　果糖胺法测定糖化血清清蛋白

【原理】 血清中的葡萄糖与清蛋白及其他血清蛋白分子 N 末端的氨基酸可形成高分子酮胺结构，该酮胺结构在碱性环境下能还原硝基四氮唑蓝(NBT)为紫红色甲腙，在 530 nm 波长处有最大吸收峰，以 1-脱氧-1-吗啉果糖(DMF)为标准参照物，进行比色测定，可计算出样本中糖化血清蛋白的含量。

【试剂】

(1) 0.1 mol/L 碳酸氢盐缓冲液(pH 10.8)：称取无水碳酸钠 9.54 g，碳酸氢钠 0.84 g，用蒸馏水溶解并定容至 1000 mL。

(2) 0.11 mol/L NBT 试剂：称取氯化硝基四氮唑蓝(NBT)100 mg，用上述 0.1 mol/L 碳酸氢盐缓冲液溶解并定容至 1000 mL。置冰箱保存可稳定 3 个月。

(3) 4 mmol/L DMF 标准液：称取 99.6 mg DMF，溶于 40 g/L 牛血清清蛋白溶液 100 mL 中。

【操作】 取试管 3 支，具体操作见表 9-4。

表 9-4　果糖胺法测定糖化血清清蛋白

加入物/mL	空白管	测定管	标准管
血清(血浆)	—	0.1	—
蒸馏水	0.1	—	—
DMF 标准液	—	—	0.1
NBT 试剂(预温至 37 ℃)	4.0	4.0	4.0

将各管混匀，于 37 ℃水浴中准确放置 15 min 后立即取出，流水冷却至 25 ℃以下，空白管调零，在 550 nm 波长处，15 min 内测定各管吸光度。

【结果计算】

1) 按式(9-6)计算结果。

$$血清果糖胺 = \frac{A_{测定管}}{A_{标准管}} \times DMF\ 标准液浓度 \qquad (9\text{-}6)$$

2) 标准曲线法　取 4 mmol/L DMF 标准液，用牛血清清蛋白溶液(40 g/L)稀释成 1 mmol/L、2 mmol/L、3 mmol/L、4 mmol/L，并以牛血清清蛋白溶液(40 g/L)为空白，与测定管同样操作，读取各浓度 DMF 相应的吸光度。以 DMF 浓度为横坐标，吸光度为纵坐标，制成标准曲线。浓度在 4 mmol/L 以内与吸光度呈线性关系，从标准曲线查得测定结果。

【注意事项】

(1) 该方法经济、快速，适用于自动生化分析仪，但必须严格控制实验条件，如反应温度、pH、反应时间等。

(2) 样本中果糖胺含量超过 4.0 mmol/L 时，应用生理盐水稀释后再测定。

(3) 必须注意测定的标准化，因为用不同标准物时所得结果不完全一致，最好各实验室建立自己的参考区间。

(4) 当清蛋白浓度和半衰期发生明显变化时，会对 GSP 产生很大影响。当患者血清 Alb<30 g/L 或尿蛋白>1 g/L 时，如肾病综合征、肝硬化、异常蛋白血症或急性时相反应后的患者，测定结果只能作为参考。

第三节 胰岛素释放及C肽释放试验

胰岛素（insulin）是降低血糖浓度的主要激素，它是胰岛B细胞分泌的一种蛋白类激素，由51个氨基酸残基组成。胰岛素以单肽链前胰岛素原形式合成并储存于胰岛B细胞，在特殊酶的作用下，前胰岛素原裂解为有活性胰岛素和无活性的C肽，释放入血循环。其中仅活性胰岛素能促进葡萄糖被细胞摄取和利用，前胰岛素原和C肽均无此作用。

一、胰岛素及胰岛素释放试验

血浆（清）胰岛素水平受血糖浓度调控，血糖水平升高可刺激胰岛B细胞分泌胰岛素。糖尿病患者血糖升高的主要原因是胰岛素的绝对或相对不足，从而产生高血糖症。测定空腹，特别是进食后的胰岛素水平，通过观察在高血糖刺激下胰岛素的释放可进一步了解胰岛B细胞的功能。

（一）测定方法

胰岛素释放试验（insulin release test）是反映胰岛B细胞储备能力的试验，与OGTT方法相同，即在空腹及服糖后30 min、60 min、120 min及180 min采血分别测胰岛素和C肽，以了解胰岛B细胞功能。如已知为糖尿病患者可以选用馒头代替口服葡萄糖。

胰岛素测定过去一般采用放射免疫法。用^{125}I标记的胰岛素与标本中胰岛素一起竞争结合抗胰岛素抗体上的结合位点，再用第二抗体结合抗胰岛素抗体，以聚乙二醇沉淀胰岛素与双抗体的复合物，测定沉淀物的放射性计数，计数的高低与标本中胰岛素的含量成反比。目前多采用化学发光法，标本中的胰岛素和包被于固相上的单克隆抗体及标记有酶或电化学发光物质的单克隆抗体形成双抗体夹心复合物，通过冲洗除去未反应的标记单克隆抗体，加入酶底物使之显色或通电使电化学发光物质形成激发态并在衰减时发射光子，底物显色强度或发光强度与胰岛素含量成正比。此外，也可采用时间分辨荧光测定胰岛素法。

（二）参考范围

空腹胰岛素为35～145 pmol/L（化学发光法），5～25 μU/mL（RIA法）；服糖后30～60 min为胰岛素高峰值（与血糖峰值一样），是空腹胰岛素的5～10倍。180 min时降至空腹水平。

由于各厂商的产品不同以及各地区的实验室差异，各实验室应建立自己的参考值。

（三）临床意义

1. 胰岛素水平降低 常见于1型糖尿病，空腹值常小于5 μU/mL，糖耐量曲线上升而胰岛素曲线低平。营养不良、胆囊纤维化、ACTH缺乏症、腺垂体功能低下和饥饿状态时胰岛素减少，但没有诊断价值。

2. 胰岛素水平升高 可见于2型糖尿病，患者血糖水平升高，胰岛素空腹水平正常或略高，胰岛素释放曲线峰出现晚，在120～180 min。胰岛素持续升高，而血糖持续低平则见于胰岛B细胞瘤。胰岛素持续升高，而血糖水平正常见于早期糖尿病。肥胖、肝肾衰竭或排泄受阻时，也可引起血清胰岛素浓度增高。肢端肥大症、巨人症时胰岛素增高。

二、C-肽及C-肽释放试验

糖尿病患者胰岛素水平相对或绝对不足的原因比较复杂，所以胰岛素水平既可表现为升高，也可表现为降低。若患者接受胰岛素治疗6周后则可产生抗胰岛素抗体，此时测定胰岛素常不能反映患者体内胰岛素的真实水平。

C-肽与胰岛素都是从胰岛B细胞释放，因此其测定意义与胰岛素相同。C-肽半衰期为10～11 min，比胰岛素长，且不被肝脏破坏，只在肾脏降解和代谢，特别对用胰岛素治疗的患者，测血浆C-肽水平更能准确反映胰岛B细胞功能。

（一）测定方法

C-肽测定可采用放射免疫法，^{125}I-C 肽和样品中的 C-肽与一定量的抗 C-肽抗体竞争结合位点，经 4 ℃孵育 24 h，反应达到平衡后加入试剂分离，与抗体结合的 C-肽形成沉淀，离心分离未结合的 C-肽，将沉淀物进行放射计数，数值的大小与 C-肽含量成反比。

C-肽测定也可采用化学发光法，标本中的 C-肽和包被于固相磁珠上的单克隆抗体及标记有酶的单克隆抗体形成双抗体夹心复合物，在磁场中除去未反应的标记单克隆抗体，加入酶底物使之显色，底物显色强度与 C-肽含量成正比。

（二）参考范围

空腹 C-肽为 0.25～0.6 nmol/L。服糖后 30～60 min 出现峰值（为空腹值的 5～6 倍）。由于各厂商及各地区的实验室差异，各实验室应建立自己的参考值。

（三）临床意义

（1）C-肽水平降低：常见于 1 型糖尿病，曲线低平。

（2）C-肽水平升高：可见于 2 型糖尿病，患者血糖水平升高，C-肽空腹水平正常或略高，服糖后高峰延迟或呈高反应。

（3）C-肽测定用于低血糖的诊断和鉴别诊断，特别是外源性胰岛素过量导致低血糖时，血清胰岛素升高，而 C-肽降低。

（4）对胰岛移植和胰腺移植的患者，C-肽测定可以了解移植是否成功及 β 细胞的功能。

（5）胰岛 B 细胞瘤时，糖耐量曲线低平，胰岛素和 C-肽浓度均升高。胰岛 B 细胞瘤术后，血清 C-肽仍升高，提示肿瘤未切除完全或复发。

实验 9-5　化学发光免疫分析法（CLIA）测定胰岛素

【原理】　本法为 CLLA 的夹心法。待测抗原（Ins）与鼠抗人 Ins 单克隆抗体（mAb）、碱性磷酸酶标记的羊抗 Ins 抗体（ALP-gAb）反应，Ins 的量越多，与 mAb 和 ALP-gAb 的结合量就越多。经洗涤吸弃废液后加入发光底物 AMPPD，后者在 ALP 的作用下迅速发出稳定的光子，光子的量与 mAb-Ins-ALP-gAb 的量（即 Ins 的量）成正比。

【试剂】　购买与仪器配套的商品成套试剂盒。

【操作】　按仪器操作说明书进行，只需分离血清上机，包括加样、分离、搅拌、温育、打印结果在内的各项操作均由仪器自动进行。

【注意事项】

（1）待测标本及试剂上机前注意恢复至室温。

（2）测定标本明显溶血或脂血应避免使用；标本置 −20 ℃存放，并避免反复冻融。

（3）批号不同的试剂不能混用，每批试剂应分别制作标准曲线；同批试剂如超过定标稳定时间，应重新定标。

实验 9-6　电化学发光免疫分析法（ECLIA）测定 C 肽

【原理】　待测标本、生物素化的抗 C-P 单克隆抗体与钌标记的抗 C-P 另一位点单克隆抗体，在反应体系中混匀，形成双抗体夹心抗原抗体复合物。加入链霉亲和素包被的磁性微粒，使磁性微粒与之结合，在磁场的作用下，结合免疫复合物的磁性微粒被吸附至电极上，未结合的无关成分被吸弃。电极加压后产生光信号,其强度与检样中一定范围的 C-P 含量成正比。

【试剂】 购买与仪器配套的商品成套试剂盒。

【操作】 按仪器操作说明书进行,只需分离血清上机,包括加样、分离、搅拌、温育、打印结果在内的各项操作均由仪器自动进行。

【注意事项】

(1) 溶血、脂血、黄疸标本与类风湿因子不影响结果,但标本应于 −20 ℃ 存放,并避免反复冻融。待测标本及试剂上机前注意恢复至室温,避免过度振摇产生泡沫影响测试。

(2) 批号不同的试剂不能混用,每批试剂应分别制作标准曲线。标本与质控品禁用叠氮钠防腐。

(3) C-P 的分泌有时相效应,对于 C-P 的测定应分时采样测定激发曲线。

第四节 糖代谢产物测定

一、血乳酸测定

乳酸是糖代谢的中间产物,主要来源于骨骼肌、脑、皮肤、肾髓质和红细胞,约 65% 由肝脏代谢,血乳酸浓度与其产生速率和代谢速率(乳酸循环)有关。乳酸循环是指葡萄糖在外周组织转化为乳酸,而乳酸在肝脏又转化为葡萄糖。肝外乳酸通过骨骼肌和肾皮质的氧化作用清除。乳酸增加会促进肝的清除作用,但当浓度超过 2 mmol/L 时,肝脏对其摄取就会达到饱和。剧烈运动时,乳酸浓度可在短时间内明显增加。一般认为乳酸浓度超过 5 mmol/L 以及 pH 值小于 7.25 时,提示有明显的乳酸中毒。

(一) 测定方法

血乳酸测定常采用比色法或乳酸脱氢酶法。

1. 比色法 将血液除去蛋白质后于无蛋白上清液中加入硫酸铜和氢氧化钙,以除去葡萄糖和其他干扰物质。取经处理过的溶液同磷酸一起加热,使乳酸氧化成乙醛,后者与对羟基联苯作用产生紫色缩合物。其紫色缩合物生成量与血液中乳酸浓度有关。将标准液与样品同样处理,可求出血液中乳酸含量。在有铜离子存在时,可使颜色反应强度增强。

2. 乳酸脱氢酶法 乳酸在乳酸脱氢酶(LDH)催化下脱氢生成丙酮酸,氧化型 NAD^+ 接受氢转变成还原型 NADH。加入硫酸肼可捕获丙酮酸促进反应完成。生成的 NADH 与乳酸为等物质的量,于 340 nm 波长测定 NADH 的吸光度,可计算出血液中乳酸含量。

(二) 参考范围

空腹全血乳酸含量为 0.5~1.7 mmol/L(50~150 mg/L)。血浆中乳酸含量约比全血中含量高 7%。

(三) 临床意义

(1) 当剧烈运动时血液乳酸可达 11.0 mmol/L 以上,恢复时将迅速降低。

(2) 在病理情况下,血乳酸可上升为 2~26 mmol/L,血中增高的乳酸取代碳酸氢盐,通常在血乳酸超过 7 mmol/L 时,临床上出现乳酸性酸中毒。不论由于情绪激动还是呼吸障碍引起的低血氧,血中乳酸增加均比丙酮酸明显。运动、严重贫血、急性哮喘、抽搐可使血乳酸中度增加。休克、周围循环衰竭、分流手术和心脏停搏时血乳酸明显增高。

(3) 糖尿病酮症酸中毒昏迷时,血乳酸增高,但一般不超过 7 mmol/L,而在非酮酸性糖尿病酸中毒患者,血乳酸糖可明显增高,多见于口服苯乙双胍治疗的患者。

(4) 严重肝脏病时,可引起血乳糖增加,尿毒症患者亦常伴有乳酸酸中毒。

二、血丙酮酸测定

测定丙酮酸浓度可用于评价先天性代谢紊乱所致血清乳酸浓度增加的患者。

（一）测定方法（分光光度法）

丙酮酸在 pH 7.5 的条件下，经乳酸脱氢酶的催化，接受 NADH 递给的氢，生成乳酸和 NAD+。NADH 吸光度的变化值可定量样品中的丙酮酸。

（二）参考范围

静脉血丙酮酸浓度：0.03～0.1 mmol/L（空腹休息状态下）。

（三）临床意义

（1）当组织严重缺氧时丙酮酸需氧氧化障碍，乳酸与丙酮酸比值增高。测定结果甚至高达 25 mmol/L，这种极值的出现标志着细胞氧化过程的恶化，并与显著的呼吸增强、虚弱、疲劳、恍惚及最后昏迷相联系。

（2）血丙酮酸的测定主要用于维生素 B₁ 缺乏症的诊断，维生素 B₁ 的焦磷酸酯是丙酮酸在细胞内进一步氧化分解为乙酰辅酶 A 时的脱羧辅酶。维生素 B₁ 缺乏时，体内丙酮酸的氧化发生障碍，使丙酮酸的含量增加。

（3）糖尿病、充血性心力衰竭、腹泻及其他消化性障碍、某些急性感染及肝脏病变等均可使血丙酮酸浓度增高。

三、血 β-羟丁酸测定

β-羟丁酸（β-hydroxybutyrate，β-HB）的化学分类为羧酸，但由于经常与丙酮和乙酰乙酸伴随出现，因此统称酮体。酮体是脂肪分解代谢过程中的中间产物，由于丙酮易从呼气中排出，正常时血中含量极微（占 2%），乙酰乙酸约占 20%，β-羟丁酸约占 78%。在糖尿病酮症发生早期，β-羟丁酸就可有明显升高，此时，乙酰乙酸尚无明显变化，而在酮症恢复期，β-羟丁酸迅速下降时，乙酰乙酸在一定时间内仍然保持升高或缓慢下降，因此，β-羟丁酸的测定在糖尿病酮症的诊断、治疗监测中比乙酰乙酸更灵敏、可靠，在糖尿病控制的预告中也非常有价值。

（一）标本

血清或血浆（肝素或 EDTA 抗凝）标本均可。草酸盐、氟化物、柠檬酸盐等抗凝剂对化验结果不发生干扰。取样后需在 24 h 内分离血清或血浆，样品保存在 4 ℃不要超过 1 周。

（二）测定方法

1962 年以前，分析 β-羟丁酸的方法是将 β-羟丁酸氧化成丙酮，再用滴定法、比重法或比色法测定所生成的乙酰乙酸或丙酮。如尿中 β-羟丁酸的定性或半定量检查，通常先将尿标本煮沸以后除去乙酰乙酸和丙酮，接着加过氧化氢或重铬酸钾等氧化剂，使 β-羟丁酸氧化成乙酰乙酸或丙酮，再用硝普钠定性或半定量法检查。此法操作繁冗，氧化步骤亦不易掌握，且反应缺乏特异性，因而在临床上已很少使用。

应用气相色谱法定量分析 β-羟丁酸是一个进步，方法特异性提高，且只需少量样品。此法需将样品分成两等份，1 份样品供内源性丙酮含量测定，另 1 份则将 β-羟丁酸用重铬酸盐等氧化转化成丙酮，再测定丙酮。以后者测定值减去前者，即可得到较准确的 β-羟丁酸含量。气相色谱法分析操作费力而且需要做内源性丙酮的数值校正，较适用于研究，而且这一方法仅能测定血清总酮体浓度，不能测定单一组分，因而属非特异性方法。近年来发展的等速电泳法快速、直接而敏感。原理是在电场中 β-羟丁酸因与其他物质相对运动的能力不同而分离出来，用位势级差仪检测。但此法需价格昂贵的仪器设备，不适合常规实验室采用。另外，如果 pH 值控制不严格，则分离出的 β-羟丁酸量少，结果不准确。由于受技术限制，目前实际应用较少。

Williamson 等首次提出测定血清 β-羟丁酸含量的酶学方法，即以 β-羟丁酸脱氢酶（β-HBD）催化 β-羟丁酸与 NAD+ 反应，使 NAD+ 还原，然后用肼（一种捕获丙酮的试剂）清除乙酰乙酸（AcAc），使生成乙酰乙酸的反应继续进行。在 340 nm 波长测定 NADH 吸光度的增加，以此计算出 β-羟丁酸的含量。此法早期存在的问题是 β-HBD 不纯，混杂有与其他内源性物质起反应的苹果酸脱氢酶等，使测定结果偏高而不准确。目前，纯化 β-HBD 已大量出售，故酶法测定 β-羟丁酸这一特异性方法因其具有灵敏度高、速度快、样品不需预处理便可直接测定、所用血清量少、试剂易配、保存时间长、易于自动化等特点,目前已成为临床实验室检验 β-羟丁酸的常规方法。

（三）参考值

血 β-羟丁酸<0.27 mmol/L。

（四）临床意义

血 β- 羟丁酸测定是诊断和治疗糖尿病酮症酸中毒的重要、直观的生化指标。浓度升高多见于糖尿病酮症酸中毒,此外还见于妊娠呕吐、长期饥饿、营养不良、剧烈运动后或服用双胍类降糖药等。

第五节　其他糖测定

一、尿液果糖测定

正常人尿液中偶见果糖,摄取大量果糖后尿中可出现暂时性果糖阳性。在肝脏功能障碍时,肝脏对果糖的利用下降,导致血中果糖升高而出现果糖尿。

尿液果糖参考值:41～116 $\mu mol/24$ h (14～40 mg/2 h)。

尿液果糖测定的临床意义:增高常见于果糖激酶缺乏症、遗传性果糖不耐受症、果糖-1,6-二磷酸酶缺乏症,可见于哺乳期婴儿。

二、血半乳糖测定

正常人体从食物中摄取的半乳糖经半乳糖激酶作用转化为半乳糖-1-磷酸,再将半乳糖-1-磷酸中的半乳酸转给尿嘧啶二磷酸葡萄糖（UDPG）,形成 UDP-半乳糖,同时游离出葡萄糖-1-磷酸,继而合成糖原或氧化分解。

导致半乳糖血症的原因是酶缺陷,如半乳糖-1-磷酸尿苷转移酶、半乳糖激酶、UDP-半乳糖-4-差向酶的缺乏。其中以第一种酶缺乏最多见。典型的半乳糖血症患者,由于酶的缺乏,半乳糖和半乳糖-1-磷酸沉积在各组织器官中,尤其是肝脏、肾、脑、肾上腺、眼晶状体和红细胞中。半乳糖可作为醛糖还原酶（主要存在于晶状体）的底物被还原成半乳糖醇,该物质如储积于晶状体,将吸收水分,导致晶状体肿大和混浊,出现白内障。半乳糖在肾沉着,可使氨基酸吸收障碍和 H^+ 分泌障碍,从而引起肾性氨基酸尿和肾性酸中毒等。

（一）测定方法

临床常用半乳糖氧化酶法测定半乳糖。测定原理:在半乳糖氧化酶催化下半乳糖氧化成半乳己二醛糖和过氧化氢,过氧化氢由偶联的过氧化物酶催化释放出氧,使色原性氧受体（邻联茴香胺）被氧化而呈色。

（二）参考范围

成人为 0 mmol/L,儿童小于 1.1 mmol/L。正常人耐糖量指数不超过 8.9 mmol/L。

（三）临床意义

正常成人血液及尿中不含或仅有微量半乳糖。哺乳期妇女及新生儿血液及尿中有时可有少量半乳糖。先天性半乳糖代谢障碍的患者血液及尿中可出现半乳糖。

临床上测定血液半乳糖多用于半乳糖耐糖量试验。正常人耐糖量指数不超过 8.9 mmol/L,肝脏病患者半乳糖耐量增加,传染性肝炎及中毒性肝炎,耐量指数升高至 28～33 mmol/L,随病情好转耐糖量指数亦降低。肝硬化患者耐糖量指数可为 16.2～22.2 mmol/L 或更高。甲状腺功能亢进时半乳糖指数亦可增高。

本章小结

血糖是指血液中的葡萄糖。许多因素可引起糖代谢异常或障碍。血糖测定是检查有无糖代谢紊乱的最基本和最重要的指标,酶法是目前血糖测定最常用的方法。口服葡萄糖耐量试验是一种葡萄糖负荷试验,用于了解机体对葡萄糖的调节能力。OGTT 主要适用于筛查糖尿病或早期(隐性)糖尿病的诊断。

糖基化蛋白质的含量与血糖浓度和高血糖存在的时间有关,可反映测定前一段时间内血糖的总体水平,更好地评价患者的糖代谢状况。

胰岛素是降低血糖浓度的主要激素,C-肽与胰岛素都是从胰岛 B 细胞释放。糖尿病患者血糖升高的主要原因是胰岛素的绝对或相对不足,从而产生高血糖症。测定胰岛素水平,可了解胰岛 B 细胞的功能。C-肽半衰期比胰岛素长,且不被肝脏破坏,因此更能准确反映胰岛 B 细胞功能。

乳酸是糖代谢的中间产物,血乳酸浓度与其产生速率和代谢速率(乳酸循环)有关。血乳酸测定常采用比色法或乳酸脱氢酶法。测定丙酮酸浓度可用于评价先天性代谢紊乱所致血清乳酸浓度增加的患者,常采用分光光度法。血清 β-羟丁酸测定是诊断和治疗糖尿病酮症酸中毒的重要生化指标,浓度升高多见于糖尿病酮症酸中毒等。

正常人尿液中偶见果糖,肝脏功能障碍时,导致血中果糖升高而出现果糖尿。从食物中摄取的半乳糖可以合成糖原或氧化分解。导致半乳糖血症的原因主要是酶缺陷,可引起肾性氨基酸尿和肾性酸中毒等,临床常用半乳糖氧化酶法测定半乳糖。

能力检测

1. 影响胰岛素分泌与合成的因素中,最重要的物质是(　　)。

A. 儿茶酚胺 　　 B. 脂肪酸 　　 C. 氨基酸 　　 D. 葡萄糖 　　 E. 酮体

2. 正常成人血糖浓度(葡萄糖氧化酶法)一般为(　　)。

A. 1～3 mmol/L 　　 B. 2～5.5 mmol/L 　　 C. 3.9～6.1 mmol/L

D. 4～8 mmol/L 　　 E. 5～10 mmol/L

3. 分泌胰岛素的细胞是(　　)。

A. α 细胞 　　 B. β 细胞 　　 C. γ 细胞 　　 D. D 细胞 　　 E. DP 细胞

4. GOD-POD 法测血糖时 H_2O_2 的生成量与下列哪种物质有关?(　　)

A. 葡萄糖 　　 B. 4-氨基安替比林 　　 C. 酚 　　 D. POD 活性 　　 E. 蔗糖

5. 国家卫生和计划生育委员会临床检验中心推荐测定血浆葡萄糖的方法是(　　)。

A. 己糖激酶法 　　 B. 葡萄糖脱氢酶法 　　 C. 葡萄糖氧化酶-过氧化物酶法

D. 班氏铜还原法 　　 E. 邻甲苯胺法

6. 下列关于血糖测定的叙述,哪项是错误的?(　　)

A. 取血后应立即分离出血浆或血清,及时测定

B. 如不能立即分离血浆或血清,可采用草酸钾抗凝

C. 采用抗凝剂,血样也需在 4 h 内测定完毕

D. 维生素 C 和高胆红素血症影响葡萄糖氧化酶测定方法

E. 末梢血多用于患者的治疗监测,也可用于糖尿病的诊断

7. 下列关于糖化血红蛋白测定的叙述,哪项是错误的?(　　)

A. 以其占总血红蛋白百分比的形式报告结果

B. 反映的是 8 周来患者平均血糖控制的水平

C. 1～2 个月测定一次即可

D. 较糖化血清蛋白更能灵敏反映近期血糖的控制情况

E. 糖化血清蛋白较其更适用于调整用药的住院患者

8.有关糖尿病性糖耐量曲线,下列哪项是错误的?（　　）

A.空腹血糖≥7.0 mmol/L　　　　B.空腹血糖在6.11~7.0 mmol/L

C.120 min 不能恢复到正常水平　　D.峰值≥11.1 mmol/L

E.峰时后延,常在1 h 后出现

9.在糖尿病诊断过程中,下列哪一项试验与糖尿病诊断无关?（　　）

A.OGTT　　　　B.糖化血红蛋白　　　　C.血糖　　　　D.干扰素　　　　E.C 肽和胰岛素原

10.糖尿病未控制见于下列哪种情况?（　　）

A.某患者空腹血糖升高,GHb 增加　　　　B.某患者空腹血糖升高,GHb 增加不明显

C.某患者空腹血糖正常,GHb 正常　　　　D.某患者空腹血糖正常,GHb 升高

E.某患者空腹血糖正常,GHb 下降

（韩忠敏）

第十章　脂代谢相关检验

学习目标

　　1.掌握血脂、血浆脂蛋白的概念、组成和分类,血清甘油三酯、胆固醇、高密度脂蛋白胆固醇、低密度脂蛋白胆固醇、载脂蛋白测定的基本原理、试剂组成和作用、注意事项、方法评价及临床意义。

　　2.熟悉血浆脂蛋白的基本结构特征,载脂蛋白、脂蛋白受体的概念、分类、组成、功能,高脂蛋白血症的定义、分型、生化诊断要点,临床血脂分析项目的选择与注意事项。

　　3.了解血脂及血浆脂蛋白的代谢途径。

　　4.能熟练进行血脂胆固醇、甘油三酯、高密度脂蛋白胆固醇、低密度脂蛋白胆固醇、载脂蛋白等项目测定。

案　例

　　章先生,45 岁,公司白领。体检时发现血脂升高 1 年多,未有不适,未就诊。血压 140/90 mmHg,肥胖(BMI 28.1),不爱运动,喜食肉食,工作压力大。2015 年 1 月复查,TG 1.74 mmol/L,TC 6.12 mmol/L,HDL-C 1.17 mmol/L,LDL-C 4.01 mmol/L。自述近两年来时常感到胸闷,心电图检查示心肌缺血,初诊为冠心病。

　　问题:

　　1.本病的初步诊断是什么?

　　2.为进一步明确病因应做哪项检查?

第一节　概　　述

　　血脂是血液中脂质(脂类)的总称,它是机体能量的来源和细胞结构的重要组成成分。早在 1916 年就已证明给兔喂饲高胆固醇食物可在短期内引起兔动脉粥样硬化(atherosclerosis,AS)。大量前瞻性研究证实脂蛋白中的甘油三酯(triglyceride,TG)是冠心病(coronary heart disease,CHD)的独立危险因素。由此可见,血脂代谢异常与 AS 的发生和发展有密切的关系,而且对冠心病的发生起着重要作用。

　　脂质的主要生理作用是氧化功能、储能、维持正常生物膜的结构与功能、参与细胞之间的信息传递、参与糖类和蛋白质复合物的形成,它还可以转变为多种重要的生理活性物质。

　　临床常规血脂和脂蛋白检查项目包括血脂、血浆脂蛋白及载脂蛋白测定,这些项目可反映体内脂质代谢状况,已成为高脂蛋白血症、AS 和冠心病等心、脑血管疾病的诊断、治疗和预防的重要实验室指标。

一、血脂及血浆脂蛋白

血脂包括脂肪和类脂。脂肪是由一分子甘油和三分子脂肪酸组成的酯,故称三酰甘油或甘油三酯;类脂主要有游离胆固醇(free cholesterol,FC)、胆固醇酯(cholesterol ester,CE)、磷脂(phospholipid,PL)、糖脂(glycolipid,GL)、游离脂肪酸(free fatty acid,FFA)。血脂中的主要成分是 TG 和胆固醇(cholesterol,C),其中 TG 参与人体内能量代谢,而胆固醇则主要用于合成细胞膜性物质、类固醇激素和胆汁酸。

脂类不溶于水或微溶于水,在水中呈乳浊液。正常人血浆虽含各种脂类,却仍保持清澈透明,这是由于血脂在血中并非自由状态存在,除 FFA 与清蛋白结合外,其余都是与载脂蛋白(apolipoprotein,APO)结合形成脂蛋白,以脂蛋白的形式进行运输。

(一)血浆脂蛋白的分类

血浆脂蛋白的构成不均一,难以按理化性质进行分类。目前主要根据血浆脂蛋白中所含的脂类和蛋白质比例不同,可用电泳分离法和超速离心法将其分为 4 类。各类脂蛋白的命名基本上是以这 2 种方法所得的结果表示的(图 10-1)。

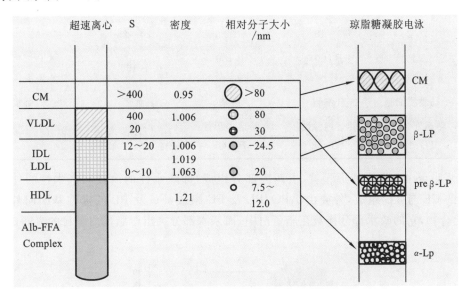

图 10-1 电泳分离法与超速离心法分离血浆脂蛋白的相应名称

1. 电泳分离法 根据各类脂蛋白所含载脂蛋白种类的不同,以及其在同一 pH 溶液中所带电荷数量不同,各脂蛋白颗粒大小也有差异。因此,在同一电场中,脂蛋白具有不同的电泳迁移率。根据迁移的快慢,可将脂蛋白分为 4 条区带:乳糜微粒(chylomicron,CM)、β-脂蛋白(β-LP)、前 β-脂蛋白(前 β-LP)和 α-脂蛋白(α-LP)4 种。正常人空腹血清在一般电泳图谱上基本上无乳糜微粒。

2. 超速离心法(分离密度法) 由于各类脂蛋白中脂类所占的比例不同,其密度也不同,故其在一定密度的介质中的飘浮速率也不同。将血浆放在相对密度为 1.063 的氯化钠溶液中,在 26 ℃条件下超速离心(50000 r/min),可将血浆脂蛋白分为 4 类,分别为乳糜微粒(chylomicron,CM)、极低密度脂蛋白(very low density lipoprotein,VLDL)、低密度脂蛋白(low density lipoprotein,LDL)和高密度脂蛋白(high density lipoprotein,HDL)。这 4 类脂蛋白的密度依次增加,而颗粒则依次变小。病理情况下,在 VLDL 和 LDL 之间出现中间密度脂蛋白(intermediate density lipoprotein,ILD),它是 VLDL 在血浆中的代谢产物。此外,还有脂蛋白(α)(lipoprotein(α),LP(α)),它的密度在 LDL 和 HDL 之间,并与此二者重叠。另外它的结构与 LDL 相似,不同的是 LP(α)含特殊的载脂蛋白(α)。

(二)血浆脂蛋白的组成与结构

各类脂蛋白均含有蛋白质、TG、PL、胆固醇及其酯,但组成比例有很大差异(表 10-1)。HDL 含蛋白量最高,约 50%,密度最高,颗粒最小。CM 中甘油三酯含量最高,占化学组成的 90% 以上,蛋白质含量最

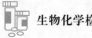

小,为 1%～2%,相对密度最小,小于 0.95,血浆(清)静置即可漂浮,颗粒最大。VLDL 含甘油三酯较 CM 少,为 50%～65%,但其蛋白含量较 CM 多,占 5%～10%,密度较 CM 大。LDL 含 FC 及 CE 最多,占 45%～50%。

表 10-1 血浆脂蛋白的物理和化学特性

脂蛋白	CM	VLDL	IDL	LDL	HDL	LP(α)
电泳位置	原点	前 β	β 和前 β 之间	β	α	前 β
颗粒直径/nm	80～500	25～80	22～24	20～25	7.5～10	25～30
密度/(kg/L)（超速离心法）	<0.95	0.95～1.006	1.006～1.019	1.019～1.063	1.063～1.21	1.050～1.130
漂浮率	>400	200～400	12～20	0～12	沉降	0～2
TG/(%)	90～95	50～65	22	4	3	3
CE/(%)	3	10～12	33	40～42	15～17	36
FC/(%)	1～2	5～7	9	8	5～6	9
PL/(%)	5～7	15	19	20	25	18
蛋白质/(%)	1～2	5～10	22	20～25	45～55	34
主要载脂蛋白	A Ⅰ B 48	B 100 C Ⅰ	B 100 E	B 100	A Ⅰ A Ⅱ	(α) B 100
合成部位	小肠黏膜细胞	肝细胞	血浆	血浆	肝、小肠、血浆	肝细胞
功能	转运外源性 TG、TC	转运内源性 TG、CE	转运内源性 TG、CE	转运内源性 CE	逆向转运 CE	未知

成熟的血浆脂蛋白大致为球形颗粒,由两大部分组成,即疏水性的内核和亲水性的外壳(图 10-2)。内核由不同量的 CE 与 TG 组成,外壳由 APO、PL 及 FC 组成,FC 及 PL 的极性基团向外露在血浆中,APO 是兼性化合物,它的疏水部分掩蔽在脂蛋白中,而亲水部分突出于脂蛋白颗粒的表面。

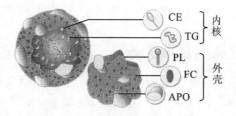

图 10-2 血浆脂蛋白结构图

（三）载脂蛋白

脂蛋白中的蛋白部分称为载脂蛋白(apolipoprotein,APO)。APO 在肝脏和小肠黏膜细胞中合成,目前已经发现有 20 多种。APO 种类的命名按 1972 年 Alaupovic 建立的命名方法,用英文字母顺序编码,分为 APOA、APOB、APOC、APOD、APOE、APOF、APOG、APOH、APOJ 等。每一型又可分为若干亚型,如 APOB 分为 B 100 和 B 48,APOC 分为分 C Ⅰ、C Ⅱ、C Ⅲ 等。结构与功能研究比较清楚的有 APOA、APOB、APOC、APOE 4 类。

载脂蛋白在脂蛋白代谢中具有重要的生理功能,其主要功能包括:①构成并稳定脂蛋白的结构,作为脂质的运输受体。②修饰并影响与脂蛋白代谢有关的酶活性,如 APOA Ⅰ 激活卵磷脂胆固醇脂酰转移酶(LCAT)。③作为脂蛋白受体的配体,参与脂蛋白与细胞表面脂蛋白受体的结合及其代谢过程。如 APOB48、APOE 参与肝细胞对 CM 的识别。人血浆主要载脂蛋白的分布、功能及含量见表 10-2。

表 10-2 人血浆主要载脂蛋白的分布、功能及含量

载脂蛋白	合成部位	血浆含量/(g/L)	脂蛋白载体	主要功能
AⅠ	肝、小肠	1.00～1.60	HDL、CM	LCAT 辅助因子,激活其活性,识别 HDL 受体
AⅡ	肝、小肠	0.30～0.40	HDL、CM	稳定 HDL 结构,激活 HTGL
B 100	肝	0.60～1.12	VLDL、IDL、LDL	识别 LDL 受体
B 48	肠	—	CM	促进 CM 合成
CⅡ	肝	0.03～0.05	CM、VLDL、HDL	LPL 辅因子,激活其活性
CⅢ	肝	0.08～0.12	CM、VLDL、HDL	抑制 LPL,抑制肝 APOE 受体
E	肝、巨噬细胞	0.03～0.06	CM、VLDL、HDL	促进 CM 残粒和 IDL 的摄取
(α)	肝	0～1.0	LP(α)	抑制纤溶酶活性

（四）与脂蛋白有关的酶类及蛋白质

参与脂质代谢的酶主要有脂蛋白脂肪酶(LPL)、肝脂肪酶(HL 或 HTGL),LCAT 和羟甲基戊二酰辅酶 A(HMG-CoA)还原酶等,这些酶参与 TG 分解、FC 合成和酯化。

20 世纪 70 年代中期,有人发现血浆中脂蛋白部分含有一部分特殊的转运蛋白,能促进血浆各脂蛋白间 CE、TG 和 PL 的单向或双向转运和交换,这类特殊转运蛋白称脂质转运蛋白(lipid transfer protein, LTP)。如胆固醇酯转运蛋白(cholesterol ester transfer protein,CETP)、磷脂转运蛋白、微粒体甘油三酯转运蛋白等。血浆中 CETP 的主要生理功能是介导脂蛋白中各种中性脂质的转运和交换。

二、脂蛋白代谢与功能

人体内血浆脂蛋白代谢可分为外源性和内源性代谢途径。外源性代谢途径是指由食物当中摄入的甘油三酯和胆固醇在小肠中合成 CM 及其代谢的过程,而后者是指通过肝脏合成 VLDL,VLDL 转变为 IDL 和 LDL,并被肝脏或其他器官代谢的过程。HDL 参与将胆固醇从外周组织运输到肝脏的过程称为胆固醇的逆向转运。

（一）乳糜微粒

小肠黏膜细胞合成 CM,它是运输外源性甘油三酯及胆固醇的主要形式。其特点是含有大量 TG 而蛋白质含量很少,TG 含量约占 90%。食物中的 TG 在肠道中经酶水解后被小肠上皮细胞吸收并重新合成脂肪,连同 PL、hC、APOB 48 及少量的 APOAⅠ、APOA AⅡ、APOA AⅣ 等形成新生 CM,经淋巴进入血液循环,接受来自 HDL 和 VLDL 的 APOC 及 APOE,同时将部分 APOA Ⅰ、APOA Ⅱ、APOA Ⅳ 及 PL 和胆固醇转移给 HDL,形成成熟的 CM。进入血中的 CM,获得 APOC Ⅱ 等后,随血流通过心肌、骨骼肌及脂肪等组织时,LPL 激活 APOC Ⅱ。在 LPL 的作用下,CM 中的 TG 水解成甘油和脂肪酸,被组织摄取利用,而外源性胆固醇则全部进入肝。随着 TG 的水解,CM 颗粒逐渐变小,其表面过剩的 PL、hC 及 APOA、APOC 转移至 HDH 上,形成 CM 残余颗粒(CM 残粒),富含 CE 及部分 TG 的 CM 残粒,被肝细胞膜上的 APOE 受体识别,最终被肝细胞摄取利用。

正常人 CM 在血浆中代谢速度很快,半衰期仅 5～15 min,正常人饭后 12～14 h,血浆中不再含 CM。乳糜微粒代谢见图 10-3。

（二）极低密度脂蛋白

肝脏合成和分泌极低密度脂蛋白(VLDL),其是运输内源性甘油三酯的主要形式。TG 占 VLDL 的 50% 以上,蛋白质主要为 APOA、APOB 100、APOC、APOE 等。

肝细胞以葡萄糖、脂肪酸等为原料合成 TG 进入血液,在血中从 HDL 处获得 APOC、APOE,然后再合成成熟的 VLDL 分泌入血。进入血液循环后 VLDL 的代谢与 CM 非常相似,在肝外 LPL 作用下,

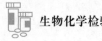

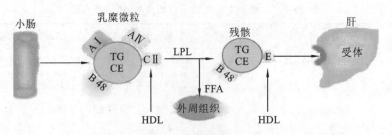

图 10-3　乳糜微粒代谢

VLDL 中的 TG 逐步被水解,释放出甘油和脂肪酸为组织所利用。随着 TG 的水解,颗粒逐渐变小,其表面过剩的 PL、FC 及 APOC 转移至 HDL,而 HDL 中的 CE 经 CETP 转送至 VLDL,此时 VLDL 的 CE 含量和 APOB 100 和 APOE 相对增加,VLDL 转变为 VLDL 残粒即 IDL。一部分 IDL 进一步转变为 LDL,而另一部分 IDL 与肝细胞膜上的 APOE 受体结合后被肝细胞摄取利用。

正常人血浆中 VLDL 的半衰期为 6~12 h。内源性 VLDL 的代谢见图 10-4。

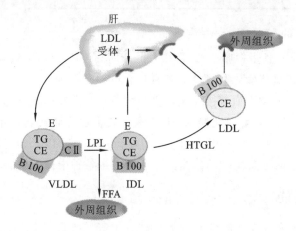

图 10-4　内源性 VLDL 的代谢

(三) 低密度脂蛋白

低密度脂蛋白(LDL)是正常人空腹时血浆的主要脂蛋白,可占到血浆脂蛋白总量的 2/3,它在血浆中由 VLDL 转变而来,是运输肝合成的内源性胆固醇从肝内至肝外的主要形式。LDL 在体内的代谢有 2 条途径:一条是 LDL 受体途径;另一条是由清除细胞即单核吞噬细胞系的巨噬细胞清除。LDL 受体途径是主要代谢途径,大约 2/3 的 LDL 由 LDL 受体途径降解,1/3 的 LDL 由清除细胞清除。

LDL 颗粒与细胞膜上的 LDL 受体结合后,与溶酶体结合,CE 被胆固醇酯水解成 FC 及脂肪酸,APOB100 被溶酶体蛋白酶水解成氨基酸。胆固醇除直接参与形成细胞膜外,还可以负反馈抑制细胞内胆固醇的合成。

若发生胆固醇受体机制异常(受体缺乏或减少、受体结构改变或受体与 LDL 的亲和力降低等),可导致血循环中的 LDL 浓度升高,胆固醇很易在血管壁沉着而形成斑块,成为动脉粥样硬化发生的重要机制,由此而诱发一系列的心、脑血管系统疾病。

正常人血浆中 LDL 半衰期为 2~4 天。低密度脂蛋白受体代谢途径见图 10-5。

(四) 高密度脂蛋白

高密度脂蛋白(HDL)主要在肝细胞合成,其次是小肠。HDL 将胆固醇从外周组织运输到肝脏进行代谢,这一过程称为胆固醇的逆向转运,亦即 HDL 是逆向转运胆固醇的主要形式。

新生的 CM、VLDL 中的 TG 水解时,其表面的 APOA Ⅰ、APOA Ⅱ、APOA Ⅳ、APOC 等及 PL、hC 被转移至肝中,由肝细胞合成新生的 HDL,呈圆盘状磷脂双层结构,与富含胆固醇的细胞膜、其他脂蛋白及动脉壁接触,获得肝外细胞的胆固醇。在血浆中 LCAT 的作用下,HDL 表面卵磷脂的 2 位脂酰基转移至胆固醇 3 位羟基,生成溶血磷脂及胆固醇酯,后者转入 HDL 的核心部分。内核胆固醇酯的增加,及

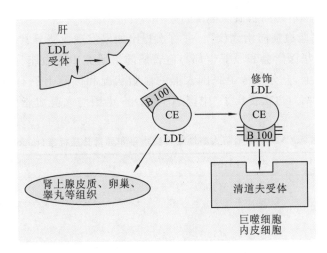

图 10-5　低密度脂蛋白受体代谢途径

APOC 和 APOE 的转移,并接受来自 CM 及 VLDL 的 PL 和 APOA Ⅰ、APOA Ⅱ,新生的 HDL 转变为成熟的 HDL,形状也由原来的圆盘形变成球形。在转运过程中,成熟的 HDL 携带胆固醇被肝细胞膜上的 HDL 受体识别,被肝细胞摄取,胆固醇可用于合成胆汁酸或直接通过胆汁排出体外。

　　HDL 的主要功能是参与胆固醇的逆向转运(reverse cholesterol transport,RCT),机体通过胆固醇的逆向转运,将外周组织中细胞内的胆固醇,通过血液循环转运至肝脏,最终在肝脏胆固醇转化为胆汁酸后排出体外。逆向转运有助于清除血管壁在内的外周组织中多余的胆固醇,故 HDL 具有抗动脉粥样硬化的作用。正常人血浆中 HDL 半衰期为 3～5 天。高密度脂蛋白胆固醇的代谢途径见图 10-6。

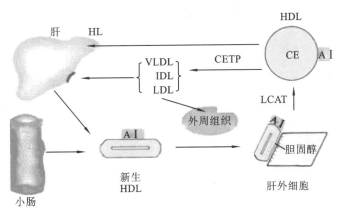

图 10-6　高密度脂蛋白胆固醇的代谢途径

　　近年来已发现一种新的脂蛋白,称脂蛋白(α)(lipoprotein,LP(α)),其组成与低密度脂蛋白十分相似,电泳在前 β-脂蛋白位置。正常人血中浓度一般为 0～25 mg/L,在不同人群变异很大(0～100 mg/L)。LP(α)已列为血脂检验项目,血中浓度升高,冠心病发病率会升高,但与年龄、性别无关而与遗传有关。它因阻碍血管内凝血块溶解,造成冠状动脉狭窄,因此被称为冠心病发生的"独立"危险因子。

三、脂蛋白代谢紊乱

　　脂蛋白代谢紊乱包括高脂蛋白血症和低脂蛋白血症,常见现象是高脂蛋白血症,目前还认识到血浆中 LDL 降低也是一种脂代谢紊乱。

　　(一)高脂蛋白血症

　　1. 定义　高脂蛋白血症(hyperlipoproteinemia,HLP),系空腹时血浆中的脂类有一种或几种浓度高于正常参考值上限,即为高脂血症。由于血脂在血中是以脂蛋白形式运输,因此也称为高脂蛋白血症。正常人上限标准因年龄、地区、膳食、职业、劳动状况以及测定方法不同而有差异。一般以成人空腹 12～14 h 血甘油三酯超过 2.26 mmol/L(200 mg/dL),胆固醇超过 6.21 mmol/L(240 mg/dL),儿童胆固醇超过 4.14 mmol/L(160 mg/dL),为高脂血症标准。

1997 年我国制定了"高脂血症防治建议"。并首次提出如果发现血脂异常,应在 2~3 周内复查,若依然异常,则可确立诊断。中华医学会和原卫生部心血管病防治研究中心血脂异常防治委员会的有关专家在 1997 年的防治建议基础上,充分参考了我国人群的血脂状况和国际上的有关标准,于 2016 年修订了《中国成人血脂异常防治指南》,再次提出了"中国 ASCVD 一级预防人群血脂合适水平和异常分层标准"(表10-3)。

表 10-3   中国 ASCVD 一级预防人群血脂合适水平和异常分层标准(mmol/L(mg/dL))

分层	TC	LDL-C	HDL-C	非 HDL-C	TG
理想水平	—	<2.6(100)	—	<3.4(130)	—
合适水平	<5.2(200)	<3.4(130)	—	<4.1(160)	<1.7(150)
边缘水平	≥5.2(200)且<6.2(240)	≥3.4(130)且<4.1(160)	—	≥4.1(160)且<4.9(190)	≥1.7(150)且<2.3(200)
升高	≥6.2(240)	≥4.1(160)	—	≥4.9(190)	≥2.3(200)
降低	—	—	<1.0(40)	—	—

2. 高脂蛋白血症分型

(1) WHO 分型:1970 年世界卫生组织(WHO)建议将高脂蛋白血症分为五型六类,各型高脂蛋白血症血浆脂蛋白及脂类含量变化见表10-4。

表 10-4   高脂蛋白血症分型

类型	病名	血浆(清)4 ℃过夜外观	发病率	血脂变化	病因	备注
I	家族性高 CM 血症	奶油上层	极罕见	TG↑↑↑ CM↑ Ch↑	LPL 或 APOC Ⅱ 遗传缺陷	易发胰腺炎
Ⅱa	家族性高胆固醇血症	澄清	常见	TC↑↑ LDL↑	APOB 100、APOE 受体功能缺陷	易发冠心病
Ⅱb		澄清或轻混	常见	TC↑↑ TG↑↑ LDL VLDL↑	VLDL 及 APOB 100、APOE 合成↑	易发冠心病
Ⅲ	家族性异常β-脂蛋白血症	奶油上层,下层混浊	罕见	TG↑↑ LDL↑ Ch↑↑	APOE 异常,干扰 CM	易发冠心病
Ⅳ	高前β-脂蛋白血症	澄清或混浊	很常见	TG↑↑ VLDL↑	VLDL 合成↑或降解↓	易发冠心病
V	混合性高 TG 血症	奶油上层,下层混浊	少见	TG↑↑↑ TC↑ CM↑ VLDL↑	LPL 或 APOC Ⅱ缺陷	易发胰腺炎

高脂血症的上述几种分型只是对异常脂蛋白表现的一些缩语,并不提示特定疾病,但其分型有助于选择治疗对策。

我国发病率高的高脂血症主要是Ⅱa 和Ⅳ。

(2) 按病因分型:可分为原发性高脂血症和继发性高脂血症 2 类。①原发性高脂血症是指先天性基因缺陷所致,如 LDL 受体的先天缺陷是家族型高胆固醇血症的主要原因,因为 LDL 不能被正常代谢,血中胆固醇浓度就升高。其特点多具有家族聚集性,部分原发性病因未明。②继发性高脂血症是继发于控制不良的糖尿病、某些内分泌紊乱及肝、肾病变引起的脂蛋白代谢紊乱,也多见于肥胖、酗酒等。临床上以Ⅱ、Ⅳ型多见。

（3）按临床表型分型：分为高胆固醇血症、高甘油三酯血症和混合性高脂血症。

（二）低脂蛋白血症

1. 定义　一般将血清 TC<3.3 mmol/L，或 TG<0.45 mmol/L，或 LDL-C<2.1 mmol/L 称为低脂蛋白血症。

2. 分类　低脂蛋白血症分为原发性和继发性 2 类。①原发性低脂蛋白血症主要是遗传因素如基因突变引起，如 APOAⅠ缺乏或变异、家族性 α-脂蛋白缺乏症（Tangier 病）、无 β-脂蛋白血症和低 β-脂蛋白血症等。继发性因素多见于内分泌系统疾病（如甲状腺功能亢进、艾迪生病等）、吸收障碍、恶性肿瘤和营养不良等疾患。

（三）高脂血症与动脉粥样硬化（atherosclerosis，AS）

AS 是一类动脉壁慢性退行性病理变化，伴有大量动脉内膜的脂质、血液成分沉积，形成粥样斑块，引起结缔组织增生、局部坏死、血管壁纤维化和钙化等病理改变，使血管腔狭窄。冠状动脉若发生这种变化，常引起心肌缺血，导致冠状动脉粥样硬化性心脏病，称为冠心病。

大量研究证实，AS 的形成有三大主要因素：高脂血症、高血压和吸烟，其中高脂血症所致的脂蛋白代谢紊乱与其密切相关。

1. 致 AS 的脂蛋白　LDL 和 VLDL 具有致 AS 作用，血浆 LDL 质和量的变化均可导致 AS。

（1）血浆 LDL 水平升高与 AS 的发病率呈正相关。血浆中的 LDL 水平升高时，在动脉弯曲或分支等 AS 病变易发的地方，LDL 进行堆积，内皮细胞间的连接，使 LDL 被动地扩散至血管，储存在血管壁，并与其他脂蛋白如 LP(α)、VLDL 残粒等一起作用，导致 AS 的发生。

（2）氧化的 LDL 促进 AS 的发生。研究表明，血管壁中的 LDL 经氧化先生成极轻度修饰的 LDL，进一步氧化形成氧化的 LDL。氧化的 LDL 不能被 LDL 受体识别，但能被巨噬细胞和平滑肌细胞膜上的清道夫受体识别结合而吞噬，导致巨噬细胞内胆固醇及其酯大量聚集形成泡沫细胞，促进 AS 的发生。

由于血浆 LDL 来自于 VLDL 的降解，故 VLDL 升高可间接引起 LDL 升高。

2. 抗 AS 的脂蛋白　目前公认血浆中 HDL 的浓度与动脉粥样硬化的发生呈负相关，因此临床上认为 HDL 是抗动脉粥样硬化的"保护因子"，将 HDL<1.03 mmol/L（40 mg/dL）定为低 HDL-C，被认为是早发冠心病的独立危险因素。

HDL 作用的主要机制：HDL 可将肝外组织，包括巨噬细胞、动脉壁等组织细胞的胆固醇转运至肝脏，从而降低血液中的胆固醇含量，同时还参与抑制 LDL 氧化、促进内皮细胞前列环素的合成、抑制 LDL 引起的单核细胞迁移等的作用。

所以，如患者血中 LDL 含量升高，再伴随 HDL 含量降低，即是动脉粥样硬化最危险的因素。

3. 遗传缺陷与 AS　研究证明，参与脂蛋白代谢的关键酶 LPL 及 LCAT，载脂蛋白 APOCⅡ、APOB、APOE、APOAⅠ和 APOCⅢ，以及 LDL 受体的遗传缺陷均能引起脂蛋白代谢异常和高脂血症的发生。已证实 LPL 缺陷可导致Ⅰ或Ⅳ型高脂蛋白血症；APOCⅡ基因缺陷则不能激活 LPL，可产生与 LPL 缺陷相似的高脂蛋白血症；LDL 受体缺陷则是引起家族性高胆固醇血症的重要原因。

▎知识链接▎

血液中 LP(α)浓度常在 30 mg/L 以上是促成 AS 的危险因素。LP(α)的组成和结构与 LDL 相似，但它还有一个具有与纤溶酶原（plasminogen，PLG）同源性的特异的载脂蛋白——APO(α)。

LP(α)直接参与动脉硬化形成，通过竞争性抑制或减弱 PLG 活性，干扰 PLG 与纤维蛋白、内皮细胞、单核细胞、细胞外基质及血小板的结合，延迟血块溶解，减慢血管壁损伤的修复。从而达到加速 AS 的形成。

总之，LP(α)是公认的致 AS 的独立危险因素，其发病机制还有待更进一步的研究。目前实验室测定血清 LP(α)的方法主要有 ELISA 和免疫比浊法。

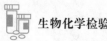

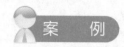# 第二节　血脂测定

案　例

患者,许某,女性,55 岁。高血压 10 年,其父亲有高血压、糖尿病史。兄弟姐妹中 3 人有高血压史。日常无吸烟、饮酒史,饮食结构偏荤,不喜欢吃蔬菜。

体检:

1. 身高 156 cm,体重 65 kg,BP 150/80 mmHg,HR 80 次/分,余未见异常。

2. 实验室检查结果见表 10-5。

问题: 1.该患者可能的诊断是哪一型高脂血症? 诊断依据有哪些?

　　　　2.还应做哪些生物化学检验来协助诊断? 并说明原因。

表 10-5　实验室检查结果

检验项目	结果	参考值
总胆固醇(TC)	4.4 mmol/L	2.85~5.17 mmol/L
甘油三酯(TG)	3.02 mmol/L	0.45~1.69 mmol/L
低密度脂蛋白胆固醇(LDL-C)	3.7 mmol/L	2.07~3.11 mmol/L
空腹血浆在 4 ℃放置 24 h 混浊		

一、分析项目及标本采集与处理

(一) 血脂测定项目的合理选择

血脂测定方法很多,目前临床实验室基本检验项目有:血清外观分析,TC、TG、HDL-C、LDL-C 测定。若只检测血清 TC、TG 不足以反映脂质代谢紊乱的全貌。进一步可做 HDL 亚组分、IDL、APO(如 APOA Ⅰ、APOB)、LP(α)及脂蛋白电泳,LPL、LCAT 和血清静置实验等测定。为保证分析结果的可靠性,标本的采集应在餐后 12 h 以上。

由于血脂组成十分复杂,主要检测方法有化学法、酶法、免疫化学比浊法、电泳法、超速离心法等。

(二) 标本采集与处理

标准化的血脂测定,准确测定应从分析前的准备开始,包括受试者的准备、标本采集,试剂、校准物的选用和检测方法选择。

1. **影响血脂测定的因素**　临床实验室进行测定之前存在某些因素对实验结果有一定的影响,需引起关注。主要包括以下几个方面。

(1) 生物学因素:如个体间、年龄、性别、种族等因素。研究发现,TG、TC、HDL-C、LDL-C、APOA Ⅰ、APOB 和 LP(α)的平均生物学变异分别为 23%~40%、6.1%~11%、7%~12%、9.5%、7%~8%、6.5%~10%和 8.6%。

(2) 生活方式:如饮食、饮酒、吸烟、运动及应激等。

(3) 临床因素:包括疾病继发(代谢性或内分泌疾病、肝胆疾病、肾脏疾病及其他)和药物诱导(抗高血压药、免疫抑制剂及雌激素等）。

（4）样本收集与处理：如是否空腹、采血部位、血液浓缩、抗凝剂与防腐剂、毛细血管与静脉血、样本处理、储存条件等。

2. 减少分析前变异可采取以下措施

（1）受检者的准备：①至少 2 周内保持一般饮食习惯和体重稳定，处于稳定代谢状态。②受试者在采血前数天或数周最好停用影响血脂的药物，如血脂调节剂、某些降压药、避孕药和激素等，如若服用，应记录用药情况。③3 天内避免高脂饮食。④24 h 内不进行剧烈运动，不饮酒。饮酒能明显升高血浆富含甘油三酯的脂蛋白及 HDL 浓度。⑤应禁食 12～14 h。

（2）采血：进行抽血前，受试者至少应该坐位休息 5 min，除非是卧床的患者，一般取坐位采血。水分会因体位的影响，在血管内外分布有所变化，例如立位 5 min 可使血脂浓度提高 5%，15 min 可提高 16%。采血部位一般采取肘中静脉，也可取其他臂静脉。止血带的使用时间不可超过 1 min，穿刺成功后应立即松开，静脉阻滞 5 min 可使 TC 增高 10%～15%。

（3）标本的选择：测定 TG、TC 和沉淀法测定 HDL-C 浓度时，最好采用血清标本。而血浆标本则适合分离脂蛋白时采用。血浆标本应选 EDTA-Na$_2$ 作为抗凝剂，不能用肝素抗凝，因为脂蛋白的某些方法受肝素的影响。

血标本应及时分离，否则标本中脂蛋白成分会发生改变。TC、TG、HDL-C 及 LDL-C 在 4 ℃ 冰箱中保存可稳定 3 天，若不能在 3 天内检测，应储存在 -20 ℃ 冰箱，可稳定数周，-70 ℃ 至少可以保存半年；应避免样本反复冻融。

（4）复查：在分析结果时，应考虑到血脂检查受许多因素的影响，因此如果检验结果超过或接近血脂异常判断值，在受试者进一步处理前，应间隔 1～2 周，在同一家医院再次进行空腹抽血复查，避免减少由于实验室误差或个体生理变异造成的假象。如果两次结果都不正常，而且两次数值相差不超过 10%（以血 TC 为例），就可以判断是否存在高脂血症或决定是否采取防治措施。

二、血清（浆）静置试验

将空腹采集的静脉血分离出血清（浆），置 4 ℃ 冰箱 16～24 h，观察血清（浆）分层及混浊度的试验，称为血清静置试验（standing plasma test）。血清（浆）静置试验是粗略判断血中脂蛋白是否异常增加的简易方法。正常人静置试验阴性，空腹血清应清澈透明，无奶油样上层及下层混浊。若出现奶油样上层，即 CM 增加；若下层为混浊者，即 VLDL 增加。若空腹血清混浊，表示 TG 升高，可放在 4 ℃ 冰箱过夜后进一步观察。血清静置试验用于高脂血症分型（图 10-7）。

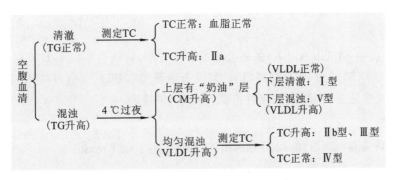

图 10-7 血清 4 ℃ 静置试验

三、血清总胆固醇（total cholesterol，TC）测定

血清 TC 测定指测定血清（浆）中 CE 和 FC 的总量，其中酯型 CE 占 7%，游离型 FC 占 30%。血清中胆固醇在 LDL 最多，其次是 HDL 和 VLDL，CM 最少。

血清 TC 测定的参考系统完整，决定性方法为同位素稀释质谱法；参考方法为化学法中的 ALBK 法，在我国，高效液相色谱（HPLC）法也被推荐作为 TC 测定的参考方法；常规方法为酶法（COD-PAP 法）。

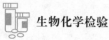

我们重点介绍常规方法即酶法和化学法。

（一）酶法

TC测定现已广泛使用酶法。胆固醇的酶法测定始于20世纪70年代。该方法特异性好，精密度和灵敏度都能很好地满足临床实验室的要求，加上操作简便，试剂无腐蚀性，既可以手工操作，也适合自动分析。目前已成为测定胆固醇的主要方法。目前临床实验室测定TC的常规方法是胆固醇氧化酶-过氧化物酶-4-氨基安替比林和酚（COD-PAP）法，该法快速准确，标本用量少，便于自动化分析，但在酶法测定中出现不同程度的基质效应。

首先CE在胆固醇酯酶（cholesterol esterase，CHE）作用下水解成FFA和FC，胆固醇被胆固醇氧化酶（cholesterol oxidase，COD）氧化成Δ^4-胆甾烯酮和过氧化氢，然后在过氧化物酶（peroxidase，POD）催化下，过氧化氢、4-氨基安替比林及酚（三者合称PAP）结合，生成红色醌亚胺。醌亚胺的最大吸收峰在500 nm左右，吸光度与标本中的胆固醇含量成正比。

COD-PAP法测定试剂中，除了上述3种酶、酚和4-AAP外，还有维持pH值恒定的缓冲液、胆酸钠、表面活性剂以及稳定剂等。胆酸钠是为了提高胆固醇酯酶的活性，表面活性剂的作用是促进胆固醇从脂蛋白中释放出来。本法主要缺点：①某些胆固醇酯酶对胆固醇酯的水解不完全，不能用纯胆固醇结晶以有机溶剂配制的溶液作为TC分析的校准液，而应以准确定值的血清作为标准。②表面活性剂，如吐温-40可以干扰胆固醇酯酶的作用，聚乙烯醇6000可使结果提高1%～2%。③本法易受到一些还原性物质的干扰，如血中维生素C、胆红素、尿酸、谷胱甘肽和甲基多巴浓度升高时，可使结果降低。

（二）化学法

一般包括抽提、皂化、纯化和显色4个步骤。在常规操作中多省去中间的1～2个步骤。显色剂主要有两大类：①乙酸-乙酸酐-硫酸反应（简称L-B反应）；②高铁硫酸反应（ZaK反应）。这些显色反应须用强酸试剂，干扰因素多，准确测定有赖于从标本中抽提、皂化、纯化过程，因而操作较繁，不适于分析大批量标本，且不适于自动分析。邻苯二甲醛直接显色法准确性差。

1. Liberman-Burchard反应（L-B反应）　试剂L-B与胆固醇显色，试剂中的浓硫酸与乙酸酐作为胆固醇的溶剂与脱水剂，浓硫酸既是脱水剂又是氧化剂，所生成的绿色产物主要是五烯胆固醇正离子和胆烷六烯磺酸，其吸收峰为620 nm。由于L-B反应对试剂和反应条件等要求严格，试剂腐蚀性强，对FC与CE的显色强度不一致，显色不稳定等，有许多不足之处。

2. ZaK反应　ZaK在1953年提出用硫酸、醋酸和Fe^{3+}等与胆固醇作用生成紫红色化合物来测定胆固醇，该反应称为ZaK反应。其吸收峰为536 nm。ZaK反应比L-B反应的灵敏度高，且呈色稳定好，对FC与CE的显色强度接近，故不需要皂化；但反应特异性差，且试剂腐蚀性极大，不能用于自动化分析。干扰因素比L-B反应多。

测定TC的化学法中，Abell（ALBK）法是公认的参考方法，该法也是以L-B反应测定胆固醇，包括皂化（KOH乙醇溶液水解CE成为FC）、抽提（正己烷或石油醚提取FC）、显色（L-B反应）3个步骤。其测定结果与同位素稀释-气相色谱-质谱法（决定性方法）测定结果接近。

（三）参考范围

成人：2.85～5.17 mmol/L（110～200 mg/dL）。儿童：小于4.4 mmol/L。

（四）临床意义

血清TC含量受年龄、性别、饮食和运动等因素的影响。TC水平随年龄增长而上升，但70岁后则有下降趋势。中青年男性略高于女性，但绝经后女性超过同龄男性。长期高胆固醇、高脂肪、高热量、高蛋白饮食会使TC升高；脑力劳动者比体力劳动者高。TC除了作为高胆固醇血症的诊断指标外，不能作为其他任何疾病的诊断指标，对于动脉粥样硬化和冠心病而言，TC是一个明确的危险因子，与冠心病的发病率呈正相关。

1. 高胆固醇血症　常见于AS、家族性高胆固醇血症、高TC、混合型高脂血症、肾病综合征、糖尿病、甲状腺功能减退、饮酒过量、胆总管阻塞、急性失血以及摄入维生素A、维生素D、口服避孕药等药物。而高胆固醇血症易引起 AS,继而造成梗死性心脑血管疾病。控制和降低胆固醇和胆固醇酯即可减少胆固醇和胆固醇酯的沉积和粥样斑块形成,从而减少堵塞血管的发生,使脑血栓和冠心病等疾病的发生率减低。

2. 低胆固醇血症 常见于低脂蛋白血症、贫血、败血症、甲亢、肺结核、晚期癌症、肝病、严重感染和营养不良,以及摄入卡那霉素、对氨基水杨酸、肝素、维生素 C 等药物。

四、甘油三酯(triglyceride,TG)测定

TG 的测定方法很多,如气相色谱法、高效液相色谱法、红外分光光度法。放射性核素稀释-质谱法是 TG 测定决定性方法,它的参考方法为二氯甲烷抽提。但上述方法需特殊的仪器设备和技术,故一般只用于研究工作中。血清 TG 测定方法一般分为化学法和酶法。

(一)酶法

常用的酶法有磷酸甘油氧化酶法、乳酸脱氢酶法和甘油氧化酶法。酶法具有操作简便、微量、快速准确且试剂稳定等优点,适用于自动化分析。其中磷酸甘油氧化酶法使用最为普遍。

目前国内外多数 TG 商品试剂根据磷酸甘油氧化酶法原理配制,用一步终点法测定。其原理为用脂蛋白酯酶(LPL)使血清中 TG 水解成甘油和脂肪酸,甘油在 ATP 和甘油激酶(glycerokinase,GK)的作用下,生成 3-磷酸甘油,再经磷酸甘油氧化酶(glycerophosphate oxidase,GPO)作用氧化生成磷酸二羟丙酮和过氧化氢(H_2O_2),H_2O_2 与 4-氨基安替比(4-AAP)及 4-氯酚在过氧化物酶(peroxidase,POD)作用下,生成红色醌类化合物。

此酶法反应的最后一步为 Trinder 反应,其影响因素与胆固醇测定法相同。如胆红素、维生素 C 等还原性物质增多,可消耗 H_2O_2 使结果偏低。

本法没有进行抽提吸附,所测 TG 包括血清中内源性甘油即游离甘油(free glycerol,FG)。正常人血清 FG 浓度平均约 0.11 mmol/L,对于变动幅度较大的 TG 来说,由此引起的误差可忽略不计;或在常规测定中为了校正血清中存在的游离甘油,可将计算结果减去 0.11 mmol/L。但样本中 FG 明显增高(如糖尿病、静脉营养等)或 TG>2.3 mmol/L 时,对 TG 测定结果会有一定的影响,需做 FG 空白校正以除去 FG 的干扰。可用外空白法和内空白法。外空白法需加做一份不含 LPL 的酶试剂测定 FG 作为空白值;内空白法又称两步法或双试剂法,将前述 GPO-PAP 试剂分成两部分,与血清分步反应由此除去 FG 的干扰。内空白法虽增加了操作步骤,但不增加试剂成本,且排除 FG 干扰效果好。因此两步法为目前中华医学会检验分会推荐方法。

(二)化学法

化学法的基本原理是利用正庚烷、异丙醇和稀硫酸混合溶液选择性提取 TG,消除标本中的磷脂、葡萄糖和游离甘油等干扰物质后,经 KOH 皂化后,使 TG 水解生成甘油,再由过碘酸氧化甘油生成甲醛后进行显色反应。过程较为繁琐,要经历抽提、皂化、氧化和显色 4 个步骤。

目前尚无公认的 TG 测定参考方法。美国 CDC 将 Van Handel-Caslson 法(氯仿-硅酸-变色酸显色法)作为其参考方法,但因操作步骤繁多,不适合日常工作中应用。

(三)参考范围

0.56~1.70 mmol/L。

(四)临床意义

原发性高 TG 血症多有遗传因素,包括家族性高甘油三酯血症与家族性高脂蛋白血症。继发性高 TG 血症见于糖原贮积症、糖尿病、甲状腺功能减退、妊娠、酗酒、口服避孕药等。大量研究证实,富含 TG 的脂蛋白是 CHD 的危险因子,TG 增高同时伴有 TC、LDL-C 增高,HDL-C 减低对动脉粥样硬化和冠心病诊断更有意义。正常水平为 1.70 mmol/L 以下;临界水平为 1.70~2.25 mmol/L。TG 降低较为少见,肾上腺皮质功能减退症、甲状腺功能亢进症、垂体功能减退症、营养不良状态如吸收不良综合征等可以见到 TG 降低。

实验 10-1　胆固醇氧化酶法(COD-PAP)测定血清总胆固醇(TC)

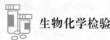

【原理】　胆固醇酯(CE)被胆固醇酯酶(CHE)水解生成脂肪酸(FFA)和游离胆固醇(FC),后者被胆固醇氧化酶(COD)氧化成 Δ^4-胆甾烯酮和过氧化氢,再在过氧化物酶(POD)催化下(过氧化氢、4-氨基安替比林与酚三者合称 PAP)反应,生成红色醌亚胺色素(Trinder 反应)。醌亚胺的最大吸收峰位于 500 nm 左右,吸光度与标本中的 TC 含量成正比。反应式如下。

$$CE + H_2O \xrightarrow{CEH} FC + FFA$$

$$FC + O_2 \xrightarrow{COD} \Delta^4\text{-胆甾烯酮} + H_2O_2$$

$$H_2O_2 + 4\text{-}AAP + 4\text{-}氯酚 \xrightarrow{POD} 苯醌亚胺 + 4H_2O$$

【试剂】
试剂成分:哌嗪-N,N′-双(2-乙基磺酸)(PIPES)75 mmol/L;pH 6.8;Mg^{2+} 10 mmol/L;胆固醇钠 3 mmol/L;4-AAP 0.5 mmol/L；苯酚 3.5 mmol/L；CEH＞800 U/L；COD＞500 U/L；POD＞1000 U/L;聚氧乙烯类表面活性剂 3 g/L。

胆固醇测定双试剂用于自动分析,分别为 R1 和 R2。

R1 含胆酸钠、酚及其衍生物、聚氧乙烯类表面活性剂和缓冲系统。

R2 含 CEH、COD、POD、4-AAP 和缓冲系统。各组分的最终浓度与单一试剂相同。

缓冲系统有磷酸盐缓冲液(PBS)、三羟甲基氨基甲烷缓冲液(Tris)或两性离子缓冲液(GOOD)系统。离子强度一般在 50~100 mmol/L,pH 6.5~7.0。

【操作步骤】　终点法手工检测 TC 按表 10-6 操作。

表 10-6　胆固醇氧化酶法测定 TC 步骤

加入物	空白管	标准管	测定管
去离子水/μL	10	—	—
标准液/μL	—	10	—
血清/μL	—	—	10
单试剂/mL	1.0	1.0	1.0

混匀各管后,置 37 ℃保温 5 min,分光光度计波长 500 nm,以试剂空白调零,读出各管吸光度(A)。

【计算结果】

$$血清 TC(mmol/L) = \frac{A_{测定管}}{A_{标准管}} \times 胆固醇标准液浓度(mmol/L) \tag{10-1}$$

【参考范围】　我国《中国成人血脂异常防治指南(2016 年修订版)》提出的标准见前述。

【临床意义】　见前述。

【方法学评价】

(1) 本方法线性范围:TC≤19.38 mmol/L。

(2) 变异系数:批内变异系数＜1.5%,批间变异系数≤2.5%。

(3) 本方法特异性好、灵敏度高,既可用于手工操作,也可自动化分析;既可作终点法检测,也可作速率法检测。

(4) 胆红素＜410 μmmol/L;血红蛋白＜7 g/L;TG＜28.5 mmol/L 时,对结果无明显干扰。在终点法中血红蛋白高于 2 g/L 时引起正干扰;胆红素高于 0.1 g/L 时有明显负干扰;抗坏血酸与甲基多巴浓度高于治疗水平时,会使结果降低。但是在速率法中上述干扰物质影响较小。高 TG 血症对本法无明显影响。

（5）检测 TC 的血清（浆）标本密闭保存时，在 2～8 ℃至少稳定 1 个月，置−20 ℃保存至少可稳定 1 年。

【注意事项】

（1）TC 测定要求做到标准化，必须有准确可靠的标准参考物质（serum reference material，SRM）。酶法测定血清 TC 时，由于血清中多为 CE，且血清基质对这项酶促反应有明显影响，故不宜采用纯胆固醇结晶配制的标准液作为定标品，应以准确定值的血清作为 SRM。如用参考方法（ALBK 法）定值血清作为定标品，则酶法的测定结果与 ALBK 法的结果一致。如用胆固醇水溶液做校准，结果比 ALBK 法略低。

（2）血清或者血浆（以 EDTA-K$_2$抗凝）均可供 TC 测定，但后者结果比前者低 3%。国内习惯用血清测定，故如用血浆标本应乘以校准系数 1.03 或在报告单上注明。

（3）试剂中工具酶的质量至关重要，各生产厂家的 CEH 和 COD 的性能，如单位比活性、杂酶含量、热稳定性、缓冲系统和 pH 值不尽相同，可影响测定结果。因此，酶用量不尽相同，应该根据实验而定。

实验 10-2　磷酸甘油氧化酶法（GPO-PAP）测定血清 TG

【原理】　用脂蛋白酯酶（LPL）使血清中 TG 水解成甘油和脂肪酸，生成的甘油在 ATP 和甘油激酶（glycerokinase，GK）的作用下，生成 3-磷酸甘油，再经磷酸甘油氧化酶（glycerophosphate oxidase，GPO）作用氧化生成磷酸二羟丙酮和过氧化氢（H$_2$O$_2$），H$_2$O$_2$与 4-氨基安替比（4-AAP）及 4-氯酚在过氧化物酶（peroxidase，POD）作用下，生成红色醌类化合物，最后以 Trinder 反应显色，其显色程度与 TG 的浓度成正比。分光光度计波长 500 nm 测定吸光度（A）。POD、4-AAP 及 4-氯酚三者合称 PAP，故本法简称 GPO-PAP。反应式如下。

$$甘油三酯 + 3H_2O \xrightarrow{LPL} 甘油 + 3 脂肪酸$$

$$甘油 + ATP \xrightarrow{GK} 3\text{-}磷酸甘油 + ADP$$

$$3\text{-}磷酸甘油 + O_2 + 2H_2O \xrightarrow{GPO} 磷酸二羟丙酮 + 2H_2O_2$$

$$H_2O_2 + 4\text{-}AAP + 4\text{-}氯酚 \xrightarrow{POD} 苯醌亚胺 + 2H_2O_2 + HCl$$

【试剂】

（1）甘油三酯测定单试剂组成见表 10-7。

表 10-7　甘油三酯测定单试剂组成

试剂	剂量
PIPES 缓冲液	50 mmol/L
pH	6.8
表面活性剂	0.1 g/L
高铁氰化钾	10 μmol/L
LPL	≥2000 U/L
GK	≥250 U/L
GPO	≥3000 U/L
POD	≥1000 U/L
MgCl$_2$	≥40 mmol/L
胆酸钠	3.5 mmol/L
ATP	≥1.4 mmol/L

试剂	剂量
4-AAP	≥1.0 mmol/L
4-氯酚	3.5 mmol/L

（2）TG 测定双试剂用于自动分析,分别为 R1 和 R2。

①R1 含缓冲系统、高铁氰化钾、表面活性剂、GK、GPO、POD、MgCl₂、胆酸钠、ATP 和 4-氯酚。

②R2:含缓冲系统、4-AAP、LPL。

按仪器要求设定 R1 和 R2 比例。

（3）TG 测定标准液(2.26 mmol/L(200 mg/dL)标准液推荐用高纯度三油酸甘油酯配成 1.7 mmol/L (150 mg/dL)的水溶液,相同浓度的甘油溶液也可作为测定 TG 标准液。不足是反应全过程未能都参加, 不适合用于两步法。

【操作步骤】 按表 10-8 操作。

表 10-8 操作步骤

加入物	空白管	标准管	测定管
去离子水/μL	10	—	10
标准液/μL	—	10	—
血清/μL	—	—	10
酶试剂/mL	1000	1000	1000

混匀后 37 ℃水浴 5 min,用分光光度计波长 500 nm 比色,以空白管调零,测各管的吸光度(A)。

【计算】

$$血清\ TG(mmol/L) = \frac{A_{测定管}}{A_{标准管}} \times 标准液浓度(mmol/L) \tag{10-2}$$

【参考范围】 血清 TG 一般随年龄增长而升高,体重超过标准者往往偏高。TG 水平的个体间差异比 TC 大,呈明显正偏态分布。但是不同地区、人种的 TG 参考值因环境与遗传因素而异,不能笼统地设定所谓"正常值及正常范围"。

《中国成人血脂异常防治指南(2016 年修订版)》提出的标准见前述。

【临床意义】 见前述。

【方法学评价】

（1）变异系数:批内 CV≤3%,批间 CV≤5%。

（2）本法线性范围:小于或等于 11.4 mmol/L。

（3）不同浓度 TG 加入后,平均回收率达到 98.6%,加入甘油的平均回收率达到 103.6%。

因为 LPL 除水解 TG 以外,亦能水解甘油一酯和甘油二酯(血清中这二者的浓度约占 TG 的 3%),所以本法测定结果包含了后二者的值。

（4）本法为一步终点法,具有微量、快速、简便且试剂较稳定等优点,适用于手工和自动化测定。但本法测定 TG 没有进行抽提和吸附,其主要不足是测定结果包括了血清中游离甘油(FG)。能引起血清中 FG 增高原因很多,如静脉营养、紧张、某些疾病、代谢紊乱等,接受含甘油的药物治疗以及注射肝素均可使其显著增高。若要消除 FG 的干扰,可用外空白法或内空白法。

①外空白法:需加一份不含 LPL 的酶试剂测定血清中 FG 作为空白值,但由于均需双份测定,使成本加倍,但也同时获得血清 FG 数值。

②内空白法:又称为两步法或双试剂法,将前述 GPO-PAP 试剂分作两部分,试剂 2 由 LPL 和 4-AAP 组成,其余部分为试剂 1。血清先加试剂 1,37 ℃孵育后,因无 LPL 存在,TG 不被水解,FG 在 GK 和 GPO 的作用下反应生成 H₂O₂,但因不含 4-AAP,不能完成显色反应,故可除去 FG 的干扰;再加入试剂 2,即可测出 TG 水解生成的甘油。内空白法虽然增加了操作步骤,但不增加试剂成本,且排除 FG

干扰效果好,预孵育 5 min 即可排除 4 mmol/L FG 的干扰。目前此方法为中华医学会检验分会推荐方法。

【注意事项】

(1)血清 TG 易受饮食的影响,在进食脂肪后可导致血清中甘油三酯明显上升,2~4 h 内即可出现血清混浊,8 h 后接近空腹水平。因此,要求空腹采血,并要求 72 h 内不饮酒,否则会使检测结果偏高。

(2)血清或者血浆均可用于 TG 测定,但后者结果比前者低 3%。国内习惯用血清做标本,如用血浆标本应乘以校准系数 1.03 或在报告单上注明。血清或者血浆标本 2~8 ℃存放于密闭瓶内,TG 在 1 周内保持稳定,置 −20 ℃数月内稳定。

(3)方法中所用酶试剂在 4 ℃避光保存,至少可稳定 3 天至 1 周,出现红色时不可再用,试剂空白的吸光度应小于或等于 0.05。

(4)本实验方法的线性上限为 11.3 mmol/L,若所测 TG 值超过了 11.0 mmol/L,则可用生理盐水稀释后再测。

第三节 血清脂蛋白测定

一、血清高密度脂蛋白胆固醇(HDL-C)测定

由于直接定量测定高密度脂蛋白比较麻烦,所以临床上多以测定高密度脂蛋白胆固醇来了解高密度脂蛋白的情况。HDL-C 测定没有决定性方法,参考方法为超速离心结合肝素-锰(Mn)沉淀法,此法主要用于靶值的确定及各种 HDL-C 检测方法学评价。用超速离心分离 HDL,然后用化学法(ALKB 法)或酶法测定其胆固醇含量,此法需特殊设备,而且不易掌握。

目前 HDL-C 测定方法主要有两大类:化学沉淀法和直接法。用双试剂的直接法是目前临床实验室测定 HDL-C 的常规方法。

(一)直接法

直接法又称匀相法。该法免去了标本预处理(沉淀)步骤,便于自动化,快速简便,准确性能满足常规应用的要求,已取代沉淀法成为临床实验室的常规方法。直接测定法大致分 3 类:①聚乙二醇/抗体包裹法;②酶修饰法;③选择性抑制法。其中目前国内应用最多的直接法是选择性抑制法(又称掩蔽法)。直接法分 2 步反应:①第 1 试剂用多聚阴离子(为 HDL 以外含 APOB 的脂蛋白沉淀剂)及分散型表面活性剂(即反应抑制剂),后者与 VLDL、LDL 和 CM 表面的疏水基团有高度亲和力,吸附在这些脂蛋白表面凝聚形成遮蔽圈,但不发生沉淀,能抑制这类脂蛋白中的胆固醇与酶试剂起反应;②第 2 试剂含胆固醇测定的酶试剂及对 HDL 表面的亲水性基团有亲和力的表面活性剂(即反应促进剂),使酶与 HDL-C 起反应,测定出 HDL-C 含量。

(二)化学沉淀法

多用大分子聚阴离子及两价阳离子沉淀血清中含 APOB 的 LDL 与 VLDL 等,然后用化学法或酶法测定上层血清中的 HDL-C。常用的沉淀剂有 4 种:①肝素(heparin-Mn^{2+},Hp-Mn^{2+});②硫酸葡聚糖-镁(dextran sulfate-Mg^{2+},DS-Mg^{2+});③聚乙二醇 6000(PEG 6000);④磷钨酸-镁(phosphotungstic acid-Mg^{2+},PTA-Mg^{2+})。后者是化学沉淀法中最常用的。PTA-Mg^{2+} 试剂价廉易得,使用方便,能得到较好的结果,已被中华医学会检验分会推荐为常规测定方法,但该法因有一个离心分离的操作而不适合做自动分析。其基本原理:血清 HDL 不含 APOB,用 PTA 与 Mg^{2+} 做沉淀剂,可沉淀含 APOB 的脂蛋白(包括 LDL、VLDL 及脂蛋白(α)),本法中,上清液中只含 HDL,其胆固醇用酶法测定(同 TC),以 HDL 中的胆固醇作为 HDL 的定量依据。

(三)参考范围

男性:1.16~1.42 mmol/L。女性:1.29~1.55 mmol/L。

（四）临床意义

流行病学与临床研究证明，HDL-C 的含量与冠心病发病呈显著负相关。HDL-C 低于 0.9 mmol/L 是冠心病危险因素。HDL-C 大于 1.55 mmol/L 被认为是冠心病的"负"危险因素，是公认的抗动脉粥样硬化脂蛋白。血清 HDL-C 水平越低，发生冠心病的危险性越高。血清 HDL-C 每下降 0.03 mmol/L，冠心病事件的相对危险性增加 2%～3%。在估计心血管的危险因素中，HDL-C 降低比胆固醇和甘油三酯升高更有意义。HDL-C 降低常见于心脑血管疾病、动脉粥样硬化或糖尿病、创伤、甲状腺功能异常、慢性贫血，静脉内高营养治疗或严重营养不良的疾病等也可引起 HDL-C 降低。高 TG 血症常伴有低 HDL-C，肥胖者、吸烟者的 HDL-C 也常偏低，但饮酒和长期体力活动会使之升高。

二、血清低密度脂蛋白胆固醇(LDL-C)测定

由于直接测定比较麻烦，临床上通常以 LDL-C 含量表示低密度脂蛋白水平。参考方法亦为超速离心法结合 Abell 法(ALBK 法)。临床实验室测定 LDL-C 的方法主要有化学沉淀法、直接法和 Friedewald 公式计算法。因 LDL-C 测定方法较繁琐，多以 Friedewald 公式计算，虽然方便，但影响测定准确性的因素较多。20 世纪 80 年代发展了 2 种化学方法，一种以化学法替代超速离心法分离 VLDL，然后测定 HDL+LDL 部分的胆固醇(C)，减去 HDL-C，即得 LDL-C。另一类是选择性沉淀 LDL 的方法，其中以聚乙烯硫酸沉淀法(PVS 法)最为常用，但不适合自动分析。近年来出现的直接法(匀相法)是适合现代自动分析的 LDL-C 测定法，与直接测定 HDL-C 相似，不需要标本预处理，适用于大批量标本自动分析，测定结果能满足临床要求。

（一）Friedewald 公式计算法

LDL-C = TC − HDL-C − TG/5（以 mg/dL 为单位时），或 LDL-C = TC − HDL-C − TG/2.2（以 mmol/L 为单位时）。以 Friedewald 公式计算 LDL-C 水平，在一般情况下也能得到可被临床接受的近似结果。但此公式假设 VLDL 内 CH 与 TG 之比固定不变，VLDL-C 用 TG 的 1/5 表示(以 mg/dL 为单位时)或 TG 的 1/2.2 表示(以 mmol/L 为单位时)。公式中三项酯类的结果是三个变量，任何一项测定若不准确都会影响 LDL-C 的结果。TG>4.25 mmol/L 时不能应用此公式计算，否则计算结果偏差太大。另外，在病理状态下比例系数会发生变化，亦不能用此公式计算。

（二）直接法

直接法也叫匀相测定法，是目前临床实验室测定 LDL-C 的常规方法。主要有 2 类：①以 α-环糊精、硫酸葡聚糖和聚氧乙烯-聚氧丙乙烯封闭共聚多醚(POE-POP)，抑制非 LDL 脂蛋白与胆固醇酯酶和胆固醇氧化酶的反应，从而仅使 LDL-C 被水解并测定。②以不同的表面活性剂的双试剂，使非 LDL-C 与 LDL-C 分两步水解。因先消除非 LDL-C 而被称为消除法。

根据各类脂蛋白物理化学性质不同、与表面活性剂反应也不相同的原理，在第一步反应中，表面活性剂 I 使非 LDL 脂蛋白的结构改变，促进了与 CEH 和胆固醇氧化酶的反应，使非 LDL 脂蛋白在第一反应中被消除，而 LDL 受到表面活性剂 I 的保护，不与 CEH 和 COD 反应。第二反应中表面活性剂 II 促进未被消除的 LDL-C 与 CEH 和 COD 反应，并经 Trinder 反应显色测定。此法样本用量少且不需预先沉淀处理，可直接用于自动生化分析仪测定。

（三）聚乙烯硫酸盐沉淀法

本法并非对 LDL-C 做直接测定，而是用聚乙烯硫酸(PVS)选择性沉淀血清中 LDL，测出上清液中的胆固醇含量代表 HDL-C 与 VLDL-C 之和，再以血清 TC 减去上清液中(含 HDL 与 VLDL)的胆固醇含量即得 LDL-C 量。试剂中含 EDTA 用于去除两价阳离子，避免 VLDL 共同沉淀，辅以聚乙二醇独甲醚(PEGME)加速沉淀。胆固醇测定同 TC 测定。

（四）参考范围

1.68～4.53 mmol/L。

（五）临床意义

低密度脂蛋白胆固醇水平增高是动脉粥样硬化发展的主要脂类危险因素，LDL-C 与冠心病的发病率呈正相关。由于 TC 水平同时也受 HDL-C 水平影响，所以最好以 LDL-C 代替 TC 作为冠心病危险因素指标。控制饮食，如少吃动物内脏及油脂含量高的食品，有助于减低血中的低密度脂蛋白胆固醇。①LDL增多：见于高脂蛋白血症、冠心病、长期摄入富含胆固醇和饱和脂肪酸的饮食、低甲状腺素血症、肾病综合征、慢性肾功能衰竭、糖尿病等，也可见于神经性厌食以及孕妇。②LDL 降低：可见于营养不良、慢性贫血、骨髓瘤、严重肝病、创伤、高甲状腺素血症等。

三、琼脂糖电泳分离血清脂蛋白

血清脂蛋白电泳分析是利用电泳的原理直接测定血浆脂蛋白的组成和相对含量，对高脂血症的分型具有十分重要的意义。电泳支持物可选择用醋酸纤维素薄膜、琼脂糖凝胶和聚丙烯酰胺凝胶等，其中琼脂糖凝胶电泳最为常见。

（一）原理

琼脂糖凝胶是由 D-半乳糖和 3,6 脱水 L-半乳糖的残基通过氢键交替排列组成的直链多糖。电泳时，因为凝胶中含水量大（98%～99%），固体支持物的影响较少，故电泳速度快、区带整齐。而且由于琼脂糖不含带电荷的基团，电渗影响很小，是一种良好的电泳材料，分离效果较好。

血清中脂类物质均以与载脂蛋白结合成水溶性脂蛋白的形式存在，各种脂蛋白所含载脂蛋白的种类及数量不同，因而不同脂蛋白颗粒大小相差很大。因此，以琼脂糖凝胶为支持物，在电场中可使各种脂蛋白颗粒分开。

将血清脂蛋白用脂类染料苏丹黑（或油红）进行预染。再将预染过的血清置于琼脂糖凝胶板上进行分离，通电后，可以看到脂蛋白被分成三条区带，从负极到正极依次为 β-脂蛋白（最深）、前 β-脂蛋白（最浅）及 α-脂蛋白（比前 β-脂蛋白略深），在原点处应无乳糜微粒。此法应用于高脂蛋白血症的分型。

（二）试剂

1. 巴比妥缓冲液（pH 8.6） 称取巴比妥钠 15.4 g、巴比妥 2.76 g 及 EDTA 0.29 g，加水溶解后，再加蒸馏水定容至 1000 mL（pH 为 8.6，离子强度 0.075），作为电极缓冲液。

2. 苏丹黑染色液 将苏丹黑 0.5 g 溶于无水乙醇 5 mL 中至饱和。

3. 凝胶缓冲液 称取三羟甲基甲烷（Tris）1.212 g，EDTA 0.29 g 及 NaCl 5.85 g，用蒸馏水溶解后，稀释至 1000 mL。调 pH 至 8.6。

4. 琼脂糖凝胶 称取琼脂糖 0.50 g 溶于 50 mL 凝胶缓冲液中，再加水 50 mL，在水浴中加热至沸，待琼脂糖完全溶解后，立即停止加热。

5. 新鲜血清（无溶血现象）

（三）操作步骤

1. 预染血清 加血清 0.2 mL 和苏丹黑染色液 0.02 mL 于试管中，在混合后置于 37 ℃ 水浴染色 30 min，然后离心（2000 r/min）约 5 min。

2. 制备琼脂糖凝胶板 已配制的 0.5% 琼脂糖凝胶于沸水浴（或微波炉）中加热融化，用 10 mL 吸量管吸取约 3 mL 凝胶溶液浇注在载玻片上，静置约半小时后凝固（天热时需延长，可放冰箱数分钟加速凝固）。

3. 点加预染血清 在已凝固的琼脂糖凝胶板距一端 2 cm 处，用自制打孔器（在小玻璃片的两面固定两片小胶片）垂直打入凝胶后立即取出，然后用胶片剥出长方小条凝胶。用小片滤纸吸干小槽中的水分，注意不要损坏槽边缘的凝胶。最后，再用微量注射器吸取经过预染的血清约 20 μL 注入凝胶板上的小槽内。

4. 电泳 将加过血清的凝胶板平行放于电泳槽中，样品放于负极一端。用两层滤纸或纱布于巴比妥缓冲液浸湿，然后轻轻紧密贴在凝胶板两端，纱布的另一端浸于电泳槽内的巴比妥缓冲液中，接通电源，电压为 100~120 V,每片电流为 3~4 mA,经电泳 40~60 min,可见分离脂蛋白色带。

血清脂蛋白的琼脂糖凝胶电泳图谱见图 10-8。

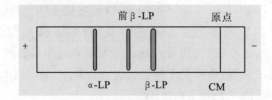

图 10-8 琼脂糖凝胶电泳图谱

(四)注意事项

(1) 预染血清与温度有关,低温着色慢,高温着色快,37 ℃较为适宜。

(2) 浇注琼脂糖凝胶板要尽量使厚薄均一,否则会影响脂蛋白的分离效果。

(3) 将凝胶板放入电泳槽中,应切记与电力线平行、样品端置负极、搭桥滤纸不能搭在样品上。

(4) 制备干胶时,要严格控制脱水的温度和速度,避免脱水时温度过高、速度太快引起凝胶收缩破裂。

(五)参考范围

乳糜微粒(CM):0。

β-脂蛋白(β-LP)(LDL 为主):50%~60%。

前 β-脂蛋白(Pre β-LP):13%~25%。

α-脂蛋白(α-LP)(HDL 为主):20%~40%。

(六)临床意义

血清脂蛋白电泳分析是高脂蛋白血症诊断分型的主要依据。临床意义见表 10-9。

表 10-9 血清脂蛋白电泳分析的临床意义

高脂蛋白血症	CM	β-LP	前 β-LP	α-LP	分型
高-β-脂蛋白血症	无	↑↑	↑	正常	Ⅱb
高-β-脂蛋白血症	无	↑↑	正常或↓	正常	Ⅱa
宽-β-脂蛋白血症	无	宽 β 带(由 β 至前 β)		正常	Ⅲ
高 CM 血症	↑↑	正常或↓	正常或↓	正常或↓	Ⅰ
高前-β-脂蛋白血症	无	正常或稍↓	↑↑	正常或↓	Ⅳ
高前-β-脂蛋白血症伴高 CM 血症	↑↑	正常或稍↓	↑↑	正常	Ⅴ

四、免疫投射比浊法测定血清脂蛋白(α)

脂蛋白(α)(LP(α))是含有独特的载脂蛋白(α)的脂蛋白,其脂质组成和结构与 LDL 极其相似,除含有 APOB 外,还含有一个特异的与纤维蛋白溶酶原(PLG)结构相似的 APO(α)。1963 年脂蛋白(α)被 Berg 等发现,但其病理学意义不明,所以未被引起重视。在 1987 年 Mclean 等发现载脂蛋白(α)的一次结构与纤维蛋白溶酶原部分结构相同后,LP(α)作为脂类和血液凝固因子相关的研究课题引起关注。1988 年国际 LP(α)专题公认 LP(α)为动脉粥样硬化的危险因素,其作为动脉硬化的独立因子而日益受到人们的重视。

LP(α)的免疫化学定量方法包括免疫电泳测定(IEA)、ELISA、RID、INA、ITA 和乳胶凝集免疫投射比浊法(LAITA)。目前临床上 ITA 是测定血清 LP(α)最常用的方法。IFCC 规定 ELISA 为测定 LP(α)的参考方法。

【原理】 血清(浆)中的脂蛋白(α)(LP(α))与试剂中特异性抗人 LP(α)单克隆抗体发生抗原抗体反应,形成不溶性免疫复合物,产生浊度。在波长 340 nm 测吸光度,浊度高低反映血清标本中 LP(α)的浓度。

【试剂】

1) 试剂 1 磷酸盐缓冲液(PBS)60 mmol/L,pH 8.0;NaCl 100 mmol/L; EDTA 1.0 mmol/L; PEG 6000 30 g/L;表面活性剂;防腐剂。

2) 试剂 2 兔抗人 LP(α)单克隆抗体(按滴度);PBS 100 mmol/L,pH 8.0 防腐剂;稳定剂。

【操作步骤】

1) 标本收集 标本为血清或 EDTA 抗凝血浆;如不能立即开始实验,将样本在 −20 ℃下保存(避免反复冻融)。

2) 标本曲线制备 将标准用 9 g/L 的生理盐水按倍比稀释,作标准曲线。用 9 g/L 的生理盐水作零点。标准曲线范围为 0~1000 mg/L。

3) 测定步骤 血清样本与试剂 1 混合,温育一定时间后读取特定波长下的吸光度 A_1,再加入试剂 2,迟滞一定时间后测定吸光度 A_2,$\Delta A = A_2 - A_1$。

主要反应条件如表 10-10。

表 10-10 反应条件

反应条件	主要参数
反应类型	两点法
样品	12 μL
波长	340 nm(主)/800 nm(副)
反应温度	37 ℃
试剂	R1:210 μL。R2:30μL
温育时间	5 min
迟滞时间	5 min

【结果】 根据样本的 ΔA 在工作曲线上读取对应的浓度值,也可通过非线性 Logit-log4P(5P)或拟合曲线处理,以 ΔA 计算 LP(α)含量。

【注意事项】

(1) 胆红素<200 mg/L,血红蛋白<5 g/L,TG<6 mmol/L 对结果无明显干扰。由于 APO(α)和 PLG 基因的同源性和结构的相似性,二者存在交叉免疫反应,这会影响免疫化学测定。

(2) LP(α)测定的标准化问题,迄今仍是值得研究的课题。

【参考范围】 正常人群的 LP(α)含量呈明显正偏态分布,多数在 200 mg/L 以下,均值在 120~1800 mg/L。LP(α)水平高于参考值定位即医学决定水平(300 mg/L),冠心病危险性明显增高。

【临床意义】 肝脏是合成 LP(α)的主要场所,LP(α)水平主要取决于遗传,个体间 LP(α)水平可相差 100 倍,但同一个体 LP(α)水平相当恒定。环境、饮食、药物对它的影响不明显。LP(α)是一类独立的脂蛋白,家族性高 LP(α)与冠心病倾向相关,急性时相反应如外科手术、急性心肌梗死、肾病综合征、糖尿病肾病等可使其增高。高 LP(α)水平是动脉粥样硬化性疾病的独立危险因素,但在动脉粥样硬化病变形成中,LP(α)与 APOB 协同作用。冠状动脉搭桥手术者,高 LP(α)易于引起血管再狭窄。

实验 10-3 磷钨酸-镁沉淀法测定血清 HDL-C

【原理】 血清中含 APOB LDL、VLDL 和 LP(α),用沉淀剂磷钨酸-镁(PTA-Mg^{2+})沉淀,离心后上清液中只含有 HDL,用胆固醇酶法测定其中的 HDL-C 含量。

【试剂】

1) 沉淀剂　称取磷钨酸钠 4.4 g 和氯化镁($MgCl_2 \cdot 6 H_2O$)11.0 g,均为 AR,溶于 900 mL 去离子水中,以 1 mmol/L NaOH 调 pH 至 6.1 ± 0.1,再用去离子水定容至 1 L,此试剂可稳定一年。

2) 酶试剂　同 TC 测定相同。

3) 定标品　使用低 TC 的定值血清,或将 TC 测定用定值血清进行 1∶2 或 1∶3 稀释后再用。

【操作步骤】

1) 分离 HDL　离心管中分别加入 200 μL 血清和等量的沉淀剂,混匀,室温放置 15 min 后,3 000 r/min,离心 15 min,吸取上清液供测定。如果上清液混浊,则需再以转速 10000 r/min 离心 15 min。

2) 胆固醇测定　吸取上清液酶法测定,按表 10-11 进行操作。

表 10-11　磷钨酸-镁沉淀法测定 TC 步骤

加入物	空白管	标准管	测定管
去离子水/μL	50	—	50
定值血清上清液/μL	—	50	—
血清上清液/μL	—	—	50
酶试剂/mL	2	2	2

混匀各管后,37 ℃水浴 5 min,于波长 500 nm 处以空白管调零,测定各管吸光度。

【计算】

$$HDL - C(mmol/L) = \frac{A_{测定管}}{A_{标准管}} \times 定值血清胆固醇浓度(mmol/L) \qquad (10\text{-}3)$$

【参考范围】　《中国成人血脂异常防治指南(2016 年修订版)》提出的标准见前述。

【临床意义】　见前述。

【方法学评价】

(1) 变异系数:批内 CV<1.87%,批间 CV<2.93%。

(2) 本法样品用量少,操作简便易行,结果稳定,沉淀剂的沉淀效果好,且不干扰酶法分析。

(3) 本法不足之处是对温度和 pH 的改变非常敏感,常选用 pH 6.15、温度 20～30 ℃。沉淀离心后放置时间不能过长,否则会使结果偏高。

【注意事项】

(1) 常规离心机在夏季高温或离心时产生高热使沉淀不完全,室温应为 15～25 ℃之间,且离心后应立即吸取上清液进行测定,否则结果会偏高。沉淀后上清液必须澄清。在血清严重混浊时,IDL 与 VLDL 不易沉淀完全,此时可以将血清用生理盐水按 1∶1 稀释后再行沉淀,测定值乘以 2 即为实际值。

(2) 在室温条件下,血清各类型脂蛋白之间还会发生脂质交换,FC 也会不断酯化,必须及时测定,否则应低温保存,但是不可反复冻融,解冻后应立即测定。

实验 10-4　表面活性剂清除(直接或匀相)法测定血清 LDL-C

【原理】　表面活性剂清除法采用液体双试剂反应。试剂 1 中的表面活性剂Ⅰ能改变样本中 LDL 以外的脂蛋白(CM、VLDL 和 HDL 等)结构并使之解离,胆固醇酶试剂与所释放出来的微粒化胆固醇分子反应,形成的 H_2O_2 在缺乏偶联剂时被消耗而不显色,此时 LDL 颗粒仍是完整的。加试剂 2(含表面活性剂Ⅰ和偶联剂 DSBmT),LDL 颗粒被它解离并释放胆固醇,参与 Trinder 反应而显色,因其他脂蛋白的胆固醇分子已除去,显色深浅与 LDL-C 量成正比。

该方法因标本用量少,不需预先沉淀处理,所以目前在临床上使用最为广泛。

【试剂】

1) 试剂 1

COD	1.2 U/mL
CEH	3 U/mL
4-AA	5 mmol/L
过氧化物酶	0.5 U/mL
GOOD'S 缓冲液	pH 6.3
表面活性剂 Ⅰ 适量	

2) 试剂 2

偶联剂 DSBmT	1.0 mmol/L
表面活性剂 Ⅱ 适量	
GOOD'S 缓冲液	pH 6.3

3) 胆固醇校准液 5.17 mmol/L(200 mg/dL)。

【操作步骤】 见表 10-12。

表 10-12 表面活性剂清除法测定 LDL-C 步骤

加入物	空白管	标准管	测定管
试剂 1/μL	300	300	300
生理盐水或蒸馏水/μL	3	—	—
标准液/μL	—	3	—
样本/μL	—	—	3
混匀,37 ℃水浴 5 min,在主波长 546 nm 和副波长 660 nm 下读取各管吸光度($A_{1(546)}$、$A_{1(660)}$)			
试剂 2/μL	100	100	100
混合,于 37 ℃保温 5 min,在主波长 546 nm 和副波长 660 nm 下读取各管吸光度($A_{2(546)}$、$A_{2(660)}$)			

【计算】

$$LDL\text{-}C \text{ 含量(mmol/L)} = \frac{A_{测定管}}{A_{标准管}} \times \text{标准浓度(mmol/L)} \tag{10-4}$$

$$\Delta A = (A_{2(546)} - A_{2(660)}) - (A_{1(546)} - A_{1(660)})$$

【参考范围】 随着年龄的升高,LDL-C 水平呈上升的趋势。中老年男女均值在 2.7~3.1 mmol/L(105~120 mg/dL)。

《中国成人血脂异常防治指南(2016 年修订版)》提出的标准见前述。

【临床意义】 见前述。

【方法学评价】 近年来相继报道一些新的匀相测定法检测 LDL-C 的试剂,并通过 CDC CR MLN 验证认可,使得 LDL-C 的临床常规测定更加方便、准确。临床应用时应按照仪器和试剂盒说明书采用双试剂、双波长测定。根据反应进程曲线确定读数时间。样品与反应总体积之比为(1∶100)~(1∶150)。根据试剂盒要求采取 1 点或 2 点定标。

【注意事项】

(1) 回收率为 90%~110%。

(2) 线性范围要宽,达 7.77 mmol/L(300 mg/L)。

(3) 与参考方法进行方法学比较,结果应基本一致(相关系数 r 在 0.95 以上)。

(4) 总误差≤12%。

(5) 特异性要好,高 HDL-C、VLDL-C 对测定基本无明显影响。

(6) 使用匀相测定试剂时应注意试剂盒配套用校正物准确定值。

(7) 抗干扰能力强;TG<5.65 mmol/L(500 mg/dL)、胆红素<513 μmol/L(30 mg/dL)、血红蛋白<5 g/L 时,对测定结果基本无干扰。

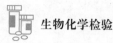

 ## 第四节　血清载脂蛋白测定

各类脂蛋白中均含有一种或几种不同的特异性 APO，如 APOA Ⅰ、A Ⅱ、B 100、B 48、C Ⅰ、C Ⅱ、C Ⅲ和 E 等。各种免疫化学方法都可作 APOA Ⅰ、APOB 和 APOE 的常规测定。如单向散法（RID）、电免疫分析（EIA，即火箭电泳法）、放射免疫分析（RIA）、酶联免疫吸附分析（ELISA）及免疫浊度法（散射比浊法（INA）及透射比浊法（ITA））等。APOA Ⅰ测定的决定性方法为氨基酸分析，RIA 法为候选参考方法。APOB 测定没有决定性方法，候选参考方法为 ELISA 法。INA 法需要光散测定仪（例如激光浊度计），比浊法是目前最常用的方法，简单快速，可以自动化批量分析。相比而言，INA 法设备要求较低，可用自动生化分析仪测定，适合临床实验应用，目前国内外生产的试剂盒大都采用此法。

（一）血清 APOA Ⅰ测定

APOA Ⅰ是 HDL 的主要结构蛋白，约占 HDL 蛋白总量的 64％，它主要在肝脏和小肠合成，可清除肝外组织的胆固醇，在胆固醇及脂蛋白代谢中起重要作用。血清 APOA Ⅰ水平反映 HDL 的水平，与 HDL-C 呈明显的正相关。但 HDL 是一系列颗粒大小与组成不均一的脂蛋白，当 HDL 亚类与组成有变化时，APOA Ⅰ不一定有相应变化，所以同时测定 APOA Ⅰ和 HDL-C 对病理生理状态的分析更有帮助。

【测定方法】　采用免疫学方法测定。INA 是目前临床实验室最常用的方法，其基本原理是人血清标本中的 APOA Ⅰ与试剂中特异的抗人 APOA Ⅰ抗体形成抗原抗体复合物，并产生浊度，浊度的高低在一定量抗体存在时与抗原的含量成正比，在一定波长下，通过与同样处理的校准液对照，定量检测出标本中载脂蛋白 APOA Ⅰ的含量。

【参考范围】　1.4～1.45 g/L。

【临床意义】　APOA Ⅰ是 HDL 的主要结构蛋白，血清 APOA Ⅰ水平反映 HDL 的水平。但病理情况下 HDL 脂类与组成往往发生变化，APOA Ⅰ的升降不一定与 HDL-C 成比例，所以同时测定 APOA Ⅰ和 HDL-C 对病理生理状态的分析更有帮助。

APOA Ⅰ减低被认为是心脑血管病的危险因素。冠心病、脑血管患者 APOA Ⅰ水平下降。家族性高 TG 血症患者 HDL-C 往往偏低，但 APOA Ⅰ不一定低，并不增加冠心病危险；但家族性混合型高脂血症患者 APOA Ⅰ与 HDL-C 都会轻度下降，冠心病危险性高。APOA Ⅰ缺乏（如 Tangier 病，是罕见的遗传性疾病）、鱼眼病患者、家族性低 α-脂蛋白血症等血清中 APOA Ⅰ与 HDL-C 极低。

（二）血清 APOB 测定

APOB 是 LDL 的主要结构蛋白，占 LDL 蛋白含量的 95％，APOB 与高脂血症、冠心病呈正相关。APOB 48 由小肠合成。而 APOB 100 主要在肝脏合成，是除了高密度脂蛋白以外的其他脂蛋白的主要结构蛋白，可转运脂类到肝外组织。

【测定方法】　目前临床实验室较常用的是免疫透射浊度法，基本原理是人血清标本中的 APOB 与试剂中特异的抗人 APOB 抗体形成抗原抗体复合物，并产生浊度，浊度的高低在一定量抗体存在时与抗原的含量成正比，在一定波长下，通过与同样处理的校准液对照，定量检测出标本中 APOB 的含量。

【参考范围】　0.6～1.1 g/L。

【临床意义】　APOB 水平高低的临床意义也与 LDL-C 类似。多数临床研究指出，高 APOB 是冠心病的危险因素，是各项血脂指标中较好的动脉硬化标志物。在少数情况下，可出现高 APOB 血症而低 LDL-C 浓度。在冠心病及高 APOB 血症的药物干预实验发现，降低 APOB 可以减少冠心病发病及促进动脉粥样斑块的消退。APOA Ⅰ与 APOB 的比值是良好的心血管疾病的危险指标，比值＜1，则患心血管疾病的危险增高，较 TC、TG、HDL-C 和 LDL-C 更重要。此外，APOB 增高亦可见于未控制的糖尿病、肾病综合征、营养不良、活动性肝炎或肝硬化等。

实验 10-5 免疫透射比浊法测定血清 APOAⅠ和 APOB

【原理】 血清 APOAⅠ和 APOB 分别与试剂中特异性 APOA 和 APOB 抗体相结合,形成不溶性免疫复合物,产生浊度,340 nm 处测定吸光度,浊度高低反映血清标本中 APOAⅠ或 APOB 的含量。

$$APOAⅠ 抗原 + 抗 APOAⅠ 抗体 \longrightarrow 抗原\text{-}抗体复合物$$
$$APOB 抗原 + 抗 APOB 抗体 \longrightarrow 抗原\text{-}抗体复合物$$

（一）手工测定

【试剂】

1）APOAⅠ试剂

试剂 1:Tris 缓冲液 50 mmol/L,pH 8.0;PEC 6000 40 g/L;表面活性剂;防腐剂。

试剂 2:Tris 缓冲液 100 mmol/L,pH 8.0;羊抗人 APOAⅠ抗体;防腐剂。

2）APOB 试剂

试剂 1:同 APOAⅠ试剂 1。

试剂 2:Tris 缓冲液 100 mmol/L,pH 8.0;羊抗人 APOB 抗体;防腐剂。

3）参考血清 定值血清。

【操作步骤】

1）按表 10-13 操作。

表 10-13 APOAⅠ、APOB 免疫终点法操作步骤

加入物	APOAⅠ测定		APOB 测定	
	空白管	测定管	空白管	测定管
去离子水/μL	5	—	10	—
血清标本/μL	—	5	—	10
试剂 1/μL	1.0	1.0	1.0	1.0
APOAⅠ试剂 2/mL	0.2	0.2		
APOB 试剂 2/mL	—	—	0.2	0.2

混匀各管后,37 ℃水浴 5 min,以各自的试剂空白管调零,分光光度计 340 nm 处比浊,读取各管吸光度。

2）标准液 按表 10-14 稀释成 5 个浓度。

表 10-14 不同溶液标准液的配制

标准液	标准物/μL	水/μL	转换因子
S1	50	200	0.2
S2	100	150	0.4
S3	150	100	0.6
S4	200	50	0.8
S5	不稀释	—	1.0

【结果计算】 手工法:根据各标准管的吸光度 A 绘制吸光度-浓度曲线,测定管对照校准曲线,计算

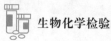

APOAⅠ和 APOB 含量。

（二）自动生化分析仪测定

【试剂】　同手工测定。

【操作步骤】

（1）自动生化分析仪测定过程为血清标本与试剂 1 混合，温育一定时间后读取选定波长下的 A_1，加入试剂 2，迟滞一定时间后测定 A_2，$\Delta A = A_2 - A_1$。

（2）主要参数设置见表 10-15。

表 10-15　主要参数设置

参数	剂量
样品	2 μL
试剂 1	250 μL
试剂 2	50 μL
主波长	340 nm
副波长	700 nm
反应温度	37 ℃
温育时间	5 min
延迟时间	5 min
反应类型	两点法

（3）标准液稀释成 5 个浓度。

不同实验室具体反应条件会因使用仪器和试剂而有所差异，在保证方法可靠的前提下，应按仪器和试剂说明书设定参数，进行定标品、空白样品和血清样品分析。

【结果计算】　仪器法：通过计算标准液吸光度差值 ΔA，建立标准液吸光度-浓度曲线。根据样品的 ΔA，在工作曲线上读取对应的浓度值。用非线性 Logit-log4p(5p) 或拟合曲线处理，以测定管 ΔA 计算 APOAⅠ和 APOB 含量。

【参考范围】　成人血清 APOAⅠ：均值 1.40～1.45 g/L，女性略高于男性，不同年龄变化不明显，血脂正常者多在 1.2～1.6 g/L 范围内。

成人血清 APOB：无论性别含量均随年龄上升，70 岁以后不再上升或下降，中青年人均值 0.80～0.90 g/L，老年人均值 0.95～1.05 g/L。

【临床意义】　见前述。

【方法学评价】　临床上测定血清的 APOAⅠ和 APOB 一般同时进行。为了准确测定 APOAⅠ和 APOB，免疫投射比浊法中，可按曲线回归方程计算结果。相关系数应在 0.985 以上。

本法批间 CV＜5%。采用分光光度计法定量不准确，应用半自动或自动生化分析仪测定为准。

【注意事项】

（1）购买效价和纯度高的 APOAⅠ、APOB 抗血清及保持抗原、抗体比例的合适性是至关重要的。

（2）胆红素＜1026 μmol/L，血红蛋白＜10 g/L，甘油三酯＜11.3 mmol/L 时对结果无明显干扰。

（3）校准血清定值的可靠性是准确测定 APOAⅠ、APOB 的基本保证，校准的定值非常严格。

（4）血清 HDL 颗粒中 APOAⅠ以及 LDL、VLDL 颗粒中 APOB 的抗原位点不全位于脂蛋白颗粒的表面，因此必须经过预处理。最简单的方法是在反应体系中加入表面活性剂，表面活性剂有助于脂蛋白中抗原位点的暴露，使之能充分地与特异性抗体起反应，还可减轻血清空白的浊度，对高 TG 样本的正确测定尤为重要。PEG 6000 有促进抗原-抗体反应的作用，其浓度的选择亦很重要。PEG 在 10～60 g/L 范围内反应性随浓度增高而增高，但高于 50 g/L 时，非特异性反应（某些血清蛋白的沉淀）会加大，一般采用 40 g/L。

本章小结

血浆中脂类包括 FC、CE、TG、PL、FFA,由于不溶于水或微溶于水,均以脂蛋白形式存在。用超速离心法及电泳法进行分类。CM 主要运输外源性 TG 和 TC,VLDL 主要转运内源性 TG,LDL 主要将肝脏合成的内源性胆固醇转运至肝外组织,而 HDL 则参与胆固醇的逆向转运。载脂蛋白构成和稳定脂蛋白结构,修饰并影响与脂蛋白代谢有关的酶活性,作为脂蛋白受体的配体参与脂蛋白代谢。脂蛋白受体在决定脂类代谢途径、参与脂类代谢、调节血浆脂蛋白水平等方面起重要作用。目前研究最详尽的脂蛋白受体有 LDLR、VLDLR 和 SR 3 种。

脂蛋白代谢紊乱主要表现为高脂蛋白血症和 AS。WHO(1990)以临床表型为基础将高脂蛋白血症分为六型,这种分型有助于临床选择治疗对策。高脂蛋白血症有原发性和继发性之分。其重点是降低血浆 TC 和 LDL-C 水平。可以通过改善生活方式,包括减少热量摄入、减少 TC 的摄入、增加不饱和脂肪酸和富含纤维性食物摄入量、增加运动量、减少肥胖,特别是缩小肥胖者腰围,以达到降低血 TC、LDL-C 的水平。必要时才考虑药物治疗。

临床检验诊断项目,推荐血浆(清)TC、TG、HDL-C、LDL-C 和 LP(α)常规检测项目,必要时再加测血浆(清)APOA I、APOB 含量。其中 TC、TG、HDL-C、LDL-C 测定是血脂测定的四个基本指标。

同位素稀释-质谱法是血清 TC 测定的决定性方法,ALBK 法是参考方法,而 TC 测定的常规方法为酶法(COD-PAP 法)。在我国,高效液相色谱法也被推荐作为 TC 测定的参考方法。同位素稀释-质谱法是血清 TG 测定的决定性方法,目前尚无公认的 TC 测定的参考方法,常规方法是酶法(GPO-PAP 法)。

能力检测

1. 能代表 HDL 水平的载脂蛋白是(　　)。

A. APOA I 　　　　 B. APOA II 　　　　 C. APOB 　　　　 D. APOC I 　　　　 E. APOC III

2. 乳糜微粒中含最多的成分是(　　)。

A. 甘油三酯 　　　　 B. 蛋白质 　　　　 C. 胆固醇 　　　　 D. 磷脂 　　　　 E. 糖脂

3. 合成 VLDL 的场所主要是在(　　)。

A. 肾脏 　　　　 B. 血浆 　　　　 C. 脂肪组织 　　　　 D. 小肠黏膜 　　　　 E. 肝脏

4. 对 LDL 描述正确的是(　　)。

A. 运输内源性胆固醇 　　　　 B. 运输外源性胆固醇 　　　　 C. 运输内源性甘油三酯

D. 运输外源性甘油三酯 　　　　 E. 既有内源性胆固醇,又有外源性胆固醇

5. 目前测定血清总胆固醇最常用的方法为(　　)。

A. 比色法 　　　　 B. 气相色谱法 　　　　 C. 核素稀释质谱法 　　　　 D. 高效液相色谱法 　　　　 E. 酶法

6. II A 型高脂蛋白血症的血清检查特点是(　　)。

A. 血清透明,胆固醇明显增加,甘油三酯正常

B. 血清透明,胆固醇明显增加,甘油稍高

C. 血清混浊,胆固醇稍高,甘油三酯增高

D. 血清混浊,胆固醇正常,甘油三酯稍高

E. 血清乳白色,胆固醇正常或稍高,甘油三酯明显增加

7. 载脂蛋白 B 主要存在于(　　)。

A. HDL 　　　　 B. LDL 　　　　 C. VLDL 　　　　 D. CM 　　　　 E. FFAg

8. 含有总胆固醇最多的脂蛋白是(　　)。

A. CM 　　　　 B. VLDL 　　　　 C. LDL 　　　　 D. IDL 　　　　 E. HDL

9. 脂蛋白各组分中密度最低的是(　　)。

A. LDL 　　　　 B. HDL 　　　　 C. VLDL 　　　　 D. CM 　　　　 E. IDL

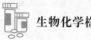

10. 与动脉粥样硬化发生率呈负相关的脂蛋白是（　　）。

    A. HDL   B. VLDL   C. CM   D. LDL   E. IDL

11. 超速离心法分离的 VLDL 相当于琼脂糖凝胶电泳法的（　　）。

    A. CM   B. 前 β-LP   C. β-LPB   D. α-LP   E. LPA

12. 目前常规检验方法中通常测定下述何种物质来反映人体内 HDL 的含量？（　　）

    A. HDL 中的甘油三酯   B. HDL 中的胆固醇   C. HDL 中的磷脂

    D. HDL 中的载脂蛋白   E. HDL 中的脂蛋白（α）

13. 目前国内建议临床实验室测定 APOAⅠ和 APOB 的常规方法是（　　）。

    A. 放射免疫测定   B. 酶联免疫吸附试验   C. 火箭免疫电泳

    D. 免疫浊度法   E. 超速离心法

14. 下列各项中，哪项为目前我国"血脂异常防治建议"中规定的甘油三酯(TG)合适水平？（　　）

    A. <1.70 mmol/L   B. <1.58 mmol/L   C. <1.47 mmol/L

    D. <1.36 mmol/L   E. <1.24 mmol/L

15. 能在全自动生化分析仪上测定血浆载脂蛋白的方法为（　　）。

    A. 酶法   B. 免疫扩散法   C. 免疫透射比浊法   D. 脂质抽提法   E. 免疫火箭电泳法

16. 空腹时血液中的甘油酯类主要是以什么形式进行转运的？（　　）

    A. 与清蛋白结合的形式   B. 游离形式   C. VLDL 的形式

    D. LDL 的形式   E. HDL 的形式

17. 将胆固醇从肝外组织转运至肝进行代谢的是哪一种脂蛋白？（　　）

    A. HDL   B. CM   C. VLDL   D. LDL   E. LPA

18. 催化胆固醇酯生成作用的酶主要是（　　）。

    A. 卵磷脂胆固醇酯酰转移酶   B. 肉毒碱脂肪酰转移酶   C. 脂蛋白脂肪酶

    D. 磷脂酶   E. 过氧化物酶

19. 某实验室收到一个血标本，脂蛋白检查获得下列结果：4 ℃过夜后血清外观混浊，液面有奶油样上层，胆固醇及甘油三酯均升高，电泳后呈现乳糜微粒区带，此病诊断为（　　）。

    A. Ⅰ型高脂蛋白血症   B. Ⅱ型高脂蛋白血症   C. Ⅲ型高脂蛋白血症

    D. Ⅳ型高脂蛋白血症   E. Ⅴ型高脂蛋白血症

20. 男,20 岁,长期患腹部疾病,多次剧烈腹痛,血浆呈奶油样乳白色,但经 1500 r/min 离心 30 min,血浆清亮很多,且标本表层浮有一厚层"乳脂",该患者最有可能为（　　）。

    A. Ⅰ型高脂蛋白血症   B. Ⅱ型高脂蛋白血症   C. Ⅲ型高脂蛋白血症

    D. Ⅳ型高脂蛋白血症   E. Ⅴ型高脂蛋白血症

（郭月丽）

第十一章 电解质检验和血气分析

案 例

一慢性肺心病合并腹泻患者,血气分析结果为:pH 7.12,$PaCO_2$ 11.3 kPa(84.8 mmHg),$[HCO_3^-]$ 26.6 mmol/L,$[Na^+]$137 mmol/L,$[Cl^-]$85 mmol/L。试分析该患者为何种类型的酸碱平衡紊乱。

体液中的离子称为电解质,以 Na^+、Cl^- 和 K^+ 的含量最高,它们对于维持细胞内、外液的渗透压及酸碱平衡起着重要作用。正常情况下,机体通过多种途径调节体液中电解质的分布,维持机体中水、电解质和酸碱的平衡状态;而在某些病理状态下,如胃肠道疾病、感染性疾病等,机体的平衡状态可能遭到破坏,导致水、电解质和酸碱平衡的紊乱及失调,严重时甚至危及患者的生命。因此电解质和酸碱平衡指标的检测在临床中对于疾病的诊断及治疗具有重要意义。

第一节 概 述

正常情况下,细胞内、外液的渗透压处于动态平衡状态。当细胞内、外液中电解质含量改变时,可导致渗透压发生改变,从而引起细胞内、外液中水的分布异常而出现水肿或脱水,也可引起其他生理功能的异常,如心肌细胞兴奋性、神经肌肉兴奋性的改变。而 Na^+、K^+ 和 Cl^-,作为体液中最主要的阳离子和阴离子,在维持细胞内、外液的渗透压及其他生理功能上均发挥着关键作用。因此,Na^+、Cl^- 和 K^+ 是临床上作为相关疾病诊断及治疗的重要检测指标。

一、钠、氯代谢及其平衡紊乱

(一)钠、氯代谢

1. 来源与分布 正常成人钠、氯的来源主要是食物中的 NaCl,每日需要量为 4.5~9 g。60 kg 体重的成年人体内含 Na^+ 总量约 60 g,其中约 50% 存在于细胞外液,为细胞外液的主要阳离子,血清钠为 135~145 mmol/L,另有 40%~45% 存在于骨骼中。细胞内液中含钠量较少,占总量的 5%~10%,且主要存在于肌细胞中。Cl^- 也主要存在于细胞外液,为细胞外液的主要阴离子,血清中氯含量为 96~105 mmol/L。

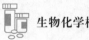

2. 吸收与排泄 Na^+ 和 Cl^- 的排泄主要通过肾脏,少量由汗液排出。肾脏对 Na^+ 的排泄有严格的调控作用,其特点为"多吃多排,少吃少排,不吃不排",这对于维持体内 Na^+ 含量的恒定有重要意义。

(二)钠、氯与体液平衡紊乱

体液平衡主要由体液中水和电解质的含量和比例决定。

1. 脱水(dehydration) 人体体液丢失造成细胞外液的减少。根据失水和失 Na^+ 的比例不同,可将脱水分为高渗性脱水(hypertonic dehydration)、等渗性脱水(isotonic dehydration)和低渗性脱水(hypotonic dehydration)。高渗性脱水是由于水摄入不足或丢失过多而引起,如高热出汗,其特点是水丢失多于 Na^+ 丢失,血浆渗透压增高;等渗性脱水由于等渗液的丢失如烧伤、失血及胃肠液的丢失等引起,其特点是丢失的水和电解质基本平衡,此型为过渡型,如果不补充水,会由于呼吸、皮肤蒸发以及必需的尿量,使脱水转变为高渗性脱水,若只补充水,则可转变为低渗性脱水;低渗性脱水可见于等渗或低渗性液体丢失后,只补充大量水分,如大汗、呕吐、腹泻或利尿后,大量喝无盐水所引起的血浆渗透压降低,其特点是电解质的丢失多于水的丢失。

2. 水肿(edema) 当机体摄入水过多或排出减少,使体液中水增多、血容量增多以及组织水肿时,称为水肿或水中毒。水肿亦分为高渗性水肿、等渗性水肿和低渗性水肿。

二、钾代谢及其平衡紊乱

(一)钾的代谢

1. 来源与分布 人体 K^+ 主要来自食物。蔬菜、水果、肉类均含有丰富的 K^+。成人每日需 K^+ 2~3 g,一个 60 kg 的成人体内 K^+ 总量约 120 g,其中 98% 存在于细胞内液,为细胞内液的主要阳离子,仅有 2% 存在于细胞外液。因此,血清 K^+ 浓度很低,为 3.5~5.5 mmol/L,而细胞内液中 K^+ 浓度约 150 mmol/L。

2. 吸收与排泄 食物中所含的钾 90% 在消化道以离子的形式被吸收。由于食物中 K^+ 含量丰富,很少出现 K^+ 的缺乏。K^+ 主要通过肾脏随尿排出。每日尿中排 K^+ 量占排出总量的 80%~90%。肾脏排 K^+ 量可根据 K^+ 的摄入量和其他排出途径的排泄情况而变化,但对 K^+ 的调控能力不如对 Na^+ 的调控能力强,其排钾特点为"多吃多排,少吃少排,不吃也排"。

(二)钾代谢平衡紊乱

1. 体内钾代谢特点

(1)细胞内外钾的分布极不均匀,两者相差约 40 倍,主要是细胞膜上"钠-钾泵"的作用。因此,血清钾测定时,应防止溶血。

(2)K^+ 进入细胞的速度非常缓慢,需"钠-钾泵"的转运,15 h 才能达到细胞内外的平衡。

(3)K^+ 的平衡受物质代谢的影响,每合成 1 g 糖原有 0.15 mmol K^+ 进入细胞内,每合成 1 g 蛋白质有 0.45 mmol K^+ 进入细胞内。反之,当糖原、蛋白质分解时,则有同样多的 K^+ 释放到细胞外。

(4)钾的平衡受血浆 H^+ 浓度影响,酸中毒时血浆 H^+ 浓度升高,进入细胞内,K^+ 与之交换,使细胞外液 K^+ 浓度升高,引起高钾血症。反之,碱中毒时则引起低钾血症。

2. 钾平衡失调 钾平衡失调对机体危害较大,不但影响神经肌肉的兴奋性,更影响心肌的应激性和传导性。

(1)低钾血症(血清钾浓度<3.5 mmol/L):胃肠道失钾是低钾血症的重要原因,如严重腹泻,其他如原发的肾小管疾病、碱中毒等也可引起。

(2)高钾血症(血清钾浓度>5.5 mmol/L):常见原因如下。①多种原因引起的少尿、无尿(肾衰);②大量溶血(溶血、输库存血);③酸中毒、休克、脱水、创伤、手术等;④利尿剂;⑤静脉补钾过多或过快。

第二节 钠、钾、氯测定

一、标本采集与处理

血清、肝素化的抗凝全血、尿液和其他体液均可作为钠、钾测定的标本。血浆钾比血清钾浓度低 $0.2\sim0.5$ mmol/L,这是因为凝血过程中血小板破裂释放少量钾。因此,报告时必须注明是血清还是血浆。测定钠时应避免使用肝素钠作为抗凝剂,而使用离子选择电极分析法或比色法测定时不可使用肝素胺,以免造成假性升高。

测血钾时,标本要严格避免溶血,由于细胞内外钾浓度明显差别,轻微的溶血也会造成血钾含量增高。血清、血浆和其他体液应在 3 h 内将细胞分离出去。血浆和血清中的钠和钾比较稳定,在室温或冰箱中至少可存放一周,而冷冻后至少可稳定一年。

尿液采集时,应收集 24 h 尿进行测定,并加防腐剂,以防尿液腐败或变性。

二、血清钠、钾测定

(一) 火焰光度法(flame atomic emission spectroscopy,FAES)

1. 原理 含有钠、钾的标本和助燃气进入雾化室雾化后燃烧形成火焰,在火焰的高温作用下,钠、钾原子获得能量被激发成为激发态。激发态原子不稳定,又迅速释放出已获得的能量回到基态,发射出各种元素特有波长的辐射光谱。钠的辐射波长为 589 nm,钾的辐射波长为 766 nm,而常作为内标使用的锂和铯的辐射波长分别为 671 nm 和 852 nm。这些金属元素发射的特异光谱经各自相应波长的滤色片过滤后照射在光电池或光电管上产生电流,经放大器放大后在电流表显示器上显示为电流大小。标本中钠、钾浓度越大,发射的光谱强度越强,发射光谱强度直接与钠、钾浓度成正比。

2. 定量方法

(1) 内标法:内标法是在标本稀释液中加入浓度恒定的锂或铯,同时测定钠、钾和锂(铯)浓度。将钠、钾的电信号和锂(铯)的电信号作为定量参数进行钠、钾含量的计算。内标法标本稀释度大,钠、钾测定与标准元素锂(铯)的测定同时进行,可减少由于雾化速度、火焰温度波动所引起的误差,其准确性和精密度均较外标法好,多数实验室采用内标法。

(2) 外标法:用不同浓度的钠、钾标准液制成标准曲线,然后对血、尿标本进行测定,并从标准曲线上查得钠、钾的浓度。

(二) 离子选择电极法

1. 原理 通过检测电极电位的改变,比较指示电极与参比电极表面电位差的变化大小来测定钠、钾离子浓度。离子选择电极法是以测定电池的电位为基础的定量方法,是当今定量测定钠、钾浓度最常用的方法,其核心是采用对被测离子选择性响应的敏感膜。通常 Na^+ 电极离子交换膜的主要成分是硅酸锂,它对 Na^+ 的选择性比对 K^+ 的选择性高出数千倍。K^+ 电极选用缬氨霉素的中性载体膜制成,对 K^+ 有很高的选择性,尽管血清中 Na^+ 浓度比 K^+ 浓度高出 30 倍,也不受 Na^+ 的干扰。

2. 定量方法 分直接电位法和间接电位法。直接电位法是指样品(血清、血浆、全血)和标准液不经稀释直接做电位分析,能较真实地反映样品中离子活度,使用后要注意管道的清洗,防止堵塞。间接电位法是指样品(血清、血浆、全血)和标准液用一定离子强度和酸度的稀释液做定量稀释,再进行电位分析,测定结果与火焰光度法接近。

(三) 酶动力学法

此法具有较好的稳定性,易于自动化,可利用全自动生化分析仪对钠、钾进行同时测定,适合于急诊及常规检查,具有很好的发展前景。

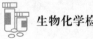

1. Na⁺ 的测定　　其测定原理是在 Na⁺ 存在下,β-半乳糖苷酶水解邻-硝基酚-β-D-半乳吡喃糖苷(O-nitrophenyl-β-D-galactopyranoside,ONPG),在 420 nm 波长可测定产物邻-硝基酚(发色团)颜色产生的速率。

2. K⁺ 的测定　　应用钾依赖性丙酮酸激酶,利用 K⁺ 对丙酮酸激酶的激活作用来测定 K⁺ 的浓度。

实验 11-1　　离子选择电极法测定血清 Na⁺、K⁺(Cl⁺、Ca²⁺ 等)

【原理】　　临床常用几种离子选择电极组装在一起的电解质分析仪定量测定样品中 K⁺、Na⁺、Cl⁻、Ca²⁺ 和 pH 值。电解质分析仪机型较多,但测定原理基本相同。K⁺、Na⁺、Cl⁻、Ca²⁺、H⁺ 电极组装在同一台仪器上,与一个 Ag/AgCl 参比电极相连接,在待测的电解质溶液中形成一组测量电池。测量电池的电位分别随样品中 K⁺、Na⁺、Cl⁻、Ca²⁺、H⁺ 活度(浓度)而变化,根据 Nernst 方程可求得待测离子的活度(浓度)。

血液游离钙亦称离子钙(iCa 或 Ca²⁺)。离子钙是体内钙具有生理作用的部分。在血浆 pH 7.4 时,Ca²⁺ 约占血浆总钙的 50%。由于生理范围内 Ca²⁺ 与 pH 值的变化成负相关,每增加 0.1 pH 单位,Ca²⁺ 浓度下降 4%～5%。离体血浆 pH 值要发生一定的变化,为了较真实地反映体内 Ca²⁺ 浓度,在测定 Ca²⁺ 的同时检测血样本的 pH 值,再计算出标准化 Ca²⁺ 浓度(即 pH 7.4 时的 Ca²⁺ 浓度)。

总钙(TCa)＝ 离子钙(iCa)＋ 结合钙;在 pH＝7.4 时,TCa≈ 2 × iCa

pH<7.4 时,结合钙降低,离子钙增加;pH > 7.4 时,结合钙增加,离子钙降低。

【仪器】　　K/Na/Cl/Ca/pH ISE 分析仪。

【试剂】　　由商品试剂盒供应。各厂家生产的仪器所需试剂都是配套供应。一般分低、高 2 种浓度标准液(定标标准液、斜率标准液),以及高、中、低浓度质控液。

【操作步骤】　　生产离子选择电极分析仪的厂家很多,各型号 ISE 分析的试剂配方、试剂用量、操作方法大同小异,一般操作步骤如下。

(1) 开启仪器,清洗管道。

(2) 用低、高 2 种标准液进行两点定标。

(3) 将样品直接吸入电极管道测定。

(4) 测定结果由仪器内微处理器计算后打印出结果。

(5) 每测试完毕一个即自动清洗一次,不必关机,机器自动定时清洗并单点校准,随时待机。

【参考范围】

血清钾:3.5～5.3 mmol/L。血清钠:136～145 mmol/L。

血清氯:96～108 mmol/L。脑脊液氯:120～132 mmol/L。

血清离子钙:成人为 1.0～1.32 mmol/L,儿童约比成人高 0.05 mmol/L。

【临床意义】

1) 血清钾　　血清钾增高(5.5 mmol/L 以上)见于医源性的输钾不当,急、慢性肾功能衰竭,肾上腺皮质功能减退,组织挤压伤,大面积烧伤,重度溶血,酸中毒等。血清钾降低(3.5 mmol/L 以下)见于严重呕吐、腹泻、利尿、禁食、碱中毒、肾上腺皮质功能亢进等。

2) 血清钠　　血清钠增高(145 mmol/L 以上)常见于严重高渗性脱水、原发性醛固酮增多症。血清钠降低(135 mmol/L 以下)常见于胃肠道丢失过多(如严重呕吐、腹泻、胃肠引流等);尿钠排出增多(见于利尿剂使用过多及糖尿病等);皮肤失钠(大量出汗时,只补水而不补钠;大面积烧伤、创伤,液体及钠从创口大量丢失等)。

3) 血清氯　　见实验 11-2。

4) 离子钙　　血清离子钙增高见于原发性甲状腺功能亢进,恶性肿瘤,维生素 A、D 中毒。血清离子钙减低常见于甲状腺功能低下、维生素 D 缺乏、慢性肾炎、肾病综合征、恶性肿瘤骨转移、急性胰腺炎等。

【注意事项】

(1) 血液标本不能使用草酸盐、柠檬酸盐、EDTA 等作抗凝剂;采集后应尽快分离血清并测试,最好在 1 h 内测量,避免与空气接触 CO_2 丢失造成 pH 值升高;避免标本溶血;测定标本最好使用血清,血浆或全血中的纤维蛋白会沉积在管道内壁造成堵塞或部分堵塞,难以自动清洗干净。

(2) 应严格按要求定期对电极进行保养和维护,以保证测量的准确性,延长电极使用寿命。

(3) 应当定期进行质控测量,一般每天一次或 20 个样本一次,最好使用定值质控血清或厂家配套提供的高、中、低专用质控液。

【方法学评价】

1) ISE 法测定钠、钾选择性高 钠电极 Na:K=300:1;缬氨霉素钾电极 K:Na=5000:1。

2) 线性范围 直接法:血清钠 100~180 mmol/L,血清钾 1~9 mmol/L。间接法:血清钠 100~180 mmol/L,血清钾 2~10 mmol/L。

3) 变异系数 直接法:血钠批内变异系数为 0.4%~1%,批间变异系数为 1.4%~2.1%;钾批内变异系数为 0.5%~2%,批间变异系数为 2.3%~2.4%。间接法:血钠批内变异系数为 0.7%~1.4%,批间变异系数为 1.2%~1.3%;钾批内变异系数为 1.5%~2.0%,批间变异系数为 2.0%~3.2%。

4) 回收率 直接法:K^+ 回收率为 96.3%~100.8%,Na^+ 为 97.5%~102.5%。间接法:K^+ 回收率为 97.1%~105%,Na^+ 为 95.0%~96.5%。

5) 干扰因素 Na^+ 119~171 mmol/L,肌酐 450.84~6335.9 μmol/L,尿酸 559.3~1576.75 μmol/L,尿素 5.83~30.14 mmol/L,钙 2.77~6.10 mmol/L,镁 0.54~1.73 mmol/L 及生理浓度的磷、铵和 pH 值均不影响 K^+ 的测定。但枸橼酸盐、草酸盐和氟化钠有一定的干扰作用。

三、血清氯化物的测定

(一) 汞滴定法

最早测定 Cl^- 的方法之一。用标准硝酸汞溶液滴定血清或尿液中的 Cl^-,Cl^- 与 Hg^{2+} 结合生成可溶性但不解离的氯化汞,当滴定到达终点时,标本中全部 Cl^- 与 Hg^{2+} 结合,过量的 Hg^{2+} 与指示剂二苯卡巴腙作用生成紫红色配合物。根据硝酸汞的消耗量可以计算出氯化物的浓度。

$$Hg^{2+} + 2\,Cl^- \longrightarrow HgCl_2$$
$$Hg^{2+} + 二苯卡巴腙 \longrightarrow 紫红色配合物$$

(二) 分光光度法

Cl^- 与硫氰酸汞反应生成 $HgCl_2$ 和 SCN^-,后者与 Fe^{3+} 反应生成红色的硫氰酸铁。在 480 nm 波长进行比色,吸光度大小与样本中 Cl^- 的浓度成正比。

$$Hg\,(SCN)_2 + 2\,Cl^- \longrightarrow HgCl_2 + 2SCN^-$$
$$3\,SCN^- + Fe^{3+} \longrightarrow Fe\,(SCN)_3$$

该方法分析范围限制在 80~125 mmol/L。血浆球蛋白增高会产生混浊,干扰测定,反应对温度也非常敏感,吸光度随温度升高而增加。

(三) 库仑电量分析法

该方法是在标本中放置银电极,在不断搅拌的条件下导入恒定电流,银电极在电压作用下不断产生银离子,释放入标本溶液中,并与 Cl^- 结合生成不溶性的 AgCl 沉淀。当 Cl^- 全部与 Ag^+ 结合完毕,溶液中就会有游离 Ag^+ 出现,使溶液电导明显增加,仪器的传感器和计时器便会立即切断电流并计算消耗 Cl^- 所需时间。通过测定标本中消耗 Cl^- 所需时间,并与标准液所需时间进行比较,可换算出标本中 Cl^- 的浓度,用 mmol/L 表示。

(四) 离子选择电极法

离子选择电极法是目前测定 Cl^- 最好的方法,是利用氯电极对样品中的 Cl^- 有特殊响应,与参比电极组合在一起形成复合电极对氯离子进行测量的方法。常与 Na^+、K^+ 电极组装在同一台仪器上,使用较方便,在临床上得到了广泛使用。目前使用的氯电极大多为均相晶体膜电极,一般为 AgCl 晶体,也有非均相晶体膜电极,即将卤化银晶体分散并固定在惰性基质上(常用的为硅橡胶)。

实验 11-2 硫氰酸汞比色法测定血清氯化物

【原理】 血清氯化物的 Cl^- 与未解离的硫氰酸汞溶液混合时,Cl^- 首先与汞结合形成难以解离的氯化汞,并释放相应的硫氰酸离子(SCN^-),此离子与试剂中的 Fe^{3+} 结合,生成红色的硫氰酸铁,其色泽与 Cl^- 的含量成正比,在 460 nm 波长处比色可测出血清中的 Cl^- 量。反应式如下。

$$2Cl^- + Hg(SCN)_2 \longrightarrow HgCl_2 + 2\ SCN^-$$
$$3\ SCN^- + Fe^{3+} \longrightarrow Fe(SCN)_3 (红色)$$

【试剂】

1)饱和硫氰酸汞溶液 称取硫氰酸汞 2.0 g,溶于去离子水 1 L 中,室温放置 48 h,并经常摇动,应用时取上清液。

2)硝酸汞溶液 称取 $Hg(NO_3)_2$ 6.0 g,溶于去离子水 50 mL 中,加入浓硝酸 1 mL,并用去离子水定容至 100 mL。

3)显色应用液 称取硝酸铁[$Fe(NO_3)_3 \cdot 9\ H_2O$] 13 g,加去离子水约 400 mL 溶解,再加入浓硝酸 1.5 mL、饱和硫氰酸汞溶液 500 mL 和硝酸汞溶液 5 mL,最后用去离子水定容至 1000 mL,置室温保存。

4)1 mol/L NaCl 校准储存液 准确称取经干燥、恒重的 NaCl 29.225 g,加去离子水溶解后定容至 500 mL,4 ℃保存。

5)100 mmol/L NaCl 校准储存液 用 1 mol/L NaCl 校准储存液 10 mL,放入 100 mL 容量瓶中,加去离子水稀释至刻度,摇匀备用。

6)空白试剂 称取硝酸铁 13 g,溶于去离子水 400 mL 中,加入浓硝酸 1.5 mL,再用去离子水定容至 1000 mL。

【操作步骤】 取试管 4 支,分别标明试剂空白管、校准管、测定空白管和测定管,按表 11-1 操作。

表 11-1 硫氰酸汞比色法测定氯化物操作步骤

加入物/mL	试剂空白管	校准管	测定空白管	测定管
血清	—	—	0.05	0.05
氯校准液	—	0.05	—	—
空白试剂	—	—	3.0	—
显色应用液	3.0	3.0	—	3.0

混匀,置室温 10 min,以试剂空白管调零,以 460 nm 波长比色,分别读取各管的吸光度。

【计算】

$$氯化物(mmol/L) = (A_{测定管} - A_{测定空白管}) / A_{校准管} \times 100 \qquad (11\text{-}1)$$

【参考范围】

血清(浆)氯化物:96~108 mmol/L。

脑脊液氯化物:120~132 mmol/L。

尿氯化物排出量:儿童小于 4.0 mmol·kg^{-1}/24 h,成人 170~255 mmol·kg^{-1}/24 h。

【临床意义】

1)血氯增高 氯在体内的变化与钠平衡。高氯血症代谢性酸中毒,细胞外的碳酸氢钠减少,为了维持电解质平衡,含氯量必须增加,其所增加的氯是由于肾小管重吸收氯相对大于钠所致。临床上高氯血症还常见于高钠血症,失水大于失盐,氯化物相对浓度增高;注射过量生理盐水等。

2) 血氯降低 临床上低氯血症较为多见。常见原因有代谢性碱中毒时,碳酸氢根过多,在钠含量正常情况下必须排除氯以维持电解质平衡;还有氯化钠的异常丢失或摄入减少,如严重呕吐、腹泻使消化液大量丢失,长期限制氯化钠的摄入,艾迪生病,抗利尿激素分泌增多的稀释性低钠血症、低氯血症。

3) 脑脊液低氯症 脑脊液为细胞外液的一部分,低钠血症均伴有脑脊液低氯症。重症结核脑膜炎时,氯化物含量显著降低;化脓性脑膜炎时偶见减少;普通型脊髓灰白质炎与病毒性脑膜炎时基本正常。

【注意事项】

(1) 此试剂有毒性和腐蚀性,应避免接触皮肤和衣服,如有沾染,则用大量清水冲洗。

(2) 此法对其他卤族元素,如 F^-、Br^-、I^- 等,也发生同样的呈色反应。但在正常人血液中上述元素含量低,可忽略不计。若接受大量含上述离子药物治疗时,可导致血清中氯测定结果偏高。

(3) 显色液的呈色强度与硫氰酸汞和硝酸汞的含量有关。如呈色过强,线性范围在 125 mmol/L 以下,增加硝酸汞的用量;呈色太弱,增加硫氰酸汞的用量,使用前二者进行调整,使其色泽在 460 nm 波长、10 cm 光径比色皿测定时,吸光度为 0.4 左右为宜。

(4) 本法校正曲线不经过原点,但汞离子调控适当,在 70～140 mmol/L 范围线性良好。

(5) 本法呈色温度应不低于 20 ℃,室温过低易产生混浊,影响比色。

(6) 本法适用于自动生化分析仪。

(7) 每批标本测定,应同时测定正常和异常值的质控血清,所得值应该在允许误差范围内,否则应查找原因。

【方法学评价】

1) 线性范围 75～125 mmol/L,若高于此线性,应将血清用蒸馏水进行 1∶1 稀释后重测,其结果乘以 2。

2) 显色稳定性 用高、低氯含量样本及校准品呈色后观察吸光度变化,结果显示 2 h 内呈色稳定。

3) 回收率 低、中、高校准回收率分别为 101%、97%、102.5%,平均回收率为 100.1%。

4) 干扰试验 胆红素达到 225.7 μmol/L,结果增加 2.9%;血红蛋白达到 5 g/L 时,结果增加 3.3%;β-脂蛋白达到 15.94 g/L 和 17.0 g/L 时,结果分别增加 4.3% 和 7.8%。

第三节 血气分析相关检验

血气主要是指血液中所含的 O_2 和 CO_2 气体。血气分析是评价患者呼吸、氧化及酸碱平衡状态的必要指标。它主要包括血液的 pH 值、氧分压(PO_2)、二氧化碳分压(PCO_2)三个指标,并可由这三个指标计算出其他酸碱平衡相关的诊断指标,从而对患者体内酸碱平衡、气体交换及氧合作用做出较全面的判断和认识。

一、血气分析的原理

目前血气分析仪型号虽然很多,自动化程度也不尽相同。然而都是测定血液 pH、PCO_2 和 PO_2 三项基本数据,再参考血红蛋白及体温的数据计算出其他诊断参数。仪器的整体布局由两部分构成:一是电极系统及其附件结构,是血气分析仪的核心部分,用于测定样本中的 pH 值、PO_2、PCO_2 等物理、化学信号,并将其转变成电压或电流信号;二是由放大器、微型计算机和数字显示器等部件构成的控制系统,这一系统的不断改进和优化,使血气分析具有微量、快速、全自动显示并打印数据等优点,大大提高了仪器的工作效率。

(一) 电极系统

1. pH 电极 pH 值测定系统包括 pH 值测定电极即玻璃电极、参化电极及 2 种电极间的液体介质(图 11-1)。

pH 电极是利用电位法原理测量溶液的 H^+ 浓度,其电极是一个对 H^+ 敏感的玻璃电极,同时必须用另一电位值已知的参比电极配套才能完成血样 pH 的检测。常用的参比电极是甘汞电极,由 Hg、Hg_2Cl_2 糊、伸入其中的铂丝及浓度恒定的 KCl 溶液组成。血样中的 H^+ 与玻璃电极膜中的金属离子进行交换,产生电位差,并与血样的 H^+ 浓度成正比,二者之间存在着对数关系。在电极内部有 pH 值恒定的溶液,与玻璃膜接触。玻璃电极内部还有 Ag/AgCl 参比电极,浸在 pH 值恒定液中,电极线连接伏特计,测量血样 $[H^+]$ 所产生的电位差,即所测 pH 值,并以数字显示再打印结果。参比电极里的 KCl 溶液通过逸出与标本接触而形成接触面。因为 KCl 浓度很大,所以血标本中离子组成的差异不会改变参比电极上的恒定电位。pH 电极要求 pH 值测定范围在 $6.8 \sim 8.0$,并能读出小数点以下三位,精密度达 0.002 pH 单位,准确性达到 ± 0.09 pH 单位。pH 电极稳定性好,计数不漂移。

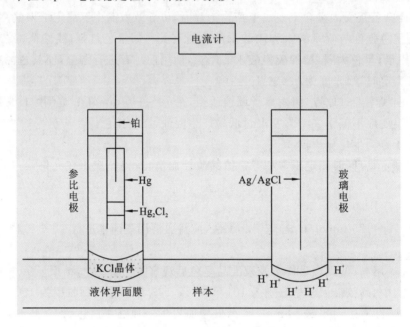

图 11-1 pH 电极结构示意图

2. PCO$_2$ 电极 PCO_2 电极属于 CO_2 气敏电极。主要由特殊玻璃电极和 Ag/AgCl 参比电极及电极缓冲液组成,如图 11-2 所示。这种特殊的玻璃电极是对 pH 敏感的玻璃膜外包围着一层碳酸氢钠溶液($NaHCO_3$ 5 mmol/L、$NaCl$ 20 mmol/L,并以 AgCl 溶液饱和),溶液的外侧再包一层气体可透膜。此膜是以聚四氟乙烯或硅胶为材料,可选择性让电中性 CO_2 通过,带电荷的 H^+ 及带负电荷的 HCO_3^- 不能通过。CO_2 则扩散入电极内,与电极里的碳酸氢钠溶液发生变化;使其内的 $NaHCO_3$、$NaCl$ 溶液的 pH 值发生改变,产生电位差,由电极套内的 pH 电极检测。pH 值的改变与 PCO_2 数值呈线性关系($\Delta pH/\lg(PCO_2)$),根据这一关系即可测出 PCO_2 值。

PCO_2 电极灵敏度以 $-pH/\lg(PCO_2)=1.0$ 为准,即 PCO_2 上升 1.33 kPa,pH 值下降 1 pH 单位。测定范围为 $0.6 \sim 33.3$ kPa(37 ℃)。

$$CO_2 + H_2O \rightarrow H_2CO_3 \rightarrow H^+ + HCO_3^-$$

3. PO$_2$ 电极 PO_2 电极是一种对 O_2 敏感的电极,属于电位法,电极结构如图 11-3 所示。以白金丝(Pt)为阴极,Ag/AgCl 参比电极为阳极,以阴极与阳极之间的一层磷酸盐缓冲液借以沟通,其外包裹一层聚丙烯膜,膜外接触血样品。此膜不能透过离子,仅 O_2 可透过。当样品中的 O_2 透过聚丙烯膜到达 Pt 阴极表面时,O_2 不断地被还原,产生如下化学变化。

阴极反应 $\qquad\qquad\qquad O_2 + 2H_2O + 4e^- \rightarrow 4OH^-$

电解质反应 $\qquad\qquad NaCl + OH^- \rightarrow NaOH + Cl^-$

阳极反应 $\qquad\qquad\qquad Ag^+ + Cl^- \rightarrow AgCl$

氧的还原反应导致阴阳极之间产生电流,其强度与氧的扩散量或 PO_2 成正比,以此测出 PO_2 值。PO_2 电极可测定范围为 $0 \sim 106$ kPa。

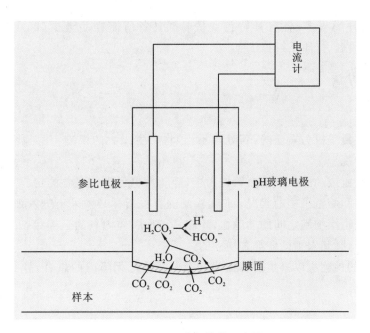

图 11-2 PCO_2 电极结构示意图

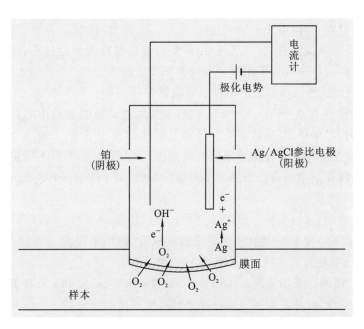

图 11-3 PO_2 电极结构示意图

(二) 管道系统

主要由测量室、转换盘(有或无)系统、气路系统、溶液系统及泵体等组成。测量室有一套自动控制温度稳定于 37 ℃的装置,转换盘是让样品进入并将有关溶液及气体送入测量室的装置,由计算机程序自动控制。气路系统由空气压缩机、CO_2 气瓶、气体混合器、湿化器、泵、阀门及有关管道组成。气体混合器将空气压缩机送来的空气(4~6 个大气压,1 atm=101.3 kPa)和 CO_2(纯度要求 99.5%)气瓶送来的气体进行混合,混合后得到 2 种浓度不同的气体。由气体混合器中部出来的"气体 1"(含 19.8% 的 O_2 和 5.5% 的 CO_2)、"气体 2"(含 9%~11% 的 CO_2)从混合器的下部送出,需要时再进入测量室。液体管道系统使缓冲液进入测量室定标,保证样品吸入和废液排出的冲洗过程,管道系统中为保证仪器正常运转还设有一系列的自动检测装置。

目前,血气分析仪种类很多,各有其特色。一般都具备所需样品量少(25～100 μL)、检测时间短(1～2 min)、自动显示数据、打印结果等优点。

二、血气分析的方法

(一)血标本采集

血气分析标本的收集是极为重要的,若处理不当,将产生很大的误差,甚至比仪器分析的误差还大,因此必须引起足够的重视。

血气标本以采动脉血或动脉化毛细血管血为主,静脉血也可供作血气测定。只有动脉血才能真实地反映体内代谢氧化作用和酸碱平衡的状况,对 O_2 检测的有关指标必须采集进入细胞之前的动脉血,也就是血液中从肺部运氧到组织细胞之间的动脉血,才能真正反映体内氧的运输状态。动脉血液的气体含量几乎无部位差异,从主动脉到末梢循环都是均一的。

对 PCO_2 和 pH 值的检测也以采集动脉血为好。血液循环无障碍的患者,静脉血的这两项指标基本也可反映体液酸碱状况。

1. 标本采取方法

(1)动脉血:肱动脉、股动脉、前臂动脉以及其他任何部位的动脉都可以进行采血。使用玻璃注射器采血,抗凝剂为肝素钠。每支肝素钠每毫升含 12500 U,相当于 100 mg,用 20 mL 生理盐水稀释,分装成40 支,消毒备用(4 ℃ 储存)。临用时,注射器吸取肝素钠溶液一支,而后将肝素液来回抽动,使针筒局部湿润,多余肝素液全部排出弃去,注射器内无效腔残留的肝素液即可抗凝。针刺动脉血管,让注射器内芯随动脉血进入注射器而自动上升,取 1～2 mL 全血即可。拔针后,注射器不能回吸,只能稍外推,使血液充满针尖空隙,并排出第一滴血弃去,让空气排尽,将塑料嘴或橡皮泥封住针头,隔绝空气,再把注射器来回搓滚,混匀抗凝血,立即送检。或者采用微量取样器采集血标本。

(2)动脉化毛细血管血:所谓动脉化的毛细血管血就是指局部组织末梢经 45 ℃ 温水热敷,使循环加速,血管扩张,局部毛细血管血液中 PO_2 和 PCO_2 值与毛细血管动脉端血液中的数值相近,此过程称为毛细血管动脉化。采血部位以手指、耳垂或婴儿的足跟及拇趾为宜。用 45 ℃ 热水敷局部,5～15 min 后或直至皮肤发红,而后穿刺,穿刺要深,使血液快速自动流出,弃去第一滴血。不能挤压,挤出的血液的测定结果不可信。未充分动脉化的毛细血管血的 PO_2 测定值偏低,对 pH 值、PCO_2 和 HCO_3^- 的测定结果影响不明显。

用肝素锂抗凝比肝素钠好,因为锂含量(3.5%～4.5%)比钠(9.5%～12.5%)少,可减少血中微纤维形成的可能;同时可排除同一样本测定钠时出现错误的危险,特别是现在一些仪器将血气与电解质测定配套进行,即一份全血既测定血气又测定钠、钾、氯等电解质。

(3)静脉血:静脉血所测结果不适用于了解体内 O_2 的运输状态,故 PO_2 及有关推算数据仅供参考,对pH 值及 PCO_2 等酸碱平衡指标是适用的。采静脉血尽可能不使用止血带。

2. 注意事项

(1)让患者处于安定舒适状态,卧床 5 min 后采血。

(2)在患者进行治疗过程中采血要特别注意以下几点。①若进行辅助或人工呼吸时,采血前至少要等 20 min,让其在完全控制自如的人工呼吸状态下采血。②若患者进行氧气吸入时,做血气测定,应注意氧气流量,以备计算出该患者每分钟吸入的氧含量。例如患者吸氧速度为 6 L/min,吸氧器的呼吸循环纯氧气为 3 L/min,其余 3 L 为周围空气(PCO_2=0.209),因此患者每分钟得到 3 L 纯氧及 3×0.21 L=0.63L 来自周围空气的氧气,因此 6 L 总体积中含有 3.6 L 氧气,含量为 60%,此时 PO_2=0.6。③若是体外循环患者,应在血液得到混匀后再进行采血。

(3)抗凝剂以肝素锂为好。对于同时做血气、血钙或血锂的标本,则不能用肝素锂抗凝,因为肝素可与部分钙结合造成误差,此时就要用钙缓冲液肝素试剂抗凝。使用液体肝素抗凝剂浓度为500～1000 U/mL为宜,含量过低,抗凝剂体积过大,易造成稀释误差;若含量过高也易引起误差。最好使肝素锂均匀分布于毛细玻璃管周边壁上为宜,对标本既无稀释作用又有利于样品的抗凝。

（4）注意防止血标本与空气接触,血标本应处于隔绝空气的状态。①空气中 PO_2 高(21.17 kPa 或 159 mmHg)于血液,PCO_2 低(0.040 kPa 或 0.3 mmHg)于血液,一旦血液与空气接触,大气中 O_2 会从高压的空气中进入血液,造成血液 PO_2 高的误差;CO_2 又会从高压的血液弥散到大气中,使血液 PCO_2 测出结果偏低。大于标本 10% 的空气气泡会明显影响 PO_2 值。②与空气接触,易造成空气污染血标本。

（5）标本放置时间:采出的全血中有活性红细胞,其代谢仍在继续进行,O_2 不断地被消耗,CO_2 不断地产生。有报道标本于体外 37 ℃保存,每 10 min PCO_2 约增加 1 mmHg,pH 值降低约 0.01 pH 单位。血样于 4 ℃保存 1 h 内,其中 pH 值、PCO_2 没有明显变化,PO_2 则有改变。按要求,采取的血标本应在 30 min 内检测完毕,如 30 min 后不能检测,应将标本置于冰水中保存,最多不超过 2 h,在 30 min 到 2 h 之间,血 PO_2 值是个怀疑值,仅供参考。

（6）采末梢血须是动脉化的毛细血管血,只有高灌注局部组织的代谢变化,其静脉血 pH 值、PCO_2、PO_2 才非常接近动脉血所测值。

（二）仪器操作简介

目前使用的血气分析仪生产厂家多,型号各异,但性能和操作大同小异。现以 AVL995 血气酸碱分析仪为例,简要介绍该仪器的使用方法。

AVL945、995 装有 PO_2、PCO_2 和 pH 电极,直接测定全血,实际上是测定血浆 PO_2、PCO_2 和 pH 值,因为这些电极直接接触的标本是血浆,而未能伸入到红细胞内。测出这三个指标后,再通过仪器运算出其他指标。

1. 启动　按仪器要求分别接通主机和空气压缩机电源,使空气压缩机压力到达额定的要求。再开启二氧化碳气瓶,使 CO_2 气流量达到额定要求。分别检查洗涤液、参比液、标准缓冲液 1 和 2 等液体是否按要求装备。

2. 定标　该机定标分 2 种形式,即两点定标和一点定标,与其他型号仪器一样可进行两点自动定标。总两点定标是先用 2 种缓冲液对 pH 电极系统进行定标,再用混合后的 2 种不同含量的气体对 PCO_2 和 PO_2 电极进行定标。两点定标是让仪器建立合适的工作曲线。一点定标是每隔一定的时间检查一下电极偏离工作曲线的情况。开机后,两点定标自动进行是必须做的工作,并且不能中断。进行过两点定标后,仪器每隔 12 h 左右再自动进行下一次两点定标,必要时可根据情况任意选用定标程序再定标。两点定标后,每隔 0.5～3 h,仪器用缓冲液 1 对 pH 电极系统进行一点定标。仪器还进行气体定标,先用气体 2(CO_2)对 PCO_2 电极进行定标,最后用气体 1(混合气)对 PCO_2 和 PO_2 电极进行定标。

3. 测量　从开机到两点定标完成后,仪器屏幕上显示"READY",即已准备好,此时可进行测量。一般测量用注射器进样或毛细管进样 2 种方式进行。

（1）注射器进样:按"Syring"(注射器)键,转换盘转到进样位置,用注射器慢慢注入血样,直到仪器屏幕显示"Measure"(测量),下行显示"拔出注射器",按"START"键。蠕动泵开始转动,将血样吸入测量室。当血样到达 pH 参比电极时,蠕动泵停转,血样停留在测量室中,仪器自动进行测量和计算。与此同时,输入患者 Hb 量及体温数、测出的 pH 值、PO_2 及其计算值在屏幕显示,并打印结果。由于 AVL995 Hb 能自动测出患者血红蛋白含量,这种型号的仪器就可不必另输 Hb 值,仅输入体温值即可。

测量一结束,仪器自动进行冲洗将血样冲走,干燥后,进行一点定标,然后返回"READY"状态,又可接着进行第二个样品的测量。

（2）毛细管进样:在仪器处于"READY"状态时,按"Capillary"键,转换盘转到进样位置。在进样口插入装有血样的毛细管,仪器便自动把血样吸入测量室,停留在测量室自动进行检测。以下各种步骤与注射器进样法相同。

（3）微量样品测量法:当采集的血量不足 $40\mu L$ 而又多于 $25\ \mu L$ 时,仪器自动进行微量样品测量。进样后,仪器屏幕显示"微量样品",下行显示"只测 pH 值按1,其余按2";如果还测 pH 值、PCO_2 和 PO_2 三个参数,需按"2"键。根据测量室血样进入的位置交替按"START"键和"1"键,直至 pH 值测量完成。仪器经运算后,即可打印结果。进行微量样品检测时,一定要按血样流动顺序进行,认真操作,其所测值与全量血样检测结果基本一致。

（4）维护和保养：按说明书要求，对仪器要定期保养和维护。特别是对电极的定期保养极为重要。使用操作人员，一定要熟悉仪器的测定原理、各部件的工作性能，并熟读说明书，一般的故障应该学会处理，既大胆又心细。仪器一旦开机后，应该 24 h 连续开机使用，充分发挥仪器的效用，做到物尽其用。

三、血气分析常用指标与应用

1. 酸碱度（pH） 血液中 $[H^+]$ 的负对数。正常动脉血 pH 值为 7.35～7.45。由于机体具有强大的代偿能力，因此，不能单凭 pH 值来判断有无酸碱平衡的失常。如 pH 值正常，有 2 种情况，一是正常，二是代偿性的酸碱平衡失常。

2. 二氧化碳分压（partial pressure of carbon dioxide，PCO₂） 物理溶解在血液中的 CO_2 所产生的张力。正常动脉血 PCO₂ 为 35～45 mmHg（4.67～6.0 kPa）。临床上 PCO₂ 是呼吸性酸碱中毒的诊断指标。

3. 氧分压（partial pressure of oxygen，PO₂） 血浆中物理溶解的 O_2 所产生的张力。动脉血氧分压（PaO₂）的正常值为 75～100 mmHg（10.0～13.3 kPa）。PO₂ 是缺氧的敏感指标，肺通气和换气功能障碍可造成 PO₂ 下降，低于 55 mmHg 常见于呼吸衰竭，低于 30 mmHg 可危及生命。

4. 血红蛋白（Hb） 主要功能是运输 O_2 和 CO_2，同时又是血液中很重要的缓冲物质。Hb 可用于 BE、SB、SO₂ 等参数的计算。因此在血气分析时是一个重要参数。正常参考值：成年男性为 120～160 g/L；成年女性为 110～150 g/L；新生儿为 170～200 g/L。

5. 二氧化碳总量（total carbon dioxide content，TCO₂） 血浆中以各种形式存在的 CO_2 的总含量，其中大部分（95％）是 HCO_3^- 结合形式，少量是物理溶解的 CO_2（5％），还有极少量以碳酸、蛋白氨基甲酸酯及 CO_3^{2-} 等形式存在。动脉血 TCO₂ 的变化可受体内呼吸及代谢两方面因素的影响，但主要是代谢因素的影响。因此，TCO₂ 是代谢性酸碱中毒的指标之一。其正常参考值为 23～28 mmol/L。

6. 实际碳酸氢盐（actual bicarbonate，AB） 血浆中 HCO_3^- 的实际浓度，即未接触空气的血液在 37 ℃分离时血浆中 HCO_3^- 的含量。AB 是体内代谢性酸碱中毒的重要指标，但其含量也受呼吸因素改变的影响而继发性改变。正常参考值为 22～27 mmol/L。

7. 标准碳酸氢盐（standard bicarbonate，SB） 在 37 ℃时用 PCO₂ 为 40 mmHg 及 PO₂ 为 100 mmHg 的混合气体平衡后测定的血浆 HCO_3^- 的含量。由于排除了呼吸因素的影响，此参数是反应代谢性酸碱中毒的可靠指标。正常参考值为 22～27 mmol/L。

8. 缓冲碱（buffer base，BB） 全血中具有缓冲作用的阴离子总和，包括 HCO_3^-、Hb、血浆蛋白及少量的有机酸盐和无机磷酸盐。由于 BB 不仅受 Hb 和血浆蛋白的影响，而且还受电解质及呼吸因素的影响。因此，一般认为它不能确切反映代谢性酸碱平衡状态。正常参考值：全血缓冲碱（BBb）为 45～54 mmol/L；血浆缓冲碱（BBp）为 41～43 mmol/L。

9. 碱剩余（base excess，BE） 在 37 ℃和 PCO₂ 为 40 mmHg 时，将 1 L 全血的 pH 调整到 7.40 所需强酸或强碱的物质的量（mmol）。当需要加入酸时，BE 为正值，表示碱过量；若需要加入碱时，BE 为负值，表示酸过量。BE 是诊断代谢性酸碱中毒的重要指标。正常参考值为 −3～＋3 mmol/L。

10. 氧饱和度（oxygen saturation，SO₂） 指血液在一定的 PO₂ 下，氧合血红蛋白（HbO₂）占全部 Hb 的百分比。正常参考值为 95％～98％。

11. 肺泡-动脉氧分压差（A-aDO₂） 肺泡气氧分压与动脉血氧分压之间的差值，它是判断肺换气功能的一个指标。在进行心肺复苏时，又是反映预后的一项重要指标。正常参考值：儿童期为 5 mmHg（0.67 kPa）；青年期为 8 mmHg（1.07 kPa）；60 岁以上人群为 24 mmHg（3.2 kPa）。

12. 阴离子间隙（anion gap，AG） 根据测定出血清阳离子总数和阴离子总数的差值计算得出，它表示血清中未测定出的阴离子数。AG 是反应代谢性酸碱中毒的重要指标，可鉴别不同类型的代谢性酸中毒。可由公式计算：$AG(mmol/L) = Na^+ - (Cl^- + HCO_3^-)$。正常参考值为 AG：8～16 mmol/L。

四、酸碱平衡紊乱类型与判断

(一)酸碱平衡紊乱的类型

单纯性酸碱平衡紊乱分为 4 种:代谢性酸中毒、呼吸性酸中毒、代谢性碱中毒与呼吸性碱中毒。

1. 代谢性酸中毒 由机体代谢因素变化所致的 HCO_3^- 浓度的原发改变,使血浆 HCO_3^- 水平下降造成的酸中毒。造成代谢性酸中毒的常见诱因:①各种原因造成的酸性代谢产物在体内积聚,如严重糖尿病造成的酮症酸中毒。②肾功能衰竭造成 H^+ 排泄障碍,酸性物质在体内大量蓄积。③碱性物质过多丢失,如严重腹泻或结肠炎造成肠液丢失过多,血液 HCO_3^- 浓度降低。

2. 呼吸性酸中毒 由于肺部病变,肺排出 CO_2 能力降低,造成 CO_2 在体内潴留,PCO_2 升高,H_2CO_3 浓度增加,pH 下降。临床上常见于慢性支气管炎、肺气肿,其他原因造成的肺、胸廓活动受到限制或气道阻塞等。

3. 代谢性碱中毒 由机体代谢因素变化所致的 HCO_3^- 浓度的原发增多造成的碱中毒。常见原因是呕吐造成酸性胃液的大量丢失或治疗溃疡病时碱性药物服用过多。Cl^- 大量丢失可导致肾近曲小管对 HCO_3^- 和 Na^+ 重吸收增加,造成低氯性碱中毒。而低钾患者由于肾排 K^+ 保 Na^+ 能力减弱,排 H^+ 保 Na^+ 加强,使肾重吸收入血的 $NaHCO_3$ 增多,导致碱中毒。

4. 呼吸性碱中毒 由过度换气引起 CO_2 排出过多、血浆 PCO_2 降低,pH 有升高趋势,这一现象为呼吸性碱中毒。造成过度换气的常见原因包括癔症、过度哭喊等精神性因素,或中枢神经系统疾病,如脑炎、脑瘤、脑外伤、颅内手术等。发热、人工机械通气过度也可造成呼吸性碱中毒。

发生酸碱平衡紊乱后,机体通过缓冲体系、呼吸及肾脏的调节作用,维持 $[HCO_3^-]/[H_2CO_3]$ 为 20/1,血液 pH 维持在 7.35~7.45 之间。在临床上将这种情况称为代偿性酸中毒或代偿性碱中毒。如果病情严重超出了机体代偿的能力,尽管机体已发挥了对酸碱平衡的调节作用,仍不能维持 $[HCO_3^-]/[H_2CO_3]$ 正常,导致 pH 偏离 7.35~7.45 的正常值范围,这种情况称为失代偿性酸中毒和失代偿性碱中毒。

(二)酸碱平衡紊乱的判断

对于酸碱平衡紊乱的实验室诊断,主要依赖于血气分析检测的系列指标。除测定指标 pH、PCO_2、PO_2 外,还有计算指标 12~16 项之多。根据这些指标,结合患者临床症状,对其酸碱中毒的类型、代偿程度以及治疗经过的观察,可以得到有价值的诊断。

1. 酸碱平衡紊乱的一般判断 当 pH 值、PCO_2、$[HCO_3^-]$ 以及 AG 均在参考值范围内时,可认为机体尚无酸碱平衡紊乱发生。

(1)一般判断:下列有关数据是诊断酸碱紊乱的依据之一。$PCO_2 < 4.66$ kPa,应考虑呼吸性碱中毒;$PCO_2 > 5.99$ kPa,应考虑呼吸性酸中毒;$[HCO_3^-] < 22$ mmol/L,应考虑代谢性酸中毒;$[HCO_3^-] > 27$ mmol/L,应考虑代谢性碱中毒;$AG > 16$ mmol/L,应考虑代谢性酸中毒。其结果与临床症状一致,可考虑单纯性酸碱平衡紊乱。

(2)评价:若临床症状不明显而 pH 值异常,则可从 PCO_2(mmHg)与 $[HCO_3^-]$(mmol/L)变化程度进行区别,其方法如下。

pH < 7.4,$[HCO_3^-] \times PCO_2 > 1000$,应考虑呼吸性酸中毒(因 $PCO_2 \uparrow \uparrow \uparrow$ 及 $[HCO_3^-] \uparrow$)。

pH < 7.4,$[HCO_3^-] \times PCO_2 < 1000$,应考虑代谢性酸中毒(因 $PCO_2 \downarrow$ 及 $[HCO_3^-] \downarrow \downarrow \downarrow$)。

pH > 7.4,$[HCO_3^-] \times PCO_2 < 1000$,应考虑呼吸性碱中毒(因 $PCO_2 \downarrow \downarrow \downarrow$ 及 $[HCO_3^-] \downarrow$)。

pH > 7.4,$[HCO_3^-] \times PCO_2 > 1000$,应考虑代谢性碱中毒(因 $PCO_2 \uparrow$ 及 $[HCO_3^-] \uparrow \uparrow \uparrow$)。

以上一般评估可区分 4 种单纯性酸碱平衡紊乱,但极为粗糙,只能作为初步参考。为避免对临床上存在的大量混合型酸碱平衡紊乱的漏判或错判,必须紧密结合临床症状、完整的病史、治疗情况,充分考虑机体的代偿能力,引入"真实 $[HCO_3^-]$"等概念对患者血液酸碱平衡紊乱做出较为客观全面的评价。

2. 酸碱平衡紊乱的综合判断 此法结合病史、血气及电解质测定,应用正常人群参考范围,通过酸碱

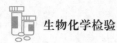

平衡紊乱预计代偿公式以及中和原理进行综合分析。

3. 临床实例

例1 一患者胆道感染输用 $NaHCO_3$ 后,血气分析结果:$pH=7.47$,$PCO_2=6.65\ kPa(50\ mmHg)$,$[HCO_3^-]=37\ mmol/L$。

由 $pH>7.4$,$[HCO_3^-]\times PCO_2=1850>1000$,先判为原发性代谢性碱中毒。

代偿计算:$PCO_2=(40+(37-24)\times0.9\pm5)\ mmHg=46.7\sim56.7\ mmHg$。因测得 PCO_2 为 50 mmHg,在该范围内,故 PCO_2 的升高为正常代偿。

结论:代谢性碱中毒。

例2 一患者胆道感染输用 $NaHCO_3$ 后,血气分析结果:$pH=7.36$,$PCO_2=54.8\ mmHg$,$[HCO_3^-]=31\ mmol/L$。

由 $pH<7.4$,$[HCO_3^-]\times PCO_2=1699>1000$,故有呼吸性酸中毒。

根据呼吸性酸中毒代偿计算。

急性时:$[HCO_3^-]=(24+(54.8-40)\times0.07\pm1.5)\ mmol/L=23.5\sim26.5\ mmol/L$。

慢性时:$[HCO_3^-]=(24+(54.8-40)\times0.4\pm3)\ mmol/L=26.9\sim32.9\ mmol/L$。

此表示有代谢性碱中毒存在的可能。但根据病史应先有代谢性碱中毒。再根据代谢性碱中毒代偿计算:$PCO_2=(40+(31-24)\times0.9\pm5)\ mmHg=41.3\sim51.3\ mmHg$。因测得 PCO_2 为 54.8 mmHg,高于该范围上限,表示有呼吸性酸中毒存在。

结论:代谢性碱中毒伴呼吸性酸中毒。

例3 某出血性休克患者,血气分析结果:$pH=7.16$,$PCO_2=50\ mmHg$,$[HCO_3^-]=18\ mmol/L$。由 $pH<7.4$,$[HCO_3^-]\times PCO_2=900<1000$,故有代谢性酸中毒。根据代谢性酸中毒代偿计算:$PCO_2=(40-(24-18)\times1.2\pm2)\ mmHg=30.8\sim34.8\ mmHg$。显然测得 PCO_2 高于该范围上限,表示呼吸性酸中毒存在。

结论:代谢性酸中毒伴呼吸性酸中毒。

例4 一肾移植术后患者,血气分析结果:$pH=7.24$,$PCO_2=37\ mmHg$,$[HCO_3^-]=16\ mmol/L$。由 $pH<7.4$,$[HCO_3^-]\times PCO_2=592<1000$,故有代谢性酸中毒。

代偿计算:$PCO_2=(40-(24-16)\times1.2\pm2)\ mmHg=28.4\sim32.4\ mmHg$。测得 PCO_2 高于该范围上限,表示呼吸性酸中毒存在。

结论:代谢性酸中毒伴呼吸性酸中毒。

(三)血液酸碱图的应用

酸碱数据的评价常被存在混合有代谢与呼吸因素所复杂化,要想记住不同类型酸碱紊乱变化的参数模式是很困难的。由此,利用图示描述可变的酸碱参数之间的关系,可以帮助识别酸碱紊乱的类型。

实验 11-3　酶法测定二氧化碳总量(TCO₂)

【原理】 血浆(清)中的 HCO_3^- 在磷酸烯醇式丙酮酸羧化酶(PEPC)的催化下和磷酸烯醇式丙酮酸(PEP)反应,生成草酰乙酸和磷酸,草酰乙酸在苹果酸脱氢酶(MDH)催化下反应生成苹果酸,同时将 $NADH$ 氧化成 NAD^+,在 340 nm 处吸光度的降低与样品中 HCO_3^- 的浓度成正比,反应式如下。

$$磷酸烯醇式丙酮酸+HCO_3^- \xrightarrow{PEPC} 草酰乙酸+磷酸$$

$$草酰乙酸+NADH+H^+ \xrightarrow{MDH} 苹果酸+NAD^+$$

【仪器】 具有 340 nm 波长和恒温装置的分光光度计或全自动生化分析仪、水浴箱等。

【试剂】

1) 试剂成分

PEP　　　　　　　1.8 mmol/L

PEPC	≥300 U/L
NADH	>0.3 mmol/L
MDH	≥1250 U/L
$MgSO_4$	10 mmol/L
草氨酸钠	2.5 mmol/L
Tris-HCl 缓冲液	50 mmol/L
反应液 pH	8.0 ± 0.15

此试剂用新鲜煮沸的去 CO_2 蒸馏水（pH>6.5）复溶，复溶后的试剂在 4 ℃冰箱中存放可用数小时。

2）HCO_3^- 校准液　30 mmol/L。

【操作步骤】

1）样本处理　将静脉血 2 mL 置于含有液体石蜡的肝素抗凝剂的试管中，混匀，迅速分离血浆，及时测定。

2）手工测定　取试管 3 支，标明测定、校准和空白管，按表 11-2 操作。

表 11-2　酶法测定 CO_2 操作步骤

加入物/mL	试剂空白管	校准管	测定管
血浆（清）	0.01	—	0.01
HCO_3^- 校准液	—	0.01	—
蒸馏水	2.0	—	—
酶试剂	—	2.0	2.0

混匀，37 ℃水浴 5 min，蒸馏水调零，于 340 nm 波长处比色，分别读取各管的吸光度。

3）自动生化分析法　将试剂盒待测样本及校准液等准备好，然后根据仪器不同性能，设置不同参数，具体操作步骤见各型全自动生化分析仪操作说明书。

【计算】

$$[HCO_3^-](mmol/L) = (A_{空白管} - A_{测定管})/(A_{空白管} - A_{标准管}) \times 30 \qquad (11-2)$$

【参考范围】　22~34 mmol/L。

【临床意义】　血浆中 CO_2 主要以 HCO_3^- 形式存在，故血浆 TCO_2 与血液 $[HCO_3^-]$ 的临床意义基本相同，其变化主要反映代谢性酸碱平衡紊乱。单纯性代谢性酸中毒或碱中毒时血液 $[HCO_3^-]$ 下降或升高，TCO_2 也随之下降或升高。而单纯性呼吸性酸中毒或碱中毒时血液 $[HCO_3^-]$ 升高或下降，在急性期 $[HCO_3^-]$ 尚无代谢性变化，因此 TCO_2 可以正常。当酸碱失衡时，体内为了维持内环境稳定而调节 pH 值至正常或接近正常水平，$[HCO_3^-]$ 与 $[H_2CO_3]$ 之间进行代偿（通过肺、肾进行），当呼吸性酸中毒或碱中毒达到代偿时，即 $[HCO_3^-]$ 代偿性上升或下降，此时，TCO_2 才会发生改变。因此，单纯性代谢性酸中毒或碱中毒，可以从 TCO_2 和 $[HCO_3^-]$ 反映出来，而急性呼吸性酸中毒或碱中毒则无改变，只有在代偿的情况下，TCO_2 和 $[HCO_3^-]$ 测定结果才有变化。除单纯性酸碱失衡外，TCO_2 和 $[HCO_3^-]$ 反映不出复合性酸碱失衡及三重性酸碱失衡。因此，TCO_2 和 $[HCO_3^-]$ 的单独测定在临床酸碱失衡的应用中有一定的局限性。特别是单纯依据 CO_2 含量测定结果决定患者是否需要补碱及计算补碱量，是不正确的。正确的做法是根据血液分析的多项指标与电解质测定结果、AG 值等共同分析酸碱失衡情况并决定治疗方案。增高见于以下 2 种情况：①代谢性碱中毒：如幽门梗阻、库欣综合征、服碱性药物过多等。②呼吸性酸中毒：如肺心病、呼吸中枢抑制、呼吸肌麻痹、肺气肿、支气管扩张和气胸等。降低见于以下 2 种情况：①代谢性酸中毒：如严重腹泻、肾功能衰竭、糖尿病酮症酸中毒、感染性休克、服酸性药物过多等。②慢性呼吸性碱中毒：由于长时间呼吸增速，肺泡中 $PaCO_2$ 减低，肾小管代偿性 HCO_3^- 排出量增多。

【注意事项】

（1）为了最大限度地减少干扰，在准备试剂和采集样本时，应严格做好密封工作。采用新鲜煮沸的去

CO_2蒸馏水复溶试剂,复溶后的试剂应加盖密封保存于 2～8 ℃。

(2) 在测定时禁止用口吸样本和试剂,以防呼出气体中的 CO_2 混入。

(3) 对于严重脂血、溶血和黄疸样本应做样本空白管。

(4) 样本用肝素抗凝。不宜使用草酸盐、柠檬酸盐和 EDTA 等抗凝。

(5) 内源性丙酮酸和 LDH 的干扰可由草氨酸钠消除。

【方法评价】

(1) 线性范围:5～40 mmol/L。超过此范围需要用蒸馏水稀释 3 倍后测定,结果乘以 3。

(2) 血红蛋白<6 g/L、胆红素<680 μmol/L(40 mg/dL)、甘油三酯<33 mmol/L 时,对测定无干扰。

本章小结

钠和氯为细胞外液的主要阳离子和阴离子,在维持细胞外液的渗透压及体液的平衡上起着非常重要的作用,因此,其含量的改变,可导致水平衡紊乱而出现水肿或脱水。钾为细胞内液的主要阳离子,对维持细胞内液的渗透压具有重要的作用;钾在细胞外液的含量很少,但钾与心肌及神经肌的关系非常密切,因此保持含量的恒定非常重要。钠、钾测定的方法主要有火焰光度法、离子选择电极法、酶动力学法,现在临床常用的为离子选择电极法。氯测定的方法有滴定法、分光光度法、电量分析法、离子选择电极法,常用的也为离子选择电极法。

血气分析的基本方法是通过 pH 电极、PCO_2 电极和 PO_2 电极进行的,pH 电极属于精密的玻璃膜电极,PCO_2 电极属于气敏电极,PO_2 电极属于极谱电极。血气分析的常用指标有 pH 值、PCO_2、PO_2、TCO_2、AB、SB、BB、BE、SO_2、AG 等。

单纯性酸碱平衡紊乱分为代谢性酸中毒、呼吸性酸中毒、代谢性碱中毒与呼吸性碱中毒 4 种。

能力检测

一、单选题

1. 人体每天体内代谢产生的水大约有( )。

A. 200 mL B. 300 mL C. 400 mL D. 500 mL E. 600 mL

2. 血气分析仪中 pH 电极属于( )。

A. 酶电极 B. 气敏电极 C. 玻璃电极 D. 晶体电极

3. 不参与酸碱平衡调节的是( )。

A. 细胞外液的缓冲体系 B. 细胞内液的缓冲体系

C. 肺 D. 肾 E. 肝胆系统

4. 细胞内液与细胞外液的离子组分及其特点是( )。

A. 细胞内液阴离子以 Cl^- 为主

B. 细胞内液阴离子以 HPO_4^{2-} 和蛋白质为主,阳离子以 K^+ 为主

C. 细胞内液阴离子以 HCO_3^- 为主,阳离子以 Na^+ 为主

D. 细胞内液阳离子以 Na^+ 为主

E. 细胞内、外液的渗透压不相等

5. 下列哪种蛋白质含量减低可引起水肿?( )

A. 免疫球蛋白 B. 清蛋白 C. 凝血因子Ⅰ D. 补体 E. 甲胎蛋白

6. 人体钾的最主要的排泄途径为( )。

A. 尿 B. 汗 C. 粪便 D. 分泌物 E. 毛发

7. 与人体酸碱平衡密切相关的是( )。

A. HCO_3^- B. Na^+ C. K^+

D. Ca^{2+} E. Cl^-

8. 当严重创伤时，血浆中钾的含量（　　）。

A. 明显升高　　　　　　　　B. 明显下降　　　　　　　　C. 无明显变化

D. 随钠的含量而变化　　　　E. 恢复期升高

9. 血浆阴离子间隙（AG）一般表示为（　　）。

A. 血浆阳离子减去阴离子　　　B. 血浆阴离子减去阳离子　　　C. 血浆阴离子总和

D. 血清 $[Na^+]$ 与 $[K^+]$ 之和减去 $[Cl^-]$ 与 $[HCO_3^-]$

E. 血浆 $[Cl^-]$ 与 $[HCO_3^-]$ 之和减去 $[Na^+]$

10. 血气酸碱分析标本所用的抗凝剂是（　　）。

A. 草酸钠　　　　B. 枸橼酸钠　　　　C. 肝素钠　　　　D. EDTA-Na₂

二、简答题

1. 简述 ISE 法测定血清钾、钠的原理。

2. 患者，男，76 岁，慢性肺心病患者，血气分析示：pH 7.41，PCO_2 67 mmHg，$[HCO_3^-]$ 42 mmol/L，$[Na^+]$ 140 mmol/L，$[Cl^-]$ 90 mmol/L，请写出血气分析诊断。

（周太梅）

第十二章 钙、磷、镁和微量元素检验

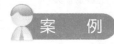 学习目标

1.掌握钙、磷、镁及主要微量元素的实验室检测方法及结果分析。
2.熟悉钙、磷、镁及主要微量元素实验室检测原理。
3.了解钙、磷、镁代谢及其平衡紊乱以及微量元素与疾病的关系。

案 例

患者,男,3岁。自周岁以来,经常烦躁,易激惹,夜惊,盗汗,四肢各关节增粗,无红肿痛,一年来给维生素 D(剂型不详)6支肌注,并口服大量钙片和鱼肝油丸,病情无好转,肘、腕、膝等关节日渐增粗,脊柱渐渐侧弯,胸廓变形,体格发育落后,至入院之日尚不能独自站立及行走。智力尚可,个人史及既往史无参考意义,否认本病家族史。查体:体重 8.5 kg,身长 77 cm,头围 43 cm,胸围 47 cm,皮肤粗糙,皮下脂肪少,胸廓可见"鸡胸"、"串珠"、"赫氏沟",蛙形腹,脊柱明显向左侧。

问题:

1.该患者可能的诊断是什么? 诊断依据有哪些?
2.还应做哪些生物化学检验来协助诊断和治疗? 并说明原因。

 第一节 钙、磷、镁检验

钙(Ca)、磷(P)、镁(Mg)是人体的重要组成物质,主要分布于骨组织中,约99%的钙、86%以上的磷以及50%以上的镁分布于骨骼和牙齿中,具有广泛的生理功能,其代谢异常在临床上亦较多见。钙、磷、镁参与维持机体内环境的稳定及酸碱平衡的调节,研究其代谢有助于了解骨代谢及相关疾病的发病机制,为疾病的临床诊断和治疗提供可靠的依据。

人体内含量最高的无机盐是钙盐和磷酸盐。钙、磷代谢的调节,钙、磷的吸收与排泄,细胞内外钙、磷的平衡(尤其是血钙与血磷的水平),机体各组织对钙、磷的摄取利用和储存等都是在甲状旁腺激素(PTH)、降钙素(CT)及活性维生素 $D(1\alpha,25-(OH)_2-D_3)$ 这3种激素的调节下进行的(表12-1)。

表 12-1 3种激素对钙磷代谢的作用

激素	肠钙吸收	肾排钙	肾排磷	溶骨作用	成骨作用	血钙	血磷
PTH	↑	↓	↑	↑↑	↓	↑	↓
CT	↓(生理剂量)	↑	↑	↓	↑	↓	↓
$1\alpha,25-(OH)_2-D_3$	↑↑	↓	↓	↑	↑	↑	↑

注:↑表示升高;↑↑表示显著升高;↓表示降低。

一、钙

(一) 钙的生理功能

1. 以骨盐形式组成人体骨架 骨细胞、骨基质和骨盐共同组成骨骼。骨盐主要成分为磷酸钙 (84%),其他还有碳酸钙(10%)、磷酸氢钠(2%)、柠檬酸钙(2%)、磷酸镁(1%)及微量钾氟化物等。钙盐沉积的初级形式以无定形的磷酸氢钙($CaHPO_4$)为主,它进一步钙化结晶而转变成柱状或针状的羟磷灰石($Ca_{10}(PO_4)_6(OH)_2$)结晶形式存在,分布于骨基质中。羟磷灰石结晶称骨晶,它有规律地平行附着在胶原纤维上,非常坚硬,有良好的韧性。1 g 骨盐中含有 1016 个结晶体,总表面积大,可达 100 m²,有利于它和细胞外液之间的离子交换,它作为钙、磷的储存库,对维持细胞外液的钙、磷含量具有重要作用。当细胞外液钙浓度降低时,可迅速动员骨盐予以补充。氟取代骨盐中的羟基后,骨骼硬度会增加而溶解度降低,因此适量的氟有助于预防龋齿。

2. Ca^{2+} 是机体内重要的调节物质 钙存在于细胞内外,钙的浓度在细胞外液中要显著高于细胞内液,细胞的多种生理功能都依赖于细胞内外极高的 Ca^{2+} 浓度差。Ca^{2+} 的调节作用如下。

(1) 作用于质膜,影响膜的通透性及膜的转运。

(2) 在细胞内 Ca^{2+} 作为第二信使起着重要的代谢调节作用。

(3) Ca^{2+} 还是许多酶(脂肪酶、ATP 酶)的激活剂及抑制剂(Ca^{2+} 还能抑制维生素 D_3-1α-羟化酶的活性,从而影响代谢)。

(4) 降低神经、肌肉兴奋性:血浆 Ca^{2+} 可降低毛细血管和细胞膜的通透性,降低神经、肌肉的兴奋性,当血浆 Ca^{2+} 的浓度降低时,神经、肌肉的兴奋性增高,可引起抽搐。

(5) 参与血凝:血浆 Ca^{2+} 作为血浆凝血因子Ⅳ参与凝血过程,它是因子Ⅸ、因子Ⅹ、凝血酶原、因子Ⅻ等的激活作用中不可缺少的辅因子。

(6) 骨骼肌中的 Ca^{2+} 可引起肌肉收缩:当神经冲动使肌细胞内储存 Ca^{2+} 释放,其浓度增大到 $10^{-7} \sim 10^{-5}$ mol/L 时,Ca^{2+} 可迅速地结合钙蛋白的钙结合亚基,引起一系列构象改变后导致肌肉收缩。

(二) 钙的代谢

1. 钙的吸收 发育期儿童、少年、孕妇及哺乳期妇女需要的钙较多。食物钙主要含于牛奶、乳制品及瓜果蔬菜当中。钙主要在十二指肠及小肠上部吸收,正常成人日摄入钙量在 0.6～1.0 g 之间。钙吸收的影响因素有多种,其中活性维生素 D 是影响钙吸收的主要因素,它可促进小肠中钙的吸收,维生素 D 缺乏或维生素 D 不能转化为活性形式时,可导致体内钙的缺乏。乳酸、氢基酸及胃酸等酸性物质有利于钙的吸收。食物中过多的草酸和植酸等因可与钙结合形成不溶性钙盐,影响钙的吸收。食物中钙、磷比例对吸收也有一定影响,钙磷比值一般以 1.5～2 为宜。

2. 钙的排泄 人体约 80% 的钙通过肠道随粪便排出,由消化道排出的钙一部分是未吸收的食物钙,另一部分是肠管分泌的钙。经肾排泄的钙占体内总排钙量的 20%。每日肾小球滤出的钙达 10 g,但绝大部分滤出的钙在肾小管被重吸收,仅 150 mg 左右随尿排出。尿钙的排出量受血钙浓度的直接影响,与血钙水平呈正相关。

3. 血钙 血液中含的钙称血钙(血总钙),通常指血浆或血清钙。正常人血钙含量波动很小,正常成人血钙水平为 2.25～2.75 mmol/L。血钙分为非扩散钙(约占血钙总量的 40%)和可扩散钙(约占血钙总量的 60%)两大类。与血浆蛋白(主要为清蛋白)结合的钙不能透过毛细血管壁,称为非扩散钙(non-diffusible calcium),不具有生理活性。可扩散钙(diffusible calcium)则包括离子钙(又称游离钙,约占血钙总量的 50%)和少量与柠檬酸等形成的不解离的复合钙(约占血钙总量的 10%),可以透过毛细血管壁。离子钙是血钙中直接发挥生理功能的部分。

血液中离子钙和结合钙处于不断交换的动态平衡之中,随血中 pH 值不同而互相转化。当 pH 值降低时(如酸中毒),离子钙浓度升高;相反,pH 值升高时(如碱中毒),离子钙浓度下降,当降至 0.87 mmol/L(3.8 mg/dL)时,神经肌肉的兴奋性提高,此时虽血浆总钙含量无改变,也可出现抽搐现象。由于非扩散钙部分可随血中清蛋白浓度的增减而改变,同时引起血钙总含量的变化,但不影响血中离子钙的浓度,因此测定血钙总量以观察血中离子钙的变化情况并不一定准确。目前已可应用离子选择电极等方法直接测定血清中离子钙的浓度,其正常参考值为 0.94~1.26 mmol/L。

（三）钙代谢异常

钙代谢的异常主要表现为血总钙和（或）离子钙水平出现异常增高或降低。如高钙血症（hypercalcemia）和低钙血症（hypocalcemia）。

1. 高钙血症　血钙浓度大于 2.75 mmol/L 时,称为高钙血症。其原因包括溶骨作用增强、小肠钙吸收增加以及肾对钙的重吸收增加等。由于过多的钙进入细胞外液,超过了调节系统对细胞外液钙浓度的调节能力或钙浓度调节系统的异常所致。高钙血症主要见于原发性甲状旁腺功能亢进、恶性肿瘤及服用过量维生素 D 等。

高钙血症的临床表现与血钙升高幅度和速度有关。主要表现:①神经精神症状,如头昏、乏力等,严重者可出现神志不清甚至昏迷;②心血管系统症状,可引起血压升高和各种心律失常;③消化系统症状,表现为食欲减退、恶心、呕吐、腹痛、便秘等;④泌尿系统症状,肾小管浓缩功能下降,引起多尿、烦渴等,重者可导致肾功能衰竭,也易发生泌尿系统感染和结石。

实验室检查为多次测定血浆中钙浓度。由于血清总钙受血清清蛋白的干扰,有人认为测定血浆离子钙比测定血浆总钙为优。但是血浆钙离子受血 pH 值的影响,也可发生误差。因此,测定血清总钙时应同时测定血清清蛋白;测定离子钙时应同时测血 pH 值,以便纠正所测结果。在抽血测离子钙时注意压脉带不宜压迫时间过长,压迫时间过长可使血 pH 值发生改变而使血离子钙有假性升高。

2. 低钙血症　血钙浓度小于 2.25 mmol/L 时,称为低钙血症。当发生低清蛋白血症时,由于清蛋白降低导致与清蛋白结合的钙减少,从而血钙浓度可相应降低,但离子钙水平正常。因此,对低钙血症的评价应考虑血浆清蛋白水平,使用校正钙（式(12-1)）浓度:

$$校正钙(mmol/L) = 总钙(mmol/L) + 0.02 \times (47 - 清蛋白质量浓度(g/L)) \tag{12-1}$$

其原因主要包括溶骨作用减弱、成骨作用增强、小肠钙吸收的抑制以及低清蛋白血症、肾功能不全等。离子钙的减少通常是由于维持血钙各种存在形式之间分配的生理机制被破坏导致。低钙血症主要见于甲状旁腺功能减退、维生素 D 代谢障碍及慢性肾衰竭等。

低钙血症的主要临床表现:①神经肌肉:早期症状表现为口周麻木和四肢远端感觉异常等,进而神经肌肉兴奋性增高,导致肌肉痉挛,出现手足抽搐等症状。②心血管系统症状:可引起窦性心动过速、心律不齐,也可引起房室传导阻滞,在极少数情况下可引起充血性心力衰竭。③骨骼发育:低钙血症伴体内钙缺乏时,可引起骨质钙化障碍,小儿可出现佝偻病、囟门迟闭、骨骼畸形,成人可表现骨质软化、骨质疏松等。

（四）血清钙的测定

钙的测定包括总钙和游离钙的测定。游离钙是血钙中直接发挥生理功能的部分。在体现受激素调控的生物活性上,游离钙更具意义,但在反映钙的总体代谢情况时,总钙测定更客观。因此,两者不能完全相互替代。

1. 血清总钙测定　测定方法有比色法、滴定法、火焰光度法、原子吸收分光光度法和放射性核素稀释质谱法等。其中最常用的比色法有邻甲酚酞络合酮（O-CPC）法、甲基麝香草酚蓝（MTB）法和偶氮胂Ⅲ法等,滴定法有氧化还原滴定法及配位滴定法。

国际临床化学和实验室医学联盟推荐的钙测定决定性方法是放射性核素稀释质谱法,参考方法为原子吸收分光光度法。

WHO 推荐的常规方法是邻甲酚酞络合酮比色法。其原理为:邻甲酚酞络合酮是一种常见的金属配位染料,同时也是酸碱指示剂。在碱性溶液中,在 8-羟基喹啉（以消除 Mg^{2+} 的干扰）存在情况下,血清钙与邻甲酚酞络合酮发生反应生成紫红色配合物,显色后的吸光度与样本中总钙浓度成正比。与同样处理的钙标准液进行比色测定,可以求得血清总钙的含量。

此外,甲基麝香草酚蓝比色法也较常用。其原理为:在碱性条件下,通过 8-羟基喹啉消除镁、铜及镉离子对测定的干扰,甲基麝香草酚蓝与血清钙反应生成蓝色配合物,显色后的吸光度与样本中总钙浓度成正比。与同样处理的钙标准液进行比色测定,可以求得血清总钙的含量。

而 EDTA-Na$_2$ 配位滴定法由于主观误差大、特异性差,已逐渐被淘汰。

2. 血清离子钙(游离钙)测定 测定方法主要有透析法、超滤法、金属指示剂法及离子选择电极法。

由于离子选择电极法简便、迅速、重复性好、灵敏度高,不受血浆蛋白的干扰,已成为钙离子测定的参考方法。其原理为:将离子选择电极和一个由银/氯化银构成的参比电极连接起来,放入待测的电解质溶液中形成一个测量电池,以测量电池的电位为基础进行定量分析。由于此电池的电位随样品的离子浓度的改变而改变,电位的变化与离子活度的对数符合能斯特(Nernst)方程。因此,可根据能斯特方程计算出待测液中各离子浓度。

3. 血清钙测定的临床意义

(1)血清钙增高:常见于以下几种情况。①原发性甲状旁腺功能亢进;②恶性肿瘤,如肾癌、支气管腺癌等;③维生素 D 中毒;④肾上腺皮质性能降低;⑤代谢性酸中毒。

(2)血清钙降低:常见于以下几种情况。①原发性或继发性甲状旁腺功能减退;②慢性肾功能衰竭、肾移植或血液透析患者;③急性胰腺炎;④维生素 D 缺乏症;⑤呼吸性或代谢性碱中毒。

二、磷

(一)磷的生理功能

(1)无机磷酸盐是骨、牙齿的重要组成成分。

(2)以磷酸盐的形式(细胞外液为 Na_2HPO_4/NaH_2PO_4,细胞内液为 K_2HPO_4/KH_2PO_4)组成缓冲对,在维持体液的酸碱平衡中发挥重要作用。

(3)组成含磷的有机化合物,如磷脂类、磷蛋白类、单核苷酸类(包括 cAMP)、辅酶类、核酸、含磷的代谢中间产物等。发挥广泛的生理作用。

(4)细胞内的磷酸盐参与多种酶促反应,如磷酸基转移反应等。

(5)细胞膜磷脂成分在构成生物膜结构、维持膜的功能以及代谢调控上均发挥重要作用。磷酸化与脱磷酸化则是酶蛋白及多种功能性蛋白质代谢调节中化学修饰调节的最普遍、最重要的调节方式,与细胞增殖分化的调控密切相关。

(二)磷的代谢

1. 磷的吸收 成人每日摄入的磷为 1～1.5 g。磷于小肠部位吸收,在空肠吸收最快,吸收率可达 70%。吸收形式以有机磷酸酯和磷脂为主,在肠管内磷酸酶的作用下分解为无机磷酸盐。影响磷吸收的因素大致与钙相似,如酸性增加有利于磷的吸收。由于 Ca^{2+}、Mg^{2+}、Al^{3+} 和 Fe^{3+} 可与磷酸根结合形成不溶性盐,因此食物中这些金属离子过多会影响磷的吸收。

2. 磷的排泄 磷由肾及肠道排泄,主要排泄器官是肾,肾排出量占总排出量的 70%,其余随粪便排出。人体经肾小管滤过的磷每天可达 5 g,85%～95% 被肾小管(主要是近曲小管)重吸收。其排泄受甲状旁腺素和维生素 D 的调节。

3. 血磷 磷以有机磷和无机磷 2 种形式存在于血液中。有机磷酸酯和磷脂存在于血细胞和血浆中,含量很大,血磷通常是指血浆中的无机磷,血浆无机磷酸盐的 80%～85% 以 HPO_4^{2-} 的形式存在,其余为 $H_2PO_4^-$,PO_4^{3-} 仅含微量。血中磷酸盐($HPO_4^{2-}/H_2PO_4^-$)是组成血液缓冲体系的重要成分。

血浆磷的浓度不如血浆钙浓度稳定。儿童处于成骨旺盛期,碱性磷酸酶活性较高,因而儿童时期血磷高,随年龄增长又逐步下降,15 岁时达成人水平。成人血磷也有一定的生理变动,如进食、注射胰岛素和肾上腺素等情况下,因细胞内磷的利用增加,也可导致血磷下降。人体中血钙与血磷的含量有一定关系,正常人钙、磷浓度(mg/dL)的乘积在 36～40 之间。大于 40 时,钙和磷则以骨盐形式沉积在骨组织中;低于 36 时,骨组织钙化将受妨碍,甚至使骨盐再溶解,成骨作用受影响,导致佝偻病或软骨病。

(三)磷代谢异常

磷代谢的异常主要表现为血浆中无机磷水平出现异常增高或降低,如高磷血症以及低磷血症。

1. 高磷血症 因循环血液中磷酸盐浓度高于正常而引起的磷代谢紊乱,称为高磷血症。

主要是由于肾排出减少,溶骨作用亢进,摄入过多,向细胞外移出及细胞破坏等因素所造成。临床上常伴有软组织的钙化现象和血钙降低的各种症状。常见原因:①摄入过多;②细胞损坏后磷转移入血;③甲状旁腺功能减退;④维生素D中毒;⑤急、慢性肾功能不全,排磷困难;⑥甲状腺功能亢进致溶骨作用亢进;⑦肢端肥大症活动期,生长激素可减少尿磷排泄,导致血磷增高。

2. 低磷血症 因循环血液中磷酸盐浓度低于正常而引起的磷代谢紊乱,称为低磷血症。

血清无机磷的降低可由于小肠磷吸收减少、排泄增加、向细胞内转移等引起,常见于甲状旁腺功能亢进症、维生素D缺乏及肾小管性酸中毒等。

低磷血症的主要临床表现:①由于红细胞2,3-二磷酸甘油含量降低,红细胞寿命缩短,可表现为球形红细胞症、溶血。②中枢神经系统症状,如感觉异常、反射亢进、共济失调、昏迷等。③肌肉软弱,乏力,肌肉疼痛,甚至瘫痪。④骨软化病致骨痛,X射线片上可见假骨折。⑤白细胞吞噬功能障碍,易发生感染。⑥血小板功能障碍,血小板聚集能力降低。

(四)血清无机磷的测定

血磷的测定主要是测定血清中的无机磷。

1. 测定方法 其测定方法有磷钼酸还原法、染料结合法、紫外分光光度法、黄嘌呤氧化酶比色法、原子吸收分光光度法和放射性核素稀释质谱法等。其中WHO推荐的常规方法是磷钼酸还原法,常用的还原剂有多种,我国卫生和计算生育委员会临床检验中心推荐以硫酸亚铁或米吐尔(对甲氨基酚硫酸盐)作为还原剂。决定性方法是放射性核素稀释质谱法,参考方法为原子吸收分光光度法。目前临床实验室多采用紫外分光光度法。

磷钼酸还原法测定血清中的无机磷,其原理为:无机磷和钼酸铵在酸性条件下反应生成磷酸钼酸配合物,该产物在波长340 nm处有最大吸收峰,其吸光度与样本中无机磷浓度成正比。与同样处理的磷标准液进行比色测定,可以求得血清无机磷的含量。

2. 血清无机磷测定的临床意义

(1)生理性变化:生理情况下血磷含量也可有轻度变动,如夏季因紫外线影响可较冬季稍高。糖代谢旺盛时,血清无机磷含量可降低。食入或注射大量维生素D或者重体力劳动后血清无机磷也可升高。正常妊娠妇女无机磷可降低。

(2)病理性改变:①血清无机磷降低:常见于甲状旁腺功能亢进、骨质软化症、糖尿病及佝偻病活动期等。②血清无机磷增高:常见于甲状旁腺功能减退、骨折愈合期、肾功能衰竭并发酸中毒、急性肝坏死、多发性骨髓瘤、粒细胞白血病等。

三、镁

镁是人体内不可缺少的常量元素。正常成人身体总镁含量约25 g,其中60%～65%存在于骨骼、牙齿中,其余分布于软组织中。镁主要分布于细胞内,是人体细胞内的主要阳离子,浓集于线粒体中,仅次于钾和磷,在细胞外液仅次于钠和钙,居第三位,是体内多种细胞基本生化反应的必需物质,细胞外液的镁不超过1%。在钙、维生素C、磷、钠、钾等的代谢上,镁是必要的物质,在神经肌肉的机能正常运作、血糖转化等过程中扮演着重要角色。

(一)镁的生理功能

(1)镁作为多种酶的激活剂或辅因子,参与300多种酶促反应。

(2)抑制钾、钙通道,影响钾离子和钙离子的转运,调控信号的传递,参与能量代谢、蛋白质和核酸的合成。

(3)降低神经肌肉兴奋性,维护骨骼生长。

(二)镁的代谢

1. 镁的吸收 整个肠道均可吸收食物中的镁,但主要是在空肠末端与回肠部位吸收,吸收率一般约为30%。其吸收可通过耗能的主动吸收和被动扩散2种机制进行。膳食中氨基酸、乳糖等成分可促进镁的吸收;而过多的磷、草酸、植酸和膳食纤维等则可抑制镁的吸收。

2. 镁的排泄 体内镁主要通过肾进行排泄,经肾小球滤过的镁大量被肾小管重吸收,仅 2%~5% 由尿排出,每日排出约 100 mg。

(三)镁代谢异常

镁代谢的异常主要指细胞外液中镁浓度的变化,出现异常增高或降低。如高镁血症(hypermagnesemia)以及低镁血症(hypomagnesemia)。

1. 高镁血症 因循环血液中镁浓度高于正常而引起的镁代谢紊乱,称为高镁血症。高镁血症主要由机体内镁摄入过多或排出减少所致,常可导致肌无力、心律失常、尿潴留等症状。常见病因有急、慢性肾衰竭。

临床表现与血清镁升高的幅度及速度均有关。短时间内迅速升高者临床症状较重。一般早期表现为食欲不振、恶心、呕吐、皮肤潮红、头痛、头晕等,因缺乏特异性,容易忽视。当血清镁浓度过高时,可出现神经-肌肉及循环系统的明显改变。主要表现如下。

(1)对神经-肌肉的影响,表现为呼吸肌无力和中枢抑制状态。

(2)对心血管系统的影响,主要表现为窦性心动过缓、各种情况的传导阻滞,可发生各种心律失常。血管平滑肌舒张,皮肤潮红,血压下降。

(3)对消化系统的影响,表现为腹胀、便秘、恶心、呕吐等。

(4)对呼吸系统的影响,严重高血镁可使呼吸中枢兴奋性降低和呼吸肌麻痹,导致呼吸停止。

2. 低镁血症 因循环血液中镁浓度低于正常而引起的镁代谢紊乱,称为低镁血症。

镁主要经肠道吸收由肾脏排出,因此任何原因导致吸收不良和排出增加都可致低镁血症,如肠吸收障碍、严重腹泻、吸收不良综合征、溃疡性结肠炎、肠道大部分切除术等。醛固酮分泌增多也可使肠道镁吸收和肾小管镁重吸收减少。肾脏疾病、甲状腺功能亢进及甲状旁腺功能亢进均可出现低镁血症。长期应用利尿剂、庆大霉素等,也可使肾排镁增加。

临床表现主要涉及神经-肌肉系统,以手足搐搦最常见;心血管系统可出现各种心律失常,包括室性心动过速、室性纤颤,甚至心脏停搏等也常见;可促使阻力血管收缩增强,另外,长期低镁血症者易发生尿路结石。

(四)血清镁测定

血清镁的测定主要是测定血清中总镁和离子镁。

总镁的测定决定性方法是放射性核素稀释质谱法,参考方法是原子吸收分光光度法。离子镁的测定方法,目前临床上主要是离子选择电极法。

实验 12-1 甲基麝香草酚蓝(MTB)法测定血清总钙

【原理】 在碱性条件下,通过 8-羟基喹啉消除镁、铜及镉离子对测定的干扰,血清钙与甲基麝香草酚蓝(methylthymol blue,MTB)反应生成蓝色配合物,显色后的吸光度与钙浓度符合 Beer 定律。与同样处理的钙标准液进行比色测定,即可求得血清总钙的含量。

$$Ca + MTB \xrightarrow{pH=12} 蓝色配合物$$

【试剂】

1)MTB 溶液 称取 MTB 配合剂 152 mg,8-羟基喹啉 650 mg,聚乙烯吡咯烷酮(PVP)2.0 g,溶于二甲基亚砜 100 mL 中,加去离子水定容至 1000 mL,调 pH 值至 3.8~4.0。

2)碱性溶液 称取 2-氨基-2-甲基-1,3-丙二醇 21 g,乙醇胺 200 mL,溶于去离子水并定容至 1000 mL,pH 值约为 12.5。

3)消色剂 称取乙二醇双(2-氨基乙醚)-四乙酸(EGTA)500 mg,2-氨基-2-甲基-1,3-丙二醇 2.1 g 溶于去离子水并定容至 100 mL。

4)钙标准液(2.5 mmol/L)

精确称取经 110 ℃干燥 12 h 的碳酸钙 25 mg,置 1 L 容量瓶中,加稀盐酸(1 份浓盐酸加 9 份去离子水)7 mL 溶解后,加去离子水约 90 mL,然后用 500 g/L 醋酸铵溶液调 pH 值至 7.0,最后加去离子水至刻度,混匀。

【操作步骤】

(1)按表 12-2 操作。

表 12-2　MTB 法测定血清总钙操作步骤

试剂/mL	空白管	标准管	测定管
血清	—	—	0.05
钙标准液	—	0.05	—
去离子水	0.05	—	—
MTB 溶液	1.50	1.50	1.50
碱性溶液	1.50	1.50	1.50

(2)充分混匀,室温放置 5 min 后用波长 612 nm 比色,以空白管调零,分别读取各管吸光度。

【计算】

$$血清钙(mmol/L) = \frac{A_{测定管}}{A_{标准管}} \times 2.5 \tag{12-2}$$

【参考范围】

成人:2.08～2.60 mmol/L(8.3～10.4 mg/dL)。

儿童:2.23～2.80 mmol/L(8.9～11.2 mg/dL)。

【临床意义】　血钙主要存在于血浆中,正常情况下,血钙仅在极小范围内波动,其含量约为 2.1 mmol/L。体内钙代谢主要通过神经-体液进行调节,其中甲状旁腺素、降钙素和 $1,25-(OH)_2D_3$ 是 3 种主要的体液调节因素。三者共同的作用使 Ca^{2+} 浓度严格维持在正常的恒定范围内。

1)血清钙升高　常见于甲状旁腺功能亢进、维生素 D 过多症、多发性骨髓瘤、肿瘤的广泛转移、结节病引起肠道过量吸收钙从而使血钙升高。

2)血清钙降低　可引起神经肌肉应激性增强从而使手足搐搦,常见于甲状旁腺功能减退、佝偻病与软骨病、吸收不良性低血钙、慢性肾炎尿毒症等。

【方法评价】

(1)本方法显色稳定,显色后 120 min 吸光度无波动。线性范围在 3.75 mmol/L(15 mg/dL)以下符合 Beer 定律。混合血清重复测定 20 次,变异系数(CV)为 1.02%,回收率可达 99%～101%。

(2)血清胆红素含量在 68.4 μmol/L 以下对结果无影响,但大于 68.4 μmol/L 时结果偏低,当胆红素含量达到 85.5 μmol/L 时结果偏低 35.8%,呈负干扰。

(3)溶血标本对结果呈正干扰,当 Hb 含量达 2.5 g/L 时,结果偏高 8%,Hb 为 5 g/L 时,结果偏高 17.5%。

(4)甘油三酯在 3.39 mmol/L 不影响测定结果,比色液不发生混浊现象。

(5)与 Corning 940 型钙分析仪和全套进口试剂做对比实验,相关系数 $r=0.9613$,回归方程 $y=0.921x+0.767$。

【注意事项】

(1)MTB 既是一种优良的金属配合剂,也是酸碱指示剂。其水溶液在 pH6.5～8.5 为浅蓝色,在 10.5～11.6 为灰色,在 12.7 以上为深蓝色。为保证测定结果的精密度和准确度,必须在强碱性环境进行显色反应(常采用 pH 12±0.3)。

(2)MTB 溶液在 pH<4.0 的酸性条件下稳定,而在碱性条件下不稳定,在空气中易逐渐氧化褪色,故显色剂不宜长期保存,应现用现配。

(3)为防止微量钙和其他金属离子的污染,玻璃器材使用前必须严格清洗。

（4）EGTA 能螯合钙，消除钙质与 MTB 的显色反应，是常用的消色剂。主要用于消除干扰实验。在具体操作中测定管和空白管加显色剂后测量吸光度，然后各加消色剂 0.02 mL，以空白管调零，在 612 nm 波长处重测吸光度。若此吸光度在 0.01 以下，表示无干扰物存在。若此吸光度较高，表示有干扰，应从原来测定管的吸光度中减去此值，以消除干扰得到校正吸光度。

（5）避免标本溶血。

（6）高脂血症时，亦可在测定管中加消色剂 0.02 mL 以消除干扰。

实验 12-2　对甲氨基酚硫酸盐直接法（钼蓝法）测定血清无机磷

【原理】　利用磷在酸性溶液中与钼酸铵起反应生成磷钼酸复合物，用对甲氨基酚硫酸盐还原生成钼蓝，与同样处理的标准液进行比色，可求得血磷的含量。试剂中加入聚山梨酯-80 以抑制蛋白质干扰。

【试剂】

1）钼酸铵溶液　在去离子水 50 mL 中加浓硫酸 3.3 mL，再加钼酸铵 0.2 g，溶解后加聚山梨酯-80 0.5 mL，用去离子水定容至 100 mL。

2）米吐尔溶液　称取对甲氨基硫酸盐 2 g，溶于去离子水 80 mL 中，加无水硫酸钠 5 g，用去离子稀释至 100 mL。

3）显色液　取钼酸铵溶液 10 mL，米吐尔溶液 1.1 mL 混合即可使用。

4）磷标准储存液（3.22 mmol/L）　称取无水磷酸二氢钾 4.39 g，用去离子水溶解后移入 1 L 容量瓶中，并定容至刻度，再加入氯仿 2 mL 防腐，置 4 ℃冰箱储存。

5）磷标准应用液（1.29 mmol/L）　取磷标准储存液 4 mL，加入 100 mL 容量瓶中。以去离子水稀释至刻度，再加入氯仿 1 mL 防腐，置 4 ℃冰箱中保存。

【操作步骤】　按表 12-3 操作。

混匀后置 37 ℃水浴 10 min，于 650 nm 波长处，以空白管调零，读取各管吸光度。

表 12-3　钼蓝法测定血清无机磷操作步骤

加入物/mL	空白管	标准管	测定管
血清	—	—	0.1
磷标准液	—	0.1	—
去离子水	0.1	—	—
显色液	4.0	4.0	4.0

【计算】

$$血清磷（mmol/L）= \frac{A_{测定管}}{A_{标准管}} \times 1.29 \tag{12-3}$$

【参考范围】

成人：0.97～1.62 mmol/L（3～5 mg/dL）。

儿童：1.45～2.10 mmol/L（4.5～6.5 mg/dL）。

【临床意义】

1）血清磷增高　见于如下情况。

（1）甲状旁腺功能减退：由于肾小管对磷的重吸收增强使血磷增高。

（2）排泄障碍：慢性肾炎晚期、尿毒症等致磷酸盐排泄障碍而使血磷滞留。

（3）维生素 D 过多，促进肠道的钙、磷吸收，使血清钙、磷含量增高。

（4）多发性骨髓瘤、淋巴瘤、白血病及骨折愈合期等可使血磷增高。

2）血磷降低　见于如下情况。

（1）甲状旁腺功能亢进时，肾小管重吸收受抑制，尿磷排出增多，血磷降低。

（2）维生素 D 缺乏所致的软骨病与佝偻病伴有继发性甲状腺增生，使尿磷排泄增多，而血磷降低。

（3）糖类吸收利用时，葡萄糖进入细胞内被磷酸化，磷可降低。

（4）肾小管变性病变时（Fanconi's 综合征），肾小管重吸收磷功能发生障碍，血磷偏低；长期服制酸类药物，因含有 $Mg(OH)_2$ 或 $Al(OH)_3$，能与磷结合，生成不溶性磷酸盐，导致吸收障碍，也可使血磷降低。

【注意事项】

（1）本法对血清白、球蛋白比值倒置的标本易产生混浊，解决办法是用 30 g/L 三氯醋酸去蛋白处理。方法如下：取血清 0.2 mL，加 30 g/L 三氯醋酸 1.8 mL，充分混匀后离心，取上清液 1.0 mL。磷标准液同样进行处理，然后加显色液 4.0 mL，混匀后进行比色。

（2）米吐尔试剂应少量配制，放置时间不宜太长，否则正常血清有时也会产生轻度混浊。

 实验 12-3　甲基麝香草酚蓝（MTB）法测定血清镁

【原理】　甲基麝香草酚蓝（MTB）是一种金属配合剂，在碱性溶液中能与血清镁、钙离子配位生成蓝紫色的复合物。加入 EGTA 可掩蔽钙离子的干扰。

【试剂】

1）碱性缓冲液　称取无水亚硫酸钠 2 g、叠氮钠 100 mg、甘氨酸 750 mg 和 EGTA 90 mg 于小烧杯中，加 1 mol/L 氢氧化钠溶液 23 mL，使其溶解后，转入 100 mL 容量瓶中，加去离子水至刻度。

2）显色剂　精确称取 MTB（AR）20 mg 和聚乙烯吡咯烷酮（PVP）0.6 g 于烧杯中，加 1 mol/L 盐酸溶液 10 mL，使其溶解后转入 100 mL 容量瓶中，加去离子水至刻度，混匀，置棕色瓶中保存。

3）显色应用液　临用前将上述 1 和 2 液等量混合即可。

4）1 mmol/L 镁标准液　精确称取硫酸镁（$MgSO_4 \cdot 7H_2O$）246.48 mg 于 1 L 容量瓶中，加去离子水约 50 mL 溶解。再精确称取经 110 ℃ 干燥 12 h 的碳酸钙 250 mg 于小烧杯中，加去离子水 40 mL 及 1 mol/L 盐酸 6 mL，加温至 60 ℃，使其溶解，冷却后转入上述容量瓶中，再加入叠氮钠 1 g，然后用去离子水加至刻度，混匀。储存于塑料瓶中可长期保存。此溶液含镁 1 mmol/L（2.43 mg/dL）、钙 2.5 mmol/L（10 mg/dL）。

【操作步骤】　按表 12-4 操作。

表 12-4　甲基麝香草酚蓝法测定血清镁操作步骤

加入物/mL	空白管	标准管	测定管
血清	—	—	0.05
镁标准液	—	0.05	—
去离子水	0.05	—	—
显色剂	3.0	3.0	3.0

混匀，室温放置 5 min，于 600 nm 波长处，以空白管调零，读取各管吸光度。

【计算】

$$血清镁(mmol/L) = \frac{A_{测定管}}{A_{标准管}} \times 1 \quad (12\text{-}4)$$

【参考范围】　血清镁为 0.67～1.04 mmol/L（1.64～2.52 mg/dL）。

【临床意义】

1）血清镁降低　镁摄入减少和丢失增多都可产生低镁血症。其最主要的原因是长期进食不良、长期消化液丢失和长期只靠输液而无镁的补充。一般镁缺乏都产生血钙过高，镁缺乏的症状表现为神经肌肉和心脏的兴奋性升高。

2）血清镁升高

（1）高镁血症的一个主要原因是服用治疗剂（如硫酸镁）过量。肾功能不全，特别是尿少的患者接受镁剂注射后（少数可因口服或灌肠）容易发生镁中毒（当血清镁离子高于 3 mmol/L 时，通常会出现中毒症状）。镁过多的症状表现为拮抗神经冲动传递，导致肌肉无力。

（2）尿毒症、急性和慢性肾衰竭、慢性肾小球肾炎。

（3）内分泌疾病，如甲状腺功能减退症、甲状旁腺功能减退症、艾迪生病和糖尿病昏迷。

（4）多发性骨髓瘤、严重脱水症、红斑狼疮等。

【方法评价】

（1）线性范围至少可达 5.0 mmol/L，120 min 内显色稳定，标准管及测定管显色后室温放置 180 min 后吸光度略有下降。批内 CV 为 2.43%，批间 CV 为 4.12%，平均回收率为 98.9%。本法比肽蓝法灵敏度高 17 倍。该法与原子吸收分光光度法（日立-180）比较：MTB 法测定结果范围在 0.96～1.94 mmol/L，$\overline{X}=1.16$ mmol/L，日立-180 型机测定结果的范围在 0.95～1.77 mmol/L，$\overline{X}=1.19$ mmol/L。差值 0.03 mmol/L，$P>0.01$，相关系数 $(r)=0.982$。

（2）当血清钙浓度高达 4.685 mmol/L 时，镁的测定值仅增高 2.7%；血红蛋白为 3.3 g/L 以上时，有很大的干扰；血清胆红素高达 427.5 μmol/L 时对结果无影响。

（3）本法能用于自动生化分析仪终点法测定。

【注意事项】

（1）镁显色剂 pH 为 11.7，否则试剂的灵敏度降低，故应予以校正。

（2）标本应避免溶血，因红细胞内含镁量为血浆的 3 倍，血红蛋白大于 7 g/L 时出现正干扰。

（3）不能采用含有枸橼酸盐、草酸盐、乙二胺四乙酸二钠（EDTA-Na$_2$）等能与镁结合的抗凝剂的血浆。

（4）所用器材要防止镁的污染。在镁标准液中含有 2.5 mmol/L 钙离子可以防止 EDTA 对镁离子的络合。

（5）MTB 溶液与碱性溶液分别置室温至少 6 个月稳定。

（6）所用试管应经稀盐酸处理及去离子水清洗、干燥。

第二节　微量元素检验

人体由 60 多种元素组成。不同元素在人体内的含量各不相同，可分为宏量元素和微量元素两大类。占人体总重量 0.01% 以上的元素称为宏量元素，如碳、氢、氧、氮、钙、磷、镁、钠等；占人体总重量 0.01% 以下的元素称为微量元素，如铁、锌、铜、锰、铬、硒、钼、钴、氟等。人体内微量元素的含量微乎其微，如锌只占人体总重量的百万分之三十三。铁也只有百万分之六十。微量元素在人体内的含量虽然不多，但它们的摄入过量、不足或缺乏都会不同程度地引起人体生理的异常或发生疾病，与人的生存和健康密切相关。目前为止，已被确认与人体健康和生命有关的必需微量元素有 18 种，即铁、铜、锌、钴、锰、铬、硒、碘、镍、氟、钼、钒、锡、硅、锶、硼、钷、砷等。每种微量元素都有其特殊的生理功能。尽管它们在人体内含量极小，但它们对维持人体中的一些决定性的新陈代谢却十分必要的。一旦缺少了这些必需的微量元素，人体就会生病，甚至危及生命。如缺铁可引起缺铁性贫血，因为铁是构成血红蛋白的主要成分之一。微量元素在抗病、防癌、延年益寿等方面都还起着不可忽视的作用。有害的微量元素有镉（Cd）、汞（Hg）、铅（Pb）、铝（Al）等。

必需微量元素是人体生命活动中十分重要的酶或蛋白质的重要组成成分，为维持生命所必需。其缺乏或过多，都会引起一定的生理及生化过程紊乱而发病；而当各种代谢过程失常，病变也会对微量元素的吸收、运输、利用、储存和排泄等各个环节产生影响。因此。我们可利用生物化学的方法进行检测和研究，确定诊治对策。人体微量元素的测定，其样品量少、取样困难，在实际检测中要特别注意样品的采集和保存，重视每一步、每一环节，降低误差，尤其是控制污染和损失，这对微量元素测定至关重要。随着微量元素检测要求(精密度、准确度和灵敏度)的不断提高,检测方法愈来愈多,日趋完善。目前,国内常用的微量元素检测方法有中子活化分析法、原子吸收光谱法、紫外可见吸收光谱法、电感耦合等离子体发射光谱法、离子选择电极法、伏安法、荧光分析法等。

一、铁和铁蛋白

铁是人体内含量最多的必需微量元素,主要以铁卟啉配合物(血红素)形式存在,是血红蛋白的重要部分。铁作为血红蛋白的主要成分,由于高价铁和低价铁容易相互转变,氧化还原反应迅速,在携带和输送氧的过程中发挥重要作用,同时还是许多酶和免疫系统化合物的成分。

人体内铁的含量为 3~5 g,其中血红蛋白中的铁约占 72%,3% 左右的铁以肌红蛋白的形式存在,0.2% 以其他化合物形式存在,这些均为功能铁;其余则为储备铁,约占总铁含量的 25%,以铁蛋白的形式储存于肝脏、脾脏和骨髓的网状内皮系统中。

(一)铁的生理功能

(1) 铁是血红蛋白的重要部分,而血红蛋白的功能是向细胞输送氧气,并将二氧化碳带出细胞。

(2) 铁也是肌红蛋白的重要成分,肌红蛋白的基本功能是在肌肉中转运和储存氧。

(3) 构成人体必需的酶,铁参与多种酶的合成,如细胞色素酶、过氧化氢酶等。

(4) 参与能量代谢。

(5) 铁与免疫的关系密切,铁可以提高机体的免疫力,增加中性粒细胞和吞噬细胞的吞噬功能,同时也可使机体的抗感染能力增强。

(二)铁的代谢

1. 铁的吸收 铁在食物中多以 $Fe(OH)_3$ 配合物的形式存在,在胃酸作用下,还原成亚铁离子,主要吸收部位在十二指肠及空肠上段。食物中存在的磷酸盐、碳酸盐、植酸、草酸、鞣酸等因可与铁结合形成不溶性铁盐,影响铁的吸收。胃酸分泌减少也会影响铁的吸收。

2. 铁的排泄 正常人体排铁量很少,铁在体内代谢中可反复被身体利用。主要通过肾脏、粪便和汗腺排泄,另外,女性月经期、哺乳期也会丢失部分铁。

(三)铁代谢异常

铁的平衡依赖于铁吸收、铁转运和铁储存的共同协调。当铁缺乏或过剩时均可引起临床异常。出血性贫血、恶性贫血、吸收性贫血等各种贫血可引起铁缺乏,而铁缺乏可引起小细胞低色素性贫血。铁过剩可引起含铁血黄素沉着症和血色素沉着症等。

(四)血清铁测定

血清铁的测定主要是测定血清中运铁蛋白结合的铁。

1. 测定方法 血清铁的测定方法包括分光光度法、原子吸收分光光度法及溶出伏安法等。其中首选方法是分光光度法,可自动化分析也可手工操作。

2. 血清铁测定的临床意义

(1) 血清铁增高:见于利用障碍,如铁粒幼细胞性贫血、再生障碍性贫血、铅中毒;释放增多,如溶血性贫血、急性肝炎、慢性活动性肝炎;铁蛋白增多,如白血病、含铁血黄素沉着症、反复输血;铁摄入过多,如铁剂治疗过量时。

(2) 血清铁减低:见于铁缺乏,如缺铁性贫血;慢性失血,如月经过多、消化性溃疡、恶性肿瘤、慢性炎症等;摄入不足,如长期缺铁饮食,生长发育期的婴幼儿、青少年,生育期、妊娠及哺乳期的妇女。

二、铜

铜是人体中不可缺少的必需微量元素。铜存在于人体的所有器官和组织中,通常与蛋白质或其他有机物结合。肝脏是储存铜的仓库,含铜量最高。脑和心脏也含有较多的铜。

(一)铜的生理功能

(1) 铜为体内多种重要酶系的成分,含铜的酶有酪氨酸酶、单胺氧化酶、超氧化酶、超氧化物歧化酶、血铜蓝蛋白等。

（2）维护正常的造血功能及铁的代谢，铜对血红蛋白的形成起活化作用，能够促进铁的吸收和利用。

（二）铜的代谢

1. 铜的吸收 十二指肠和小肠上部是铜的主要吸收部位，铜被吸收入血，与血浆中清蛋白结合进入肝脏形成铜蓝蛋白（是运输铜的基本载体），再从肝脏进入血液和各处组织。

2. 铜的排泄 铜主要通过胆汁随粪便排出，少部分经肠壁、尿液和皮肤排泄。血浆中铜大多与铜蓝蛋白结合或存在于肾细胞内，很少滤过肾小球，正常情况下尿液中含铜量甚微。当铜的排泄、存储和铜蓝蛋白合成失衡时会出现铜尿。

（三）铜代谢异常

当铜缺乏或过剩时可引起代谢异常。引起铜缺乏症的主要因素有生长阶段需多供少，长期腹泻和营养不良，小肠吸收不良，肾病综合征，长期使用螯合剂等。其主要临床表现为贫血、骨骼发育障碍、生长发育停滞、肝脾肿大等。而铜过剩会蓄积致毒，导致铜中毒，出现神经系统症状、肝硬化及角膜退行性变等。

（四）血清铜测定

铜的测定可采取的标本有血清、尿、头发、软组织等。

1. 测定方法 目前临床测定血清铜的方法主要有原子吸收分光光度法和分光光度法。原子吸收分法灵敏、特异，但需要昂贵的原子吸收分光光度计。并且操作繁琐、费时，临床应用较少。而分光光度法操作简便，试剂易得，较易在临床推广使用。如双环己酮草酰二腙比色法等。铜的定量还可利用铜蓝蛋白的氧化酶活性间接进行。

2. 血清铜测定的临床意义

（1）血清铜增高：见于肝内外胆汁淤滞、各种感染、白血病、淋巴瘤、心肌梗死、风湿病及甲亢等。

（2）血清铜减低：见于营养不良、小肠吸收不良综合征、肾病综合征及烧伤等所致的低蛋白血症，肝豆状核病变（Wilson病），骨与关节异常，神经系统异常，皮肤色素减少与小细胞低色素性贫血等。

三、锌

成人体内含锌 $2\sim3\ g$，存在于人体所有组织器官中，以视网膜、胰腺及前列腺含锌量较高。

（一）锌的生理功能

（1）参与人体内许多金属酶的组成。

（2）促进机体的生长发育和组织再生。

（3）促进维生素 A 的正常代谢和生理功能。

（4）参与免疫功能过程。

（二）锌的代谢

1. 锌的吸收 锌主要在十二指肠和空肠通过主动转运机制被吸收。食物中的含磷化合物植酸可影响锌的吸收率，因植酸与锌生成不易溶解的植酸锌复合物而降低锌的吸收率。纤维素、锌的营养状况等也可影响锌的吸收。体内锌缺乏时，吸收率增高。

2. 锌的排泄 主要通过肠道排出，其余随尿、汗、乳汁及头发排泄。

（三）锌代谢异常

当锌缺乏或过剩时可引起代谢异常。引起锌缺乏症的主要因素有食物中含锌量低，锌丢失增加或需要量增加等。其主要临床表现为食欲减退、消化不良、免疫力下降、异食癖、生长发育迟缓等。而锌过剩会导致锌中毒，可能发生于长期使用锌剂治疗等，出现腹痛、腹泻、呕吐、倦怠、消化道出血等症状。

（四）血清锌测定

1. 测定方法 测定血清锌的方法主要有原子吸收分光光度法和分光光度法。目前临床常用方法仍是分光光度法。

2.血清锌测定的临床意义

(1)血清锌降低:见于酒精性肝硬化及慢性肝脏疾病、急性传染病、慢性感染、急性组织损伤(如急性心肌梗死)、肾病综合征、慢性肾功能不全、胃肠道吸收障碍、胰腺疾病、糖尿病,肺癌及恶性淋巴瘤等。

(2)血清锌增高:常见于儿童不适当补锌、工业污染中的急性锌中毒,亦可见于甲状腺功能亢进、高血压等。

四、硒

成人体内硒的总含量为 6~20 mg,分布于全身各组织器官和体液,肾中浓度最高。硒主要以和蛋白质结合的复合物形式存在于组织内。

(一)硒的生理功能

人体内的硒具有多种生理功能,主要是抗氧化作用,组成体内抗氧化酶,保护细胞膜免受氧化损伤,保持其通透性;另外,硒-P 蛋白具有螯合重金属等毒物的作用,降低毒物毒性作用。

(二)硒的代谢

1.硒的吸收 硒主要在十二指肠被吸收,人体对食物中硒的吸收率为 60%~80%。硒在体内的吸收、转运、排出、储存和分布会受许多外界因素的影响,主要影响因素是食物中硒的化学形式和量。

2.硒的排泄 人体内的硒代谢后大部分经尿排出。尿硒是判断人体内硒盈亏状况的良好指标。硒的其他排出途径为粪、汗。

(三)硒代谢异常

当硒缺乏或过剩时可引起代谢异常。硒缺乏症会导致未老先衰,严重缺乏硒会引发心肌病及心肌衰竭,发生克山病、大骨节病、精神萎靡不振等。过量则表现为中毒症状,如皮肤痛觉迟钝、四肢麻木、头昏眼花、食欲不振、头发脱落、指甲变厚、皮疹、皮痒、面色苍白、胃肠功能紊乱、消化不良、呼吸有大蒜气味等。

(四)血清硒测定

1.测定方法 测定血清硒的方法主要有原子吸收分光光度法和荧光分光光度法。目前临床常用方法仍是荧光分光光度法。

2.血清硒测定的临床意义 血硒测定主要作为营养调查。癌肿患者血硒降低,肝脏疾病如肝硬化等亦可有硒降低。血硒低可能是克山病的病因之一。

五、铬

铬是人体的一种必需微量元素。正常人体内只含有 6~7 mg,但对人体很重要。其主要分布在肝、肾、脾等处。

(一)铬的生理功能

铬的主要功能是在糖代谢中起作用,能促进胰岛素的作用及调节血糖;铬和动脉粥样硬化关系也很密切,能降低血浆胆固醇,低铬食物能引起动脉硬化症;还能促进蛋白质代谢和生长发育。

(二)铬的代谢

1.铬的吸收 铬主要在小肠中段被吸收,其次是回肠和十二指肠。铬的吸收与其化学形态密切相关。无机铬的吸收率仅为 1%~3%,有机铬的吸收率可达 20%~30%。

2.铬的排泄 人体内的铬主要经肾脏由尿排出。铬的其他排出途径为粪、汗、毛发等。

(三)铬代谢异常

当铬缺乏或过剩时可引起代谢异常。铬缺乏症主要是摄入不足或消耗过多导致,出现高血糖、高脂血症等与胰岛素缺乏类似的症状,以及动脉粥样硬化和冠心病等。过量则表现为中毒症状,如可发生肝肾及肺功能障碍,出现恶心、呕吐、腹泻、吞咽困难,甚至休克等。

（四）血清铬测定

1. 测定方法 测定血清铬的方法主要有原子吸收分光光度法等。

2. 血清铬测定的临床意义 血清铬含量升高主要见于铬中毒（主要为四价铬）和从事含铬作业工人的慢性铬中毒，可产生胃肠综合征、肝炎和肺癌。血清铬水平下降临床表现为体重减轻、糖耐量异常、呼吸商减低、抗胰岛素现象和神经系统损伤。

六、铅

铅是我们环境中常见的重金属之一，铅是一种多亲和性毒性物质，是对人体有害的微量元素。

（一）铅在体内的代谢

其理想血浓度为零。主要经消化道、呼吸道和皮肤被吸收。人体内的铅主要经肾脏由尿排出。铅的其他排出途径为粪、汗、毛发等。

（二）铅中毒

铅在体内无任何生理作用，铅中毒的机制中最重要的是导致卟啉代谢紊乱，血红蛋白合成障碍。进入体内的铅会很快结合到骨和红细胞中，脂肪组织尤其是中枢神经系统对有机铅特别敏感。铅主要通过强烈抑制氨基乙酰丙酸脱氢酶（ALAD）而引起红细胞原卟啉的积累；铅还可与蛋白质中的半胱氨酸的巯基强烈共价结合引起蛋白质空间构象的改变，神经系统的细胞对此特别敏感。

铅中毒对机体的影响是多器官、多系统、全身性的，临床表现复杂，且缺乏特异性。成年人铅中毒后经常会出现疲劳、情绪消沉、心脏衰竭、腹部疼痛、肾虚、高血压、关节疼痛、生殖障碍、贫血等症状。孕妇铅中毒后会出现流产、新生儿体重过轻、死婴、婴儿发育不良等严重后果。而儿童经常会出现食欲不振、胃痛、失眠、学习障碍、便秘、恶心、腹泻、疲劳、智力低下、贫血等症状。

（三）血铅测定

血铅测定值一般达 $1.44\sim2.4$ $\mu mol/L$（$30\sim50$ $\mu g/dL$）即有诊断意义，但因铅离开血液较快，故此项检查仅在急性中毒时诊断价值较大。尿铅测定可作诊断参考。

血铅测定方法主要为原子吸收分光光度法。

血清铬测定的临床意义：血清铅增高主要见于误服大量含铅的中成药；长期饮用含铅质酒壶内的酒；吸入含铅的烟雾；长期在含铅环境中作业；乳汁含铅引起乳儿铅中毒。

血清铅水平异常仅在铅中毒后短期内升高，测定时应防止铅污染。

实验 12-4　亚铁嗪比色法测定血清铁和总铁结合力

【原理】 血清中的铁与运铁蛋白结合成复合物，在酸性介质中铁从复合物中解离出来，被还原剂还原成二价铁，再与亚铁嗪直接作用生成紫红色复合物，与同样处理的铁标准液比较，即可求得血清铁含量。总铁结合力（TIBC）是指血清中运铁蛋白能与铁结合的总量。将过量铁标准液加到血清中，使之与未带铁的运铁蛋白结合，多余的铁被轻质碳酸镁粉吸附除去，然后测定血清中总铁含量，即为总铁结合力。

【试剂】

1）0.4 mol/L 甘氨酸/盐酸缓冲液（pH 2.8）　0.4 mol/L 甘氨酸溶液 58 mL，0.4 mol/L 盐酸溶液 42 mL 和 Triton X-100 3 mL 混合后加入无水亚硫酸钠 800 mg，使溶解。

2）亚铁嗪显色剂　称取亚铁嗪 0.6 g 溶于去离子水 100 mL 中。

3）1.79 mmol/L 铁标准储存液　精确称取优级纯硫酸高铁铵 0.8635 g，置于 1 L 容量瓶中，加入去离子水约 50 mL，逐滴加入浓硫酸 5 mL，溶解后用去离子水定容至刻度，混匀。置棕色瓶中可长期保存。

4）35.8 $\mu mol/L$ 铁标准应用液　吸取铁标准储存液 2 mL，加入去离子水约 50 mL 及浓硫酸

0.5 mL,再用去离子水稀释至刻度,混匀。

5)179 μmol/L TIBC 铁标准液　准确吸取铁标准储存液 10 mL,加入去离子水约 50 mL 及浓硫酸 0.5 mL,再用去离子水稀释至刻度,混匀。

6)轻质碳酸镁粉

【操作步骤】

1)血清铁测定　取试管 3 支标明空白管、标准管和测定管,按表 12-5 操作。

表 12-5　亚铁嗪比色法测定血清铁操作步骤

加入物/mL	空白管	标准管	测定管
血清	—	—	0.45
铁标准应用液	—	0.45	—
去离子水	0.45	—	—
甘氨酸-盐酸缓冲液	1.2	1.2	1.2
混匀,于 562 nm 波长处,以空白管调零,读取测定管吸光度(血清空白)			
亚铁嗪显色剂	0.05	0.05	0.05

混匀,放置室温 15 min 或 37 ℃ 10 min,再次读取各管吸光度。

2)血清总铁结合力测定　在试管中加入血清 0.45 mL,179 μmol/L TIBC 铁标准液 0.25 mL 及去离子水 0.2 mL,充分混匀后,放置室温 10 min,加入碳酸镁粉末 20 mg,在 10 min 内振摇数次,3000 r/min 离心 10 min,取上清液(代替血清)与血清铁测定同样操作,具体操作见表 12-6。

表 12-6　亚铁嗪比色法测定血清总铁结合力操作步骤

加入物/mL	空白管	标准管	测定管
上清液	—	—	0.45
铁标准应用液(35.8 μmol/L)	—	0.45	—
去离子水	0.45	—	—
甘氨酸-盐酸缓冲液	1.2	1.2	1.2
混匀,于 562 nm 波长处,以空白管调零,读取测定管吸光度(血清空白)			
亚铁嗪显色剂	0.05	0.05	0.05

混匀,放置室温 15 min 或 37 ℃ 10 min,再次读取各管吸光度。

【计算】

$$血清铁(\mu mol/L) = \frac{A_{测定管} - (A_{空白管} \times 0.97)}{A_{标准管}} \times 35.8 \tag{12-5}$$

$$血清铁:1 \mu g/dL \times 0.179 = 0.179 \mu mol/L \tag{12-6}$$

$$血清总铁结合力(\mu mol/L) = \frac{A_{测定管} - (A_{空白管} \times 0.97)}{A_{标准管}} \times 71.6 \tag{12-7}$$

由于两次测定吸光度时溶液体积不同,故应将血清空白管吸光度乘以 0.97 作为校正。

【参考范围】

1)血清铁

成年男性:11～30 μmol/L(600～1700 μg/L)。

成年女性:9～27 μmol/L(500～1500 μg/L)。

2)血清总铁结合力

成年男性:50～77 μmol/L(2800～4300 μg/L)。

成年女性:54～77 μmol/L(3000～4300 μg/L)。

【临床意义】

1）血清铁降低

（1）体内总铁不足：如营养不良、铁摄入不足或胃肠道病变、缺铁性贫血。

（2）铁丢失增加：如泌尿道、生殖道、胃肠道的慢性长期失血。

（3）铁的需要量增加：如妊娠及婴儿生长期；感染、尿毒症、恶病质等疾病。

2）血清铁增高　见于血色沉着症（含铁血黄素沉着症）；溶血性贫血从红细胞释放铁增加；肝坏死储存铁从肝脏放出；铅中毒、再生障碍性贫血、血红素合成障碍、铁粒幼红细胞贫血等铁利用和红细胞生成障碍。

3）血清总铁结合力增高　见于各种缺铁性贫血；运铁蛋白合成增强；肝细胞坏死等储存铁蛋白从单核吞噬系统释放入血液增加。

4）血清总铁结合力降低　见于遗传性运铁蛋白缺乏症，运铁蛋白合成不足；肾病、尿毒症运铁蛋白丢失；肝硬化、血色沉着症储存铁蛋白缺乏。

【方法评价】

（1）在 140 μmol/L 以下线性良好，符合朗伯-比尔定律。

（2）批内精密度（$n=20$），测定范围为 $18.45 \sim 19.2$ μmol/L，$\overline{X}$ 为 17.92 μmol/L，S 为 0.31 μmol/L，CV 为 3.01％。血清总铁结合力（TIBC），$\overline{X}$ 为 61.51 μmol/L，S 为 2.15 μmol/L，CV 为 3.5％。批间 CV 为 2.56％。

（3）回收率：98.3％～100.56％。

（4）干扰试验：Hb＞250 mg/L 时结果偏高 1％～5％。胆红素为 102.6～171 μmol/L 时结果升高 1.9％～2.8％。甘油三酯为 5.65 μmol/L 时结果升高 5.6％。铜为 31.4 μmol/L 时结果升高 0.33 μmol/L，在生理条件下铜与铜蓝蛋白结合，故对铁的测定基本上无干扰。

【注意事项】

（1）实验用水必须经过去离子处理。玻璃器材必须用 10％体积化盐酸浸泡 24 h，取出后再用去离子水冲洗后方可应用。应避免与铁器接触，以防止污染。

（2）溶血标本对测定有影响，因此应避免溶血。

（3）标准液呈色可稳定 24 h；血清呈色在 30 min 内是稳定的，此后它们的颜色会慢慢增加，大约每小时吸光度增加 0.002，因此，应在 1 h 内比色完毕。

（4）血清铁还存在着日内变异，早上的值最高，晚上的值最低。

（5）计算式中的 0.97 是体积校正值（0.165/0.170）。

（6）所用试剂要求纯度高，含铁量极微。

本章小结

本章主要介绍了钙、磷、镁和微量元素及其检验。

钙、磷、镁是人体的重要组成物质，主要分布于骨骼和牙齿中，具有广泛的生理功能，其代谢异常在临床上亦较多见。钙、磷、镁参与维持机体内环境的稳定及酸碱平衡的调节，研究其代谢有助于了解骨代谢及相关疾病的发病机制。

人体内微量元素的含量微乎其微，但它们的摄入过量、不足或缺乏都会不同程度地引起人体生理的异常或发生疾病，与人的生存和健康密切相关。目前为止，已被确认与人体健康和生命有关的必需微量元素有 18 种，即有铁、铜、锌、钴、锰、铬、硒、碘、镍、氟、钼、钒、锡、硅、锶、硼、钶、砷等。每种微量元素都有其特殊的生理功能。一旦缺少了这些必需的微量元素，人体就会出现疾病，甚至危及生命。

有害的微量元素有镉（Cd）、汞（Hg）、铅（Pb）、铝（Al）等。

必需微量元素是人体生命活动中十分重要的酶或蛋白质的重要组成成分，为维持生命所必需。其缺乏或过多，都会引起一定的生理及生化过程紊乱而发病。

我们可利用生物化学的方法对钙、磷、镁和微量元素进行检测和研究，可以为疾病的临床诊断和治疗

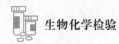

提供可靠的依据,确定诊治对策。

能力检测

1.血钙测定(比色法)为消除镁离子的干扰,常加入( )。

A.EDTA　　　　B.EDTA-Na₂　　C.EGAT　　　　D.8-羟基喹啉　　E.5-羟基喹啉

2.铁主要分布于( )。

A.肌红蛋白　　　B.血红蛋白　　　C.含铁酶类　　　D.铁蛋白　　　E.清蛋白

3.下列哪种元素不属于人体微量元素?( )

A.铁　　　　　B.锌　　　　　C.镁　　　　D.钴　　　　E.硒

4.下列哪种方法可用作离子钙的测定?( )

A.ISE 法　　　　B.原子吸收分光光度法　　　　　C.染料结合法

D.配位滴定法　　　E.火焰分光光度法

5.下列哪种方法既可用于钙的测定,也可用于镁的测定?( )

A.邻甲酚酞络合酮法　　　　　B.甲基麝香草酚蓝法　　　　　C.EDTA 配位滴定法

D.达旦黄比色法　　　　　　　E.原子吸收分光光度法

6.人体内含量最多的无机盐是( )。

A.钙盐　　　　　B.磷盐　　　　C.镁盐　　　　D.钠盐　　　　E.铁盐

7.下列哪项不是 Ca²⁺ 的作用?( )

A.参与血液凝固过程　　　　　B.增强神经肌肉兴奋性　　　　　C.是激素的第二信使

D.降低毛细血管的通透性　　　E.增加毛细血管的通透性

8.下列哪种元素不是人体必需微量元素?( )

A.锌　　　　　B.铁　　　　　C.氟　　　　D.铝　　　　E.铜

9.谷胱甘肽过氧化物酶组成的必需微量元素是( )。

A.锌　　　　　B.锰　　　　　C.铬　　　　D.硒　　　　E.铜

10.下列哪种方法是血液总钙测定的决定性方法?( )

A.同位素稀释质谱法　　　　　B.原子吸收分光光度法　　　　　C.火焰分光光度法

D.邻甲酚酞络合酮法　　　　　E.分光光度法

(张 英)

第十三章　肝胆疾病的检验

学习目标

1. 掌握肝胆疾病的常用生物化学检验项目的检测技术。

2. 熟悉肝功能试验的分类和评价、肝功能实验项目选择的原则及组合。

3. 了解肝硬化、乙醇性肝损害、肝性脑病、胆石症、肝癌等肝胆疾病的临床生物化学,胆红素、胆汁酸的正常代谢通路。

4. 较熟练地进行肝功能检验项目的手工和自动化测定操作并解释肝功能指标异常的临床意义。

案　例

男,32岁,65 kg。主诉:近一周来表现疲惫乏力、精神不振、食欲减退等症状。查体:皮肤和巩膜黄染,无肝掌和蜘蛛痣;肝肋下一指,质软,无压痛、无叩击痛,脾脏正常。影像学检查结果,肝胆CT:弥漫性肝实质回声增强、增粗,肝脏表面光滑,边缘变钝,胆囊形态、大小未见异常。实验室检查结果,总胆红素为280.4 μmol/L(改良J-G法),直接胆红素为123.0 μmol/L(重氮法),ALT 为 3 U/L(IFCC酶速率法),AST 为 4 U/L(IFCC酶速率法),AST/ALT 为 1.33。胆高酶低,与临床表现及影像学检查不吻合,主治医生质疑实验室检查结果。对标本以生理盐水稀释3倍处理后重查,结果乘以稀释倍数(3倍)得到如下实验室结果,总胆红素为318.7 μmol/L,直接胆红素为135.0 μmol/L,ALT 为 1870 U/L,AST 为 1050 U/L,AST/ALT 为 0.56。胆高酶高,与临床表现及影像学检查吻合,主治医生欣然接受了稀释处理后重查的实验室检查结果。

问题:

1. 结合临床表现、影像学检查、稀释重查后实验室结果,该患者最可能的诊断是什么? 指出实验室诊断的依据。

2. 解释第一次实验室检查结果出现的原因。

肝脏是人体内最大的多功能实质性器官。它具有物质代谢、排泄和生物转化等多种生物化学功能。当受到体内外各种损害因子侵犯时,肝脏的结构和功能将受到不同程度的损害,而引起相应的代谢紊乱和功能异常。肝胆疾病时的生物化学改变和临床实验室对某些生物化学指标的检测判断和评价,可用于肝脏功能的评估和肝胆疾病的早期发现、诊疗和预后判断。

第一节　肝胆疾病的生物化学

一、肝硬化的生物化学

(一)肝硬化的生物化学变化

肝硬化是慢性肝损害的末期,解剖学上表现为肝组织弥散性纤维化伴有结节性再生;临床上,早期无明显症状和体征,后期可出现黄疸、腹水、肝性脑病和出血倾向等。肝硬化最常见的病因有长期过量的乙醇摄入、病毒性肝炎和自身免疫性疾病等。当肝脏有炎症侵犯时,必然伴随肝细胞再生和胶原的形成;结节状再生的形成和胶原超过其降解时则导致肝硬化的发生。其发生的机制有如下几种:①炎症和缺氧导致Ⅰ型及Ⅲ型为主的胶原纤维合成增强。②机体免疫功能不足,不能杀灭和排除肝炎病毒,使得肝细胞反复遭受侵害,结节状再生,纤维组织不断再生。③细胞再生和胶原之间的失衡。它可能跟 Kupffer 细胞和贮脂细胞有关,Kupffer 细胞可分泌调节肝细胞再生和胶原合成的多种细胞因子、胶原酶等生物活性物质,贮脂细胞可产生胶原。这种失衡还涉及许多遗传因素,这已成为肝细胞对损伤反应的独立病原因素。④细胞外基质中纤维连接蛋白(fibronectin,FN)的沉积、肝细胞和胆管上皮细胞内角蛋白的异常表达等都与肝纤维化有关。

（二）肝硬化的生物化学诊断

临床上对肝硬化的确诊及疗效观察仍依靠穿刺肝组织活检,该法的侵入性及受穿刺部位的影响,使得其应用受限。肝硬化生物化学诊断主要有肝功能实验和肝纤维化四项。

1. 肝功能实验 血清清蛋白降低,球蛋白升高,A/G 降低或倒置;血清胆红素、胆汁酸盐不同程度升高,血 ALT 轻至中度升高;当肝细胞坏死严重时,AST 活力常高于 ALT,凝血酶原时间延长,且维生素 K 不能加以纠正。单胺氧化酶活性也往往升高。

2. 肝纤维化四项 透明质酸、Ⅲ型胶原前肽和Ⅳ型胶原明显增多;层粘连蛋白大大增加。诊断肝纤维化宜采用多个肝纤维化指标检查。

二、乙醇性肝损伤的生物化学

（一）乙醇性肝脏疾病的生物化学

长期大量摄入乙醇容易引起不同程度的肝损害,临床上可表现为以肝内中性脂肪增加为主的轻度乙醇性脂肪肝、中度的乙醇性肝炎和重度的肝纤维化或肝硬化等,在孕妇可造成胎儿性乙醇综合征。胎儿性乙醇综合征是由于妊娠母体摄入乙醇所致胎儿异常,异常程度与母体摄入乙醇量呈正相关,其典型表现如下:①包括智力障碍在内的中枢神经系统的功能障碍。②出生前发育障碍。③特异面容。④大、小畸形频度增加。

摄入的乙醇 90%～98% 在肝脏经乙醇脱氢酶(alcohol dehydrogenase,ADH)催化的乙醇氧化体系和微粒体乙醇氧化体系(microsomal ethanol oxidizing system,MEOS)进行氧化代谢。乙醇可经直接损伤肝细胞、自身代谢影响肝细胞物质代谢平衡和代谢中间产物对肝细胞产生毒性等机制损害肝脏。

乙醇性脂肪肝形成机制包括:①一次性大量摄入的乙醇可通过儿茶酚胺作用增强末梢组织脂肪动员,同时伴有高脂血症发生。②慢性摄入的乙醇代谢使得 NADH/NAD$^+$ 增大和乙酰辅酶 A 过剩,前者增强磷酸二羟丙酮向 α-磷酸甘油的转化,后者增加脂肪酸的合成和加强酯化,二者均引起肝细胞内脂肪合成增加;NADH/NAD$^+$ 增大还可抑制三羧酸循环和脂肪酸氧化。③大量乙醇摄入可致脂蛋白的合成及分泌减少。

乙醇性肝炎发生机制有如下几种:①乙醇和乙醛可造成线粒体损伤,导致肝细胞坏死。②乙醇性肝损伤可致肝内脂肪量增加、胞质清蛋白和转铁蛋白等蛋白质潴留和分泌障碍。③乙醇代谢亢进可造成肝细胞耗氧量增加而缺氧,加重肝细胞坏死。④乙醇经微粒体氧化体系氧化产生的氧自由基可过氧化细胞膜或亚细胞结构膜上的脂质,引起肝损伤。⑤乙醇性肝损伤可致 IgA 增多、白细胞黏附能力降低等免疫功能异常。

胎儿性乙醇综合征发生机制尚未完全阐明,可能与脑内蛋白合成受抑有关。

（二）乙醇性肝脏疾病的生物化学诊断

乙醇性肝病的生物化学诊断:血转氨酶升高,AST/ALT 通常大于 2;ALP 活性增高,为正常参考范围的 2～4 倍;γ-GT 显著上升;90% 患者血中出现转铁蛋白异质体(一种无糖基结合的转铁蛋白)。非特异性的检查:高尿酸血症、高乳酸血症、高甘油三酯血症、低血糖等。

三、肝性脑病的生物化学

（一）肝性脑病的生物化学变化

肝性脑病又称为肝昏迷，是由严重肝病引起的代谢紊乱为基础的中枢神经系统代谢性或功能性障碍综合征，脑组织无明显的特异性形态变化，临床主要表现为意识障碍和昏迷。目前认为肝性脑病是多种发病因素综合作用的结果，主要有如下几种学说：①氨中毒学说：肝功能严重受损时，清除氨的能力大大降低，血氨水平升高，增高的血氨通过血脑屏障进入脑组织，氨在脑组织的自身代谢及对物质代谢的影响损伤中枢神经系统功能而引起脑功能障碍。②假性神经递质学说：肝功能受损时，来源于食物中酪氨酸、苯丙氨酸等芳香族氨基酸代谢产生的酪胺、苯乙胺，不能被肝脏内单胺氧化酶清除，通过血脑屏障进入脑组织，经非特异性羟化酶作用，经羟化分别生成 β-羟酪胺和苯乙醇胺，二者的化学结构与儿茶酚胺类神经递质（多巴胺、去甲肾上腺素）结构相似，并可与之竞争而堆积在网状结构的神经突触部位，使神经突触部位冲动的传递发生障碍，从而引起神经系统的功能障碍而导致昏迷。③胰岛素、血浆氨基酸失衡学说：肝功能不全，芳香族氨基酸分解代谢障碍，使得血芳香族氨基酸含量增多；胰岛素灭活障碍，血胰岛素升高，使得大量支链氨基酸进入肌肉组织分解代谢，血支链氨基酸含量较少；芳香族氨基酸经载体为中介的转运系统进入脑组织增多，在脑组织内生成假性神经递质和过多的5-羟色胺，儿茶酚胺生成减少，儿茶酚胺能神经元功能降低，引起中枢神经系统功能障碍。④短链脂肪酸中毒学说：肝脏功能严重受损时，从肠道吸收的短链脂肪酸不能在肝内氧化分解，血短链脂肪酸含量增多，经体循环进入脑组织，其对脑组织损害机制尚不明确。目前，虽然肝性脑病发生机制尚未完全定论，但是，趋向一致的看法是氨在肝性脑病发生中起关键作用，尤其是氨对脑组织氨基酸代谢的影响。应指出的是，对不同类型的肝性脑病应做动态观察与研究。

（二）肝性脑病的生物化学诊断

肝性脑病的生物化学诊断：血清胆红素显著升高；血氨升高；血清清蛋白降低；血糖降低；AST 和 ALP 由高值转为低值；血尿素氮呈低值；血浆纤维蛋白原呈低值；凝血酶原时间延长；血液 pH 值升高，PCO_2 降低（呼吸性碱中毒）；低胆固醇血症等。

四、胆石症的生物化学

胆石症是指在胆囊或胆管发生急性炎症或结石。临床表现可有腹痛、寒战、高热、黄疸、血压降低、中枢神经受阻、消化道症状和中毒症状等。按结石的主要成分及形成机制不同，可分为胆固醇结石、胆色素结石和混合性结石，其中胆色素结石又可分为纯胆色素结石和以胆红素钙为主的结石。肝脏是唯一代谢胆固醇的器官，体内50%胆固醇经肝代谢成胆汁酸（图13-1）。胆汁酸可促进脂类的消化吸收，调节胆固醇的代谢，促进胆汁酸分泌。胆汁酸合成减少时会导致胆固醇性和胆色素性结石形成。胆固醇结石的形成机制主要包括：①胆汁中化学成分比例失调：胆固醇、胆汁酸盐、卵磷脂含量只有保持一定比例，三者相互结合才能形成可溶性微粒团。肥胖、某些药物和雌激素等可引起胆固醇分泌增多；回肠病变、胆汁淤积性疾病和囊性纤维化等可造成胆汁酸分泌减少；胆固醇含量过高或胆汁酸盐及卵磷脂含量减低，三者比例失调，胆固醇易于沉积，形成"致石性胆汁"。胆固醇沉积块的再聚合，则进一步促进结石的生成。②胆汁酸组成改变：胆固醇结石症患者胆汁中鹅去氧胆酸含量明显低于常人。③胆汁中磷脂含量降低：当胆汁酸盐量为一定时，胆固醇的溶解度与卵磷脂含量成正比，而胆固醇结石患者中卵磷脂和胆固醇的比值为2.3，仅为正常人的三分之一，胆固醇易沉淀析出。④胆汁微胶粒 δ 电位降低：微胶粒具有双电层结构，两层之间有电动势存在即 δ 电位。δ 电位越大，微胶粒带电荷越多，稳定性越高；反之，稳定性越低。牛黄胆酸具有负性较强的 SO_4^{2-}，能增加 δ 电位。胆固醇结石患者胆汁中牛磺酸减少，甘氨胆酸与牛黄胆酸比例由正常人的 3∶1 变成 15∶1，致使微胶粒稳定性降低而发生聚集。⑤其他：胆囊干迷走神经切除，胆囊蠕动减弱，可与结石的形成有关。未饱和脂肪酸摄入过多，有结石高发的危险；相反，高纤维饮食的人群则发病率较低。此外，胆固醇结石的形成有遗传倾向。

胆色素结石的形成机制：胆色素是铁卟啉化合物在体内代谢产生的一类有色物质的总称，主要包括

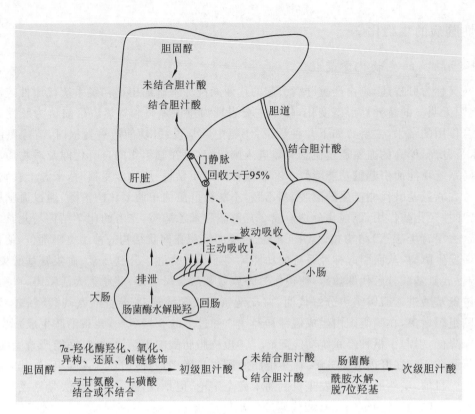

图 13-1　胆汁酸代谢及肝肠循环示意图

胆红素、胆绿素、胆素原和胆素,其中以胆红素最为重要。胆红素为脂溶性有毒物质,是胆汁的重要成分之一,是各种含血红素蛋白中的血色素(亚铁原卟啉)在一系列酶作用下的降解产物,并经肝脏代谢和排泄(图 13-2)。胆红素负荷增加是胆色素结石形成的基础。胆道感染引起胆汁中细菌性 β-葡糖醛酸酶活性增高或者胆汁中的葡萄糖二酸-1,4-内酯含量明显降低,则胆汁中的结合型葡糖醛酸胆红素被 β-葡糖醛酸酶水解成游离胆红素和葡糖醛酸,游离胆红素的羧基可与钙离子结合形成胆红素钙沉淀。此外,胆汁微胶粒 δ 电位降低、虫卵(体)及其他异物的存在构成结石核心等,均可进一步促进融合形成结石。

五、肝癌的生物化学

(一)肝癌的生物化学变化

肝癌又称为肝细胞癌,病理学形态可表现为巨块型、结节型、弥漫型和小癌型结节;初期症状并不明显,晚期主要表现为肝痛、乏力、消瘦、黄疸、腹水等症状,伴癌综合征可出现在癌肿发生前、中、后各个阶段。通常的致癌因素有化学致癌物质摄入、肝炎病毒感染和其他物理、化学、生物性因素。摄入化学致癌物质可直接损伤肝细胞 DNA。其他物理、化学及生物性因素可激活细胞内原癌基因,它通过点突变、基因易位、基因扩增等机制激活后而呈现过度表达,导致更多的癌基因产物(癌蛋白)的产生,造成细胞内基因表达调控的失常,最终导致细胞癌变,在这一癌变过程中,同时伴有抑癌基因的缺失或失活;正常细胞在原癌基因、抑癌基因等的异常积累过程中,逐渐地离开了正常的细胞增殖控制机制的轨道,分阶段地向癌细胞转化,且恶性程度逐步增加。细胞癌变多阶段一步步地发生,即多阶段癌变学说。HBV、HCV 与肝癌发生关系十分密切。转基因小鼠实验证明,HBV 的 X 蛋白可改变宿主基因表达而直接致癌;HBV 可通过病毒癌基因表达和激活原癌基因诱发癌变;之外,肝细胞膜上的 2 种受体还可以分别与 HBV 前 S1 蛋白,通过多聚人血清清蛋白与前 S2 蛋白结合形成靶抗原,通过免疫反应引起肝细胞损伤,进而诱发肝细胞增生,最终导致癌变。

(二)肝癌的生物化学诊断

临床上尚未有特异性诊断肝癌的生物化学标志物。常用的生物化学标志物有 AFP、AFP 异质体、异常凝血酶原、岩藻糖苷酶、γ-GT 及同工酶、5′-核苷酸二酯酶同工酶 Ⅴ、M$_2$ 型丙酮酸激酶等。

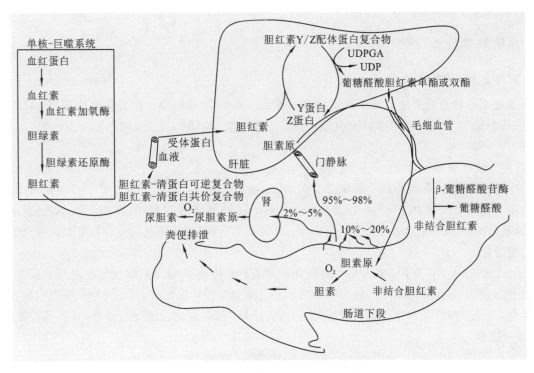

图 13-2 胆红素代谢及肝肠循环示意图

 # 第二节 肝胆疾病时肝功能检查

一、肝功能试验的分类

（一）反映肝细胞实质性病变的检查项目

该类项目主要有总胆红素、直接胆红素、丙氨酸氨基转移酶、天门冬氨酸氨基转移酶、醛缩酶、柠檬酸脱氢酶、甘露醇脱氢酶等肝细胞内酶；腺苷酸环化酶、钠-钾-ATP 酶等维持肝细胞膜功能的酶。临床应用最常见的是 ALT、AST、总胆红素和直接胆红素。

（二）反映肝细胞合成功能的试验

该类试验项目包括前清蛋白、清蛋白、胆碱酯酶、凝血酶原、纤维蛋白原、A/G 等。肝功能异常时，血清中上述指标下降，提示肝功能有较严重损伤，常见于肝硬化，肝恶变和慢性、迁延性肝疾病等肝脏疾病。临床应用最常见的是清蛋白、胆碱酯酶、凝血酶原、纤维蛋白原和 A/G。

（三）反映肝内外胆道阻塞病变的检查项目

该类项目主要有 ALP、GGT、亮氨酸氨基肽酶、胆汁酸、总胆红素、结合胆红素、铜蓝蛋白、透明质酸。肝内外胆道阻塞性病变时，血清中上述指标升高。临床应用最常见的是 ALP、GGT、胆汁酸、总胆红素和结合胆红素。

（四）反映肝纤维化病变的检查项目

该类项目包括透明质酸、Ⅲ 型胶原前肽、Ⅳ 型胶原、层粘连蛋白、β-脯氨酸羟化酶、单胺氧化酶等。肝纤维化病变时，血清中上述指标升高。临床应用最常见的是透明质酸、Ⅲ 型胶原前肽、Ⅳ 型胶原、层粘连蛋白。

（五）其他检查项目

血氨反映肝性脑病；AFP、GGT、ALP、血清铜和血清铁等可辅助诊断原发性肝癌；尿三胆、吲哚氰绿排泄试验、血氨等反映肝细胞复合功能。

二、血清酶学检验

(一)丙氨酸氨基转移酶

丙氨酸氨基转移酶是催化氨基在丙氨酸与 α-酮戊二酸间转移的酶。按含量多少为序,ALT 分布于肝、肾、心、骨骼肌和十二指肠等多种组织器官中。正常血清以 ASTs 为主,细胞轻微损伤时,血清 ASTs 显著升高。

1. 测定方法及原理

(1)连续监测法:L-丙氨酸和 α-酮戊二酸在 ALT 催化作用下,生成丙酮酸和 L-谷氨酸;产物丙酮酸再在乳酸脱氢酶(LDH)作用下,生成 L-乳酸,同时 NADH 被氧化为 NAD^+,可在 340 nm 处连续监测到 NADH 的氧化速率,从而计算出 ALT 活性浓度。由于 ALT 和 LDH 催化的反应特异性较强,因此,该法有较好的特异性。

(2)赖氏法:在 37 ℃和 pH 值为 7.4 的条件下,ALT 催化丙氨酸与 α-酮戊二酸之间的氨基转移,生成丙酮酸和谷氨酸;反应 30 min 后,加入终止剂 2,4-二硝基苯肼终止反应,并与产物丙酮酸反应生成 2,4-二硝基苯腙,苯腙在碱性条件下转变为红棕色,可于 505 nm 波长处比色测定后计算 ALT 活性浓度。

2. 参考范围

连续监测法:5～40 U/L。赖氏法:5～25 卡门氏单位。

卡门氏单位:1.0 mL 血清在 25 ℃、340 nm、反应体积为 3.0 mL、光径 1.0 cm 时每分钟测定吸光度下降 0.001,即消耗 $4.82×10^{-4}$ μmol NADH 为一个卡门氏单位。

3. 临床意义 ALT 在肝细胞中含量较多,且主要存在于肝细胞的可溶部分。当肝脏受损时,此酶可迅速释放入血,致使血中 ALT 活性浓度增加。

(1)肝细胞损伤的灵敏指标:急性病毒性肝炎 ALT 阳性率为 80%～100%,肝炎恢复期,ALT 转入正常,但如果在 100 U/L 左右波动或再度上升,则为慢性活动性肝炎;重症肝炎或亚急性重型肝炎时,再度上升的 ALT 在症状恶化的同时,ALT 活性浓度反而降低,表明肝细胞坏死后增生不良,预后不佳。因此,连续监测 ALT 可以观察病情的发展,并作为预后判断。

(2)慢性活动性肝炎或脂肪肝时:ALT 轻度增高(100～200 U/L)或属正常范围,肝硬化、肝癌时,ALT 有轻度或中度增高,提示可能并发肝细胞坏死,预后严重。其他原因引起的肝损害,如心功能不全时,肝淤血导致肝小叶中央带细胞的萎缩或坏死,可使 ALT、AST 明显升高;某些化学药物如异烟肼、氯丙嗪、苯巴比妥、四氯化碳、砷剂等可不同程度地损害肝脏,引起 ALT 的升高。

(3)ALT 活性降低:见于磷酸吡哆醛缺乏症。

(二)天门冬氨酸氨基转移酶及其同工酶

天门冬氨酸氨基转移酶是催化氨基在天门冬氨酸与 α-酮戊二酸间转移的酶。按含量多少为序,AST 分布于心、肝、骨骼肌和肾等多种组织器官中。AST 有 2 种同工酶,ASTs 和 ASTm,分别存在于可溶性细胞质和线粒体中。细胞严重损伤时,ASTm 大量释放入血,则血清中以 ASTm 为主。血清 AST 活性升高,多见于心肌或肝脏损伤,也见于肾脏或胰腺细胞损伤。

1. 测定方法及原理

(1)连续监测法:L-天门冬氨酸和 α-酮戊二酸在 AST 催化作用下,生成草酰乙酸和 L-谷氨酸;草酰乙酸再在苹果酸脱氢酶(MDH)作用下,生成 L-苹果酸,同时 NADH 被氧化为 NAD^+,可在 340 nm 处连续监测到 NADH 的氧化速率,从而计算出 AST 活性浓度。由于 AST 和 MDH 催化的反应特异性较强,因此,该法有较好的特异性。

(2)赖氏法:AST 催化天门冬氨酸与 α-酮戊二酸之间的氨基转移,生成草酰乙酸和 L-谷氨酸;反应 60 min 后,加入终止剂 2,4-二硝基苯肼终止反应,并分别与产物草酰乙酸和 α-酮戊二酸反应生成 2 种 2,4-二硝基苯腙;在碱性条件下,2 种苯腙的吸收光谱曲线有差异,在 505 nm 处差异最大,由草酰乙酸生成的苯腙呈色强度显著强于 α-酮戊二酸苯腙,据此比色测定后可计算 AST 活性浓度。

2. 参考范围 连续监测法:5~40 U/L。赖氏法:8~28 卡门氏单位。

3. 临床意义 AST 在心肌细胞内含量最多,患者心肌梗死发生时,血清中 AST 活性增高。一般在发病后 6~12 h 显著升高,16~48 h 达到高峰,在 3~5 天内恢复正常。各种肝病患者也可引起血清 AST 升高,有时可达 1200 U/L,中毒性肝炎患者还可更高。肌炎、胸膜炎、肾炎和肺炎等患者血清 AST 也可轻度升高。

（三）γ-谷氨酰基转移酶

γ-谷氨酰基转移酶(γ-GT 或 GGT)又称 γ-谷氨酰转肽酶,是一种含巯基的线粒体酶,可催化 γ-谷氨酰基从谷胱甘肽或其他含 γ-谷氨酰基的物质中转移到另一氨基酸或多肽上。按含量多少为序,GGT 分布于肾、胰、肺、肝和肠等。血清中的 GGT 主要来自肝胆,红细胞中几乎不含 GGT,因此,溶血对测定 GGT 影响不大。

1. 测定方法及原理 γ-GT 的测定方法主要有两大类,一类是以往采用的重氮试剂法(比色法),另一类是目前国内外多采用的连续监测法。

IFCC 推荐的参考方法原理:采用 L-γ-谷氨酰-3-羧基-对硝基苯胺作为底物,以甘氨酰甘氨酸(双甘肽)作为 γ-谷氨酰基的受体,在 pH 值为 7.7 的条件下,GGT 催化底物生成 γ-谷氨酰双甘肽和黄色的 2-硝基-5-氨基苯甲酸,在 410 nm 处连续监测,吸光度的增高速率与 GGT 活性成正比。

2. 参考范围 男性:11~50 U/L。女性:7~32 U/L。

3. 临床意义 GGT 是肝胆疾病检出阳性率最高的酶。

(1)胆道疾病:如胆石症、胆道炎症、肝外梗阻时,GGT 不仅阳性率高,而且升高明显。

(2)肝实质性疾病:如肝炎、脂肪肝、肝硬化时,GGT 一般只是中度升高,这一点有助于肝、胆疾病的鉴别。如同时测定 ALP 和 GGT,当 ALP 升高而 GGT 正常时,说明 ALP 升高来自于肝外;如 ALP 和 GGT 均增加,则应先排除肝外引起 GGT 增加的原因,一旦排除,则 GGT 增高即为肝病所致。GGT 还可用于判断恶性肿瘤有无肝转移,肿瘤患者如有 GGT 的升高,常表明有肝转移。

(3)GGT 与乙醇的摄取量有关:饮酒时,由于乙醇对肝线粒体的诱导作用,可导致 GGT 升高,戒酒后逐渐恢复正常,故对乙醇性中毒的判定有一定的价值。长期接受巴比妥类的药物、含雌激素的避孕药者常有 GGT 升高。

(4)同工酶:用醋酸纤维素薄膜电泳可将 GGT 同工酶分为 GGT_1、GGT_2、GGT_3、GGT_4 4 种。正常人只有 GGT_2 和 GGT_3,重症肝胆疾病和肝癌时常有 GGT_1 出现,乙醇性肝坏死、胆总管结石和胰腺炎时常有 GGT_2 增加,GGT_4 与胆红素增高密切相关。

（四）碱性磷酸酶

碱性磷酸酶(ALP)是一组底物特异性很低,在碱性环境下能水解很多磷酸单酯化合物的酶,需要钙离子和锰离子为激活剂。按含量多少为序,ALP 分布于肝、肾、胎盘、小肠、骨骼等器官组织中。血清中 ALP 主要来自于肝脏和骨骼。生长期儿童血清中 ALP 大多数来自成骨母细胞和生长中的骨软骨细胞,少量来自肝。尿中 ALP 直接来自肾小管细胞。人体各组织 ALP 同工酶可分为三大类,即胎盘 ALP、肠 ALP 和组织非特异性 ALP,后者包括临床上所指的肝、骨骼和肾中的 ALP 同工酶。

1. 测定方法及原理 ALP 是非特异性水解酶,能催化多种磷酸酯水解,其测定方法有多种。常用方法有 2 种:一种是磷酸苯二钠比色法,测定 ALP 底物产生的酚;另一种是目前我国应用较多的以磷酸对硝基酚为底物的连续监测法,此法线性范围大,反应时间短,准确性高。

(1)连续监测法:以磷酸对硝基酚(4-NPP)为底物,2-氨基-2-甲基-1-丙醇(AMP)或二乙醇胺(DEA)为磷酸基的受体,在碱性环境下,ALP 催化 4-NPP 水解产生游离的对硝基酚(4-NP),4-NP 在碱性溶液中即转变成黄色,在 405 nm 处连续监测,吸光度增高速率与 ALP 活性成正比。

(2)金氏法:ALP 在碱性环境中作用于磷酸苯二钠,使之水解释放出酚和磷酸,酚在碱性溶液中与 4-氨基安替比林反应,经铁氰化钾氧化形成醌类化合物,据此比色测定后可计算 ALP 活性浓度。

2. 参考范围 连续监测法:男性,1~12 岁,小于 500 U/L,15 岁以上,40~150 U/L;女性,1~12 岁,小于 500 U/L,12~15 岁,小于 750 U/L,成人,40~150 U/L。金氏法:成人,3~13 金氏单位,儿童,5~

28金氏单位。

金氏单位:100 mL 血清,37 ℃下与底物保温 15 min,产生 1 mg 酚为 1 个金氏单位。

3. 临床意义 除妊娠、儿童生长期、骨折愈合期等 ALP 生理性增高外,临床上测定 ALP 主要用于骨骼、肝胆系统疾病的诊断和鉴别诊断,尤其是黄疸的鉴别诊断。对于原因不明的 ALP 升高,还可测定同工酶以协助明确其器官来源。

(1) 肝胆疾病:急性肝炎包括病毒性肝炎和中毒性肝炎时,ALP 增高可达 2~5 ULN(Upper Limits of Normal,正常参考值上限),而肝硬化、胆石症和肿瘤引起的胆汁淤积,ALP 增高可达 5~20 ULN。目前 ALP 测定用于黄疸的鉴别诊断,阻塞性黄疸时血清 ALP 常早期明显升高,升高的程度常和阻塞程度及病程成正比。如果血清中 ALP 持续低值,则阻塞性黄疸可能性很小。肝细胞性黄疸时 ALP 轻度升高,一般不超过正常上限的 2~3 倍,约有半数原发性肝癌血中 ALP 升高,升高幅度较大,如在无黄疸肝胆疾病患者中发现 ALP 升高,应警惕有无肝癌可能。

(2) ALP 和骨化过程密切相关:很多骨骼疾病如变形性骨炎(Paget 病)、甲状旁腺功能亢进、佝偻病、软骨症、原发性和继发性骨肿瘤、骨折和肢端肥大症的患者血中 ALP 都可升高,尤其是骨 ALP 同工酶的增高。我国常将 ALP 用于早期诊断佝偻病和软骨病,ALP 升高早于血钙、血磷变化以及 X 线检查,是一个很灵敏的诊断指标,但应注意骨质疏松症患者血中 ALP 一般在正常范围内。

(3) 其他肿瘤:如乳腺癌、肺癌、卵巢癌、骨细胞瘤、骨肉瘤等,ALP 升高时,提示可能有肝转移。

(4) 血 ALP 减少:较为少见,主要见于重症慢性肾炎、贫血、儿童甲状腺功能不全或减退,维生素 C 缺乏症、营养不良和呆小症等。

(五) 乳酸脱氢酶及同工酶

乳酸脱氢酶(LDH)催化乳酸氧化为丙酮酸的反应,以氧化型烟酰胺腺嘌呤二核苷酸(NAD^+)作为氢接受体。LDH 广泛分布于人体各种组织或细胞,其中肝、心肌、肾、骨骼肌、红细胞等含量较多,均存在于细胞质中。LDH 是由 2 种亚基(H 和 M)组成的四聚体,有 5 种同工酶:LDH_1(H_4)、LDH_2(H_3M)、LDH_3(H_2M_2)、LDH_4(HM_3)、LDH_5(M_4)。LDH_1 主要存在于心肌和红细胞中,LD_5 主要存在于肝和骨骼肌中。正常人血清中同工酶分布:$LDH_2 > LDH_1 > LDH_3 > LDH_4 > LDH_5$,部分正常儿童血中可见 $LDH_1 > LDH_2$。

1. 测定方法及原理 乳酸脱氢酶的测定曾出现过比色法,但当前以连续监测法为主。连续监测法有 2 种,分别利用乳酸氧化为丙酮酸的反应(LP 法)和其逆反应(PL 法),应用较多的是 LP 速率法。

LP 连续监测法测定 LDH 原理:血清 LDH 催化 L-乳酸氧化为丙酮酸,同时将氢转移给 NAD^+,生成还原型烟酰胺腺嘌呤二核苷酸(NADH),可在 340 nm 连续监测 NADH 的氧化速率,从而可计算出 LDH 活性浓度。

2. 参考范围 成人:120~250 U/L。

3. 临床意义 LDH 分布广泛,因此血清 LDH 升高可见于众多临床情况,目前常用于诊断和鉴别诊断心、肝和骨骼肌的疾病。

(1) AMI 时,LDH 通常在梗死 8~18 h 升高,48~144 h 达到峰值,增高持续时间可达 5~10 天,在亚急性心肌梗死诊断上有一定价值,但其诊断 AMI 特异性较差。

(2) 琼脂糖凝胶电泳等可测定同工酶。一般溶血性疾病和心脏疾病时 H 亚基单位(LDH_1 和 LDH_2)升高,恶性肿瘤和肝脏疾病时 M 亚基(LDH_4 和 LDH_5)升高,肺、胰、脾等疾病时 LDH_2、LDH_3、LDH_4 升高。如 AMI 时,LDH_1 明显增高以至于 $LDH_1 > LDH_2$,肝病时将会出现 $LDH_5 > LDH_4$,AMI 患者在 $LDH_1 > LDH_2$ 基础上,又同时出现 $LDH_5 > LDH_4$,可怀疑是否有右侧心力衰竭,引起肝淤血。

(六) 胆碱酯酶

胆碱酯酶(ChE)是可以水解乙酰胆碱的酶,是一类催化酰基胆碱水解的酶类。人体 ChE 主要有 2 种,即乙酰胆碱酯酶(AChE)和拟乙酰胆碱酯酶(PChE)。AChE 主要分布于神经组织、肌肉、红细胞、脾脏、肺脏等,其生理功能是催化乙酰胆碱,使之水解为胆碱和乙酸,有一定专一性。PChE 主要在肝脏合成,也分布于胰腺、心脏、小肠黏膜、大脑灰质、血浆及淋巴液等,生物学功能不明。许多抑制剂对 2 种胆碱酯酶有抑制作用,如生物碱(吗啡、毒扁豆碱)、枸橼酸盐、氟化物、有机磷杀虫剂等。

1. 测定方法及原理 临床上常规检查的胆碱酯酶是后者,通常简称为 ChE。测定方法主要有比色法和连续监测法 2 种。丙(丁)酰硫代胆碱速率法是测定血清 ChE 的最常用方法。

(1) 丙(丁)酰硫代胆碱速率法:ChE 催化丙(丁)酰硫代胆碱水解产生丙(丁)酸和硫代胆碱,后者与无色的 5,5′-二硫代双硝基苯甲酸(DTMB)反应,生成黄色的 5-巯基-2-硝基苯甲酸(5-MNBA),可在 410 nm 连续监测吸光度上升速率,或硫代胆碱与黄色的铁氰化钾反应,使铁氰化钾还原为无色的亚铁氰化钾,通过连续监测 405 nm 处的吸光度下降速率,从而计算 ChE 的活性浓度。此法简便、快速,易于自动化,但只能测定血清 ChE。

(2) 比色法:ChE 催化乙酰胆碱水解成胆碱和乙酸,未被水解的乙酰胆碱与碱性羟胺作用,生成乙酰羟胺,乙酰羟胺在酸性溶液中与高铁离子作用,生成棕色复合物,比色测定剩余乙酰胆碱含量,间接推算出 ChE 活性浓度。

2. 参考范围 丙(丁)酰硫代胆碱速率法:成人为 5000～12000 U/L。比色法:成人为 130～310 U/L。

丙(丁)酰硫代胆碱速率法酶活性单位定义:在测定条件下,血清中的 ChE 催化 1 μmol 底物水解(同时生成 1 μmol 5 MNBA)的酶量为 1 个活性浓度单位。

3. 临床意义 临床上测定 ChE 用于肝脏损伤、有机磷中毒的诊断和手术用肌松药的响应预测等。

(1) 肝损伤:胆碱酯酶主要由肝脏合成后释放入血,故是评价肝细胞合成功能的灵敏指标,并可与清蛋白的合成代谢平行。在肝炎、肝硬化及肝肿瘤时,胆碱酯酶活性常下降,且降低程度与肝病病情相一致。肝胆疾病时,ALT、γ-GT 均升高,往往难以鉴别,如增加血清 ChE 测定,可发现 ChE 降低者均为肝脏疾病,而 ChE 正常者多为胆道疾病。

(2) 有机磷中毒:胆碱酯酶活力测定是诊断有机磷中毒的特异性实验室指标,一般以 AChE 活性降低作为诊断依据,用于中毒程度、疗效的判断和预后评估。急性有机磷中毒时,胆碱酯酶活性在 50%～70% 时为轻度中毒,30%～50% 时为中度中毒,30% 以下时为重度中毒。对长期有机磷接触者,全血胆碱酯酶活性测定可作为生物监测指标。血清 ChE 活性过低者(遗传等因素),手术时慎用琥珀酰胆碱等肌松药。

(3) 血清 ChE 增加主要见于肾病综合征、甲亢、糖尿病和脂肪肝等。

实验 13-1 赖氏法测定血清丙氨酸氨基转移酶

【原理】 L-丙氨酸与 α-酮戊二酸在丙氨酸氨基转移酶(alanine aminotransferase,ALT,EC 2.6.1.2)催化下生成丙酮酸和 L-谷氨酸,加入 2,4-二硝基苯肼终止酶反应,并与丙酮酸生成丙酮酸-2,4-二硝基苯腙,苯腙在碱性条件下显红棕色,在波长 505 nm 处读取吸光度,即可计算出或通过标准曲线查出 ALT 的活性。

$$L\text{-丙氨酸} + \alpha\text{-酮戊二酸} \xrightleftharpoons{\text{ALT}} \text{丙酮酸} + L\text{-谷氨酸}$$

$$\text{丙酮酸} + 2,4\text{-二硝基苯肼} \xrightarrow{\text{碱性}} \text{丙酮酸-2,4-二硝基苯腙}$$

【试剂】

1) 0.1 mol/L 磷酸盐缓冲液(pH 7.4)

(1) 0.1 mol/L 磷酸氢二钠溶液:称取 Na_2HPO_4 14.22 g 或 $Na_2HPO_4 \cdot 2H_2O$ 17.8 g,溶解于蒸馏水中,并稀释至 1000 mL,4 ℃保存。

(2) 0.1 mol/L 磷酸二氢钾溶液:称取 KH_2PO_4 13.61 g,溶解于蒸馏水中,并稀释至 1000 mL,4 ℃保存。

(3) 取 0.1 mol/L 磷酸氢二钠溶液 420 mL 和 0.1 mol/L 磷酸二氢钾溶液 80 mL,混匀,即为 pH 7.4 的磷酸盐缓冲液。加氯仿数滴,4 ℃保存。

2) 基质缓冲液 精确称取 D-L-丙氨酸 1.79 g,α-酮戊二酸 29.2 mg,先溶于约 50 mL 的 0.1 mol/L 磷酸盐缓冲液中,用 0.1 mol/L NaOH 调 pH 值至 7.4,再加磷酸盐缓冲液至 100 mL,混匀,加氯仿数滴,

4 ℃保存,可稳定数周。

3)1.0 mmol/L 2,4-二硝基苯肼溶液　精确称取 2,4-二硝基苯肼(AR)19.8 mg,用 10 mmol/L 盐酸 10 mL 溶解后,加蒸馏水至 100 mL,置棕色玻璃瓶中,室温中保存,若有结晶析出,应重新配制。

4)0.4 mol/L NaOH 溶液　称取 NaOH 16.0 g 溶解于蒸馏水中,并加蒸馏水至 1000 mL,置塑料试剂瓶中保存。

5)2.0 mmol/L 丙酮酸标准液　准确称取丙酮酸钠(AR)22.0 mg,用 0.1 mol/L pH 7.4 磷酸盐缓冲液溶解,转入 100 mL 容量瓶中,加 pH 7.4 磷酸盐缓冲液至刻度。此溶液应新鲜配制,建议使用质量可靠的市售标准液。

6)待测标本　患者血清或质控血清。

【操作步骤】

1)ALT 标准曲线的绘制

(1)取 5 支试管,分别编号,按表 13-1 向各管加入相应试剂。

表 13-1　ALT 标准曲线各标准管的配制方法

加入物/mL	0	1	2	3	4
0.1 mol/L 磷酸盐缓冲液	0.1	0.1	0.1	0.1	0.1
2.0 mmol/L 丙酮酸标准液	0	0.05	0.10	0.15	0.20
基质缓冲液	0.5	0.45	0.40	0.35	0.30
2,4-二硝基苯肼溶液	0.5	0.5	0.5	0.5	0.5
混匀,置 37 ℃水浴 20 min					
0.4 mol/L NaOH 溶液	5.0	5.0	5.0	5.0	5.0
相当于酶活性单位(卡门氏单位)	0	28	57	97	150

(2)混匀,放置 5 min 后在波长 505 nm 处,以蒸馏水调零,读取各管吸光度,各管吸光度减去"0"号管吸光度即为该标准管的吸光度。

(3)以各管的吸光度为纵坐标,对应的酶活性卡门氏单位为横坐标作图,即成标准曲线。

2)标本的测定

(1)在测定前取适量的基质缓冲液和待测标本,37 ℃水浴预温 5 min 后使用。取试管 2 支,标明对照管和测定管,具体操作按表 13-2 进行。

表 13-2　ALT 测定(赖氏法)操作步骤

加入物/mL	测定管	对照管
血清	0.1	0.1
基质缓冲液	0.5	—
混匀,置 37 ℃水浴保温 30 min		
2,4-二硝基苯肼溶液	0.5	0.5
基质缓冲液	—	0.5
混匀,置 37 ℃水浴保温 20 min		
0.4 mol/L NaOH 溶液	5.0	5.0

(2)室温放置 5 min,在波长 505 nm 处,以蒸馏水调零,读取各管吸光度。

【数据处理】　测定管吸光度与对照管吸光度的差为标本的吸光度。在标准曲线上查得 ALT 的卡门氏单位。

【参考范围】　血清:5～25 卡门氏单位。

【临床意义】

(1) 血清 ALT 活性增高可见于下述疾病:①肝胆疾病:传染性肝炎、肝癌、肝硬化活动期、中毒性肝炎、脂肪肝、胆管炎和胆囊炎等。②心血管疾病:心肌梗死、心肌炎、心力衰竭时的肝脏淤血、脑出血等。③骨骼肌疾病:多发性肌炎、肌营养不良等。

(2) 一些药物和毒物可引起 ALT 活性升高,如氯丙嗪、异烟肼、利福平、奎宁、地巴唑、水杨酸制剂、乙醇、铅、汞、四氯化碳、有机磷等。停药后 ALT 活性就可下降。

【注意事项与方法评价】

(1) 赖氏法以卡门氏单位报告结果。卡门氏单位定义:血清 1 mL,反应液总体积 3 mL,25 ℃,波长 340 nm,比色皿光径 1.0 cm,每分钟吸光度下降 0.001 A 为一个单位(相当于 0.1608 μmol NADH 被氧化)。由于底物 α-酮戊二酸和 2,4-二硝基苯肼浓度不足,以及产物丙酮酸的抑制作用,赖氏法的标准曲线不能延长到 200 卡门氏单位。

(2) 血清中 ALT 活性在室温(25 ℃)可维持 2 天,在 4 ℃冰箱可维持 1 周。

(3) 正常血清对照管吸光度接近试剂空白管(以 0.1 mL 蒸馏水代替血清,其他步骤同对照管)。测定成批标本一般不需要每份标本都用自身血清作对照管,以试剂空白代替即可。但酶活性超过参考值的标本应进行复检,复检时,应作自身血清的对照管。

(4) 严重脂血、黄疸或溶血血清可能引起吸光度增加,这类标本应作血清标本对照管。

(5) 当酶活性超过 150 卡门氏单位时,应用生理盐水作 5～10 倍稀释样本,测定结果乘以稀释倍数。

(6) 加入 2,4-二硝基苯肼溶液后,应充分混匀,使反应完全。加入氢氧化钠溶液的速度要一致,减少吸光度管间的差异。

(7) α-酮戊二酸、2,4-二硝基苯肼均为呈色物,称量必须准确,每批试剂空白管的吸光度上下波动应在 0.015(A)以内,否则应检查试剂及仪器等方面的问题。

(8) 成批测定时,各管加入血清后,试管架应在 37 ℃水浴中,以一定时间间隔向各管加入底物缓冲液,每加入一管后及时混匀。以加入第 1 管开始计时,在准确保证酶促反应时间 30 min 后,立即以相同间隔时间加入 2,4-二硝基苯肼溶液,并立即混匀,确保成批测定结果的准确性。

(9) 赖氏法重复性差,CV 为 20% 左右;准确性差,线性范围窄,影响实验结果的因素多,且不易控制,系统误差大。

(10) 赖氏法操作简便,实验条件要求低,便于基层医院开展,但不是 ALT 测定的理想方法,有条件的实验室应采用速率法测定。

实验 13-2　LDH-NADH 速率法测定血清 ALT(单、双试剂法)

【原理】　L-丙氨酸和 α-酮戊二酸在 ALT 作用下,生成丙酮酸和 L-谷氨酸,丙酮酸再在 LDH 作用下生成 L-乳酸,同时 NADH 被氧化为 NAD^+,其氧化速率与标本中 ALT 活性成正比,NADH 在 340 nm 处有特征吸收峰,根据 340 nm 处吸光度下降速率($-\Delta A/\Delta t$)计算 ALT 活性。

$$\text{L-丙氨酸} + \text{α-酮戊二酸} \xleftrightarrow{\text{ALT}} \text{丙酮酸} + \text{L-谷氨酸}$$

$$\text{丙酮酸} + H^+ + \text{NADH} \xleftrightarrow{\text{LDH}} \text{L-乳酸} + NAD^+$$

(一) 单试剂法

血清与底物溶液(试剂成分完整)混合,ALT 催化反应立即开始,在波长 340 nm、比色皿光径 1.0 cm、37 ℃经 90 s 延滞期后连续监测吸光度下降速率 60 s。根据线性反应期吸光度下降速率,计算出 ALT 活力单位。

【试剂】

1) 试剂成分和在反应液中的参考浓度　pH 值为 7.15±0.05，Tris-HCl 缓冲液 100 mmol/L、L-丙氨酸 500 mmol/L、α-酮戊二酸 15 mmol/L、NADH 0.18 mmol/L、磷酸吡哆醛（P-5'-P）0.1 mmol/L、LDH 1700 U/L。

2) 市售 ALT 底物的复溶及保存　按试剂盒说明书规定操作，但起始吸光度必须大于 1.2，试剂空白测定值必须小于 5 U/L。达不到要求的试剂视为不合格，不能使用。

【操作步骤】　具体操作程序根据各实验室拥有的自动或半自动化生化分析仪型号及操作说明书而定。下面以半自动生化分析仪为例介绍。

（1）血清稀释度以 100 μL 血清加 1000 μL ALT 底物溶液为例，血清稀释倍数为 11，血清占反应液体积分数为 0.0909。

（2）主要参数：系数 1768，孵育时间 90 s，连续监测时间 60 s，比色皿光径 1.0 cm，波长 340 nm，吸样量 500 μL，温度 37 ℃。

【数据处理】

$$\text{ALT(U/L)}=\Delta A/\Delta t\times\frac{10^6}{\varepsilon}\times\frac{TV}{SV}=\Delta A/\Delta t\times\frac{10^6}{6220}\times\frac{1.1}{0.1}=\Delta A/\Delta t\times1768 \qquad (13\text{-}1)$$

式中：6220 为 NADH 在 340 nm、比色皿光径为 1.0 cm 时的摩尔吸光系数。

（二）双试剂法

血清与底物溶液（缺少 α-酮戊二酸）混合，37 ℃下保温 5 min，使样本中所含的 α-酮酸（如丙酮酸）引起的副反应进行完毕，然后加入 α-酮戊二酸启动 ALT 的催化反应，在波长 340 nm 处连续监测吸光度下降速率。根据线性反应期吸光度下降速率（−ΔA/Δt），计算出 ALT 活力单位。

【试剂】

1) 试剂 1　Tris-HCl 缓冲液 100 mmol/L、L-丙氨酸 500 mmol/L、NADH 0.18 mmol/L、LDH 1700 U/L、磷酸吡哆醛 0.1 mmol/L、pH 值为 7.15±0.05。

2) 试剂 2　15 mmol/L α-酮戊二酸。

【操作步骤】　以手工操作方法为例。

（1）向光径 1.0 cm 的石英比色皿中加入血清 100 μL，加试剂 1 1000 μL，混匀，37 ℃温育 5 min。加试剂 2 100 μL，混匀，启动 ALT 催化反应（血清稀释倍数为 12，血清占反应液体积分数为 0.0833）。

（2）在波长 340 nm 处，延滞期 90 s，连续监测吸光度下降速率 60 s。根据线性反应期吸光度下降速率（−ΔA/Δt），计算出 ALT 活性单位。

自动生化分析仪操作程序的设置程序按各实验室仪器的型号及操作说明书设置。

【数据处理】

$$\text{ALT(U/L)}=\Delta A/\Delta t\times\frac{10^6}{\varepsilon}\times\frac{TV}{SV}=\Delta A/\Delta t\times\frac{10^6}{6220}\times\frac{1.2}{0.1}=\Delta A/\Delta t\times1929 \qquad (13\text{-}2)$$

式中：6220 为波长 340 nm 处 NADH 的摩尔吸光系数。

【参考范围】　成人：ALT 为 5～40 U/L。

【临床意义】　见实验 13-1。

【注意事项与方法评价】

（1）该 ALT 测定法中存在两个消耗 NADH 的副反应：①血清中存在的 α-酮酸（如丙酮酸）能消耗 NADH；②血清中谷氨酸脱氢酶（GLDH）增高时，在有氨存在的条件下，亦能消耗 NADH。这两个副反应使 340 nm 处吸光度下降速率（−ΔA/Δt）增加，使测定结果增高。在单试剂法中必须有足量的 LDH 才能保证 α-酮酸引起的副反应在规定延滞期内进行完毕，加大试剂中 LDH 含量使试剂成本增加。目前推荐双试剂法，因孵育期长，能有效地消除干扰反应，提高了测定准确性，是 ALT 测定的首选方法。

（2）在 AACC（美国临床化学学会）或 IFCC 推荐的试剂盒中含有辅酶磷酸吡哆醛（国产试剂盒多数不含磷酸吡哆醛），能使血清中的 ALT 显示最大活性。健康人血清中磷酸吡哆醛含量适中，底物中加入磷酸吡哆醛对增高 ALT 活性作用不大。但是肾病患者血清中磷酸吡哆醛浓度偏低，底物中加入磷酸吡哆醛可显著升高血清 ALT 活性。

（3）试剂空白测定值：以蒸馏水代替血清，测定 ALT 活性，规定测定结果应小于 5 U/L。试剂空白的读数是由于工具酶中的杂酶及 NADH 自发氧化所引起的，在报告结果时应减去每批试剂的试剂空白测定值。

（4）由于草酸盐、肝素、枸橼酸盐可使反应出现轻度混浊，所以标本宜用血清；血清不宜反复冻融，不推荐冰冻保存 ALT 测定样本；血清置 4 ℃保存一周，酶活性无显著变化；红细胞内 ALT 含量较血清高，明显溶血样本不宜做 ALT 活性测定。

（5）使用连续监测法测定酶活性时，要求使用的分光光度计带宽不超过 6 nm，比色皿光径为 1.0 cm，具有 30 ℃或 37 ℃恒温装置，能自动记录吸光度的动态变化。

（6）ALT 测定试剂中以使用 Tris-HCl 缓冲液为宜。有研究显示，NADH 在 Tris-HCl 缓冲液中稳定性较高，磷酸吡哆醛在 Tris-HCl 缓冲液中显示出更有效的激活作用。

（7）由于 ALT 和 LDH 催化的反应都是特异性很强的反应，因此可认为本法测定反应是特异的。线性范围随试剂组方和操作条件的不同，其上限也不同，临床标本酶活性大多数都在线性范围内，故准确性高。测定条件易于控制，CV 值比赖氏法小，国内报道本法的批内 CV<2.9%。

实验 13-3　MDH-NADH 速率法测定血清 AST（单、双试剂法）

【原理】　天门冬氨酸和 α-酮戊二酸在 AST 作用下，生成草酰乙酸和 L-谷氨酸，草酰乙酸再在 MDH 作用下生成苹果酸，同时 NADH 被氧化为 NAD^+，其氧化速率与标本中 AST 活性成正比，NADH 在 340 nm 处有特征吸收峰，根据 340 nm 处吸光度下降速率（$-\Delta A/\Delta t$）计算 AST 活性。

$$天门冬氨酸 + α\text{-}酮戊二酸 \xrightleftharpoons[]{AST} 草酰乙酸 + L\text{-}谷氨酸$$

$$草酰乙酸 + H^+ + NADH \xrightleftharpoons[]{MDH} 苹果酸 + NAD^+$$

（一）单试剂法

血清与底物溶液（试剂成分完整）混合，AST 催化反应立即开始，在波长 340 nm、比色皿光径 1.0 cm、37 ℃经 30 s 延滞期后连续监测吸光度下降速率 60 s。根据线性反应期吸光度下降速率（$-\Delta A/\Delta t$），计算出 AST 活力单位。

【试剂】

1）试剂成分和在反应液中的参考浓度　pH 值为 7.8，Tris-HCl 缓冲液 80 mmol/L、天门冬氨酸 240 mmol/L、α-酮戊二酸 12 mmol/L、NADH 0.18 mmol/L、MDH 420 U/L、LDH 600 U/L。

2）市售 AST 底物的复溶及保存　按试剂盒说明书规定操作，但起始吸光度必须大于 1.2，试剂空白测定值必须小于 5 U/L。达不到要求的试剂视为不合格，不能使用。

【操作步骤】　具体操作程序根据各实验室拥有的自动或半自动化生化分析仪型号及操作说明书而定。下面以半自动生化分析仪为例介绍。

（1）血清稀释度以 100 μL 血清加 1000 μL AST 底物溶液为例，血清稀释倍数为 11，血清占反应液体积分数为 0.0909。

（2）主要参数：系数 1768，孵育时间 30 s，连续监测时间 60 s，比色皿光径 1.0 cm，波长 340 nm，吸样量 500 μL，温度 37 ℃。

【数据处理】

$$AST(U/L) = \Delta A/\Delta t \times \frac{10^6}{\varepsilon} \times \frac{TV}{SV} = \Delta A/\Delta t \times \frac{10^6}{6220} \times \frac{1.1}{0.1} = \Delta A/\Delta t \times 1768 \tag{13-3}$$

式中：6220 为 NADH 在 340 nm、比色皿光径为 1.0 cm 时的摩尔吸光系数。

（二）双试剂法

血清与（缺少 α-酮戊二酸）底物溶液混合，37 ℃下保温 5 min，使样本中所含的 α-酮酸（如丙酮酸）引起的副反应进行完毕，然后加入 α-酮戊二酸启动 ALT 的催化反应，在波长 340 nm 处连续监测吸光度下降速率。根据线性反应期吸光度下降速率（$-\Delta A/\Delta t$），计算出 AST 活力单位。

【试剂】

1）试剂 1 pH 值为 7.8，Tris-HCl 缓冲液 80 mmol/L、天门冬氨酸 240 mmol/L、NADH 0.18 mmol/L、MDH 420 U/L、LDH 600 U/L。

2）试剂 2 α-酮戊二酸 12 mmol/L。

【操作步骤】

（1）手工操作方法：向光径 1.0 cm 的石英比色皿中加入血清 100 μL，加试剂 1 1000 μL，混匀，37 ℃温育 5 min。加试剂 2 100 μL，混匀，启动 AST 催化反应（血清稀释倍数为 12，血清占反应液体积分数为 0.0833）。

（2）在波长 340 nm 处、延滞期 30 s，连续监测吸光度下降速率 60 s。根据线性反应期吸光度下降速率（$-\Delta A/\Delta t$），计算出 AST 活性单位。

自动生化分析仪操作程序的设置程序按各实验室仪器的型号及操作说明书设置。

【数据处理】

$$\mathrm{AST(U/L)} = \Delta A/\Delta t \times \frac{10^6}{\varepsilon} \times \frac{TV}{SV} = \Delta A/\Delta t \times \frac{10^6}{6220} \times \frac{1.2}{0.1} = \Delta A/\Delta t \times 1929 \tag{13-4}$$

式中：6220 为波长 340 nm 处 NADH 的摩尔吸光系数。

【参考范围】 成人：AST 为 5～40 U/L。

【临床意义】

（1）AST 是体内最重要的转氨酶之一，在心肌中含量最高，肝脏次之，因此，AST 对心肌梗死和肝脏疾病诊断具有一定意义。AMI 发生时，AST 可上升至参考值上限的 4～5 倍，如达到参考值上限的 10～15 倍，往往有致死性心肌梗死的发生。但由于其升高迟于 CK，恢复早于 LDH，故其对 AMI 诊断价值越来越小。各种肝病时，AST 随着 ALT 活性升高而上升，肝细胞大量坏死时，AST 活性往往高于 ALT，因此，AST/ALT 测定对肝病诊断有一定意义。急性病毒性肝炎时，比值小于 1；慢性肝炎、肝硬化时，比值常大于 1；原发性肝癌时，比值常大于 3。

（2）AST 水平升高还见于进行性肌营养不良、皮肌炎、肺栓塞、急性胰腺炎、肌肉挫伤和溶血性疾病等。

【注意事项和方法评价】

（1）试剂空白测定值：以蒸馏水代替血清，测定 ALT 活性，规定测定结果应小于 5 U/L。试剂空白的读数是由于工具酶中的杂酶及 NADH 自发氧化所引起的，在报告结果时应减去每批试剂的试剂空白测定值。

（2）使用连续监测法测定酶活性时，要求使用的分光光度计带宽不超过 6 nm，比色皿光径为 1.0 cm，具有 30 ℃或 37 ℃恒温装置，能自动记录吸光度的动态变化。

（3）连续监测法测定 AST 的误差可来自内源性和（或）外源性干扰。内源性干扰主要来自血清中高浓度丙酮酸和 L-谷氨酸脱氢酶。外源性干扰主要来自试剂中污染的谷氨酸脱氢酶和 AST。内源性丙酮酸干扰可通过加入高活性的 LDH 在温育期间将其迅速转变为乳酸而消除。血清中谷氨酸脱氢酶能催化 α-酮酸和氨生成谷氨酸，同时使得 NADH 氧化，导致结果假性增高。外源性干扰的消除方法是使用高质量的试剂，工具酶中所夹杂的谷氨酸脱氢酶和 AST 应小于 MDH 或 LDH 催化活性的 0.005%，且试剂中不能含氨。

实验 13-4　速率法测定血清 ALP

【原理】　以对-硝基苯酚磷酸钠(4-NPP)为底物、2-氨基-2-甲基-1-丙醇(AMP)或二乙醇胺(DEA)为磷酸酰基的受体,在碱性条件下,ALP 催化 4-NPP 水解释出磷酸基团,生成游离对-硝基酚(4-NP),4-NP 在碱性溶液中转变成醌式结构,呈现较深的黄色。根据 405 nm 处吸光度增加的速率($\Delta A/\Delta t$)推算出血清 ALP 活性单位。

$$NPP+H_2O \xrightarrow{ALP} 对硝基苯氧离子+磷酸盐$$

$$NPP+AMP \xrightarrow{ALP} 对硝基苯氧离子+AMP\text{-}磷酸盐$$

【试剂】　市售商品试剂盒的成分与参考浓度如下。

1) 2 mol/L 二乙醇胺缓冲液(pH 10.0)　取二乙醇胺 100 mL,浓盐酸 19.5 mL,$MgCl \cdot 6H_2O$ 1.017 g,加蒸馏水至 500 mL。在 pH 计指示下,用浓盐酸调节 pH 值至 10.0,置冰箱中保存。

2) 30 mmol/L 磷酸对硝基苯酚溶液　精确称取磷酸对硝基苯酚二钠盐(含 6 分子结晶水)113 mg,溶于 100 mL 蒸馏水中,置棕色瓶内,冰箱保存。

3) 底物缓冲液　根据当天测定标本的需要量,将 2 mol/L 二乙醇胺缓冲液和 30 mmol/L 磷酸对硝基苯酚溶液等体积混合,37 ℃预温待用。

【操作步骤】　具体操作程序根据各实验室拥有的自动或半自动化生化分析仪型号及操作说明书而定。下面以半自动生化分析仪为例进行说明。

(1) 血清 20 μL,加 37 ℃预温的底物应用液 1.0 mL,立即吸入生化分析仪,此时血清稀释倍数为 51。

(2) 主要参数:系数(K)2757,孵育时间 30 s,监测时间 60 s,波长 405 nm,吸样量 500 μL,温度 37 ℃。

【数据处理】

$$ALT(U/L)=\Delta A/\Delta t \times \frac{10^6}{\varepsilon} \times \frac{TV}{SV}=\Delta A/\Delta t \times \frac{10^6}{18500} \times \frac{1.02}{0.02}=\Delta A/\Delta t \times 2757 \qquad (13\text{-}5)$$

式中:18500 为对硝基苯酚在 1 mol/L 二乙醇胺缓冲液(pH 10.0,25 ℃),波长 405 nm 的摩尔吸光系数。

【参考范围】　40~160 U/L (37 ℃)。

【临床意义】

(1) ALP 常作为肝胆疾病和骨骼疾病的辅助诊断指标。可用耐热试验区分 ALP 的来源,将血清于 56 ℃水浴加热 10 min 后测定其 ALP 活性,并计算占加热前活性的百分率。肝病患者 ALP 活性保存为 (43±9)%,均高于 34% 以上;而骨骼疾病患者 ALP 活力仅保存(17±9)%,都低于 26%。

(2) 血清 ALP 活性病理性增高见于:①肝胆疾病:如阻塞性黄疸、急性或慢性黄疸型肝炎、肝癌等。②骨骼疾病:如纤维性骨炎、成骨不全症、佝偻病、骨软化病、骨转移癌和骨折修复愈合期。

(3) 血清 ALP 活性生理性增高见于妊娠期与儿童生长发育期。

【注意事项与方法评价】

(1) 血清置室温(25 ℃),ALP 活性显示轻度增高;血清置室温 6 h,ALP 活性增高约 1%;放置 1~4 天后,酶活性增高 3%~6%;血清置 4 ℃ ALP 活性也缓缓升高;冰冻血清,ALP 活性降低,但当血清复温后,酶活性会慢慢恢复。质控血清或冻干质控血清也有类似的 ALP 活性升高现象。

(2) 作摩尔吸光系数校正用的标准物对硝基酚(4-NP)必须达到规格:①色泽为无色或淡黄色。②熔点为 113~114 ℃。③含水量<0.1%。④摩尔吸光度:溶于 10 mmol/L NaOH 中,波长 401 nm,24 ℃,$\varepsilon=(18380±90)L/(mol \cdot cm)$。

(3) 由于试剂盒组分不同,参考值差异较大,报告时除注明方法外,还应注明所用方法参考值范围。

(4) 本法以 4-NPP 和 AMP 缓冲液为底物,其优点在于:①4-NPP 易被 ALP 水解;②产物对-硝基酚具有较高的摩尔吸光度(在 pH 10.0 的 AMP 缓冲液中,$\varepsilon=18500 \ L/(mol \cdot cm)$),在反应 pH 条件下几乎能达到最大呈色;③AMP 缓冲液能充当磷酸受体,避免游离无机磷酸对 ALP 的抑制作用。以上优点决定了该法灵敏度高、线性范围宽(500 U/L 以上)和精密度高(批内 CV 为 2.06%~2.36%,批间 CV 为 2.74%)。

 ## 实验 13-5　速率法测定血清 γ-谷氨酰基转移酶

【原理】　以 L-γ-谷氨酰-3-羧基-4-硝基苯胺为底物,双甘肽为谷氨酰基的受体,在 GGT 的催化下,谷氨酰基转移到双甘肽分子上,同时释放出黄色的 2-硝基-5-氨基苯甲酸。根据 405 nm 处吸光度增加的速率($\Delta A/\Delta t$)推算出 GGT 活性单位。

L-γ-谷氨酰-3-羧基-4-硝基苯胺＋双甘肽 $\xleftrightarrow{\text{GGT}}$ γ-谷氨酰甘氨酰甘氨酸＋2-硝基-5-氨基苯甲酸(黄色化合物)

【试剂】

(1) 市售商品试剂盒的成分与参考浓度:Tris-HCl 缓冲液 110 mmol/L;双甘肽 110 mmol/L;L-γ-谷氨酰-3-羧基-4-硝基苯胺 6.0 mmol/L,pH 8.1(25 ℃)。

(2) 待测标本:患者血清或质控血清。

【操作步骤】　具体操作程序根据各实验室拥有的自动或半自动化生化分析仪型号及操作说明书而定。下面以半自动生化分析仪为例。

(1) 血清 100 μL 加 37 ℃预温的底物应用液 1.0 mL,立即吸入生化分析仪,此时血清稀释倍数为 11。

(2) 主要参数:系数(K)1159、孵育时间 30 s、监测时间 60 s、波长 405 nm、吸样量 500 μL、温度 37 ℃。

【数据处理】

$$GGT(U/L)=\Delta A/\Delta t\times\frac{10^6}{\varepsilon}\times\frac{TV}{SV}=\Delta A/\Delta t\times\frac{10^6}{9490}\times\frac{1.1}{0.1}=\Delta A/\Delta t\times1159 \tag{13-6}$$

式中:9490 为 2-硝基-5-氨基苯甲酸在 405 nm 处的摩尔吸光系数。

【参考范围】　男性:11~50 U/L(37 ℃)。女性:7~32 U/L(37 ℃)。

【临床意义】

(1) 人体各器官中 GGT 含量不同,肾脏最高,但肾脏疾病时,血中该酶活性增高却不明显,可能肾单位病变时,GGT 经尿排出,所以测定尿中酶活性可能有助于诊断肾脏疾病。

(2) GGT 主要用于诊断肝胆疾病。原发性肝癌时,血清 GGT 活性显著升高,特别是在诊断患者有无肝转移和肝癌术后复发时,阳性率高达 90%。GGT 同工酶Ⅱ与 AFP 联用可使原发性肝癌 AFP 检测的阳性率明显提高。而胆汁淤积可诱导 GGT 合成,胆汁可使 GGT 从膜结合部位溶解释放,这是阻塞性黄疸、胆汁性肝硬化、胆管炎、胰腺炎、胰头癌等肝病患者血中 GGT 明显升高的主要原因。

(3) 嗜酒或长期接受某些药物如安替比林、苯巴比妥、苯妥英钠等,血清 GGT 活性常升高。

【注意事项与方法评价】

(1) 速率法测定 GGT 的底物有 2 种,即 L-γ-谷氨酰-3-羧基-4-硝基苯胺和 L-γ-谷氨酰-4-硝基苯胺。L-γ-谷氨酰-3-羧基-4-硝基苯胺由于分子中含有羧基,溶解度较大,且无明显的自然水解,采用 6 mmol/L 浓度,相当于 K_m(0.65 mmol/L)的 9.23 倍,使测定的反应速率能达到最大反应速率的 95%。而 L-γ-谷氨酰-4-硝基苯胺受溶解度的限制,使用浓度只能达到 4 mmol/L,相当于 K_m(0.98 mmol/L)的 4.1 倍,测定的反应速率小于最大反应速率的 80%。因此国内外均推荐 L-γ-谷氨酰-3-羧基-4-硝基苯胺法。

(2) 测定波长为 405 nm,在此波长下羧基底物比非羧基底物有更高的吸光度,而空白吸光度更低。2-硝基-5-氨基苯甲酸的摩尔吸光度,由于各仪器的性能与精度有差别,建议各实验室自行测定。

(3) 甘氨酸对 GGT 活性有抑制作用,所用双甘肽制剂中甘氨酸含量应少于 0.1%。溶血标本,Hb 在 500 mg/L 以上可使 GGT 活性降低,黄疸和脂血不干扰本法测定结果。

(4) 本法准确度好,精密度好(OCV 1.72%~3.1%,RCV 2.85%~4.43%),线性范围宽(460 U/L),操作简便,但对试剂纯度要求高。

三、胆红素与胆汁酸检验

(一) 胆红素

胆红素与脂类的消化吸收、黄疸和胆红素结石的形成有重要关系。肝脏对胆红素有强大的解毒作用,正常情况下血中胆红素浓度保持相对恒定。血中胆红素包括:① 非结合胆红素(unconjugated bilirubin,UCB),又称为游离胆红素,因其在水中溶解度极低,不能与偶氮试剂直接发生反应,还称为间接胆红素;② 结合胆红素(conjugated bilirubin,CB),因其在水中溶解度较好,能与偶氮试剂直接发生反应,又称为直接胆红素(DB);③ δ-胆红素,部分未结合胆红素与清蛋白呈共价结合,在血中滞留时间较长,称为 δ-结合胆红素;④ 总胆红素(total bilirubin,TB),为非结合胆红素和结合胆红素的总量。

1. 测定方法及原理　根据方法类型,可将胆红素测定方法分为胆红素氧化酶(BOD)法、重氮盐改良 J-G 法、钒酸盐氧化法、高效液相色谱法、导数分光光度法及直接分光光度法等。前面 3 种为临床上常用方法。

(1) 胆红素氧化酶法:BOD 法在不同 pH 值条件下催化不同组分的胆红素氧化生成胆绿素,胆绿素与氧进行非酶促反应转变为淡紫色化合物,胆红素的最大吸收峰值在 450 nm 附近。随着胆红素被氧化,450 nm 处吸收峰下降,下降程度与胆红素浓度成正比。在 pH 值为 8.0 条件下,未结合胆红素及结合胆红素均被氧化,用于测定总胆红素;在 pH 值为 4.5 的酸性条件下,BOD 法仅能催化结合胆红素和大部分 δ-胆红素,而游离胆红素不被氧化,测定其含量代表结合胆红素。

(2) 重氮盐改良 J-G 法:在 pH 6.5 环境下,血清结合胆红素可直接与重氮试剂反应,生成偶氮胆红素;在加速剂咖啡因-苯甲酸钠-醋酸钠或甲醇破坏未结合胆红素分子内氢键的情况下,未结合胆红素可在与结合胆红素同样条件下,与重氮试剂发生反应,生成偶氮胆红素。反应完成后加入终止试剂,继而加入碱性酒石酸钾钠使紫色偶氮胆红素(530 nm)转变为蓝绿色偶氮胆红素(600 nm)。颜色深浅与胆红素浓度成正比,比色测定,可分别测得血清中结合胆红素和总胆红素的含量,未结合胆红素含量可通过计算而得。本法为推荐的常规方法。

2. 参考范围　胆红素氧化酶法:血清总胆红素为 6.16～14.36 μmol/L;血清结合胆红素为 0.01～5.13 μmol/L;胆红素(μmol/L)＝胆红素(mg/L)×17.1;重氮盐改良 J-G 法:血清总胆红素为 5.1～19.0 μmol/L;血清结合胆红素为 1.71～6.80 μmol/L。

3. 临床意义　当胆红素代谢障碍时,非结合胆红素和(或)结合胆红素生成增加、肝细胞摄取非结合胆红素能力降低、肝细胞及肝内外胆红素分泌排泄功能障碍等,均会引起黄疸。临床常根据引起黄疸的原因不同,将黄疸分为溶血性黄疸、肝细胞性黄疸和梗阻性黄疸。胆红素的测定对黄疸的诊断和鉴别诊断、黄疸程度及类型的判断、黄疸原因的分析、预后评估等有重要的价值。

(1) 判断黄疸有无及程度。TB 在 17.1～34.2 μmol/L 为隐性黄疸或亚临床黄疸;TB>34.2 μmol/L 为临床肉眼可见的显性黄疸;TB 在 34.2～171 μmol/L 为轻度黄疸,在 171～342 为中度黄疸,342 μmol/L 以上为重度黄疸。

(2) 分析黄疸原因。溶血性黄疸通常为轻度黄疸,TB<85.5 μmol/L,UCB 增高较肝细胞性黄疸及梗阻性黄疸明显,见于各种溶血及溶血性疾病、输血反应、大面积烧伤、大血肿吸收等;肝细胞性黄疸为轻、中度黄疸,TB 为 17.1～171 μmol/L,见于各种肝实质性损伤,如急慢性肝炎,肝硬化,药物性、中毒性肝实质性损伤等;梗阻性黄疸通常为中、重度黄疸,TB 及 CB 增高较前两者明显,见于肝内外胆道阻塞性疾病和肝内胆汁淤积,如胆石症、胰头癌、胆道肿瘤、胆管炎、胆道闭锁及病毒性肝炎,原发性胆汁性肝硬化,肝内泥沙样结石和癌栓等。

(3) 判断黄疸类型。溶血性黄疸时以 UCB 增高明显为主;梗阻性黄疸时以 CB 增高明显;肝细胞性黄疸时 CB 及 UCB 均增加。

(4) 解释临床难以解释的现象。有时肝炎恢复期,出现血清 TB 及 CB 很高(高结合胆红素血症),但

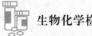

尿中胆红素阴性,是因为血清中出现了 δ-胆红素。3 种不同类型的黄疸时 TB、CB、UCB 等有不同的表现。根据 TB 是否增高可判断有无黄疸;根据 TB 增高程度并结合尿胆红素、尿胆原及粪便检查,可判断黄疸程度、类型及原因,区别结合胆红素血症和非结合胆红素血症。溶血性黄疸、肝细胞性黄疸及阻塞性黄疸的诊断与鉴别诊断,见表 13-3。

表 13-3 溶血性黄疸、肝细胞性黄疸及阻塞性黄疸的诊断与鉴别诊断

	类型	正常	溶血性黄疸	肝细胞性黄疸	阻塞性黄疸
血清	TB/(μmol/L)	1.7～17.1	明显增加	中度增加	明显增加
	UCB/(μmol/L)	1.7～10.2	明显增加	增加	正常或微增
	CB/(μmol/L)	0～6.8	正常或微增	增加	明显增加
	CB/TB	0.2～0.4	<0.2	0.2～0.5	>0.5
尿液	尿胆红素(定性)	阴性	阴性	阳性	强阳性
	尿胆素原(定性)	阳性	强阳性	不定	阳性变弱或阴性
	尿胆素(定性)	阳性	强阳性	不定	阳性变弱或阴性
粪便	颜色	棕黄色	加深	变浅	变浅或陶土色

(二)胆汁酸

肝细胞分泌的肝胆汁及进入胆囊后形成的胆囊胆汁的组成主要包括水、胆汁酸、卵磷脂、蛋白质、脂肪酸和胆固醇,其中胆汁酸占总固体物质的一半以上。胆汁酸是胆汁中一大类胆烷酸的羟基衍生物的总称。人类胆汁酸主要以胆酸、鹅脱氧胆酸等结合型初级胆汁酸及脱氧胆酸、石胆酸等结合型次级胆汁酸为主,各型胆汁酸多以钠盐、钾盐的形式存在。血清总胆汁酸(total bile acid,TBA)测定有层析法、免疫法和酶法等,酶法中又可分为酶荧光法、酶比色法和酶循环法。其中,酶比色法可用手工操作,亦可用于自动化操作,应用较广;酶循环法灵敏度高、特异性好,成为目前推荐的检测方法。

1. 测定方法及原理

(1)酶比色法:在 37 ℃,pH 值为 7.5 条件下,3α-羟类固醇脱氢酶(3α-HSD)催化各种胆汁酸 C₃ 上的 3α 位上的羟基脱氢生成 3-氧代(3α-O)胆酸,同时氧化型的 NAD⁺ 反应物被还原成 NADH,随之 NADH 上的氢由黄递酶催化转移给碘化硝基四氮唑蓝(INT),生成红色的甲䐶,反应 10 min 后,加入盐酸终止液终止反应,与标准液比较,可于波长 500 nm 处比色测定并计算 TBA 的含量。

(2)酶循环法:3α-HSD 具有可逆性催化特性,顺反应时,3α-HSD 催化胆汁酸生成 3-氧代胆酸,Thio-NAD⁺ 反应物接受氢生成 Thio-NADH;逆反应时,3α-HSD 催化 3-氧代胆酸从 NADH 处夺取氢,生成胆汁酸和 NAD⁺。顺逆反应反复进行,一定时间内,酶循环生成的 Thio-NADH 与样本中的胆汁酸浓度成正比,与标准液比较,可于 390～410 nm 处比色测定并计算出样本中胆汁酸的含量。

2. 参考范围 0～6.71 μmol/L(成人空腹血清总胆汁酸)。

3. 临床意义 肝脏是人体利用胆固醇合成胆汁酸的唯一器官,体内 50% 胆固醇以胆汁酸形式排泄,测定血清 TBA 可反映肝细胞的合成、摄取和排泄功能。

(1)任何引起肝细胞损伤的病理过程都可能引起血中胆汁酸增高,可见于各种类型的肝病,如肝硬化、脂肪肝、急慢性胆道阻塞。其中空腹胆汁酸测定法是一种敏感、特异性强并相对简单的肝功能实验,是目前公认最敏感的肝功能实验之一,特别适用于疑有肝脏疾病但其他生化实验正常或轻度异常患者的诊断。偶见于进食后生理性一过性增高。

(2)胆汁中胆汁酸、卵磷脂和胆固醇比例失调是胆固醇结石形成的重要原因。

(3)肠道疾病引起胆汁酸代谢异常时,可出现脂肪消化不良,轻者水样腹泻,重者可出现脂肪痢。

 实验 13-6 改良 J-G 法测定血清胆红素

【原理】 血清中结合胆红素可直接与重氮试剂发生反应产生紫红色偶氮胆红素;血清中非结合胆红

素与醋酸钠-咖啡因-苯甲酸钠试剂(咖啡因试剂)混合后,加入氯化重氮苯磺酸(重氮试剂),也生成紫红色偶氮胆红素。之后,加入强碱性酒石酸钠溶液,使颜色不稳定的紫红色偶氮胆红素在咖啡因存在下转化为稳定的蓝色偶氮胆红素。反应结束后,在 600 nm 波长比色,从标准曲线查找总胆红素和结合胆红素含量。

【试剂】

1)咖啡因-苯甲酸钠试剂 无水醋酸钠 41.0 g,苯甲酸钠 38.0 g,EDTA-Na_2 0.500 g,溶于约 500 mL 的去离子水中,再加入咖啡因 25.0 g,搅拌至完全溶解,然后加去离子水稀释至 1 L,混匀,过滤,放置于棕色试剂瓶中,室温保存可稳定 6 个月。

2)72.5 mmol/L 亚硝酸钠溶液 亚硝酸钠 5.0 g,加去离子水溶解并稀释定容至 100 mL,混匀后置于棕色瓶中,冰箱保存,稳定期不少于 3 个月。临用前取上述母液作 10 倍稀释成 72.5 mmol/L,冰箱保存,稳定期不少于 2 周。若发现溶液呈淡黄色时,应丢弃重配。

3)28.9 mmol/L 对氨基苯磺酸溶液 对氨基苯磺酸 5.0 g,加入约 800 mL 去离子水中,加浓盐酸 15 mL,待完全溶解后,加蒸馏水定容至 1 L。

4)重氮试剂 临用前,取 0.5 mL 试剂 2 与 20 mL 试剂 3 混匀而成。

5)5.0 g/L 叠氮钠溶液 叠氮钠 0.5 g,用去离子水溶解并稀释至 100 mL。

6)碱性酒石酸钠溶液 氢氧化钠 75.0 g,酒石酸钠(含 2 分子结晶水)263 g,加蒸馏水溶解并稀释至 1 L,混匀,置塑料瓶中,室温保存可稳定 6 个月。

7)171 μmol/L 胆红素标准储备液

(1)目前常用人混合血清配制非结合胆红素标准溶液。对人混合血清的要求:收集不溶血、无黄疸、清晰的血清作为混合血清稀释剂,必要时可用滤菌器过滤。混合血清稀释剂应符合下列要求:混合血清 1.0 mL,加生理盐水 24 mL,混匀,在分光光度计中,比色皿光径 1 cm,波长 414 nm,用生理盐水调零,读取的吸光度应小于 0.100,波长 460 nm 处读取的吸光度应小于 0.040。

(2)配制标准溶液的胆红素须符合下列标准:纯胆红素的氯仿溶液,在 25 ℃下,光径(1.000±0.001) cm,波长 453 nm,摩尔吸光系数应为(60700±1600)L/(mol·cm),改良 J-G 法偶氮胆红素的摩尔吸光系数应为(74380±866)L/(mol·cm)。

(3)称取符合标准的纯胆红素(相对分子质量 584.68)10.0 mg,加二甲基亚砜 1 mL,搅拌成混悬液。加入 0.05 mol/L 碳酸钠溶液 2 mL,使胆红素完全溶解后,缓慢移入已预先加入混合血清稀释剂约 80 mL 的 100 mL 量瓶中,边加边混匀,尽量避免产生泡沫,然后补加混合血清,稀释至刻度,混匀。该标准液应避光置 4 ℃冰箱,3 天内有效。但是要求配制后尽快绘制标准曲线。

8)待测标本 患者血清或质控血清。

【操作步骤】

1)样本的测定

(1)取试管 3 支,编号,按表 13-4 程序操作。

表 13-4 改良 J-G 法测定血清胆红素操作步骤

加入物/mL	总胆红素管	结合胆红素管	对照管
血清	0.2	0.2	0.2
咖啡因-苯甲酸钠试剂	1.6	—	1.6
28.9 mmol/L 对氨基苯磺酸	—	—	0.4
重氮试剂	0.4	0.4	—
每加一种试剂后混匀,总胆红素管置于室温下 10 min,结合胆红素管置于 37 ℃下 1 min			
5.0 g/L 叠氮钠溶液		0.05	
咖啡因-苯甲酸钠试剂	—	1.55	—
碱性酒石酸钠溶液	1.2	1.2	1.2

(2)混匀后,600 nm 波长处,对照管调零,读取各管吸光度,从标准曲线上查出总胆红素和结合胆红

素浓度。

2）标准曲线绘制

（1）取 6 支试管，编号，按表 13-5 配制 5 种不同浓度的胆红素标准液。

表 13-5　改良 J-G 法测定血清胆红素标准液配制表

加入物/mL	测定对照管	1	2	3	4	5
胆红素标准储备液	—	0.4	0.8	1.2	1.6	2.0
混合血清稀释剂	2.0	1.6	1.2	0.8	0.4	—
相当于胆红素浓度/(μmol/L)	0	34.2	68.4	103	137	171

（2）以上各管充分混匀，然后按照血清总胆红素方法进行测定。每一浓度平行做 3 支试管，以不同浓度管的吸光度均值为纵坐标，以相应的胆红素浓度为横坐标，绘制出标准曲线。

【参考范围】　血清总胆红素为 5.1～19 μmol/L；血清结合胆红素为 1.7～6.8 μmol/L。

【临床意义】

（1）血清总胆红素测定对诊断黄疸及判断黄疸程度有非常重要的意义，总胆红素 17.1～34.0 μmol/L 为隐性黄疸；大于 34 μmol/L 时，皮肤、黏膜、巩膜出现黄染，称临床黄疸。

（2）血清结合胆红素与总胆红素一起测定，根据其百分比可鉴别黄疸类型：①溶血性黄疸时，血清总胆红素升高，其中主要是未结合胆红素升高，结合胆红素只占总胆红素 20% 以下；②肝细胞性黄疸时，结合胆红素可占总胆红素 35% 以上；③阻塞性黄疸时，主要是结合胆红素升高，结合胆红素占总胆红素 50% 以上。

（3）结合胆红素升高而总胆红素含量几乎不变时，可见于病毒性肝炎前期或无黄疸型肝炎、胆道部分阻塞或肝癌。

（4）再生障碍性贫血、癌症或慢性肾炎所致的继发性贫血时，血清总胆红素可见降低。

【注意事项与方法评价】

（1）胆红素对光敏感，标准品及标本均应尽量避光。

（2）轻度溶血无影响，但严重溶血可使总胆红素测定值偏低。脂血和脂溶色素对测定有干扰，应尽量取空腹血。

（3）本法在 10～37 ℃ 范围内测定，不受温度变化的影响，2 h 内呈色非常稳定，灵敏度较高，蓝绿色偶氮胆红素 ε 为 74.38×10³ L/(mol · cm)。

（4）叠氮钠能破坏重氮试剂，终止偶氮反应。凡用叠氮钠作为防腐剂的质控血清，可引起反应不完全，甚至不呈色。

（5）本法灵敏度高，抗干扰能力强，是测定胆红素的参考方法，缺点是不便于上机分析。

（6）本法线性范围可达 342 μmol/L，胆红素含量超过 342 μmol/L 时，应减少标本用量或是将标本稀释后重测。

实验 13-7　胆红素氧化酶（BOD）法测定 血清胆红素

【原理】　胆红素呈黄色，在 450 nm 波长附近有最大吸收峰。胆红素氧化酶（BOD）催化胆红素氧化，随着胆红素被氧化，$A_{450\,nm}$ 下降，下降程度与胆红素被氧化的量正相关。在 pH 值为 8.0 条件下，未结合胆红素及结合胆红素均可被氧化；在 pH 值为 3.7～4.5 的条件下，BOD 仅能催化结合胆红素被氧化，据此，检测 450 nm 波长处吸光度的下降值可分别反映总胆红素（TB）和结合胆红素（CB）含量。加入十二烷基硫酸钠（SDS）及胆酸钠等阴离子型表面活性剂可促进其氧化。

$$胆红素 + 1/2 O_2 \xrightarrow{\text{BOD}} 胆绿素 + H_2O$$

$$胆绿素 + O_2 \longrightarrow 淡紫色化合物$$

【试剂】

1) 0.1 mol/LTris-HCl 缓冲液(pH 8.2)　称取三羟基甲基氨基甲烷(Tris)1.211 g,胆酸钠 172.3 mg,SDS 432.6 mg,溶于去离子水 90 mL 中,在室温下用 1 mol/L 盐酸调节 pH 值至 8.2(约用盐酸 6 mL),再加去离子水至 100 mL,置于冰箱中保存。此液含 4 mmol/L 胆酸钠、15 mmol/L SDS。

2) 0.2 mol/L 磷酸盐缓冲液(pH 4.5)　称取磷酸二氢钾 50 g,加水 800 mL,用盐酸调节 pH 值至 2.5,再用氢氧化钠溶液调节 pH 值至 4.5。

3) BOD 溶液　如系冻干品,按说明书要求复溶,但复溶后冰箱保存不宜过长(约可保存 1 周),如系液体(可能含有甘油),置 4 ℃冰箱可保存较长时间,BOD 储存溶液的酶活性一般在数千至 2 万 U/L,BOD 工作液酶活性可按反应液中 BOD 终浓度达 0.3~1.0 U/mL 计算。

4) 342 μmol/L 总胆红素标准溶液　按胆红素测定 J-G 法中方法配制,或购置市售符合要求的标准液。

5) 结合胆红素标准溶液　将 DTB(二牛磺酸胆红素)配于胆红素浓度可忽略不计的人血清中,或用冻干品按说明书要求重建。配制后分装于聚丙烯管内,-70 ℃保存,可稳定 6 个月。冻干品未重建前置低温中,至少稳定 1 年。

6) 待测标本　患者血清或质控血清。

【操作步骤】

(1) 各取 4 支试管,编号,总胆红素和结合胆红素测定分别按照表 13-6 和表 13-7 程序操作。

表 13-6　BOD 法测定 TB 操作步骤

加入物/mL	标准空白管(SB)	测定空白管(UB)	标准管(S)	测定管(U)
血清	—	0.05	—	0.05
342 μmol/LTB 标准液	0.05	—	0.05	—
0.1 mol/LTris-HCl 缓冲液(37 ℃)	1.0	1.0	1.0	1.0
去离子水	0.05	0.05	—	—
BOD 溶液	—	—	0.05	0.05

表 13-7　BOD 法测定 CB 操作步骤

加入物/mL	标准空白管(SB)	测定空白管(UB)	标准管(S)	测定管(U)
血清	—	0.05	—	0.05
DTB 标准液	0.05	—	0.05	—
0.2 mol/L 磷酸盐缓冲液(pH 4.5)	1.0	1.0	1.0	1.0
去离子水	0.05	0.05	—	—
BOD 溶液	—	—	0.05	0.05

(2) 加入 BOD 溶液后立即混匀,置于 37 ℃水温中 5 min,用分光光度计在 450 nm 波长处以去离子水调零,读取各管吸光度。用于对照管的比色皿不得与非对照管的比色皿混用。

【数据处理】

$$血清总胆红素(\mu mol/L) = \frac{A_{UB} - A_U}{A_{SB} - A_S} \times C_{TB} \tag{13-7}$$

$$血清结合胆红素(\mu mol/L) = \frac{A_{UB} - A_U}{A_{SB} - A_S} \times C_{DB} \tag{13-8}$$

【参考范围】　血清总胆红素:(10.26±4.10) μmol/L;血清结合胆红素:(2.57±2.56) μmol/L。

【临床意义】　见实验 13-6。

【注意事项与方法评价】

1) BOD 浓度的选择　文献报道 BOD 在反应液中终浓度为 0.18~1.14 U/L。选择 BOD 浓度时,可根据所用制品测定高胆红素血清标本或 342 μmol/L 标准溶液的反应速率,即能否在 5 min 反应完全而确定。由于测定结合胆红素时 pH 偏离 BOD 最适 pH 范围,因此要求 BOD 在反应液中终浓度不低于 0.5 U/L。

血红蛋白在 1.0 g/L 以下时,对结果影响不大。每升血清中分别加入维生素 C 0.1 g、半胱氨酸 0.5 g、谷胱甘肽 0.5 g、尿素 0.5 g、尿酸 0.5 g、葡萄糖 10 g、碘醋酸 1 g、清蛋白 40 g 等对总胆红素及结合胆红素测定几乎无干扰。每升血清中加 L-多巴 0.15 g、α-甲基多巴 0.15 g 可使结果偏低约 10%。

2)BOD 的最适 pH 在 pH 值为 7.3~9.0 范围内酶活性的 pH 值曲线变化不大,但最适 pH 值为 8.0~8.2。在测定结合胆红素时,为防止未结合胆红素反应,选择 pH 4.5,此时样本中结合胆红素被氧化;低于 pH 4.0 时,血样本易发生混浊,严重干扰测定。

3)结合胆红素标准品 合成的二牛磺酸胆红素为水溶性化合物,可与重氮试剂直接反应,产生吸收光谱与偶氮胆红素相似的偶氮色素。用 J-G 法测定的摩尔吸光系数与未结合胆红素相同。自 20 世纪 80 年代以来,国外结合胆红素测定大多用结合胆红素作标准品。结合胆红素反应前后的吸收光谱与未结合胆红素相似,最大吸收峰也在 450~460 nm 处。

4)光的影响 光对 BOD 法测定结合胆红素有较大影响。经过蓝光治疗的新生儿黄疸血清,用 BOD 法测定结合胆红素远比用 J-G 法测定的高,属假性增高。蓝光照射能产生光胆红素,其在 pH 3.7 时易被 BOD 氧化。

5)混浊问题 Doumas 报道,成人黄疸血清或肝素抗凝血浆,反应 15 min 后,几乎均产生混浊而影响结果,在磷酸盐缓冲液中加入尿素可防止混浊。经电泳证实混浊是因球蛋白和纤维蛋白原沉淀引起,应避免使用肝素抗凝。

6)BOD 法的评价 BOD 法特异性高,手工操作简便快速,也适合自动化分析。结合胆红素的 BOD 测定,解决了长期以来重氮法测定总胆红素和结合胆红素条件的不同造成测定值变异大的问题。该法测定结合胆红素的灵敏度和线性上限均比重氮法高。但手工分析因受分光光度计检测范围限制,只能做到 342 μmol/L 左右,自动生化分析仪可做到 598.5 μmol/L,但受到 BOD 用量的限制。

7)试剂盒的选择 由于 BOD 法来源困难、价格高,目前尚无国产试剂盒提供,而进口试剂盒价格昂贵,所以此法很少在临床实验室应用。

 实验 13-8 酶比色法测定血清总胆汁酸

【原理】 3α-羟类固醇脱氢酶(3α-HSD)催化各种胆汁酸的 3α-羟基脱氢生成 3-氧代胆酸,同时 NAD$^+$ 还原成 NADH,随后 NADH 上的氢由黄递酶催化转移给碘化硝基四氮唑(INT),生成红色甲䐶;甲䐶生成量与总胆汁酸(TBA)的浓度成正比,在 500 nm 处比色测定可计算 TBA 含量。

$$3\alpha\text{-}羟基胆汁酸 + NAD^+ \xrightarrow{3\alpha\text{-}HSD} 3\text{-}氧代胆酸 + NADH + H^+$$

$$NADH + H^+ + INT \xrightarrow{黄递酶} NAD^+ + 甲䐶$$

【试剂】 市售商品试剂盒的成分与参考浓度如下。

1)试剂 1 黄递酶 1000 U、NAD$^+$ 1 mmol、INT 0.5 mmol、丙酮酸 50 mmol,溶于 0.1 mol pH 7.5 的磷酸盐缓冲液 1 L 中,加表面活性剂适量。

2)试剂 2 3α-HSD 2000 U/L 溶于 0.1 mol pH 7.5 的磷酸盐缓冲液 1 L 中。

3)终止液 1 mol/L HCl 溶液。

4)50 μmol/L TBA 标准液 24.38 mg 甘氨胆酸溶于 1 L 经透析的混合血清中。

5)待测标本 患者血清或质控血清。

【操作步骤】

1)手工操作法

(1)取 4 支试管并编号,然后按表 13-8 的操作程序操作。

表 13-8 手工法操作程序

加入物/mL	测定管	测定对照管	标准管	标准对照管
血清	0.1	0.1	—	—
50 μmol/LTBA 标准液	—	—	0.1	0.1
试剂 1	0.3	0.3	0.3	0.3
试剂 2	0.1	0.1	—	—
去离子水	—	—	0.1	0.1

(2) 混匀上述各管,在 37 ℃ 水浴加热 10 min,加终止液 0.1 mL 并摇匀,再在 500 nm 波长下,以去离子水调零,读取各管吸光度。

2) 自动分析法　一般无法做对照管,而是设置两点终点法,分别读取测定管和标准管前后两点的吸光度。自动分析仪参数设置按照厂家说明书进行。

【数据处理】

手工操作法:
$$TBA(\mu mol/L) = \frac{A_{测定管} - A_{测定对照管}}{A_{标准管} - A_{标准对照管}} \times C_{标准管} \tag{13-9}$$

自动分析法:
$$TBA(\mu mol/L) = \frac{A_{测定管2} - A_{测定管1}}{A_{标准管2} - A_{标准管1}} \times C_{标准管} \tag{13-10}$$

【参考范围】　1～7 μmol/L(成人空腹血清中 TBA)。

【临床意义】　肝脏是人体利用胆固醇合成胆汁酸的唯一器官,体内 50% 胆固醇以胆汁酸形式排泄,测定血清 TBA 可反映肝细胞的合成、摄取和排泄功能。

(1) 任何引起肝细胞损伤的病理过程都可能引起血中胆汁酸增高,可见于各种类型的肝病,如肝硬化、脂肪肝、急慢性胆道阻塞。其中空腹胆汁酸测定法是一种敏感、特异性强并相对简单的肝功能实验,是目前公认最敏感的肝功能实验之一,特别适用于疑有肝脏疾病但其他生化实验正常或轻度异常患者的诊断。偶见于进食后生理性一过性增高。

(2) 胆汁中胆汁酸、卵磷脂和胆固醇比例失调是胆固醇结石形成的重要原因。

(3) 肠道疾病引起胆汁酸代谢异常时,可出现脂肪消化不良,轻者水样腹泻,重者可出现脂肪痢。

【注意事项与方法评价】

(1) 由于血清中 TBA 含量低,因此样品中存在的干扰物质影响相对较大,LDH 是主要的干扰物质。由于 LDH 反应中生成的 NADH 往往比 TBA 反应中生成的量大,因此测定前应消除 LDH 的干扰,方法:血清在 67 ℃ 加温 30 min;加草氨酸作为 LDH 的封闭剂;用碱或酸处理;用丙酮酸抑制 LDH 活性。上述方法中丙酮酸钠抑制法最好,可免去前面的处理步骤,直接加入反应体系,不影响体系的 pH 值,且对反应无干扰。

(2) 血清中其他脱氢酶(有相应底物存在时)和还原物质也存在干扰。自动分析法往往通过双试剂法来消除干扰。

(3) 脂肪酶、胆固醇(HDL-C、LDL-C)和甘油三酯测定试剂中均加有胆酸盐,自动分析时会引起携带污染,须引起注意。

(4) 试剂中加入适量表面活性剂可防止甲䐩沉淀。

(5) 手工操作法测定 TBA 需做标准管和测定管的对照管,试剂消耗大。自动分析法的去干扰能力不如手工操作法。

(6) 正常血清 TBA 浓度较低,需注意方法的灵敏度。用本法测定 TBA 浓度为 50 μmol/L 的标准溶液(标本、试剂体积比为 1:10)的吸光度仅为 0.1 左右,因此,低浓度时,该法重复性较差。本法上限为 300 μmol/L。

四、肝纤维化检验

肝纤维化是慢性肝病发展至肝硬化过程中的病理组织学变化,是发展到肝硬化的必经阶段,其机制相当复杂。目前认为它主要是多种因素造成肝细胞外基质的过度增多和异常沉积,其主要成分包括胶原蛋白、糖蛋白、蛋白多糖和弹力纤维。对肝纤维化的生物化学标志物测定及动态监测可判定肝纤维化的活动度,虽不能代替肝活检,但其与肝纤维化程度密切相关。临床上常用的肝纤维化生物化学标志物:Ⅲ型前胶原 N 端肽、血清Ⅳ型胶原、血清层粘连蛋白、血清透明质酸、单胺氧化酶和 β-脯氨酸羟化酶等,其中前四项为目前较为认可的肝纤维化指标,通常称为肝纤四项。临床上肝纤四项主要以标志免疫学方法定量测定,如化学发光免疫法等。

(一) Ⅲ型前胶原 N 端肽(PⅢNP)

反映肝内Ⅲ型胶原合成,血清含量与肝纤维化程度一致。

1. 参考范围　血清 PCⅢ<18 ng/mL。

2. 临床意义

(1) PCⅢ(Ⅲ型前胶原)与肝纤维化形成的活动程度密切相关,但无特异性,其他器官纤维化时,PCⅢ也升高。

(2) 持续 PCⅢ升高的慢性活动性肝炎,提示病情可能会恶化并向肝硬化发展,而 PCⅢ降至正常可预示病情缓解,说明 PCⅢ不仅在肝纤维化早期诊断上有价值,在慢性肝病的预后判断上也有意义。

(3) 血清 PCⅢ水平与肝纤维化病变程度密切相关,可反映肝纤维合成状况和炎症活动性,早期即显著升高,而陈旧性肝硬化和部分晚期肝硬化、肝萎缩患者血清 PCⅢ不一定增高。

(二) Ⅳ型胶原(Ⅳ-C)

Ⅳ型胶原为构成基底膜的主要成分,反映基底膜胶原更新率,含量增高可较灵敏地反映出肝纤维化过程,是肝纤维化的早期标志之一。

1. 参考范围　血清Ⅳ-C 30～140 ng/mL。

2. 临床意义

(1) 能反映肝纤维化程度,随着慢性迁延性肝炎→慢性活动性肝炎→肝硬化→肝癌病程演变,Ⅳ-C 胶原在血清中含量逐步升高。

(2) 对重症肝炎和酒精性肝炎也显高值。

(3) 是药物疗效和预后观察的重要依据,血清Ⅳ-C 水平与肝组织学的改变完全一致。

(4) 在与基底膜相关的疾病中可出现Ⅳ-C 水平的异常,如甲状腺功能亢进,中晚期糖尿病、硬皮病等。

(三) 层粘连蛋白(LN)

层粘连蛋白为基底膜中特有的非胶原性结构蛋白,与肝纤维化活动程度及门静脉压力呈正相关,慢性活动性肝炎和肝硬化、原发性肝癌时明显增高,LN 也可以反映肝纤维化的进展与严重程度。另外,LN 水平越高,肝硬化患者的食管静脉曲张越明显。

1. 参考范围　血清 LN 50～180 ng/mL。

2. 临床意义

(1) 反映肝纤维化:正常肝脏间质中含少量 LN,在肝纤维化和肝硬化时,肌成纤维细胞增多,可大量合成和分泌胶原、LN 等间质成分,形成完整的基底膜(肝窦毛细血管化)。肝窦毛细血管化是肝硬化的特征性病理改变,LN 与肝纤维化程度和门脉高压正相关,肝纤维化后期升高尤为显著。

(2) 可诊断酒精肝是否存在门脉高压。

(3) 与基底膜相关疾病有关:如先兆子痫孕妇血清较正常妊娠者显著升高,提示可能与肾小球及胎盘螺旋动脉损伤有关;血清 LN 与糖尿病、肾小球硬化等疾病有关。

(四) 透明质酸(HA)

透明质酸为基质成分,可较准确、灵敏地反映肝内已生成的纤维量及肝细胞受损状况,是肝纤维化和肝硬化的敏感指标。有研究认为本指标较之肝活检更能完整地反映出肝纤维化全貌。

1. 参考范围 血清 HA<120 ng/mL。

2. 临床意义

(1) 血清 HA 在急性肝炎、慢性迁延性肝炎时轻度升高(慢性迁延性肝炎 HA 浓度与正常人无差别);慢性活动性肝炎时显著升高;肝硬化患者血清 HA 极度升高。

(2) 血清 HA 水平是反映肝损害的严重程度、判断有无活动性肝纤维化的定量指标。

(3) 反映肝细胞功能、肝纤维化的形成和程度,反映肝脏炎症性病变。

(4) 有助于评估肝病发展趋势,在急性肝炎→慢性活动性肝炎→肝硬化发展中,血清 HA 逐步优于其他肝硬化诊断指标等。

(5) 肝硬化时,有些患者 HA 不升高,与其肝脏合成功能有关。

五、血氨检验

氨是氨基酸和胺类分解的产物。正常情况下,氨在肝内经鸟氨酸循环转变成尿素,由肾排出。严重肝疾病时,尿素生成障碍,氨不能从血液循环中清除,引起血氨增高。

1. 测定方法及原理 血氨的测定可分为直接法和间接法。间接法是先从全血中分离出氨,再进行测定,主要包括微量扩散法、离子交换法。直接法不需要从全血中分离出氨即可进行测定,主要有酶法和氨电极法。目前应用最多的是谷氨酸脱氢酶直接测定法。

谷氨酸脱氢酶直接测定法原理:血浆中的氨在足量 α-酮戊二酸和 NADPH 存在时,经谷氨酸脱氢酶作用生成谷氨酸并消耗 NADPH,NADPH 的下降速率与血浆中氨的浓度成正比。可在 340 nm 波长处测定吸光度,与同样处理的标准管比较,即可计算出血氨含量。

2. 参考范围 18~72 $\mu mol/L$。

3. 临床意义 血氨测定是肝性脑病的重要实验室诊断和监测肝性脑病的指标。严重肝疾病时,氨不能从血循环中清除,导致血氨增高,可引起肝昏迷。血氨病理性增高常见于严重肝损害、尿毒症、上消化道出血和肝外门脉系统分流形成;生理性增高见于过多进食高蛋白饮食和运动后。此外,血氨测定可用于儿童 Reye 综合征的诊断,该综合征表现为严重低血糖、大块肝坏死、急性肝衰竭,并伴有肝脂肪变形,在肝酶谱增高前,即可见血氨增高。血氨降低见于低蛋白质饮食和严重贫血等。对诊断某些先天性代谢紊乱,如鸟氨酸循环的氨基酸代谢缺陷(高血氨)也有一定价值。

 实验 13-9 谷氨酸脱氢酶法测定血氨

【原理】 血浆中的氨经谷氨酸脱氢酶(GLDH)作用生成谷氨酸和 $NADP^+$,NADPH 的下降速率与血氨的浓度成正比。可在 340 nm 波长下测定 NADPH 下降速率来计算血氨浓度。

$$NH_4^+ + \text{α-酮戊二酸} + NADPH \xleftrightarrow{\text{GLDH}} \text{谷氨酸} + NADP^+ + H_2O$$

【试剂】 市售商品试剂盒组成及参考浓度如下。

1) 试剂 1 三乙醇胺缓冲液 0.15 mol/L(pH 8.6)、α-酮戊二酸 15 mmol/L、NADPH 0.2 mmol/L、ADP 1.5 mmol/L。

2) 试剂 2 谷氨酸脱氢酶≥755 U/mL。临用时加无氨水 5 mL,轻轻混匀即可使用。

3) 待测标本 患者血清或质控血清。

【操作步骤】 自动生化分析仪按各实验室仪器说明书设置程序和参数。以半自动生化分析仪为例。

1) 血浆(EDTA-血浆) 取 1.0 mL,加试剂 1 1.0 mL,放置 10 min,再加试剂 2 40 μL,10 s 后吸入半自动生化分析仪。

2) 主要参数 延迟时间 30 s;监测时间 60 s;波长 340 nm;温度 37 ℃。

【数据处理】

$$血氨(\mu mol/L) = \frac{\Delta A_{测定管} - \Delta A_{空白管}}{\Delta A_{标准管} - \Delta A_{空白管}} \times C_{标准管} \tag{13-11}$$

$$\Delta A = A_1 - A_2 \tag{13-12}$$

【参考范围】　$18 \sim 72\ \mu mol/L$。

【临床意义】　见前述。

【注意事项与方法评价】

（1）反应体系中加入 ADP 可稳定 GLDH，加快反应速率。NADPH 作为辅酶较 NADH 可缩短反应时间。

（2）血氨含量甚微，要防止环境及所用器皿中的氨污染；同时，标本收集是否符合要求也可影响测定的准确性。静脉采集 EDTA 血浆充分混匀后，应立即置于冰水中，尽快分离血浆，加塞冷藏，$2 \sim 3$ h 内分析；零下 20 ℃可稳定 24 h；久置血液会使血氨急剧升高，因为血浆中多肽和谷氨酰胺易释放出氨。显著溶血标本不能用于分析血氨。

（3）该方法是较为理想的氨分析方法，具有分析时间短、特异性强等优点。pH 值低于 7.0 以及血浆分离不及时都将影响结果的准确性。但是，血氨标本较少，试剂盒使用周期长，会影响到实用性，因此，临床上较少使用该法，而在急诊实验室更多地应用干化学法测定血氨。

六、蛋白质检验

除 γ-球蛋白外，几乎所有的血浆蛋白都是肝脏合成和分泌的。肝损害时，血浆蛋白的种类和数量可反映肝功能的受损程度。慢性肝病时，血浆清蛋白和总蛋白降低，而 γ-球蛋白升高，出现 A/G 降低，甚至倒置；急性肝损害时，血浆总蛋白浓度变化不大，前清蛋白、α_1-抗胰蛋白酶等低相对分子质量蛋白水平下降，而与损伤、炎症反应有关的一些急性时相反应蛋白合成上升。对人体内蛋白质检测的主要方法：基于蛋白质的理化特性建立的方法技术，多用于总蛋白质或某一类蛋白质测定；根据蛋白质的特有功能而建立的方法，主要用于酶等功能蛋白质测定；根据不同蛋白质的抗原性，制备相应抗体而建立的定量免疫学检测方法，广泛用于单一蛋白质准确定量测定；同时检测尽可能多的低丰度蛋白质的质谱芯片、蛋白质组学等技术。

第三节　肝功能检验项目选择原则与评价

一、肝功能检查的目的与应用

肝功能实验室检查的目的是通过某些生物化学指标的检测，评估肝脏的代谢功能，为临床正确地做出肝胆疾病诊断、鉴别诊断、预后判断、病程监测以及疗效观察等提供有价值的信息。主要包括：评估肝功能状态；检测损伤的类型和定位，了解肝损伤程度，评估预后和观察病情；判断疗效和对手术的耐受性；寻找肝脏疾病（肝病）的病因和病原，从而做出筛选；其他系统疾病对肝功能的影响和损伤；健康咨询，帮助了解各种理化和环境因素对肝的损害。

当前，临床上肝功能实验室检查的主要应用：诊断或鉴别诊断有无肝病、黄疸、胃肠道出血、药物或工业物质的肝毒性、识别非肝病等；肝硬化、肝炎等肝病的康复监测以及术前评估等。

二、肝功能检验项目选择原则与组合

理想的肝功能试验项目应满足如下条件：当有肝病时，所选项目对肝病的诊断灵敏度高、特异性强；当无肝病时，所选项目可排除肝病。目前为止，尚未找到完全符合上述标准的肝功能试验项目，临床开展

的任何单个的某项肝功能试验项目只能反映某一种肝功能或肝病的某一侧面,不能评估肝脏的全部功能和解释肝病的全貌。因此,选择肝功能试验项目时应遵循适宜原则:根据实验室自身条件,结合具体病情和临床实际应用的需要,尽可能地组合和筛选特异性好、灵敏度高的检查项目。

常用于组合和筛选的肝功能试验检查项目:反映肝细胞损伤状况的 ALT 和 AST 等转氨酶类;反映肝合成功能的总蛋白、清蛋白、球蛋白和 A/G 等蛋白质类;反映肝排泄功能的总胆红素;反映肝分泌功能的总胆汁酸;反映胆道通畅和辅助诊断肿瘤的 GGT 和 ALP 等;为确定或排除肝损害是否由病毒所致而开展的肝炎病毒试验等。

三、肝功能检查的评价

由于肝自身代谢和病变的特点,肝功能试验只是对肝脏结构、细胞的完整性及功能的粗略指示,加上肝功能各试验项目检测方法的局限性,肝功能试验存在着许多缺陷。

1. 试验结果的非特异性 大多数肝功能试验反映出的问题并非肝病所特有,其他非肝病或生理变化也可引起肝功能的异常反应,造成假阳性。分析结果时应注意这些因素的影响。

2. 试验结果的局限性 肝生理、病理及生物化学功能复杂,试验项目繁多,每项检查的灵敏性、特异性、准确性和临床意义各不相同。因此要通过多项试验从不同角度进行验证,综合分析和判断。

3. 试验结果的不灵敏性 肝的储备、代偿和再生能力很强,肝损害早期,试验结果往往正常,只有当损害到一定程度时才显示出功能的改变。此外,肝功能试验结果与病理组织学的改变或形态学的改变不一定成正比;肝功能检查结果正常或轻微异常时不一定说明肝病变很轻;肝病理形态学明显改变,也可能肝功能试验结果正常。这与试验项目的灵敏性和特异性有关。

4. 试验结果的不准确性 肝功能试验的结果常常受到试验条件、设备、试剂以及操作人员素质等多种因素的影响。因此,分析结果时要考虑实验室误差。

因此,在解释肝功能试验结果时,应和临床医生密切合作,结合患者的全面情况,进行动态观察和综合分析判断,避免孤立地依据某种肝功能试验结果武断地下结论。

本章小结

肝脏是人体最大的多功能性实质性器官,具有复杂的生物化学功能。

当肝脏有炎症侵犯时,必然伴随肝细胞再生和胶原的形成;结节状再生的形成和胶原的形成超过其降解时则导致肝硬化的发生。

长期大量摄入乙醇容易引起不同程度的肝损害,临床上可表现为以肝内中性脂肪增加为主的轻度乙醇性脂肪肝、中度的乙醇性肝炎和重度的肝纤维化或肝硬化等,若为孕妇则可造成胎儿性乙醇综合征。

氨在肝性脑病的发生中起关键作用,尤其是氨对脑组织氨基酸代谢的影响。

胆汁酸合成减少与胆石症的发生密切相关,胆红素代谢紊乱与胆红素结石症和黄疸的形成十分密切。

多阶段致癌学说是解释肝癌发生、发展的主要学说。

结合肝病时的生物化学改变,实验室通过检查疾病时的血清酶学、蛋白质、胆红素、胆汁酸、血氨等生物化学指标及其组合,可反映肝脏合成、肝细胞损伤、排泄、分泌、胆道通畅等功能或结构病变的某一方面及辅助诊断肝胆肿瘤。

临床实验室宜根据实验室条件,结合临床应用实际需要,组合和筛选适宜的肝功能试验项目,并且结合肝功能试验项目结果的局限性、非特异性、不灵敏性、不准确性和临床患者的全面情况,综合分析判断,以正确评估肝功能并为临床正确判断有无肝病、肝病类型及严重程度提供实验室依据。

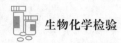

能力检测

一、单选题

1. 胆汁固体成分中含量最多的是（　　）。

A. 胆固醇　　　　B. 胆汁酸盐　　　C. 脂类　　　　　D. 胆色素　　　　E. 磷脂

2. 肝后性黄疸尿中主要的胆红素可能是（　　）。

A. 游离胆红素　　　　　　　　　　　　　　　B. 葡糖醛酸胆红素

C. 结合胆红素-清蛋白复合物　　　　　　　　D. 胆红素-Y 蛋白

E. 胆红素-Z 蛋白

3. 胆汁酸是哪种物质的代谢产物？（　　）

A. 胆固醇　　　　B. 甘油三酯　　　C. 蛋白质　　　D. 核酸　　　　E. 葡萄糖

4. 不属于肝纤维化诊断指标的是（　　）。

A. 透明质酸　　　　　　B. 层粘连蛋白　　　　　　C. 干扰素

D. Ⅳ型胶原　　　　　　E. Ⅲ型前胶原 N 端肽

5. 胆红素是由下列哪种物质直接转化而来的？（　　）

A. 卟啉　　　　B. 胆绿素　　　C. 血红蛋白　　　D. 尿胆原　　　E. 无效红细胞

6. 以下属于肝性脑病诊断指标的是（　　）。

A. Ⅳ型胶原　　　B. 血氨　　　　C. 单胺氧化酶　　D. 层粘连蛋白　E. 透明质酸

7. 黄疸的发生机制不包括（　　）。

A. 葡糖醛酸基转移酶活性低下　　B. 红细胞破坏增多　　　C. 胆道堵塞

D. 胆红素的排泄增多　　　　　　E. Y 蛋白和 Z 蛋白的遗传缺陷

8. 最早反映肝细胞受损、膜通透性增加的血清酶是（　　）。

A. GGT　　　　B. ALT　　　C. MAO　　　D. CHE　　　E. ALP

9. 以下不属于慢性肝炎临床生物化学检验项目的是（　　）。

A. ALT　　　　B. GGT　　　C. A/G　　　D. 血氨　　　E. 清蛋白

10. 以下不属于肝癌临床生物化学检验项目的是（　　）。

A. AFP　　　　B. AFU　　　C. GGT-Ⅱ　　　D. DCP　　　E. A/G

二、简答题

1. 简述 IFCC 推荐的胆红素测定常规方法的基本原理。

2. 简述临床生物化学检验中出现"胆酶分离"现象的可能原因。

（肖忠华）

第十四章 肾功能检验

学习目标

1. 掌握血清肌酐、尿素、尿酸的常用测定方法的原理及临床意义。
2. 熟悉早期肾损伤的主要检验指标及临床意义。
3. 了解肾脏的基本结构与功能、肾功能的评价方法。

 案　例

男性,9 岁,水肿、血尿 10 天,进行性少尿 8 天。

患儿 10 天前晨起发现双眼睑水肿,尿色发红。8 天前尿色变浅,但尿量进行性减少,每天 130～150 mL,化验血清肌酐 498.6 μmol/L,拟诊为"肾实质性肾功能不全",曾给扩容、补液、利尿、降压等处理,病情仍重。患儿 2 个月来有咽部不适,无用药史,患病以来精神、食欲稍差,大便正常,睡眠可。既往曾患"气管炎、咽炎",无肾病史。

查体:T 36.9 ℃,P 90 次/分,R 24 次/分,BP 145/80 mmHg,发育正常,营养中等,重病容,精神差,眼睑水肿,结膜稍苍白,巩膜无黄染。咽稍充血,扁桃体Ⅰ～Ⅱ度肿大,未见脓性分泌物,黏膜无出血点。心肺无异常。腹稍膨隆,肝肋下 2 cm,无压痛,脾未及,移动性浊音(－),肠鸣音存在。双下肢可凹陷性水肿。

化验:Hb 83 g/L,RBC 2.8×10^{12}/L,网织红细胞百分比 1.4%,WBC 11.3×10^9/L,中性分叶核粒细胞百分比 82%,淋巴细胞百分比 16%,单核细胞百分比 2%,Plt 207×10^9/L,ESR 110 mm/h,尿蛋白(＋＋),红细胞 10～12/HP,白细胞 1～4/HP,比重 1.010,24 h 尿蛋白定量 2.2 g。BUN 36.7 mmol/L,肌酐 546.60 μmol/L,总蛋白 60.9 g/L,清蛋白 35.4 g/L,胆固醇 4.5 mmol/L,补体 C_3 0.48 g/L,抗 ASO 800 U/L。

问题:

1. 该患儿诊断为哪种疾病?
2. 诊断依据是什么?
3. 该病可与哪些疾病形成鉴别诊断?

第一节　概　　述

肾脏是人体重要的排泄器官,通过生成尿液,借以清除体内代谢产物及某些废物、毒物,同时经重吸收功能保留水分及其他有用物质,如葡萄糖、蛋白质、氨基酸、钠离子、钾离子、碳酸氢钠等,以调节水、电解质平衡及维护酸碱平衡。肾脏同时还有内分泌功能,生成肾素、促红细胞生成素、活性维生素 D_3、前列腺素、激肽等。肾脏的这些功能主要依赖于肾小球的滤过功能、肾小管的重吸收与分泌功能来完成。各种肾病均可造成机体代谢紊乱,并导致血液和尿液生物化学的改变。因此,血、尿的生物化学检验是指导

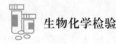

肾病诊断和治疗的重要指标。

一、肾脏的结构特点与主要功能

（一）肾脏的解剖学结构

肾脏为成对的扁豆状器官,红褐色,位于腹膜后脊柱两旁浅窝中。肾外缘为凸面,内缘为凹面,凹面中部为肾门,血管、神经及淋巴管均由此进入肾脏,肾盂则由此走出肾外。

在肾纵切面可将肾实质分内外两层:外层为皮质,由一百多万个肾单位组成;内层为髓质,由15～20个肾锥体组成,主要包含髓袢、集合管和乳头管。

（二）肾脏的组织学结构

肾单位是组成肾脏结构和功能的基本单位,由肾小体和肾小管两部分组成。肾单位结构如图14-1所示。

1. 肾小体 肾小体位于皮质内,由肾小球和肾小囊组成。入球小动脉分出数十条毛细血管弯曲盘绕成血管球,出肾小体前汇合成一条出球小动脉。肾小囊是肾小管盲端的膨大部分,囊壁分内、外两层,内层细胞紧贴肾小球的毛细血管外面,外层细胞与肾小管相连接。

2. 肾小管 起于肾小囊,依次分为近端小管、髓袢细段和远端小管。近端小管与肾小囊相连,远端小管连接集合管。肾小管除输送原尿外,还有重吸收、分泌及排泄功能,对尿的生成和浓缩起重要作用。

3. 集合管 与肾小管的远曲小管连接,呈弓状走行于皮质内,后经髓质下行,若干集合管汇合成乳头管,由此流入肾小盏,经肾大盏、输尿管最后注入膀胱,经尿道排出体外。

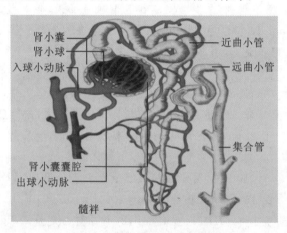

图 14-1 肾单位结构示意图

（三）肾脏的血液供应

肾脏的血液供应直接来自腹主动脉。从腹主动脉分出左、右肾动脉。入肾门后依次分出叶间动脉、弓形动脉、小叶间动脉和入球小动脉与肾小球毛细血管袢相连。血流经肾小球毛细血管袢进入出球小动脉,汇总为皮质毛细血管网再依次进入小叶间静脉、弓形静脉,经肾静脉回到下腔静脉。流经皮质部位的血液占整个肾脏血液供应的90%。

（四）肾脏的基本功能

1. 排泄功能 尿液生成主要通过肾小球滤过、肾小管选择性重吸收和肾小管与集合管分泌三个阶段来实现。

2. 维持体液平衡及体内酸碱平衡 肾小球滤液中含有多种电解质,当进入肾小管后,大部分钠、钾、钙、镁、氯及磷酸根离子等被重吸收。肾脏调节酸碱平衡反应缓慢,但能充分调节血浆 pH 的变化。

3. 内分泌功能 肾脏能产生某些激素类的生理活性物质,主要有血管活性物质、促红细胞生成素及 1,25-$(OH)_2$-D_3 等。

(1) 血管活性物质:主要有肾素、缓激肽释放酶、激肽系统及前列腺素等。95%的肾素来自肾小球旁器,肾素可转化为血管紧张素Ⅰ、Ⅱ、Ⅲ。同时刺激肾上腺皮质,使醛固酮分泌增加,促进肾小管对H_2O和Na^+重吸收。血管紧张素Ⅲ可直接使小动脉平滑肌收缩,从而升高血压。90%激肽释放酶来自近端小管细胞,因此激肽是一种起局部作用的组织激素。前列腺素具有很强的扩血管效应,对血压和体液的调节起重要作用,同时可利尿排钠,使动脉压下降。

（2）促红细胞生成素:作用于骨髓造血系统,促进原始红细胞的分化和成熟。

（3）促进维生素D的活化:维生素D在体内必须经肾脏转变为$1,25\text{-}(OH)_2\text{-}D_3$才能发挥其生理作用。肾脏的皮质细胞含有1-羟化酶,可将25-羟维生素D_3转化为$1,25\text{-}(OH)_2\text{-}D_3$即活化的维生素$D_3$,调节钙磷的吸收。

二、肾病的临床生物化学

各种原因引起肾功能损害时,将造成肾脏泌尿功能减退或丧失,出现代谢废物(尤其是蛋白分解后的含氮代谢产物)潴留,水、电解质和酸碱平衡失调,以及肾脏内分泌功能失调等临床表现。

（一）蛋白质及其代谢物异常

1. 氮质血症 尿素、肌酐、尿酸等非蛋白氮(NPN)含量显著升高,血清肌酐高于正常,但小于450 μmol/L,称氮质血症。正常人血中NPN为$14.28\sim24.99$ mmol/L,其中尿素为$3\sim10$ mmol/L。其发生主要是由于肾脏排泄功能障碍和体内蛋白质分解增加(如感染、中毒、组织严重创伤等)所致。在这个时期,氮质血症进行性加重,严重者可出现尿毒症。

2. 蛋白尿 由于肾小球滤过膜的滤过作用和肾小管的重吸收作用,健康人尿中蛋白质的含量很少(每日排出量小于150 mg),蛋白质定性检查时,呈阴性反应。当尿中蛋白质的含量增加量大于150 mg/24 h,普通尿常规检查即可测出,称蛋白尿。如果尿蛋白含量大于等于3.5 g/24 h,则称为大量蛋白尿。

（1）肾小球性蛋白尿:这是最常见的一种蛋白尿。由于肾小球滤过膜因炎症、免疫、代谢等因素损伤后滤过膜孔径增大、断裂和(或)静电屏障作用减弱,血浆蛋白特别是清蛋白滤出,超出近端肾小管重吸收能力而形成的蛋白尿。该类型尿液中蛋白质排泄量可达2 g/24 h以上,尿蛋白相对分子质量多为70000$\sim$100000,以清蛋白为主,占70%$\sim$80%。根据滤过膜损伤程度及尿蛋白的组分,蛋白尿分为2类:①选择性蛋白尿:以4万$\sim$9万相对分子质量中等的清蛋白为主。②非选择性蛋白尿:反映肾小球毛细血管壁有严重断裂和损伤。

（2）肾小管性蛋白尿:肾小管在受到感染、中毒损伤或继发于肾小球疾病时,因重吸收能力降低或抑制,而出现的以相对分子质量较小的蛋白质为主的蛋白尿。该类型尿液中蛋白质定量多不超过$1\sim1.5$ g/24 h,尿蛋白相对分子质量多为10000$\sim$40000,主要成分为溶菌酶、β_2微球蛋白等;如蛋白质定量大于2.0 g/24 h,相对分子质量大于70000,应考虑同时合并肾小球性蛋白尿。

3. 低蛋白血症 血浆总蛋白质低于60 g/L,或者清蛋白低于30 g/L,特别是血浆清蛋白的减少者。肾病引起的低蛋白血症主要病因是长期大量蛋白质丢失。此外,肾病如尿毒症等引起的蛋白质摄入不足或营养不良、蛋白质合成障碍和蛋白质分解加速也是重要原因。

（二）水平衡异常

1. 尿量异常

（1）少尿与无尿:尿量24 h少于400 mL,或1 h内少于17 mL时称少尿;无尿或尿闭指24 h尿量少于100 mL时。引起少尿或无尿是由于各种原因引起的肾脏泌尿功能障碍所致。

（2）多尿:在不用任何药物的情况下,24 h尿量超过2500 mL。引起多尿常见病因:①精神、神经性因素;②内分泌疾病;③肾小管功能障碍。

2. 水肿 过多的液体积聚在人体组织间隙使组织肿胀。肾源性水肿依据水肿产生的机制如下:①肾炎性水肿:以肾小球滤过率明显下降为主。肾炎时,肾小球滤过率下降,而肾小管对水钠重吸收尚好,从而导致水钠潴留,此时常伴全身毛细血管通透性增加,因此组织间隙中水分潴留。②肾病性水肿:以蛋白尿导致低蛋白血症为主。水肿的出现及其严重程度一般来说与低蛋白血症的程度呈正相关。但决定因素还是肾脏对水和盐的排泄率。

（三）电解质平衡失调

1. 低钠血症　肾功能衰竭时主要为低钠血症,且多为稀释性低钠血症,很少出现高钠血症。

2. 高钾血症、低钾血症　高钾血症是肾功能衰竭最严重的并发症,也是主要死因之一。低钾血症急性肾功能衰竭多尿期,尿量超过 1000 mL/24 h 时,由于肾小管功能尚未健全,使大量 K^+ 随尿排出,如补充不足,可发生低钾血症。慢性肾衰竭时低钾血症较罕见,主要发生于肾小管间质疾病者。

3. 高磷血症、低钙血症　高磷血症主要是因为肾功能衰竭时磷酸盐的排泄障碍所致。低钙血症则由于磷从肾脏排泄障碍而使肠道排泄增加,并与钙结合成不易被吸收的磷酸盐,导致钙吸收降低而形成低钙血症。

（四）酸碱平衡紊乱

不论肾小球疾病还是肾小管疾病,均能引起肾脏排酸保碱功能障碍,导致肾性代谢性酸中毒。肾性代谢性酸中毒的病因及发病机制为肾功能衰竭和肾小管性酸中毒。

1. 肾功能衰竭　肾小球和肾小管疾病均可引起肾功能衰竭,当肾小球性肾功能衰竭时,肾小球滤过率不足正常的 20%,血浆中酸性物质(如未测定阴离子 HPO_4^{2-}、SO_4^{2-} 和有机酸等)因滤过障碍而在体内潴留,可导致阴离子间隙(AG)增加类正常血氯性代谢性酸中毒。

2. 肾小管性酸中毒　肾小管性酸中毒是一个综合征,指各种原因引起的肾小管酸化尿液功能障碍,导致 AG 正常类高血氯性代谢性酸中毒。当肾小管排酸保碱功能严重障碍时,血浆中 HCO_3^- 重吸收不足,Cl^- 代偿性增高;由于肾小球滤过功能变化不大,无酸性阴离子因滤过障碍增加,故 AG 正常。此外,使用乙酰唑胺等碳酸酐酶抑制剂作为利尿剂时,由于抑制了肾小管上皮细胞中的碳酸酐酶活性,使分泌 H^+ 和重吸收 HCO_3^- 的量减少,也可导致 AG 正常类高血氯性代谢性酸中毒。

（五）凝血因子及血脂异常

1. 高凝状态　高凝状态是肾病综合征临床表现之一。其主要机制如下。
（1）由于血浆中的一些凝血因子在血浆中浓度常明显增高。
（2）抗凝血酶Ⅲ可从患者尿中大量丢失而严重减少。
（3）血小板集聚力增高。
（4）集聚的血小板释放 β-血栓球蛋白,抑制血管内皮前列腺素分解而加重高凝状态。

2. 出血倾向　急性和慢性肾功能衰竭患者均有明显的出血倾向,临床表现为鼻出血、皮下淤斑、牙龈及消化道出血、月经过多等。其发生的主要原因如下。
（1）体内蓄积的毒性物质抑制了血小板功能。
（2）毒性物质使骨髓造血功能下降,血小板生成减少。
（3）酸中毒时毛细血管脆性增加。
（4）凝血酶原的生成受到抑制。

3. 高脂血症　人体脂质代谢异常,血浆中脂质浓度超过参考范围的病症。引起高脂血症的肾病主要有肾病综合征(是肾病综合征的主要临床表现之一)、糖尿病肾病和尿毒症等。其特点如下。
（1）各种脂质成分均发生变化。
（2）脂质异常通常与蛋白尿和低蛋白血症的程度有关。

第二节　肾小球滤过功能检查

一、肾小球滤过作用

血液中的水、无机盐、葡萄糖、氨基酸、尿酸等小分子物质和相对分子质量较小的血浆蛋白,均可通过肾小球滤过膜进入肾小囊,形成原尿。

肾小球滤过作用的结构基础是滤过膜,肾小球滤过作用的动力是肾小球有效滤过压。原尿的生成量与滤过膜的通透性、有效滤过压和肾小球血流量有关。

（一）肾小球滤过膜的通透性

滤过膜由三层结构组成,内层是毛细血管的内皮细胞,中层是起主要滤过作用的基膜,外层是肾小囊的上皮细胞。肾小球滤过膜的结构类似滤过器,具有通透性高和滤过面积大的特点。血液中的物质是否能够通过滤过膜,取决于分子的大小和所带电荷情况。滤过屏障只允许相对分子质量小于69000的物质通过。滤过膜各层含有带负电荷的物质,主要为糖蛋白。形成滤过的电荷屏障,排斥带负电荷的血浆蛋白通过。

（二）有效滤过压

肾小球滤过作用的动力是有效滤过压。

肾小球有效滤过压＝肾小球毛细血管血压－（血浆胶体渗透压＋肾小囊内压）

肾小球毛细血管血压是滤出的唯一动力,而血浆胶体渗透压和肾小囊内压则是滤出的阻力。在入球端,有效滤过压＝(6.0－(3.3＋1.3)) Pa＝1.4 Pa。血液流经肾小球毛细血管时,由于不断生成滤过液,血液中血浆蛋白浓度就会逐渐增加,血浆胶体渗透压也随之升高。因此,有效滤过压也逐渐下降。当有效滤过压下降到零时,就达到滤过平衡,即有效滤过压＝0 Pa。

（三）肾小球血流量

正常情况下,在肾血流量自身调节的基础上,肾血流量可保持相对恒定。每分钟肾血浆流量为1000～1200 mL。肾小球滤过率(glomerular filtration rate,GFR)是指单位时间内两肾生成滤液的量,原尿量每分钟约为120 mL。

肾清除率是1928年Van Slyke制定的,表示肾脏在单位时间内(每分钟)能将多少毫升血浆中的某物质清除出去。清除率对于了解肾脏各部位的功能很有帮助。

血浆中所含某一物质小部分经肾小球滤过,不被肾小管重吸收,而且血浆中剩余部分又可全部由肾小管分泌,使这一物质通过肾后几乎全部排出,那么它的清除率既代表肾血浆流量,又可反映肾小管的分泌功能,如对氨基马尿酸、碘锐特、酚红和青霉素等。

若另一物质能全部经肾小球滤过,肾小管对其不吸收、不排泄,则其清除率可反映肾小球的滤过率,如菊粉、肌酐等。某物质经肾小球滤过后,完全被肾小管重吸收,其清除值等于0,如葡萄糖。

二、血清肌酐测定

肌酐(creatinine,Cr)是人体内肌酸代谢的最终产物。每日体内产生的肌酐,主要由肾小球滤过排出体外,在肾小管内很少分泌,且基本不吸收,几乎全部随尿排出,一般不受尿量影响。体内肌酐来自外源性和内源性2种,外源性肌酐是肉类食物在体内代谢后的产物;内源性肌酐是体内肌肉组织代谢的产物。在控制外源性来源、未进行剧烈运动的条件下,肌酐在血清中的浓度主要取决于GFR。在肾功能受损、GFR下降到临界水平时,血清中肌酐浓度才明显上升,随损害程度加重,上升速度也加快。故临床上检测血清肌酐是常用的了解肾功能的主要方法之一,是肾功能的重要指标。

（一）苦味酸速率法(Jaffe反应法)

肌酐与碱性苦味酸反应生成一种红色碱性肌酐苦味酸复合物。此法主要缺点是特异性不高,有些物质如维生素C、丙酮酸、葡萄糖、乙酰乙酸、蛋白质等化合物亦能与碱性苦味酸反应生成红色,这些能起反应的非肌酐色原称为假性肌酐。

在反应最初20 s内,血清中快速反应假肌酐类物质迅速与苦味酸反应。慢速反应假肌酐类物质一般在80～120 s才开始与苦味酸反应。这样,在20～80 s内肌酐与苦味酸的呈色反应占主导地位。如果选用25～60 s为测定时间,可以有效地排除干扰,提高分析的特异性和准确性,肌酐浓度与吸光度变化呈良好的线性关系,并简化了去蛋白的烦琐步骤。自动生化分析仪苦味酸速率法测肌酐即利用此特性。

【参考区间】 男性为62～115 μmol/L;女性为53～97 μmol/L。

(二)肌氨酸氧化酶法

肌酐在肌酐酶的催化下水解生成肌酸,后者在肌酸酶的作用下继续水解生成肌氨酸和尿素。肌氨酸在肌氨酸氧化酶的催化下氧化成甘氨酸、甲醛和 H_2O_2,最后偶联 Trinder 反应,用比色法测定。此方法特异性较好,不必用碱性试剂,更适用于自动生化分析仪,但成本较高。

【参考区间】 男性为 $59\sim104~\mu mol/L$;女性为 $45\sim84~\mu mol/L$。

【临床意义】

(1)肌酐经肾小球滤过后,几乎不被肾小管重吸收,而且肾小管能分泌少量肌酐。由于肾的储备能力和代偿能力很强,在肾病初期,如急性、慢性肾小球肾炎等肾小球滤过功能减退时,血清肌酐一般不升高,当肾小球滤过功能下降到正常人的 1/3 时,血清肌酐才明显升高。在正常肾血流条件下,血清肌酐升高至 $176\sim353~\mu mol/L$ 时,提示为中度至重度的肾功能损害。所以,测定血清肌酐对晚期肾脏疾病临床意义较大。

(2)肾源性或非肾源性血清肌酐增高程度有所不同,如肾衰竭患者是由于肾源性所致,血清肌酐常超过 $200~\mu mol/L$。心力衰竭时血流经肾减少属非肾源性,血清肌酐浓度上升不超过 $200~\mu mol/L$。

(3)同时测定血清尿素氮与肌酐的比值对临床诊断更有意义。正常情况下,血清尿素氮与肌酐的比值为 $(15\sim24):1$。如两者同时升高,表示肾功能已严重受损;如血清肌酐浓度超过 $200~\mu mol/L$,病情继续恶化,则有发展成尿毒症的危险;超过 $400~\mu mol/L$,预后更差;如仅有尿素升高,而血清肌酐在正常范围内,则可能为肾外因素(消化道出血或尿路梗阻等)引起。

三、内生肌酐清除率测定

内生肌酐清除率测定是目前临床上最为常用的检测 GFR 的方法。在肌肉容积相对固定和肌肉活动相对稳定的情况下,正常人血清肌酐浓度及尿中排出量恒定。肌酐相对分子质量小,无毒性,在血循环中不与蛋白质结合,可自由通过肾小球,不被肾小管重吸收,在血清肌酐无异常升高时,也不被肾小管排泄。因此可以采用内生肌酐清除率(Ccr)代表 GFR。

肾在单位时间内,把若干毫升血浆中的内生肌酐全部清除出去,称为内生肌酐清除率。通过测定患者血清和尿液中肌酐的含量来计算 24 h 或每分钟血清肌酐被肾脏清除的量(清除值),与正常人内生肌酐清除值相比较,即可求得内生肌酐清除率。

【标本采集】

(1)患者连续进食低蛋白饮食 3 日,每日蛋白质应少于 40 g,并禁食肉类。试验当日不要饮茶或咖啡,停止服用任何药物,试验前避免剧烈运动,饮足够量的水,使尿量不少于 1 mL/min。

(2)于第 4 日早晨 8 时将尿液排空、弃去,然后收集至次日早晨 8 时(24 h)的全部尿液,并加入甲苯 4~5 mL 以防腐。于收集尿样的同时,抽静脉血 2~3 mL,抗凝,与 24 h 尿同时送检。

(3)测定尿及血清中肌酐含量,并测量 24 h 尿量。

(4)测量受试者身高与体重。

【计算】

$$Ccr=U\times V/P\,(mL/min) \tag{14-1}$$

式中:V 为每分钟尿量(mL/min);U 为尿肌酐浓度($\mu mol/L$);P 为血清肌酐浓度($\mu mol/L$)。由于每个人肾的大小不尽相同,排尿能力也有所差异,为排除这种个体差异可进行体表面积的校正。又由于每个人肾脏大小与其体表面积成正比,可以标准体表面积加以校正:

$$Ccr=U\times V/P\times 1.73/A \tag{14-2}$$

$$A=身高(cm)\times 0.0061+体重(kg)\times 0.0128+0.15 \tag{14-3}$$

式中:A 为受试者实测体表面积(m^2)。

【参考区间】 标准体表面积校正后,Ccr 为 $80\sim120$ mL/min。

【临床意义】

1)判断肾小球滤过功能的敏感指标 Ccr 测定可反映肾小球的滤过功能。Ccr 越低,表示肾小球滤过功能受损越严重。多数急性肾小球肾炎 Ccr 低到正常值的 80% 以下,但血清尿素氮、肌酐测定仍在正常范围,所以 Ccr 测定是能够较早反映肾小球滤过功能的指标。

2) 初步评估肾功能的损害程度 肾功能轻度损害时 Ccr 为 51~70 mL/min;肾功能中度损害时 Ccr 为 31~50 mL/min;Ccr<30 mL/min 时为肾功能重度损害。慢性肾衰竭患者若 Ccr 在 11~20 mL/min 为早期肾衰竭;Ccr 在 6~10 mL/min 为晚期肾衰竭;Ccr<5 mL/min 为终末期肾衰竭。

3) 指导治疗 ①Ccr 为 30~40 mL/min,应限制蛋白质摄入;②Ccr<30 mL/min 时,噻嗪类利尿剂治疗常无效;③Ccr<10 mL/min 时,对利尿剂(如速尿、利尿酸钠)的反应已极差,应结合临床进行透析治疗。此外,肾衰竭时凡由肾代谢或经肾排出的药物也可根据 Ccr 降低的程度来调节用药和决定用药的时间。

4) 慢性肾炎临床分型的参考 慢性肾炎普通型 Ccr 常降低,而肾病型由于肾小管基底膜通透性增加,内生肌酐可从肾小管排泌,其 Ccr 结果相应的偏高。

实验 14-1 苦味酸速率法测定血清肌酐

【原理】 肌酐的化学速率法测定是根据肌酐与苦味酸反应,生成橘红色的苦味酸肌酐复合物的反应速率。该反应属拟一级反应动力学。在碱性反应环境中,样品中的肌酐或干扰物质与苦味酸的反应速率不同。选择适宜的速率监测时间,避开干扰物质对肌酐与苦味酸反应的干扰,提高肌酐测定特异性。

【试剂】

(1) 0.04 mol/L 苦味酸溶液。

(2) 0.32 mol/L 氢氧化钠溶液。

(3) 碱性苦味酸溶液:根据工作用量,将 0.04 mol/L 苦味酸和 0.32 mol/L 氢氧化钠等体积混合,加适量的表面活性剂(如 Triton X-100),放置 20 min 以后即可使用。

(4) 100 μmol/L 肌酐标准应用液。

【操作】 按表 14-1 所示操作步骤进行操作。

表 14-1 血清肌酐的化学速率法测定操作步骤

加入物	标准管	测定管
肌酐标准应用液/μL	100	—
血清/μL	—	100
碱性苦味酸溶液/mL	1.0	1.0

分光光度计波长 510 nm,比色皿光径 1.0 cm,反应温度 37 ℃,样品体积 100 μL,碱性苦味酸溶液 1000 μL。在试剂与样品(或标准液)混合后准确 20 s,读取测定吸光度 $A_{测定管1}$ 或标准吸光度 $A_{标准管1}$;待反应进行至准确 60 s,再读取吸光度 $A_{测定管2}$ 或 $A_{标准管2}$。

【计算】

$$肌酐(\mu mol/L) = \frac{A_{测定管2} - A_{测定管1}}{A_{标准管2} - A_{标准管1}} \times 100 \tag{14-4}$$

【参考区间】 健康成年人:

男性为 62~115 μmol/L(0.7~1.3 mg/dL);

女性为 53~97 μmol/L(0.6~1.1 mg/dL)。

【附注】

(1) 干扰速率法测定的非肌酐色原性物质有 2 类。①快速反应假肌酐物质:在样品与碱性苦味酸混合后迅速出现反应并在 20 s 内完成,生成非肌酐的有色化合物。测定时设定 20 s 的延迟期,可以排除此类干扰。②慢速反应假肌酐物质:一般在样品与碱性苦味酸混合后 80~120 s 才开始反应。这样,在 20~80 s 出现窗口期。在窗口期内以肌酐与苦味酸的呈色反应占主导地位。为了提高速率法测定的特异性,

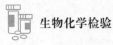

速率测定时间选择在 20～60 s。

（2）本速率法线性范围可达 2000 μmol/L。血清样品测定值过高时，可用生理盐水将血清稀释。尿液样本用蒸馏水作 20～50 倍稀释。测定结果乘以稀释倍数。

（3）温度对呈色反应影响较大，标准管与测定管的温度必须保持一致。

 ## 实验 14-2　肌氨酸氧化酶法测定血清肌酐

【原理】　样品中的肌酐在肌酐酶的催化作用下水解生成肌酸。在肌酸酶的催化下肌酸水解产生肌氨酸和尿素。肌氨酸在肌氨酸氧化酶的催化下氧化成甘氨酸、甲醛和 H_2O_2，最后偶联 Trinder 反应，用比色法测定。

【试剂】

1）试剂 1

TAPS 缓冲液（pH 8.1）	30 mmol/L
肌酸酶（微生物）	≥333 μKat/L
肌氨酸氧化酶（微生物）	≥133 μKat/L
抗坏血酸氧化酶（微生物）	≥33 μKat/L
HTIB	5.9 mmol/L

2）试剂 2

TAPS 缓冲液（pH 8.0）	50 mmol/L
肌酐酶（微生物）	≥500 μKat/L
过氧化物酶（辣根）	≥16.7 μKat/L
4-氨基安替比林	2.0 mmol/L
亚铁氰化钾	163 μmol/L

注：①HTIB 为 2,4,6-三碘-3-羟基苯甲酸。

②TAPS 缓冲液为 N-三羟甲基代甲基-3-氨基丙磺酸。

3）肌酐校准物

【操作】　按表 14-2 所示操作步骤进行操作。

表 14-2　血清肌酐的肌氨酸氧化酶法测定操作步骤

加入物/μL	测定管	标准管
样品	6	—
校准液	—	6
试剂 1	250	250
混匀，37 ℃恒温 5 min，主波长 546 nm，次波长 700 nm，测定各管吸光度 A_1		
试剂 2	125	125

表 14-2 中各管混匀，37 ℃恒温 5 min，主波长 546 nm，次波长 700 nm，测定各管吸光度 A_2。

【计算】

$$血清尿酸（\mu mol/L）=\frac{A_{标准管2}-A_{标准管1}}{A_{测定管2}-A_{测定管1}}\times 标准物浓度（\mu mol/L） \tag{14-5}$$

【参考区间】　肌氨酸氧化酶法：健康成年男性为 59～104 μmol/L；健康成年女性为 45～84 μmol/L。

【附注】

（1）肌酐的酶法分析是解决肌酐测定中非特异性干扰的根本途径。肌酐的酶法分析中以肌酐酶偶联肌氨酸氧化酶法较常见。

（2）肌酐酶偶联肌氨酸氧化酶法为了消除样品中肌酸的干扰，利用自动分析中双试剂法的特点，在第

1 试剂中加入肌酸酶,二步反应可以消除内源性肌酸的干扰。

(3) 肌氨酸氧化酶法因特异性好,其参考值略低于苦味酸速率法。

(4) 肌酐酶偶联肌氨酸氧化酶法,以 Trinder 反应为指示系统。不同的色原物质其灵敏度差异很大。

(5) Trinder 反应受胆红素和维生素 C 的干扰,可在试剂 1 中加入亚铁氰化钾(或者亚硝基铁氰化钾)和抗坏血酸氧化酶消除。

(6) 肝素、枸橼酸、EDTA、氟化钠等在常规用量下对本测定无干扰。

四、胱抑素 C 测定

胱抑素 C(Cys-C)是一种半胱氨酸蛋白酶抑制剂,广泛存在于各种组织的有核细胞和体液中,是一种低相对分子质量、碱性非糖化蛋白质。相对分子质量为 13300,由 122 个氨基酸残基组成,可由机体有核细胞产生,产生率恒定。循环中的 Cys-C 只经肾小球滤过而被清除,是一种反映 GFR 变化的内源性标志物。完全被肾小管上皮细胞重吸收并于细胞内分解,不重新回到血液中。因此,其血清浓度主要由肾小球滤过决定,而不依赖任何外来因素,如性别、年龄、饮食的影响,是一种反映 GFR 的理想同源性标志物,是新近发展起来的评估肾功能的一种敏感性好、特异性高的指标。

Cys-C 是迄今基本满足理想内源性 GFR 标志物要求的内源性物质。24 h 尿液收集可以代替复杂的全血检测。

【参考区间】 0.59~1.03 mg/L。

【临床意义】 血清 Cys-C 是理想的反映 GFR 的内源性标志物。肾功能受损时,Cys-C 在血液中浓度随 GFR 的变化而变化,对于评价肾小球滤过功能起着重要作用。肾功能轻度减退时,Cys-C 的敏感性优于血清肌酐。肾衰竭时,GFR 下降,Cys-C 在血液中浓度可明显增加;若 GFR 正常,而肾小管功能失常时,会阻碍 Cys-C 在肾小管中被重吸收并迅速分解,使尿中的浓度增加近百倍。

五、血清尿素测定

尿素是蛋白质分解代谢的终产物。在肝脏通过鸟氨酸循环合成,主要由肾脏排泄。由于尿素的相对分子质量小又易于溶解,扩散力极大,故脑脊液、浆膜腔积液、唾液、汗液中的尿素浓度基本一致。血尿素浓度主要受肾功能、蛋白质摄入量和分解代谢等情况的影响。

目前临床实验室测定尿素最常用的方法有二乙酰-肟法和酶偶联速率法。

(一)二乙酰-肟法

尿素在强酸、加热的条件下,与二乙酰缩合生成红色的二嗪化合物(Fearon 反应),与同样处理的标准液在波长 540 nm 处比色,求得尿素含量。由于二乙酰不稳定,一般由二乙酰-肟与强酸作用产生二乙酰。其反应式如下。

（二）酶偶联速率法

尿素经脲酶催化水解生成氨和二氧化碳。在谷氨酸脱氢酶（GLDH）催化下，氨与 α-酮戊二酸及还原型辅酶Ⅰ（NADH）反应生成谷氨酸与 NAD+。NADH 在 340 nm 波长处有吸收峰，其吸光度下降的速率与样品中尿素的含量成正比，可计算出样品中尿素的含量。

【参考区间】　健康成人血清尿素浓度为 2.9～8.2 mmol/L。

【临床意义】　血清尿素浓度受多种因素的影响，可分为生理性因素和病理性因素两个方面。

1）生理性因素　血清尿素的浓度与摄入的蛋白质的量密切相关。

2）病理性因素　血清尿素增加的原因可分为肾前性、肾性和肾后性三个方面。

（1）肾前性：主要见于心力衰竭、消化道或手术大出血、创伤、烧伤等疾病引起的休克，还可见于剧烈呕吐、幽门梗阻、肠梗阻和长期腹泻而导致的严重脱水和电解质紊乱，使有效血容量减少，可造成肾血流量减少，GFR 降低而导致血中尿素潴留而升高。高热、败血症、组织创伤、甲状腺功能亢进引起组织蛋白质分解增加，使尿素生成亦增多。

（2）肾性：如慢性肾炎、严重肾盂肾炎、肾结核、肾肿瘤及中毒性肾炎等疾病，使肾组织坏死，肾单位数量减少而引起肾功能减退甚至肾衰竭，GFR 严重减少，导致血中尿素明显升高。肾功能轻度受损时，尿素可无变化。当其高于正常时，说明有效肾单位的 60%～70% 已受到损害，因此，血清尿素测定不能作为肾病的早期功能测定的指标。

（3）肾后性：如前列腺增生、尿路结石、尿道狭窄、膀胱肿瘤使尿道受压等引起尿路阻塞，使上部压力增高，肾脏肿胀，GFR 减少甚至停止，导致尿素排泄减少。

血尿素减少较为少见，妊娠妇女由于血容量增加以及胎儿同化作用可导致尿素减少；由于尿素主要在肝脏合成，严重的肝病，如肝炎合并广泛性肝细胞坏死时，会导致肝脏合成尿素的功能障碍，血尿素减少；体液的稀释，如大量输液等也会引起尿素减少。

实验 14-3　酶偶联速率法测定血清尿素

【原理】　尿素在尿素酶催化下，水解生成氨和二氧化碳。氨在 α-酮戊二酸和还原型辅酶Ⅰ存在下，经谷氨酸脱氢酶（GLDH）催化，生成谷氨酸。同时 NADH 被氧化成 NDA+，可在 340 nm 波长处监测吸光度下降的速率，计算样品中尿素的含量。反应式如下：

$$尿素 + 2H_2O \xrightarrow{尿素酶} 2NH_4^+ + CO_3^{2-}$$

$$NH_4^+ + α\text{-酮戊二酸} + NADH + H^+ \xrightarrow{GLDH} 谷氨酸 + NDA^+ + H_2O$$

【试剂】

1）试剂成分和反应液中的参考浓度

pH	8.0
Tris-琥珀酸缓冲液	150 mmol/L
尿素酶	8000 U/L
谷氨酸脱氢酶（GLDH）	700 U/L
还原型辅酶Ⅰ（NADH）	0.3 mmol/L
α-酮戊二酸	15 mmol/L
ADP	1.5 mmol/L

建议购买市售优质试剂盒。液体酶试剂在冰箱存放可稳定 10 天，室温（15～25 ℃）只能保存 3 天。

2）5 mmol/L 尿素标准应用液

【操作】

1）自动生化分析仪二点法　温度 37 ℃，波长 340 nm，延迟时间 30 s，读数时间 60 s。详细操作程序按照仪器和试剂盒说明书。

2）手工法　取试管 3 支，标明测定管、标准管和空白管，然后按表 14-3 操作步骤操作。

表 14-3　酶偶联速率法测定操作步骤

加入物	测定管	标准管	空白管
血清/μL	15	—	—
尿素标准液/μL	—	15	—
去氨蒸馏水/μL	—	—	15
酶试剂/mL	1.5	1.5	1.5

表 14-3 中各管依次加入已预温的酶试剂，混匀后立即在分光光度计波长 340 nm 处监测吸光度下降速率，自动计算出 $\Delta A/\Delta t$。

【计算】

$$尿素(mmol/L) = \frac{测定\ \Delta A/\Delta t - 空白\ \Delta A/\Delta t}{标准\ \Delta A/\Delta t - 空白\ \Delta A/\Delta t} \times 5 \qquad (14\text{-}6)$$

【参考区间】　健康成年人血清尿素浓度为 2.9～8.2 mmol/L。

【附注】

（1）在测定过程中，各种器材和蒸馏水应无氨离子污染，否则结果偏高。

（2）标本最好用血清。

（3）血氨升高时，可使尿素测定结果偏高，溶血标本对测定有干扰。

 ## 实验 14-4　脲酶-波士比色法测定血清尿素

【原理】　本法测定分两个步骤：首先用尿素酶水解尿素，产生 2 分子氨和 1 分子二氧化碳；然后，氨离子在碱性介质中与苯酚及次氯酸反应，生成蓝色的吲哚酚。此过程需用硝普钠催化。蓝色吲哚酚的生成量与尿素含量成正比，在波长 560 nm 处比色测定。

【试剂】

1）酚显色剂　苯酚 10 g，硝普钠（含 2 分子水）0.05 g，溶于 1000 mL 去氨蒸馏水中，存放于冰箱，可保存 60 天。

2）碱性次氯酸钠溶液　氢氧化钠 5 g 溶于去氨蒸馏水中，加安替福民 8 mL（相当于次氯酸钠 0.42 g），再加蒸馏水至 1000 mL，置棕色瓶内，冰箱存放，稳定 2 个月。

3）尿素酶储存液　尿素酶（比活性 3000～4000 U/g）0.2 g 悬浮于 20 mL 50％甘油中，置冰箱内可保存 6 个月。

4）尿素酶应用液　尿素酶储存液 1 mL，加 10 g/L EDTA-Na$_2$ 溶液（pH 6.5）至 100 mL，置冰箱保存可稳定 1 个月。

5）尿素标准储存液（100 mmol/L）　称取干燥纯尿素（相对分子质量 60.06）0.6 g，溶于水中，并稀释至 100 mL，加 0.1 g 叠氮钠防腐，置冰箱保存可稳定 6 个月。

6）尿素标准应用液（5 mmol/L）　取 5 mL 尿素储存液用去氨蒸馏水稀释至 100 mL。

【操作】　取 16 mm×150 mm 的试管，标明测定管、标准管和空白管，然后按表 14-4 操作步骤操作。

表 14-4　脲酶-波士比色法尿素测定操作步骤

加入物	测定管	标准管	空白管
尿素酶应用液/mL	1.0	1.0	1.0
血清/μL	10	—	—
尿素标准应用液/μL	—	10	—
蒸馏水/μL	—	—	10

混匀,37 ℃水浴 10 min,向各管迅速加入酚显色剂 5 mL,混匀。再加入碱性次氯酸钠溶液 5 mL,混匀。各管置 37 ℃水浴 20 min,使呈色反应完全。用分光光度计在波长 560 nm,比色皿光径 1.0 cm,用空白管调零,读取各管吸光度。

【计算】

$$尿素(mmol/L)=\frac{A_{测定管}}{A_{标准管}}\times 5 \tag{14-7}$$

【参考区间】 健康成年人血清尿素浓度为 2.9~8.2 mmol/L(以尿素计)。

【附注】

(1) 本法的测定波长也可用 630 nm。

(2) 本法能测定尿液中尿素。方法如下:1 mL 尿液标本,加入造沸石(需预处理过的)0.5 g,加去氨蒸馏水至 25 mL,反复振摇数次。吸附尿液中的游离铵盐,静置后吸取稀释尿液 1.0 mL,按上述操作方法进行测定,所测结果乘以稀释倍数 25。

(3) 误差因素指空气中氨气对试剂或玻璃器皿的污染或使用铵盐抗凝剂,均可使结果偏低;高浓度氟化物可抑制尿素酶,引起结果假性偏低。

六、血清尿酸测定

尿酸是嘌呤分解代谢的最终产物。由肾脏随尿液排出体外。血液中尿酸经肾小球过滤后,大部分由近端肾小管重吸收,一部分被远端肾小管分泌。在严重肾脏损害时,血中尿酸可显著升高,而轻度受损时变化不大。故血清尿酸测定是诊断肾重度受损的指标。

目前测定尿素最常用的方法有磷钨酸还原法和酶偶联速率法。

(一) 磷钨酸还原法

无蛋白滤液中的尿酸在碱性条件下使磷钨酸还原生成蓝色的钨蓝,可在 660 nm 波长下进行比色测定血清中尿酸的含量。

(二) 酶偶联速率法

尿酸在尿酸酶催化下,氧化生成尿囊素、CO_2 和 H_2O_2,H_2O_2 与 3,5-二氯-2-羟基苯磺酸钠(DHBS)和 4-氨基安替比林(4-AAP)在过氧化物酶催化下,生成醌亚胺化合物,在波长 520 nm 处最大吸收,吸光度与血清中尿酸浓度成正比,可求出血清中尿酸的含量。

【参考区间】 健康成人:男性为 208~428 μmol/L;女性为 155~357 μmol/L。

【临床意义】

1) 血尿酸增高

(1) 主要见于痛风,但少数痛风患者在痛风发作时血尿酸测定正常。血尿酸增高无痛风发作者为高尿酸血症。

(2) 在细胞增殖周期快、核酸分解代谢增加时,如白血病及其他恶性肿瘤、多发性骨髓瘤、真性红细胞增多症等血清尿酸值常见增高。肿瘤化疗后血尿酸升高更明显。

(3) 在肾功能减退时,常伴有血清尿酸增高。可见于肾病如急慢性肾炎,其他肾病的晚期如肾结核、肾盂肾炎、肾盂积水等。

(4) 氯仿中毒、四氯化碳中毒及铅中毒、子痫、妊娠反应及食用富含核酸的食物等,均可引起血中尿酸含量增高。

2) 血尿酸降低 恶性贫血、范科尼综合征血尿酸降低。

实验 14-5　尿酸酶-过氧化物酶偶联法测定尿酸

【原理】　尿酸在尿素酶催化下,氧化生成尿囊素和过氧化氢。过氧化氢与 4-氨基安替比林(4-AAP)和 3,5 二氯-2-羟基苯磺酸钠(DHBS)在过氧化物酶的催化下,生成有色物质(醌亚胺化合物),其色泽与样品中尿酸浓度成正比。反应式如下:

$$尿酸 + O_2 + H_2O \xrightarrow{尿酸酶} 尿囊素 + CO_2 + H_2O_2$$

$$2H_2O_2 + 4\text{-}AAP + DHBS \xrightarrow{过氧化物酶} 有色化合物 + H_2O$$

【试剂】

1) 酶混合试剂　试剂成分和在反应液中的参考浓度。

尿素酶	160 U/L
过氧化物酶	1500 U/L
4-AAP	0.4 mmol/L
DHBS	2 mmol/L
磷酸盐缓冲液(pH 7.7)	100 mmol/L

以上试剂为混合干粉试剂,在应用前按照说明书用蒸馏水复溶。复溶后的试剂在室温可稳定 48 h,在 2~6 ℃可稳定 2 周。若发现干粉受潮结块、有颜色出现,或复溶后与定值质控血清的测定值不符,说明该试剂已变质,应弃去不用。

2) 300 μmol/L 尿酸标准应用液

【操作】

(1) 试剂准备:按照干粉试剂说明书,加入一定量蒸馏水复溶,在实验开始前半小时做好准备工作。

(2) 取 12 mm×100 mm 的试管 4 支,标明测定管、质控管、标准管和空白管,然后按表 14-5 的操作步骤操作。

表 14-5　尿酸酶-过氧化物酶偶联法测定操作步骤

加入物/mL	测定管	质控管	标准管	空白管
血清	0.1	—	—	—
质控血清	—	0.1	—	—
标准液	—	—	0.1	—
蒸馏水	—	—	—	0.1
酶试剂	1.5	1.5	1.5	1.5

混合,室温放置 10 min,用分光光度计在波长 520 nm,比色皿光径 1.0 cm,用空白管调零,读取各管吸光度。

【计算】

$$血清尿酸(\mu mol/L) = \frac{A_{测定管}}{A_{标准管}} \times 300 \tag{14-8}$$

【参考区间】　用酶法测定,健康成年人血清尿酸为男性 208~428 μmol/L;女性 155~357 μmol/L。

【附注】

(1) 本法适用于各种类型的自动化分析仪。

(2) 酶法测定尿酸的特异性高,可分为紫外分光光度法和酶偶联法。两者共同特点均为应用尿酸酶将尿酸氧化成尿囊素和过氧化氢,然后用不同方法测定。

(3) 遇高浓度维生素 C 的标本,可使测定结果偏低,应在试剂盒中加入抗坏血酸氧化酶(双试剂法),

消除维生素 C 的干扰。

七、体液中分子物质测定

体液中相对分子质量在 200000～3000000 之间的分子,是引起尿毒症患者并发症的主要毒素。过去传统看法认为尿毒症是由于血中尿素、肌酐、尿酸等小分子有机物质含量增高所致,但事实证明中分子物质对尿毒症的发病机制、诊断、治疗、预后判断等方面,不仅具有重要的基础理论研究价值,而且具有实际临床意义。

第三节 肾小管功能检验

肾小管是与肾小囊壁层相连的一条细长上皮性小管,分成近端小管、髓袢和远端小管三部分。具有重吸收、分泌和排泄功能。

近曲小管是重吸收的主要部位。原尿中的水、葡萄糖、氨基酸、蛋白质、磷酸盐、重碳酸盐、钠、钾等绝大部分由近曲小管重吸收。近曲小管对葡萄糖的重吸收有一定限度,当血糖浓度在 10 mmol/L 以下时,近曲小管能够将葡萄糖全部重吸收;当血糖浓度超过 10 mmol/L 时,血糖浓度再增加,重吸收也不再增加,尿中出现葡萄糖。这个浓度界值称为肾糖阈。因此,近曲小管功能障碍可导致肾性糖尿。此外,近曲小管具有排泄功能,能排泄对氨马尿酸、酚红、青霉素以及某些用于泌尿系统造影的碘剂等。近曲小管排泄功能障碍时,上述物质随尿排出量减少。

髓袢升支粗段对 Cl^- 主动重吸收,伴有 Na^+ 被动重吸收,但对水的通透性低,故形成了肾髓质间质的高渗状态,这是原尿浓缩的重要条件。当髓袢功能障碍时,肾髓质的高渗环境受到破坏,原尿浓缩发生障碍,可出现多尿、低渗或等渗尿。

远曲小管在醛固酮的作用下,能分泌 H^+、K^+ 和 NH_3,并与原尿中的 Na^+ 进行交换,在调节电解质和酸碱平衡方面起重要作用。远曲小管功能障碍可导致钠、钾代谢障碍和酸碱平衡失调。远曲小管和集合管在抗利尿激素的作用下,完成对尿的浓缩和稀释。若集合管功能障碍可出现肾性尿崩症。

到目前还没有理想的肾功能试验适用于临床。近年来尿中酶的测定和自由水清除值等的测定逐步使肾小管功能试验简单、灵敏、快速,更适用于临床。

一、尿 α_1-微球蛋白

尿低相对分子质量蛋白(LMWP)是一组相对分子质量低于 50000,且能自由通过肾小球滤过膜而在肾近曲小管全部吸收的蛋白质。LMWP 排量增加是肾近曲小管受损的标志。LMWP 主要有视黄醇结合蛋白(RBP)、β_2-微球蛋白(β_2-m)、α_1-微球蛋白(α_1-m)等。

α_1-m 是由人体的肝脏和淋巴细胞合成的糖蛋白。广泛存在于人体各种体液及淋巴细胞膜表面,血液中的 α_1-m 有 2 种形式,即游离的 α_1-m 和与 IgA 结合的 α_1-m。血液中游离的 α_1-m 可自由通过肾小球滤过膜,95%～99%在肾近曲小管重吸收和代谢,只有微量从终尿排出;而结合型的 α_1-m 则不能通过肾小球滤过。当肾小管损伤时,尿液中的 α_1-m 增高,目前已成为 LMWP 中的首选指标。且其测定不受尿 pH 值等因素的影响,因此在肾病诊断方面被认为具有重要价值。现多用 EIA 法和免疫浊度法。

【参考区间】 健康成人尿:α_1-m<12.5 mg/L(散射比浊法)。

【临床意义】 血清及尿液中 α_1-m 的测定可作为反映肾小管重吸收功能受损的一项灵敏指标,而且在某种程度上优于 β_2-m。

1) 尿液 α_1-m 测定尿液 α_1-m 可反映肾小管的功能。在肾小管损伤时 α_1-m 排出量明显增加,因而尿液 α_1-m 排泄量测定与 β_2-m 排泄量测定一样对近曲肾小管损伤均有早期诊断意义。α_1-m 的产生量恒定,尿中的排出量较少受肾外因素影响,被认为是较特异的肾功能损伤诊断试验指标。健康人及疾病时

尿中 α_1-m 在各种 pH 值的稳定性均优于 β_2-m，更能反映肾脏的早期病变。

2）血清 α_1-m　血清 α_1-m 能敏感地反映肾小球滤过功能的改变。当肾小球滤过膜受损时，血 α_1-m 的含量升高。

二、尿 β_2-微球蛋白

β_2-m 是由淋巴细胞、血小板、多形核白细胞产生的一种内源性低相对分子质量血清蛋白质，相对分子质量为 11800。正常人 β_2-m 的合成率及从细胞膜上的释放量相当恒定，β_2-m 可以从肾小球自由滤过，但近 99.9% 的 β_2-m 在近曲肾小管被重吸收，故正常情况下 β_2-m 的排出量保持稳定水平。

【参考区间】　随意尿 β_2-m<0.2 $\mu g/mL$，血 β_2-m 1.3～207 $\mu g/mL$。

【临床意义】

1）肾小球滤过功能的灵敏指标　β_2-m 在体内产生速率恒定，其血浆中含量不受年龄、性别、机体肌肉组织多少等因素的影响；而且相对分子质量小，可自由通过肾小球，且仅由肾脏排泄。因此，测定血浆中 β_2-m 水平比检测血清肌酐水平用于评价肾功能更加灵敏。血浆中 β_2-m 水平升高，可反映肾小球滤过功能受损或滤过负荷增加的情况，而尿液中 β_2-m 含量增高，则提示肾小管损害或滤过负荷增加。若血浆中 β_2-m 水平升高而尿液中 β_2-m 含量正常，则主要由肾小球滤过功能下降所致。

2）肾小管重吸收功能的灵敏指标　肾小球滤过的 β_2-m，约 99.9% 在近曲肾小管被重吸收，并在此全部被分解成氨基酸，故近曲小管受损时尿 β_2-m 浓度明显增加，说明肾小管重吸收障碍，称为肾小管性蛋白尿，以区别于以清蛋白为主的肾小球蛋白尿，可用来鉴别上、下尿路感染。

若肾小管重吸收功能受损伤，则进入尿液中的 β_2-m 必然增多，故尿液中 β_2-m 测定是诊断肾小管疾病较灵敏且特异的方法。对肾病的鉴别诊断、病情估计及预后判断都能提供有价值的数据。

三、尿渗透测定

液体的渗透压由溶液中溶质的浓度决定，尿液渗透压反映尿液中溶质的含量。尿比重和尿渗透压都能反映尿中溶质的含量，但尿比重易受溶质微粒大小和性质的影响，而尿渗透压则反映尿中各种溶质微粒的总数目，而与溶质分子相对重量、微粒体积大小无关，因而测定尿渗透压较测定尿比重更好，更能反映肾的浓缩和稀释能力。

目前多采用尿液冰点下降法测定渗透压。溶液的渗透压增加，使其冰点降低。以纯水的冰点 0 ℃ 为标准，任何溶液的冰点都比纯水低，均为负值。冰点愈低，负值愈大，表明溶液中的渗透浓度越大。1 渗量的溶质可使 1 kg 水的冰点下降 1.858 ℃，因此溶质渗透压（式（14-9））等于冰点下降数除以 1.858。

$$渗透压（Osm/kg \cdot H_2O）=测得溶液冰点下降数/1.858 \tag{14-9}$$

测定尿渗透压的方法有 3 种：①直接测定尿渗透压；②测定尿、血浆渗透压的比值；③自由水清除率。

【参考区间】　正常成人尿渗量为 600～1000 $mOsm/(kg \cdot H_2O)$；血浆渗量为 280～310 $mOsm/(kg \cdot H_2O)$；尿渗量/血浆渗量为（3～4.5）∶1。

【临床意义】　尿渗透压测定是评价肾脏浓缩和稀释功能的指标之一，常与血浆渗透压共同使用。尿渗透压和血浆渗透压相比，当尿渗透压高于血浆渗透压时，表示尿液浓缩，称为高渗尿；低于血浆渗透压表示尿液稀释，称为低渗尿；若与血浆渗透压相等为等渗尿，反映肾脏浓缩功能严重损害。

四、自由水清除率

自由水清除率（free water clearance，C_{H_2O}），是指单位时间内从尿中除去或加入多少容积的纯水（即无溶质的水或称自由水）才能使尿液与血浆等渗，它是定量肾排水能力的指标。在尿浓缩时，排出的尿量等于渗透尿量减去被总吸收的纯水量；在尿稀释时，排出的尿量等于等渗透尿量加上血浆中清除的纯水量。等渗尿量实际上就是渗透性溶质清除率，又称渗量清除率（C_{osm}），计算公式（14-10）如下。它表示单位时间内肾脏能够将多少血浆中的渗透性溶质清除出去。

$$C_{osm}=Uo_{sm}/Po_{sm}\times V（单位时间尿量） \tag{14-10}$$

由于 $V=C_{osm}+C_{H_2O}$，因此 C_{H_2O} 的计算公式见式（14-11）。

$$C_{H_2O}=(1-Uo_{sm}/Po_{sm})\times V \tag{14-11}$$

【参考范围】 $-25\sim-100$ mL/h。

【临床意义】 C_{H_2O} 是判断肾脏浓缩与稀释功能的指标之一。自由水清除率正值代表肾脏稀释能力，负值代表肾脏浓缩能力，如 C_{H_2O} 等于或接近于 0，则表示肾脏不能浓缩和稀释尿液，是肾功能严重损害的表现。

(1) 连续测定 C_{H_2O} 可作为肾功能不全早期诊断的指征，此时 C_{H_2O} 接近 0，如回到负值提示进入恢复期，此变化常比临床表现和一般肾功能试验更早出现。

(2) C_{H_2O} 测定有助于鉴别非少尿性肾功能不全和肾外因素的氮质血症，前者 C_{H_2O} 接近于 0，而后者正常。

(3) 急性肾小管坏死(ATN) C_{H_2O} 常接近于 0，见于急性失血、休克、缺氧、药物中毒、大面积烧伤等。

(4) 有助于肾移植后急性排异反应的早期发现。

实验 14-6　化学发光(CLIA)法测定β₂-微球蛋白

【原理】 待测抗原、荧光素标记抗原竞争性与一株抗 β₂-m 单克隆抗体(单抗)结合。当反应平衡后，形成抗原-抗体复合物。加入包被另一株抗 β₂-m 单抗的磁性微粒自行沉淀。加入触发剂(如 H_2O_2 等)即迅速发出稳定的光量子，光量子的产出与待测血清中的 β₂-m 成反比。

【试剂】 购买与仪器配套的商品成套试剂。

【操作】 按仪器与试剂盒操作说明书进行，只需分离血清上层液体，包括加样、分离、搅拌、温育和打印结果在内的各项操作均由仪器自动进行。

【参考区间】 血清为 $1.3\sim2.7$ μg/mL；随意尿为 <0.2 μg/mL。

【附注】

(1) 应避免使用严重溶血或脂血标本。标本应置于 -20 ℃存放，避免反复冻融。

(2) 不同标号试剂不能混用。每批试剂应分别制作标准曲线。同批试剂如超过定标稳定时间，应重新定标。

(3) 收集尿液时应弃去晨尿，喝 500 mL 水 60 min 后留尿。

(4) 待测血清应以生理盐水稀释后测定，同时测定血和尿 β₂-m，能更好地反映肾脏的病况。

第四节　早期肾损伤检验

肾脏具备的强大代偿功能，在客观上易于掩盖早期肾损伤，而肾损伤的早期发现对预后又有十分重要的意义。因此早期肾损伤诊断方法的研究在近 20 年中取得多方面进展，形成了早期肾损伤检查与监测的新领域。

蛋白尿是肾病的一个重要指标，在某些肾病早期，尿常规测定常为阴性，尿中蛋白质含量实际上已有微量的增加。为早期发现肾病，必须做一些尿中微量蛋白的检测，以监测肾脏以及某些其他器官的功能状态，提供可靠的生化指标。随着免疫化学技术的发展，已能检测 ng/mL 水平的微量蛋白尿，对肾脏及肾脏有关疾病的早期诊断具有重要的意义。

尿微量蛋白是指常规定性或定量难以检出的一些尿蛋白，其理化性质、合成部位、生理功能都各不相同。正常情况下，尿中这些蛋白质总含量仅为微克至毫微克水平，某些肾病或尿路其他部位分泌的蛋白可在病理乃至正常情况下出现于尿中。

一、尿微量清蛋白(mAlb)

清蛋白是一种带有负电荷的大分子蛋白，通常只有极少量的清蛋白可以通过尿液排出体外。肾小球毛细血管基底膜具有滤过功能,正常状态下清蛋白很难通过肾小球基底膜。任何能够引起肾小球基底膜通透性增高的病变,均可导致清蛋白的排出。正常人尿中清蛋白通常在 30 mg/24 h 以下,当尿中清蛋白量低浓度升高,范围在 30~300 mg/24 h 时,而尿中用常规方法不能被检测到则称之为微量清蛋白尿。

当尿中微量清蛋白>300 mg/24 h 时称其为大量清蛋白尿。尿微量清蛋白排出量增加是疾病早期的改变,对疾病的早期诊断、早期治疗有重要的参考价值和临床意义。mAlb 的测定方法早期以 RIA 为主,后来有 EIA 及免疫浊度法问世。80 年代以来免疫透射浊度法和散射浊度法迅速推广。

【参考区间】 健康成年人:24 h 尿 mAlb<30 mg;随意尿 mAlb<30 μg/mg 肌酐。

【临床意义】

(1) mAlb 是糖尿病诱发肾小球微血管病变最早期的客观指标之一,对糖尿病性肾病的早期诊断有重要意义。糖尿病患者出现 mAlb 尿时,及时进行治疗和控制血糖水平,则肾损伤是可逆的。

(2) 用于评估糖尿病患者发生肾并发症的危险度。糖尿病患者如有持续的 mAlb 尿,肾病的发生概率要高于尿 Alb 排出量正常者。

(3) 高血压性肾损伤的早期标志。mAlb 测定不仅用于早期发现高血压性肾病,也可评估高血压的疗效。

(4) 妊娠诱发高血压肾损伤的监测。定期检测妊娠诱发高血压孕妇的尿 mAlb 有重要意义。

实验 14-7　免疫透射比浊法测定尿 mAlb

【原理】 尿液中的清蛋白与抗人清蛋白特异抗体在缓冲液中反应生成抗原-抗体复合物,产生浊度,与尿中清蛋白浓度成正比,用透射比浊法测定吸光度,与同样处理的标准品制备的标准曲线比较,求得尿中清蛋白浓度。

【试剂】

1) 缓冲液

聚乙二醇	60 g
Tris/HCl 缓冲液(pH7.4)	20 mmol/L
NaCl	150 mmol/L

2) 抗-人清蛋白特异抗体溶液

Tris/HCl 缓冲液(pH7.4)	20 mmol/L
NaCl	150 mmol/L

3) 人血清清蛋白标准液　供制作标准曲线用,浓度分别为 9.9 mg/L、19.8 mg/L、49.5 mg/L、99.0 mg/L 和 198 mg/L。

【操作】

(1) 以手工或半自动生化分析仪为例,所有试剂和尿液标本,临床之前都应平衡到室温。

(2) 主要参数如下。

波长	340 nm
比色皿光径	1.0 cm
温度	37 ℃

(3) 按表 14-6 的操作步骤进行操作。

表 14-6　尿微量清蛋白测定操作步骤

加入物	测定管	标准管	质控管
缓冲液/mL	1.0	1.0	1.0
待测尿液/μL	100	—	—

续表

加入物	测定管	标准管	质控管
标准液/μL	—	100	—
质控标本/μL	—	—	100
充分混匀,波长 340 nm,比色皿光径 1.0 cm,蒸馏水调零,读取起始吸光度 A_1,然后加入			
抗-人清蛋白特异抗体溶液/μL	100	100	100

充分混匀,盖上塑料薄,在 37 ℃保温 20 min,再次混匀,同样方法再读取各管最终吸光度为 A_2。

(4) 标准曲线绘制需以上 5 种浓度的标准液,分别制作 5 个标准管,同上操作测定吸光度。

$\Delta A_{标准}$ 和对应的清蛋白浓度在半对数纸上作图,绘制标准曲线。

【计算】

$$\Delta A_{样本} = A_{样本2} - A_{样本1} \tag{14-12}$$

以 ΔA 样本查标准曲线,即可求得尿中清蛋白浓度。

【参考区间】 健康成年人尿液清蛋白:24 h 尿清蛋白<30 mg;定时尿清蛋白<20 μg/min;随意尿清蛋白<30 μg/mg 肌酐。

【附注】

(1) 本法线性范围在 4～200 mg/L。尿液清蛋白浓度若超过 500 mg/L,受前带现象的影响,结果可呈假性降低。因此,分析前应以 0.9% NaCl 稀释,使其浓度处于 4～200 mg/L 范围内。

(2) 所有试剂应储存在 2～8 ℃,在有效期内使用。

(3) 抗-人清蛋白特异抗体是用人为来源的材料制备的,所有试剂与患者标本均应当作可传播感染性疾病的标本处理,以防止实验室感染。

(4) 可用定时尿或随意尿标本进行测定。留尿前,患者应避免运动。尿液若混浊,应于分析前离心或过滤。

(5) 若不能及时测定,可向尿液中加入防腐剂,常用的方法为加 0.02% NaN_3 或乙基汞硫代水杨酸钠,2～8 ℃储存。

(6) 所有溶液均含有 NaN_3,避免吸入、接触皮肤或黏膜。万一接触皮肤,应用大量水冲洗;接触眼睛或吸入应立即去看医生。当暴露到金属表面时,应用 10% NaOH 清除。

(7) 高浓度水平的水杨酸盐(5 g/L)能引起尿蛋白沉淀,使结果偏低。

二、尿转铁蛋白(UTf)

转铁蛋白(Tf)是 679 个氨基酸构成的糖蛋白,相对分子质量为 76500。主要在肝内合成,为转运 Fe^{3+} 的主要蛋白质。Tf 的相对分子质量与 Alb 接近,直径大小也相似(Tf 为 3.91 nm,Alb 为 3.60 nm),在生理状态下 Tf 和 Alb 都很难通过肾小球滤膜,但由于 Tf 的负电荷相对比 Alb 少,当肾小球的电荷屏障发生早期损害时,Tf 比 Alb 更容易漏出。Tf 是一项反映肾小球滤膜损伤的灵敏指征。

Tf 测定可用 RIA、EIA 和免疫浊度法。近年多采用散射浊度法的专用设备,可同时测定包括 mAlb 和 Tf 在内的多项标记蛋白。

【参考范围】 Tf<0.173 mg/(mmol Cr)(Tf<1.53 mg/(g Cr)(透射比浊法));Tf<2.0 mg/L(散射浊度法)。

【临床意义】 肾小球损伤发生时尿中 Tf 排出量增加。据研究资料报告,尿中 Tf 排出量的增加早于 mAlb,对早期发现糖尿病肾病的变化更为敏感。尿中 Tf 浓度与 Alb 相比很低,检测值离散度较大,在 pH≤4 的酸性尿中易降解。在糖尿病肾病的早期诊断和监测中目前首选项目仍是 mAlb。

三、尿液Ⅳ型胶原

胶原又称胶原蛋白,目前共发现 19 种以上,是细胞外基质的主要成分,在体内分布广泛,有着极其重要的生物学功能。Ⅳ 型胶原是典型的基底膜胶原,是基底膜的支架结构,是基底膜中的主要胶原蛋白。目前分离得到的单肽链依其一级结构不同,可分为 1(Ⅳ)型胶原链,简写为 1(Ⅳ)和 2(Ⅳ)、3(Ⅳ)、4(Ⅳ)、5(Ⅳ)、6(Ⅳ)六条。

应用免疫组化方法发现Ⅳ型胶原各链在肾组织中的分布具有高度选择性。1(Ⅳ)及 2(Ⅳ)分布于所有基底膜结构中,而在肾小球内主要分布于肾小球基底膜内皮侧、系膜基质及包氏囊基膜中;3(Ⅳ)及 4(Ⅳ)主要分布在肾小球基底膜和远端小管基膜;5(Ⅳ)除分布于肾小球基底膜、包氏囊基膜外,还分布于远端小管及集合管基膜中;而 6(Ⅳ)则分布于包氏囊、远端小管及集合管基膜中。

Ⅳ型胶原是典型的基质胶原,可由活化的肾小球系膜细胞、内皮细胞、上皮细胞、肾小管上皮细胞等合成和分泌。故Ⅳ型胶原的合成和分泌增多及降解减少是许多肾病发展,终至肾小球硬化和肾间质纤维化的主要原因或重要参与因素之一。

四、尿视黄醇结合蛋白(RBP)

视黄醇结合蛋白(RBP)是存在于血液中的一种低分子蛋白,相对分子质量约为 21000。在正常人血液当中的 RBP 一旦经肾小球滤过后,则在肾近曲小管重吸收,因此,正常人尿中 RBP 排出量极少(约 100 $\mu g/24\ h$)。尿 RBP 排出量升高能敏感地反映肾近曲小管的损害程度。用双抗体夹心酶免疫法检测尿 RBP 含量,正常值为 $(0.11\pm0.07)mg/L$,尿 RBP 排出量与肾小管间质损害程度明显相关,可作为监测病程、指导治疗和判断预后的一项灵敏的生化指标。

五、β-N-乙酰氨基糖苷酶(NAG)

尿中酶的来源可分为血液来源和尿路来源。对肾病诊断来说,有重要诊断价值的是肾来源的大分子酶,通常这一类酶不通过肾小球滤过。因而尿中酶的排出量不受血中同一种酶来源的影响,可特异地反映肾实质损伤。尿酶种类很多,应用较多的为 β-N-乙酰氨基糖苷酶(NAG)。

NAG 是溶酶体酶之一,相对分子质量为 140000,在肾皮质中含量最高,髓质次之。在肾单位近曲小管细胞内含量最丰富。溶酶体是各种攻击因子(如生物毒素、化学毒素、自由基、免疫活化因子)容易侵犯的靶位,受到攻击时会迅速诱导溶酶体酶释放,故尿中 NAG 活性对肾小管活动性损伤有灵敏反应。

日常检验中采用合成色原底物法,其中又分为以对硝基酚(PNP)为色原的底物和以 2-氯-4-硝基酚(CNP)为色原的底物。前者用于终点法比色分析,后者用于速率法自动分析。

【临床意义】 尿 NAG 活性测定对反映肾实质病变,尤其是急性肾损伤和活动期病变更敏感,主要用于早期肾损伤的监测和病情观察。

1)肾小管疾病　重金属(汞、铅、镉等)及药物性肾损伤、缺血、缺氧、失血、休克等均可引起 NAG 活性增加。在有关职业病防治工作中尿 NAG 是早期发现肾小管的有效筛查和诊断手段。

2)肾病综合征　尿 NAG 常明显增加,缓解期下降,复发时迅速回升,故可作为临床观察指征。肾小球肾炎急性期变化较大,但与肾小管损伤相比,变化幅度较小。

3)尿路感染的定位诊断　急、慢性肾盂肾炎尿 NAG 上升,能与单纯性膀胱炎区别。可用于早期上尿路感染的诊断。

4)肾移植排斥反应的监测　肾移植排斥反应早期 NAG 即可升高,比尿蛋白、血清肌酐、肌酐清除率更敏感。

5)糖尿病肾病早期诊断　糖尿病早期即可有肾小管损伤,使糖尿病肾病尿 NAG 升高,用于本病的早期诊断优于尿清蛋白及 β_2-m。因此提倡联合检测 mAlb 和尿 NAG、α_1-m 以提高肾并发症的早期检出率。

 # 第五节　肾功能检验项目选择与组合

一、肾功能试验的选择与评价

（一）肾功能试验的选择

常用的肾功能试验方法及选择见表14-7。

表 14-7　按检测部位不同对肾功能试验的选择

检测部位	检测功能	常用试验	精密试验
肾小球	滤过功能	内生肌酐清除率 血尿素测定 血清肌酐测定 血清尿酸测定	菊糖清除率
近曲小管功能	重吸收功能 排泄功能	酚红排泌试验 尿氨基酸排泄量 尿葡萄糖排泄量 尿磷酸盐排泄量	最大排泌量试验（PAH） 葡萄糖最大重吸收量试验
远端肾小管功能	水、电解质调节功能	尿浓缩、稀释试验 尿比重	自由水清除率

（二）肾功能试验的评价

1）尿素测定　检查肾小球滤过功能的试验。主要用于肾功能障碍晚期或严重损害,对氮质血症和尿毒症诊断有特殊价值,但对早期诊断无意义。虽然方法简单,但敏感性差。

2）内生肌酐清除率　反映肾小球滤过功能的试验,通过本实验可粗略估计有效肾单位数量,其敏感性较尿素高,方法简单,试验干扰因素较少,为临床常用测定肾功能损害较好的定量试验之一。

3）菊糖清除率和对氨基马尿酸清除率　菊糖清除率反映肾小球滤过功能,对氨基马尿酸清除率反映肾血流量。一般只在研究中应用。

4）血清肌酐、肌酸测定　在严重肾功能不全尿量明显减少时,血清肌酐、肌酸测定在一定程度上可帮助判断肾功能损害程度。

5）酚红排泌试验　由于受肾血流量影响,中等以上程度的肾损害时酚红排泌试验才有所改变,因此,可大致反映近曲小管功能。

6）肾小管的最大功能试验（TmPHA 和 TmG）　本实验属于对肾小管功能进行定量的试验,是肾小管功能的重要指标,可反映有效肾单位总数。其试验方法准确性好、灵敏度高,但操作繁琐、要求条件高,故不适合用于临床常规肾功能检查。

二、肾功能检验项目与组合

肾功能检查可以早期发现肾病,了解肾脏受损的部位和程度,还有助于诊断和指导治疗。肾脏具备的强大代偿功能,在客观上易于掩盖早期肾损伤,而肾损伤的早期发现对预后又有十分重要的意义。

（一）肾小球滤过功能检查

肾小球的主要功能为滤过作用,反映其滤过功能的主要客观指标为 GFR。测定 GFR 的标志物有 2 大类:①外源性标志物,如多糖类的菊粉。②内源性标志物:体内存在的物质,如血清肌酐、尿素、胱抑素 C 等。

（1）内生肌酐清除率是目前临床上最为常用的检测 GFR 的方法。菊粉可自由透过肾小球滤过膜,既不被肾小管重吸收,也不被肾小管排泌,故能准确地反映 GFR,是测定 GFR 传统的标准方法。

(2) 血清肌酐是判断肾小球功能的简便而有效的指标。当肾功能下降到正常的 1/3 时,血清肌酐才略微上升,并且严重肾病患者约 2/3 的肌酐从肾外排出,因此在肾脏功能下降的早期和晚期都不能直接应用血清肌酐来判断 GFR 的实际水平。

(3) 血中尿素含量受肾外因素影响,如消化道大出血、尿路梗阻、严重水肿、大量体腔积液、长期高蛋白饮食、感染、发热等因素都会使血液中尿素含量增加,因此目前一般不单独应用尿素来判断 GFR。尿素和血清肌酐同时测定更有意义,肾功能正常时,尿素与血清肌酐的比值为(10～15):1,比值升高多为肾前性因素影响,比值降低多为肾性病变。

(4) 血清胱抑素 C 易反映滤过膜屏障通透性早期的变化,是比血清肌酐更灵敏的标志物。

(二)肾小管和集合管功能检查

肾小管重吸收功能一般以 α_1-m、β_2-m 和 RBP 等作为评价指标,这类低相对分子质量蛋白质容易通过肾小球滤膜,绝大部分又被肾小管重吸收。一旦尿中出现,即反映了肾小管重吸收功能障碍。

临床可选用清蛋白作为肾小球滤过功能标志物,α_1-m 作为肾小管功能标志物,以弥补常规尿酶联试纸和镜检漏检的肾小球性和肾小管性蛋白尿。

对于近端小管的损伤可用 β-N-乙酰氨基糖苷酶(NAG)、碱性磷酸酶(ALP)作为标志物,NAG 较灵敏,非特异性的 ALP 可作为近端小管的补充标志物。髓袢损伤标志物以 Tamm-Horsfall 蛋白(THP)为主。

这些标志物的应用(表 14-8)使肾病在可逆转的阶段就可得到诊治,为肾病的早期诊断治疗提供了可能性。

表 14-8　肾小球-肾小管损伤的标志物

损伤部位	可检出的标志物
肾小球选择通透性	清蛋白(Alb)、转铁蛋白(Tf)、IgG、α_2-巨球蛋白(α_2-MG)
肾小管重吸收	α_1-微球蛋白(α_1-m)、β_2-微球蛋白(β_2-m)、视黄醇结合蛋白(RBP)、溶菌酶(LYS)
近端小管刷状缘	γ-谷氨酰氨基转移酶(γ-GT)、碱性磷酸酶(ALP)、丙氨酸氨基肽酶(AAP)
近端小管溶酶体	N-乙酰-β-氨基葡萄糖苷酶(NAG)、β-葡萄糖苷酸酶(β-Glu)
肾小管胞质	乳酸脱氢酶(LDH)
肾小管髓袢厚壁升支	Tamm-Horsfall 蛋白(THP)

三、常见肾病的实验室指标的临床意义

(一)急性肾小球肾炎

急性肾小球肾炎大多数为急性链球菌感染 1～3 周后,因变态反应而引起双侧肾弥漫性的肾小球损害,临床表现为急性起病,以血尿、蛋白尿、高血压、水肿、GFR 降低为特点的肾小球疾病。由于 GFR 降低,水钠潴留引起水肿;并出现肉眼或镜下血尿,尿渗透压>350 mOsm/kg·H_2O;尿蛋白定量通常为 1～3 g/d,多属非选择性;肾小管功能相对良好,浓缩功能仍多保持,血液由于稀释,血浆清蛋白轻度下降。急性期 GFR 下降,肌酐清除率降低,肾血流量多数正常。病程中期有血总补体及 C_3 补体的明显下降,可降至正常 50% 以下,其后逐渐恢复,6～8 周时恢复正常。

(二)肾病综合征

肾病综合征的主要生物化学表现如下。

(1) 大量蛋白尿:由于肾小球滤过屏障发生异常所致。

(2) 低蛋白血症:主要是清蛋白浓度降低(低于 30 g/L)。

(3) 血浆中相对分子质量较小的 IgG 含量下降,而相对分子质量较大的 IgM 相对增高。血浆浓度及血浆中其他大分子物质如纤维蛋白原、α_2-巨球蛋白等增高。

(4) 高脂血症:几乎各种脂蛋白成分均增加。

（5）高凝状态：血浆中一些凝血因子相对分子质量较大，不能从肾小球滤过，而体内合成又相对增加。

（6）水肿：一般来说水肿的出现及其严重程度与低蛋白血症的程度呈正相关。

（三）急性肾衰竭

任何原因引起的急性肾功能损害，使肾单位丧失功能，不能维持体内电解质平衡和排泄代谢产物，导致高钾血症、代谢性酸中毒及急性尿毒症的患者，统称为急性肾衰竭。进行性血尿素和血清肌酐的升高是诊断急性肾衰竭的可靠依据，其肾衰竭为可逆性。典型的急性肾衰竭是急性肾小管坏死、急性缺血或急性肾中毒所引起的急性肾病变。临床过程常分为以下几种。

1. 少尿期　主要表现为尿量骤减或逐渐减少、进行性氮质血症、代谢性酸中毒、水中毒和水钠潴留、高钾血症、高磷血症和低钙血症以及尿毒症症状。

2. 多尿期　多尿期肾功能已有恢复，但并不完全，不能充分地排出血中的氮质代谢废物、钾和磷，血中上述物质仍可继续上升。

3. 恢复期　多尿期过后，肾功能已显著改善，尿量逐渐恢复正常。血清肌酐、尿素氮此时基本恢复正常水平，但肾小管重吸收功能尚有轻度障碍。

（四）慢性肾衰竭

慢性肾衰竭是在发生各种慢性肾病基础上，由于肾单位逐渐受损，缓慢出现的肾功能减退以至不可逆转的肾衰竭。其临床主要表现为肾功能减退，代谢废物潴留，水电解质和酸碱平衡失调，以致不能维持机体内环境的稳定。肾功能减退可分为以下四个阶段。

1. 肾储备能力丧失期　此期 GFR 减少至 30～60 mL/min，血生化检查正常，血清肌酐和尿素氮通常比正常范围轻微升高。

2. 氮质血症期　此期 GFR 减少至 25 mL/min 左右，常有氮质血症，肾浓缩功能有轻度损害（夜尿和多尿），轻度贫血。

3. 肾功能衰竭期　GFR<10 mL/min，出现明显的氮质血症，肾浓缩和稀释功能显著障碍。表现为轻度或中度代谢性酸中毒，水钠潴留、低钙血症和高磷血症，不出现高钾血症，有较明显贫血。

4. 尿毒症期　GFR<10 mL/min，进入慢性肾衰竭晚期，血清肌酐、尿素显著升高，水、电解质失调严重，常有明显的代谢性酸中毒、低钠血症和高钾血症，血钙明显降低，血磷升高。体内多个系统均受累而出现相应的症状，尤其是胃肠道、心血管和中枢神经系统症状更明显，甚至昏迷。

本章小结

肾脏是人体重要的排泄器官，其功能主要依赖于肾小球的滤过功能、肾小管的重吸收与分泌功能来完成。

肾小球的主要功能为滤过作用，反映其滤过功能的主要客观指标为 GFR。测定 GFR 的标志物有两大类：外源性标志物（菊粉）和内源性标志物（血清肌酐、尿素、胱抑素 C 等）。内生肌酐清除率是目前临床上最为常用的检测 GFR 的方法。血清肌酐是判断肾小球功能的简便而有效的指标，但在肾功能下降的早期和晚期都不能用来判断 GFR 的实际水平。血中尿素含量受肾外因素影响，尿素和血清肌酐同时测定更有意义。血清胱抑素 C 是比血清肌酐更灵敏地反映滤过膜屏障通透性早期变化的标志物。

肾小管重吸收功能一般以 α_1-m、β_2-m 和 RBP 等作为评价指标，这类低相对分子质量蛋白质容易通过肾小球滤膜，绝大部分被肾小管重吸收，反映肾小管重吸收功能障碍。

肾功能检查可以早期发现肾病，并且可了解肾脏受损的部位和程度，还有助于诊断和指导治疗。mAlb 对糖尿病肾病的早期诊断有重要意义。Tf 是一项反映肾小球滤膜损伤的灵敏指标。Ⅳ 型胶原是许多肾病发展，终至肾小球硬化和肾间质纤维化的主要原因或重要参与因素之一。尿 RBP 排出量与肾小管间质损害程度有明显相关，可作为监测病程、指导治疗和判断预后的一项灵敏的生化指标。尿 NAG 活性测定主要用于早期肾损伤的监测和病情观察。

常见肾病包括急性肾小球肾炎、肾病综合征、急性肾衰竭、慢性肾衰竭和尿毒症。肾功能检验有利于疾病的诊断和疗效观察。

能力检测

1. 肾小球滤过功能最可靠的反映指标是(   )。

A. 血尿素　　　　　　　　　　B. 血清肌酐　　　　　　　　　　C. 尿肌酐

D. 血尿酸　　　　　　　　　　E. 内生肌酐清除率

2. 几乎不被肾小管重吸收的物质是(   )。

A. 尿素　　　　B. 氨基酸　　　　C. 肌酐　　　　D. 谷胱甘肽　　　　E. Na^+

3. 肾小管性蛋白尿和肾小球性蛋白尿的区别在于(   )。

A. 前者尿中 β_2-m 高　　　　　　　　　　B. 后者尿中 β_2-m 高

C. 前者尿中以清蛋白增高为主　　　　　　　D. 后者尿中以清蛋白增高为主

E. 后者尿中 β_2-m 和清蛋白均增高

4. 反映肾小球滤过功能早期受损的试验最常用的是(   )。

A. 血尿素氮测定　　　　　　　B. 内生肌酐清除率测定　　　　　　C. 血清肌酐测定

D. 尿素清除率测定　　　　　　E. 尿酸测定

5. 患者,男,45 岁。既往体健,查体:眼睑及双下肢中度水肿,心肺(－)、腹部(－)、双肾区叩痛(＋)。实验室检查:①尿常规:Pro(＋＋＋＋)、WBC 2～5/HPF、RBC＋/HPF。②咽拭子培养为乙型溶血性链球菌生长。③24 h 尿蛋白定量为 5.2 g。该患者可能的诊断为(   )。

A. 急性心功能衰竭　　　　　　B. 糖尿病肾病　　　　　　　　　　C. 急性肾小球肾炎

D. 急性肾小管肾炎　　　　　　E. 慢性肾小球肾炎

6. 能更好地反映肾脏浓缩和稀释功能的指标是(   )。

A. 尿比重　　　　B. 夜尿量　　　　C. 尿渗量　　　　D. 蛋白尿　　　　E. 24 h 尿量

7. 肾小管重吸收受损可检出的标志物不包括(   )。

A. α_1-微球蛋白　　　　　　　B. β_2-微球蛋白　　　　　　　　C. α_2-巨球蛋白

D. 尿蛋白-1　　　　　　　　　E. RBP

8. 肾病综合征实验室检查的表现不包括以下哪项? (   )

A. 血尿　　　　B. 严重蛋白尿　　　　C. 严重水肿　　　　D. 高脂血症　　　　E. 低清蛋白血症

9. 慢性肾功能不全时,不会发生的情况是(   )。

A. 血钙常降低　　　　　　　　B. 血磷升高　　　　　　　　　　　C. 尿磷升高

D. 血 PTH 升高　　　　　　　　E. 1,25-$(OH)_2$-D_3 生成增加

10. 下列检测不属于肾小管功能检查的是(   )。

A. 尿渗量测定　　　　　　　　B. 浓缩稀释试验　　　　　　　　　C. 自由水清除率测定

D. 渗透溶质清除率测定　　　　E. 内生肌酐清除率测定

(范　颖)

第十五章　心血管疾病的检验

第一节　心血管疾病概述

心血管疾病包括高血压、冠心病、心肌及各种原因导致的心功能不全等。随着人们饮食结构的变化和生活方式的改变，心血管疾病的发病率越来越高。近期世界卫生组织预测到 2020 年心血管疾病将成为人类死亡的首要原因。心血管疾病的生物化学诊断近年发展迅速，在心血管疾病的预防、早期诊断、治疗、疗效及预后评估中起着重要的作用。

一、冠心病的危险因素学说

冠心病即冠状动脉粥样硬化性心脏病(coronary atherosclerotic heart disease)，指冠状动脉粥样硬化导致血管腔狭窄或阻塞，和(或)因冠状动脉功能性改变(痉挛)导致心肌缺血、缺氧或坏死而引起的心脏病，统称冠状动脉性心脏病(coronary heart disease，CHD)，简称冠心病，亦称缺血性心脏病(ischemic heart disease)。CHD 是动脉粥样硬化导致器官病变的最常见类型，也是严重危害人类健康的常见病。CHD 出现症状或致残、致死后果多发生在 40 岁以后，男性发病早于女性。

CHD 的发病是由多病因所致，即多种因素作用于不同环节，这些因素称为危险因素(risk factor)。主要的独立危险因素有吸烟、糖尿病、高血压、高 LDL-C、低 HDL-C、早发 CHD 的家族史病史等；潜在的危险因素包括：①体力活动少，精神紧张，工作压力大。②肥胖或超重。③西方的饮食方式：常进食较高热量、含较多动物性脂肪、胆固醇、糖和盐的食物。④遗传因素：家庭中有年龄不到 50 岁而患本病者，其近亲得病的机会可 5 倍于无这种情况的家族。常染色体显性遗传所致的家族性高脂血症是这些家族成员易患本病的因素。⑤性情急躁、好胜心和竞争性强、不善于劳逸结合者。

近年来提出的代谢综合征是指肥胖与血脂异常、高血压、糖尿病和糖耐量异常同时存在，是本病重要的危险因素。

新近发现的危险因素如下：①新脂质危险因素：高 TG、高 sLDL、高 LP(α)、高 APOB、脂蛋白残粒、低 APOA1。②促血栓形成状态：高血小板凝集性，高血浆纤维蛋白原，纤溶酶原激活物抑制物 1(PAI-1)和 D-二聚体，活化的凝血因子Ⅶ等。③促炎症状态：C-反应蛋白(CRP)、白介素 6(IL-6)、可溶性细胞间黏附分子 1(sICAM-1)、E-选择素和 P-选择素等。④胰岛素抵抗，糖耐量异常。⑤血中同型半胱氨酸(HCY)增高。

二、高血压的基因学说

原发性高血压的病因和发病机制尚未完全明了,近年来,随着生理学、遗传学、神经内分泌学及分子生物学的发展,以及自发性高血压大鼠模型的建立,许多研究已达到分子水平。目前,各种学说中以 Page 的镶嵌学说(mosaic theory)比较全面地解释了多种现象,该学说认为高血压并非由单一因素引起,而是由彼此之间相互影响的多种因素造成的。

1. 遗传因素 相关研究表明约 75% 的原发性高血压患者具有遗传素质,高血压患者常集中出现在同一家族中。原发性高血压是多基因遗传病。而血压正常者存在跨膜电解质转运紊乱,其血清中有一种激素样物质,可抑制 Na^+/K^+-ATP 酶活性,以致钠-钾泵功能降低,导致细胞内 Na^+、Ca^{2+} 浓度增加,动脉壁 SMC 收缩加强,肾上腺素使受体密度增加,血管反应性加强。这些都有助于动脉血压升高。近来研究发现,血管紧张素(AGT)基因缺陷约有 15 种,正常血压的人偶见缺陷,而高血压患者在 AGT 基因上的 3 个特定部位均有相同的变异。患高血压的兄弟或姐妹可获得父母的 AGT 基因的同一拷贝。有这种遗传缺陷的高血压患者,其血浆血管紧张素原水平高于对照组。

2. 膳食电解质因素 一般而言,日均摄盐量高的人群,其血压升高百分率或平均血压高于摄盐量低者。钾能促进排钠,吃大量蔬菜可增加钾摄入量,有可能保护动脉不受钠的不良作用影响。钙可减轻钠的升压作用,我国膳食普遍低钙,可能加重钠/钾对血压的作用。增加膳食钙摄量的干预研究表明,钙的增加使有些患者血压降低。

3. 社会心理应激 据调查表明,社会心理应激与高血压发病有密切关系。应激性生活事件包括:父母早亡、失恋、丧偶、家庭成员车祸死亡、病残、家庭破裂、经济政治冲击等。遭受生活事件刺激者高血压患病率比对照组高。有关研究表明,社会心理应激可改变体内激素平衡,从而影响所有代谢过程。

4. 肾因素 肾髓质间质细胞分泌抗高血压脂质如前列腺素、抗高血压中性肾髓脂质等分泌失调,排钠功能障碍均可能与高血压发病有关。

5. 神经内分泌因素 一般认为,细动脉的交感神经纤维兴奋性增强是本病发病的重要神经因素。但是,交感神经节后纤维有 2 类:①缩血管纤维:递质为神经肽 Y 及去甲肾上腺素。②扩血管纤维:递质为降钙素基因相关肽及 P 物质。这 2 种纤维功能失衡,即前者功能强于后者时,才引起血压升高。近年来,中枢神经递质和神经肽,以及各种调节肽与高血压的关系已成为十分活跃的研究领域。

三、冠心病的遗传基因

冠心病是大多数国家中老年人的主要死亡原因之一。近年来,随着分子生物学的发展,对冠心病危险因素进行了广泛的研究,现就其危险因素的基础研究进展作一综述。

(一)高同型半胱氨酸血症

高同型半胱氨酸血症是以血中同型半胱氨酸(Hcy)升高为主的常染色体隐性遗传病,在非遗传性 Hcy 血症的动脉粥样硬化患者中,部分存在着高 Hcy,故有些学者认为,高 Hcy 是一种独立的致动脉粥样硬化的危险因素。

1. Hcy 的代谢与高 Hcy 血症 Hcy 由蛋氨酸脱甲基生成,Hcy 有 3 条代谢途径:①以甲基四氢叶酸为甲基供体,在甲基四氢叶酸甲基转移酶(维生素 B_{12} 为辅因子)作用下,甲基化生成蛋氨酸;②以甜菜碱为甲基供体,在甜菜碱 Hcy 甲基转移酶作用下,生成蛋氨酸;③在 β-胱硫醚合成酶(维生素 B_6 为辅因子)作用下,与丝氨酸缩合成胱硫醚。

除上述代谢的关键酶改变可致高 Hcy 外,营养因素的不平衡,如摄入过多的蛋氨酸,缺乏叶酸、维生素 B_{12},以及某些药物如甲氨蝶呤、抗惊厥药也可致高 Hcy。

2. 高 Hcy 致动脉粥样硬化的机制 Jones 等发现 Hcy 在金属离子作用下,自身氧化生成大量过氧化物与氧自由基,从而导致内皮的损伤。Jawakol 等发现高 Hcy 患者与正常人相比,内皮依赖的血管舒张反应显著减弱,且与 Hcy 的浓度成反比,提示 Hcy 可能致 NO 的量相对或绝对不足;Hcy 可致血管平滑肌细胞的增殖,也可以通过蛋白 C 途径增加血液的凝固性,促进血栓形成。

（二）致高 Hcy 的基因缺陷

1. N5,N10-亚甲基四氢叶酸还原酶基因 N5,N10-亚甲基四氢叶酸还原酶（MTHFR）基因定位在 1p36.3。Frosst 及陈白滨应用 PCR-SSCP 发现，MTHFR 基因在 677 位发生突变，C 被 T 置换，编码的丙氨酸（Ala）被缬氨酸（Val）置换，表现为变异型 V677MTHFR 基因，导致 MTHFR 活性、耐热性下降，而纯合变异型 VV 所致的 MTHFR 活性降至正常的 50%，致高 Hcy。故认为 MTHFR 基因突变型 V677 基因是冠心病的一个独立遗传危险因素。

2. β-胱硫醚合成酶基因 β-胱硫醚合成酶基因位于 21q22.3，有资料提示位于 287 密码子的 T833C，其编码的异亮氨酸代替了苏氨酸，以及位于 307 密码子的 G919A，其编码的甘氨酸代替了丝氨酸，这两个位点的突变致 β-胱硫醚合成酶活性降低而致高 Hcy。

3. 纤溶酶原激动剂抑制剂-1(PAI-1)基因多态性 AMI 的急性血栓形成除斑块破裂的诱发因素外，还与体内纤维蛋白溶解作用减弱有关。近年发现，PAI-1 基因多态性影响血浆 PAI-1 水平，增加冠心病发病率。PAI-1 基因位于 7q21.3～22。有作者综合文献分析 PAI-1 基因有 3 种多态性与冠心病发病相关：①PAI-1 基因转录起始上游 675bp 处存在一种单核苷酸插入或缺失，表现为 3 种多态性 4G4G（两个等位基因均为 4G）、5G5G、4G5G（两个等位基因一个为 4G，另一个为 5G）。②位于第 3 号与第 4 号外显子间非编码区存在 8 种(C-A)$_n$ 重复序列的多态性。③在 PAI-1 基因 3′非编码区存在的 HindⅢ酶切位点变化的 3 种 HindⅢ限制性片段长度多态性（RFLP）：1/1 指两个等位基因均缺乏 HindⅢ酶切位点，2/2 指两个等位基因均有 HindⅢ酶切位点，1/2 指仅有一个等位基因缺乏 HindⅢ酶切位点。并同时指出：①虽然 PAI-14G4G 等位基因纯合子表现为血浆 PAI-1 活性最高，5G5G 纯合子 PAI-1 活性最低，但不能认为 4G/5G 多态性是冠心病发生 AMI 的一个遗传危险因素；②PAI-1 基因(C-A)$_n$ 重复序列短者，血浆 PAI-1 活性高，(C-A)$_n$ 重复序列长者血浆 PAI-1 活性低；PAI-1 基因 HindⅢ RFLP 有酶切位点缺失的 1/1 基因型 MI 患者 PAI-1 活性高，2/2 型者 PAI-1 活性低，并且(C-A)$_n$ 重复序列多态性与 HindⅢ RFLP 有很强的连锁失衡。

4. 致脂质代谢障碍的基因

（1）载脂蛋白 E(APOE)基因：APOE 作为识别 LDL 的受体及肝 APOE 的受体，促进 LDL 中胆固醇的降解。APOE 有 3 种异构体 E₂、E₃、E₄，由 19 号染色体上的 3 种等位基因 ε2ε3ε4 编码，国外一些研究表明，APOE 基因多态性决定血脂水平进而影响到冠心病的发生，但有明显的种族差异性，结论不一。国内张原力等发现，国人冠心病组与健康组 ε2ε3ε4 3 种等位基因频率无显著差异，但 APOE 基因型在男性冠心病组与健康组血清 TC、LDL-C 浓度显著相关，高低顺序为 ε2/2＋ε2/3＜ε3/3＜ε3/4＋ε4/4，认为 APOE 基因型是影响 TC、LDL-C 水平的重要遗传因素，但不能肯定 APOE 基因为冠心病的一个独立危险因素。

（2）载脂蛋白 B(APOB)基因：APOB 通过与 LDL 受体结合，介导 60%～70% 的 LDL 代谢。国内顾云等研究 APOB 基因 3′端可变数目串联重复序列(VNTR)多态性，表明大等位基因 HVE40～48(HVE) 在冠心病组中明显高于对照组，同时 APOB 大等位基因 HVE40～48 在冠心病组中，冠心病患者 TC、LDL-C 均显著增高，故认为：APOB 3′端 VNTR 的多态性对冠心病具有独立判别意义，带有大等位基因的个体更易患冠心病。

（3）脂蛋白脂肪酶基因：脂蛋白脂肪酶(LPL)促进 CM、VLDL 中 TG 的分解，LPL 基因异常可致 TG 增高、HDL 降低。LPL 基因位于 8 号染色体短臂，国内朱铁兵等研究其内含子 6 区(PvuⅡ)与 8 区(HindⅢ)的位点多态性与冠心病的发病关系后发现：LPL 基因型 PvuⅡ(－)即 P⁻ 和单倍体 H⁺P⁻ 是冠心病的独立遗传危险因素。这两个基因位点的碱基变异可能通过连锁不平衡原理影响 LPL 编码基因或附近的调控基因的表达，从而间接影响 LPL 的活性。

5. 血管紧张素转换酶(ACE)基因与 1-型血管紧张素Ⅱ受体基因 ACE 在 RAS 系统中，使 ACEⅠ转变为 ACEⅡ，也使缓激肽的扩血管作用丧失，通过调节血管张力与平滑肌细胞的增生参与冠心病的发病。

（1）ACE 基因：近年来研究 ACE 基因第 16 内含子中的 287-bpDNA 片段的插入/缺失(I/D)多肽性对冠心病发病的影响。Cambien、谈红、赖玉琼等研究 ACE 基因 I/D 多肽性发现：冠心病组 DD 型显著高于健康组,尤其是在低危人群中,故认为 D 等位基因、DD 基因型是冠心病的独立遗传危险因素。

虽然血浆中 ACE 水平约 50% 受控于 ACE 基因,但 ACE 基因多肽性并不直接影响 ACE 的转录。ACE 基因影响血浆 ACE 水平的确切机制目前尚不清楚。

(2) 1-型血管紧张素 Ⅱ(Ang Ⅱ)受体(AGTR1)基因:Ang Ⅱ影响血管平滑肌细胞增殖、损伤血管内皮细胞从而参与动脉粥样硬化的发病。AGTR1 基因位于 3q21~25,项坤三等对 AGTR1 基因位于 3,-UTR 的 A1166C 的变异分析发现:AGTR1 基因是冠心病的独立遗传危险因素,但 AGTR1-A1166C 变异不是通过血脂水平及血压而参与冠心病的发病。

总之,有关冠心病危险因素的研究较多,取得了较大的进展,但有些结论不一致甚至相悖,这可能与种族差异及使用的研究方法不同等有关。加强冠心病危险因素的研究,将有助于全面认识冠心病的发病机制及防治。

第二节 心肌损伤的酶学标志物

目前,心脏疾病的影像学检查主要有 ECG、超声心动图、心导管检查、核素心血管造影和电子计算机断层扫描(CT),在诊断心脏疾病的过程起到了很重要的作用,但是这些检查价格昂贵,不适合动态监测。而通过生物化学方法检查血液中的酶类与蛋白类心肌标志物,不但价格较便宜,且方便检测,适宜动态监测。所以心肌损伤标志物的检查显得尤为重要。

心肌酶主要分布于心肌细胞内,当心肌细胞缺血损伤时,心肌细胞释放 CK、AST、LDH 入血,故血清中三者均增高。心肌酶释放入血,其升高的时间及浓度和以下机制有关。

1. 影响心肌酶释放速度的因素 ①心肌细胞内外酶浓度的差异;②酶在心肌细胞内的定位与存在形式;③酶蛋白相对分子质量的大小。

2. 心肌酶在细胞间隙的分布和运送途径不同 心肌细胞中的酶经过 2 种途径进入血液:①心肌酶释放后进入毛细血管直接入血;②心肌酶在心肌释放后进入组织液,经淋巴系统回流进入血液。心脏受损时心肌酶主要通过第二种途径进入血液,故酶升高存在延迟。

3. 血中酶的清除 不同的酶在血清中清除时间不同,可能的机制包括:①从尿路排泄;②肝脏及单核-巨噬细胞系统对酶的清除;③酶在血管内失活或分解。

一、肌酸激酶及其同工酶

肌酸激酶(Creatine kinase,CK)广泛存在于各种组织中,与三磷酸腺苷(ATP)的再生有关,此酶的功能是在生理水平上维持细胞内的三磷酸腺苷浓度。它的催化作用是可逆的,即将高能磷酸键从磷酸肌酸转移至二磷酸腺苷(ADP)上或从三磷酸腺苷上将高能磷酸键转移至肌酸,形成磷酸肌酸。

CK 由 M 和 B 两个亚单位组成,组合成 CK-BB、CK-MM、CK-MB 3 种同工酶,在细胞线粒体内还有另一种同工酶,称之为 CK-Mt。CK-BB 主要存在于脑、前列腺等器官,CK-MM 主要存在于骨骼和心肌,CK-MB 则主要存在于心肌,正常人血液中大部分是 CK-MM,少量 CK-MB,而 CK-BB 极少。

CK 在 AMI 时,反应出现最早,消失也快,其活性变化和持续时间与心肌组织坏死程度成正比,是特异性很高的心肌酶,诊断意义很大。但术后、剧烈运动、肌肉损伤、脑血管意外等也可轻度升高。而 CHF(充血性心力衰竭)和肺源性心脏病 CK 不升高,且不受溶血影响。CK 作为 AMI 标志物有以下优点:①快速、经济、有效,能准确诊断 AMI,是当今应用最广的心肌损伤标志物;②其浓度和 AMI 面积有一定的相关,可大致判断梗死范围;③能用于判断再灌注。缺点:①特异性较差,特别难以和骨骼肌疾病、损伤鉴别;②在 AMI 发作 6 h 以前和 36 h 以后敏感度较低,只有 CK-MB 亚型可用于 AMI 早期诊断;③对心肌微小损伤不敏感。

CK 增高主要见于心肌损伤、剧烈运动、妊娠、肌内注射、心脏外科手术、治疗性电休克、心脏导管插入术、冠状动脉造影术、整形外科手术、腹腔手术、进行性营养不良、多发性肌炎及脑血管意外等。CK 降低主要见于恶病质及神经性肌萎缩。

CK-MB 为 CK 的同工酶,主要存在于心肌细胞中。CK-MB 对 AMI 有高度特异性,其活性到达峰值的时间与病情严重程度有最大相关,为目前诊断 AMI 的较敏感和可靠的依据之一。但心脏损伤和骨骼损害时也升高。CK-MB 的特异性和敏感性高于总 CK,目前临床倾向用 CK-MB 替代 CK 作为心肌损伤的常规检查项目。

二、乳酸脱氢酶及其同工酶

乳酸脱氢酶 LDH 同工酶对于 AMI 发生 24 h 之后的诊断有帮助,心肌梗死后 10～12 h LDH$_1$ 升高,高峰时间为 48～72 h。心肌梗死时 LDH$_1$/LDH$_2$ 分析有重要临床意义,当 LDH$_1$/LDH$_2$ 大于 1 时,对诊断心肌梗死具有重要价值。临床检测 AMI 时 LDH 和 LDH 同工酶的应用原则:①限制 LDH 应用,不作为常规检查项目,对患者作个案处理,主要用于排除 AMI 诊断;②在胸痛发作 24 h 后测定 LDH 同工酶,作为 CK-MB 补充;③LDH 出现较迟,如果 CK-MB 或 cTn 已有阳性结果,AMI 诊断明确,就没有必要再检测 LDH 和 LDH 同工酶。

LDH 增高主要见于急性心肌损伤,还见于肝炎、传染性单核细胞增多症、胰腺癌、前列腺癌、淋巴瘤、贫血、骨骼肌损伤及肝硬化等,LDH 降低无临床意义。在 AMI 时与 AST 同时增高;而 AST 正常,LDH 与胆红素同时增高,见于肺梗死、恶性肿瘤、某些贫血、肝炎、肝硬化及标本溶血。

三、天门冬氨酸氨基转移酶

天门冬氨酸氨基转移酶(AST),又称谷草转氨酶(GOT),广泛分布于人体各组织。肝脏、骨骼、肾脏、心肌内含量丰富,红细胞 AST 约为血清的 10 倍,轻度溶血会使测定结果升高。AST 由两条多肽链构成,相对分子质量约为 100000。

AST 在 AMI 发生后 6～12 h 升高,24～48 h 达峰值,持续 5～7 天,随后降低。由于 AST 不具备组织特异性,血清单纯 AST 升高不能诊断心肌损伤。AST 诊断 AMI 敏感性 77.7%,特异性仅 53.3%。由于敏感性不高,特异性较差,当今学术界已不主张 AST 用于 AMI 诊断。

实验 15-1　酶偶联法测定血清肌酸激酶 (单、双试剂法)

【目的】

掌握:连续监测法测定血清 CK 的原理。

熟悉:连续监测法测定血清 CK 的操作步骤。

了解:试剂的配制。

【原理】

$$磷酸肌酸 + ADP \xrightarrow{CK} 肌酸 + ATP$$

$$ATP + 葡萄糖 \xrightarrow{HK} ADP + 6\text{-}磷酸葡萄糖$$

$$6\text{-}葡萄糖 + NADP^+ \xrightarrow{G\text{-}6\text{-}PD} 6\text{-}磷酸葡萄糖 + NADPH$$

利用酶偶联反应原理连续监测 NADP$^+$ 还原生成 NADPH,后者引起 340 nm 吸光度的增高,在 340 nm 监测单位时间内 NADPH 的生成量($\Delta A/\Delta t$)可计算出 CK 的活性。

【试剂与器材】

1) 128 mmol/L 咪唑-醋酸盐缓冲储存液(pH 7.0,25 ℃)　取咪唑 8.27 g,溶于蒸馏水约 950 mL 中,加 EDTA-Na$_2$ 0.95 g 及醋酸镁 2.75 g,完全溶解后,用 1 mol/L 醋酸调 pH 至 6.7 (25 ℃),定容至 1 L,置 4 ℃可稳定 2 个月。

2) 应用试剂Ⅰ　取上述缓冲储存液 90 mL,加 ADP 98 mg、AMP 211 mg、二腺苷-5′磷酸锂盐(AP5′A) 1.1 mg、D-葡萄糖 414 mg、NADP 二钠盐 181 mg 及 N-乙酰半胱氨酸 375 mg,用 1 mol/L 醋酸调节至

pH 6.7（30 ℃），再加 HK 260～290 U 及 G-6-PD 175 U，以蒸馏水定容至 100 mL，此液制备后，在 340 nm 波长处测得的吸光度应小于 0.35，在 4 ℃可稳定 5 天，室温稳定 6 h，－20 ℃至少稳定 1 周。

3）应用试剂 Ⅱ　取磷酸肌酸二钠盐 1.25 g，以蒸馏水溶解并定容至 10 mL，此液制备后在 340 nm 处测得的吸光度应小于 0.15，在 4 ℃可稳定 3 个月，－20 ℃至少 1 年。

4）待测标本　患者血清或质控血清。

【操作步骤】　具体操作程序根据各实验室拥有的分析仪型号及操作说明书而定。

1）手工操作　现以具有 37 ℃恒温比色池的分光光度计为例，说明操作过程。

（1）吸应用试剂 Ⅰ 2 mL 加入测定管中。加血清 10 μL，混合，放入 37 ℃水浴至少 5 min。

（2）在 37 ℃水浴中预温应用试剂 Ⅱ 至少 5 min。

（3）加入应用试剂 Ⅱ 200 μL，混合，转入 3 mL 比色皿（1.0 cm 光径）中，立即放入恒温比色槽内。

（4）待 120 s 的延滞期后。在波长 340 nm 处连续监测线性反应期吸光度变化速率（120 s），以吸光度增加的速率（$\Delta A/\Delta t$）计算血清中 CK 的活性浓度。

2）自动生化分析仪操作程序的设置按手工操作要求设置参数

系数	3698
温育时间	5 min
延滞期时间	120 s
波长	340 nm
吸样量	100 μL
温度	37 ℃
连续监测时间	120 s
比色皿光径	1.0 cm
血清稀释倍数	23
血清占反应液体积分数	0.0430

【计算】

$$CK(U/L) = \frac{\Delta A}{\Delta t} \times \frac{10^6}{6220} \times \frac{2.30}{0.10} = \frac{\Delta A}{\Delta t} \times 3698 \qquad (15-1)$$

式中：6220 为 NADPH 在 340 nm 波长下的摩尔吸光度。2.30 为反应液的总体积（mL），0.10 为血清用量（mL）。$\Delta A/\Delta t$ 为平均每分钟的吸光度变化值。

【参考范围】　男性：38～174 U/L（37 ℃）。女性：26～140 U/L（37 ℃）。

本法在不同温度下所测出的活性浓度单位可互相转化，假定 30 ℃下 CK 活性为 1.0，25 ℃则约为 0.68 倍，37 ℃为 1.72 倍。

【注意事项】

（1）本法线性至少达 300 U/L，更高活性的血清用已知 CK 活性正常的血清稀释后再测，结果乘以稀释倍数。试剂空白的速率（$\Delta A/\Delta t$）应小于 0.001，即小于 3.7 U/L。

（2）EDTA 可防止 N-乙酰半胱氨酸由于二价离子催化发生的氧化，有利于试剂的稳定。血清 Ca^{2+} 是 Mg^{2+} 的竞争性抑制剂。加入 2 mmol/L 的 EDTA 可消除 Ca^{2+} 的影响；Mg^{2+} 为 10 mmol/L 时，虽与 EDTA 结合，但不影响对 CK 的激活。血清中存有内源性的抑制剂，CK 活性随血清稀释倍数增加而增加，故不宜用盐水稀释。而应用已知 CK 活性正常的血清稀释后重做。

（3）红细胞及几乎所有组织中均含有腺苷酸激酶（AK），催化 2ADP 可产生 ATP 和 AMP，反应中产生的 ATP 导致表观 CK 活性增加。氟化物、AMP 及 AP5′A 抑制 AK 活性。氟离子可与镁离子形成不溶性的 MgF_2，故不宜用氟化物为抑制剂。AMP 是 AK 的竞争性抑制剂，引起 AK 催化反应的产物抑制。AP5′A 竞争性地抑制肌肉及红细胞的 AK，对肝及肾的 AK 很少抑制。5 mmol/L AMP 与 10 μmol/L AP5′A 合用，能有效地抑制红细胞及肝的 AK。

（4）最好用血清标本，肝素血浆也可用。CK 活性不稳定，在室温 4 ℃下可维持活性 8～12 h 不变，冰冻后 2～3 天维持活性不变。－20 ℃可长期保存，活性损失最小。标本采集后应尽快将血清冷却到 4 ℃。

保存的血清标本中不需加巯基试剂,反应液中含的 EDTA 及 N-乙酰半胱氨酸可使 4 ℃保存 1 周的血清 CK 重新激活达到 99%。红细胞不含 CK,轻度溶血无影响。但中度及重度溶血时,因红细胞释出的 AK、ATP 及 G6P 影响延滞期并产生副反应。

【临床意义】 CK 分子由 M 和 B 两个亚基构成二聚体,可组成 CK-MM、CK-MB、CK-BB 3 种同工酶。骨骼肌里几乎都是 CK-MM,平滑肌中 CK-BB 含量相对较高,脑中 CK-BB 含量明显高于其他组织。心肌是唯一含 CK-MB 较多的器官,正常人血浆中酶活性很低。血清中 CK 活性的变化主要见于下列情况。

1)用于心肌梗死的诊断 心肌梗死会出现血清 CK 活性明显变化。心肌梗死发病后 2~4 h 此酶即开始升高,12~48 h 达最高峰值。可高达正常上限的 10~12 倍,在 2~4 天降至正常水平。此酶是用于心肌梗死早期诊断、估计病情和判断预后的较好指标。病毒性心肌炎时 CK 也有明显升高。

2)其他 肌营养不良症、皮肌炎、骨骼肌损伤等可致 CK 升高。脑血管意外、脑膜炎、甲状腺功能低下等疾病,一些非疾病因比如剧烈运动、各种插管及手术、肌内注射等,也可能引起 CK 活性增高。

【思考题】
(1)简述 CK 在体内的生理作用。
(2)如何对 CK 测定的比色法、连续监测法作出评价?
(3)简述血清 CK 测定的临床意义。

 # 实验 15-2 免疫抑制法测定 CK-MB

在对 CK 同工酶 CK-MB 进行测定时,利用抗 CK-MM 的单抗,选择性抑制 CK-MM 的活性,仅保留 B 的活性,通过一系列的催化反应,最终测得的底物量的变化与样本中 CK-MB 的含量成正比。也可通过高压电泳的方法,利用不同亚型的 CK 在电场中的迁移率不同,通过琼脂糖凝胶实现分离,而后通过蛋白染色、扫描的方法对不同亚型的比例进行测定。其他方法还包括通过抗 CK-MB 单抗测定 CK-MB 质量的标记免疫方法等。

测定 CK 同工酶 CK-MB 时,免疫抑制法通过一系列酶促反应所获得的催化底物 NADPH 与样本中 CK-MB 含量成正比。由于 CK-B 催化磷酸肌酸为肌酸的反应是关键反应,且具有特异性,保证了免疫抑制法测定 CK 同工酶 CK-MB 时的特异性。

通过实验掌握免疫抑制法测定 CK 同工酶 CK-MB 的基本原理,熟悉定量测定 CK 同工酶的临床意义,了解 CK 同工酶定量和质量测定在临床上的不同应用价值。

【实验原理】 本试验中 CK 活性是在一种抗 CK 中 M 单体抗体的存在下测定的。此抗体完全抑制 CK-MM,但与 CK-MB 或 CK-BB 的 B 单体活性没有影响。由于 CK-MB 含有等量的 M 和 B 单体,测得活性是没有抗体存在时的 50%。先将样品与含有抗 M 抗体的试剂预先混合保湿,在加入磷酸肌酸后用奥利弗反应系列测定 CK 中 B 单体的活性。在此反应中,CK 中 B 催化磷酸肌酸底物上的磷酸基转移到腺苷二磷酸(ADP)上,之后的腺苷三磷酸形成由己糖激酶(HK)和葡糖-6-磷酸脱氢酶(G-6-PD)所催化、将 β-烟酰胺腺嘌呤二核苷酸磷酸(NADP$^+$)转化为还原型 β-烟酰胺腺嘌呤二核苷酸磷酸(NADPH)的两个偶联反应来测定。

其反应方程式如下:

$$CK\text{-}MM + 抗\ CK\text{-}MM \longrightarrow 抗原\text{-}抗体复合物$$

$$磷酸肌酸 + ADP \xrightarrow{CK\text{-}B} 肌酸 + ATP$$

$$ATP + 葡萄糖 + NADP^+ \xrightarrow{HK} 葡糖\text{-}6\text{-}磷酸 + ADP$$

$$葡糖\text{-}6\text{-}磷酸 + NADP^+ \xrightarrow{G\text{-}6\text{-}PD} 6\text{-}磷酸葡糖酸 + NADPH + H^+$$

【试剂与器材】
(1)免疫抑制法测定 CK 同工酶 CK-MB,每个试剂盒的有效成分如下。

①一瓶 CK-MB 缓冲液(1)(45 mL)。

②两瓶 CK-MB 试剂混合物(2)(冻干,2×16 mL)。

③两瓶 CK-MB 启始试剂(3)(冻干,2×2 mL)。

④两个 CK-MB 试剂空桶。

试剂主要成分包括:磷酸肌酸为 1.75 mmol/L、葡萄糖为 19.04 mmol/L、ADP 为 1.90 mmol/L、NADP$^+$ 为 1.90 mmol/L、己糖激酶≥2286 U/L、葡糖-6-磷酸脱氢酶≥952 U/L、抗 CK-M 单抗≥933 U/L。

(2)其他辅助试剂基于蛋白质的稀释,用于高值样本的稀释。

(3)CX 系列、LX 系列或 DXC 系列自动生化分析仪。

(4)用作 CK-MB 型同工酶质控而设计的质控品,两个水平,按实验室室内质控规则进行质控。

【操作步骤】

1)样本的前处理 需在样本采集 2 h 内分离血清或血浆,并尽快进行检测,不能立即检测的样品可在-20 ℃冻存待检。

2)试剂的预处理

(1)CK-MB 试剂的稀释:每瓶 CK-MB 试剂需要使用 16 mL CK-MB 稀释液进行稀释。室温静置 10 min。轻轻混匀,使瓶中的内容物完全溶解后转移到已标识的空试剂盒 B 仓内,作 R1 使用。

(2)CK-MB Starter 重建:用 2 mL CK-MB 缓冲液溶解 1 瓶 CK-MB Starter 试剂。室温静置 10 min 后轻轻混匀,使瓶中的内容物完全溶解后转移到已标识的空试剂盒 C 仓内,作 R2 使用。

3)仪器操作 按照仪器操作说明书进行,其主要参数为样本体积 24 μL,加 R2 12 μL,加 R1 240 μL。如对样品进行手工稀释,需在样本编程时输入稀释参数。

4)校正 无需校正,系统根据设定,自动计算并报告具有溯源性的结果。

5)室内质控品检测过程 如样本测定,实验室根据设定的质控规则每天或定期进行质控,并将获得的结果输入质控软件,按设定的质控规则判断在控与否。

【结果计算】 全自动生化检测系统内部将进行所有的数据计算,并产生最终报告结果。在样品编程时稀释系数被输入系统后,系统将计算出由操作员稀释的样品的最终结果。

【参考区间】 血清或血浆为 2.0~14.0 U/L,或为 0.03~0.24 μkat/L。

【临床意义】

(1)血清 CK-MB 活性和浓度在心肌损伤 4~6 h 后开始升高,于 12~24 h 后到达高峰,并在 48~72 h 后降至正常水平。

(2)相对于总 CK 的活性,血清中 CK-MB 对于心肌损伤更具有特异性。

(3)在渐进性骨骼肌营养不良等肌肉系统疾病中,血清中 CK-MB 也可见升高。

(4)血清中 CK-MB 的绝对含量可用于估计心肌梗死的面积,一般而言,胸痛后 CK-MB 的持续升高,往往提示梗死面积的进一步加大。

【注意事项】

(1)样本采集后应尽快检测,不可冻存。研究表明,当样本在室温保存 4 h 或冰箱保存 8 h 后,酶活性就开始下降。

(2)未开始使用的 CK-MB 试剂,在 2~8 ℃冰箱中可储存至失效期。配制之后,本试剂可在 2~8 ℃冰箱中保持稳定 5 天,不可冷冻。

(3)不同的生化分析仪所得到的结果可能不同,但 LX 系列和 DXC 系统之间的等效值已经确定。这些系统间的化学结果相互一致。

(4)本试验的样本类型可以为血清和血浆,但当使用肝素铵、草酸钾/氟化钠作为抗凝剂时,可使结果出现约 5%的负偏倚。

(5)对总 CK 大于 250U/L 的样本,应使用蛋白质基质的专用稀释剂后重新分析。

【评价与思考】

(1)本检测方法的可报告范围为 0.5~286 U/L,本检测方法的不精密度为 0.5 μg/mL,在胆红素<

30 mg/dL、血红蛋白<300 mg/dL、甘油三酯<300 mg/dL 时对本方法无明显干扰。

（2）其他检测 CK-MB 浓度的方法还包括电泳法、离子交换层析、薄层析等。相比于其他方法,本法能实现定量检测、操作简便、报告时间快等优点,适合在医院 ICU 或急诊使用,是目前 IFCC 推荐使用的方法。

（3）血浆中由肝脏合成 N 羧肽酶是血清中 CK 同工酶的形成原因。但 N 羧肽酶浓度变化明显,因此假阳性和假阴性的结果都会产生,可直接检测 CK-MB 质量以提高检测的特异性。

（4）简述免疫抑制法测定 CK 同工酶 CK-MB 的基本原理。

（5）CK 同工酶 CK-MB 的临床意义有哪些?

四、糖原磷酸化酶及其同工酶 BB

糖原磷酸化酶(glycogen phosphorylase,GP)有 3 种同工酶,分别为脑和心脏的糖原磷酸化酶同工酶(GPBB)、骨骼肌的 GPMM 和肝脏的 GPLL。

心肌缺氧、缺血时,处于糖原酵解状态,GPBB 随糖原降解加速进入胞质,透过胞膜进入循环。GPBB 被认为是诊断心肌缺血的最为敏感的指标之一。AMI 时,GPBB 在胸痛发作 2～4 h 内开始升高,8 h 达到峰值,40 h 后恢复正常,能快速、灵敏地反映心肌缺血或坏死,其敏感度明显优于 CK 同工酶 MB(CK-MB)和 TnT,但需与 cTn 结合使用以保证诊断冠心病的准确性。

第三节 心肌损伤的蛋白标志物

一、肌钙蛋白

肌钙蛋白(troponin,Tn)存在于各种骨骼肌和心肌胞质的细线中,由钙介导调节肌肉收缩。平滑肌中无 Tn,其收缩由钙调节素调节。骨骼肌和心肌的 Tn 结构不同,骨骼肌 Tn 相对分子质量为 19500,而心肌比骨骼肌中的 Tn 多了由 26 个氨基酸组成的基团。

（一）生理和生物化学特征

心肌肌钙蛋白(cardiac troponin,cTn)由心肌肌钙蛋白 T(cTn T,相对分子质量 37000)、心肌肌钙蛋白 I(cTn I,相对分子质量 21000)和心肌肌钙蛋白 C(cTn C,相对分子质量 18000)三个亚单位组成,三个单位共同组成调节复合物,协同调节心肌的收缩与舒张。cTn T 将肌钙蛋白复合物与原肌球蛋白结合在一起,其氨基酸排列顺序为心肌所特有。95% 的 cTn T 以结合物的形式存在,尚有 6%～8% 以游离形式存在于胞质中。cTn I 是复合物中抑制亚单位,有防止肌肉收缩的作用。cTn C 则能与钙结合,肌肉收缩时活化细丝。在心肌中 cTn T、cTn C 和 cTn I 的半期期分别为 3.5 天、5.3 天和 3.2 天。但血清中 cTn T 半衰期为 120 min,由肾脏排出体外。

不同种属动物 cTn 氨基酸序列有较高的同源性,其抗原性相同,无动物种类差异,因此 cTn T 的种属特异性较低。骨骼肌和心肌 Tn 氨基酸序列同源性较低,交叉反应率仅 1%～2%。所以 cTn 是心肌细胞所特有的成分,其血清浓度增高是心肌损伤的特异性生化标志。

（二）标本采集

Tn 的检测可以采用全血标本或血清(血浆)标本。全血标本主要用于定性分析,血清或血浆标本主要用于定量检测。由于 Tn 属急诊检验项目,且检测周转时间(turn-around time,TAT)小于 60 min,血浆标本因无血液凝集过程且避免了纤维蛋白原对检测结果的影响,因此血浆比血清更常用,但血浆中加入的抗凝剂对检测值有影响,如 EDTA 螯合血标本中的钙离子,使 cTn I-cTn C 复合物解离,游离 cTn I 单体形成增加,从而影响检测值。据报道,与血清标本测定值比较,肝素抗凝血浆样本 cTn I 平均偏低

4.6％，EDTA 抗凝血浆样本平均偏低 13.9％。因此，血浆标本测得 Tn 低值可导致早期或微小心肌梗死的漏诊。

血管形成术、心脏导管插入术、心脏手术、心脏复苏、冠状动脉旁路手术、冠状动脉疾病、心脏除颤、血液透析、超强度锻炼、蝎子蜇咬等可引起体内 cTn I 和 cTn T 浓度增高。严重的溶血和黄疸将影响测定结果，但轻微的溶血和脂血对结果无影响。有报道，某些 cTn I 试剂盒可能受人抗鼠抗体、嗜异性抗体及类风湿因子的影响。

血清或血浆标本置于 4～25 ℃保存 24 h cTn T 检测值下降不超过 5％，−20 ℃冷冻保存至少可稳定 3 个月；cTn I 在 4～8 ℃条件下保存可稳定 3 天，−20 ℃可稳定 1 个月；37 ℃孵育 20 h cTn I 活性不足原来的 10％；cTn I 在−20 ℃冷冻保存，建议只可一次性冻融，但 cTn T 四次冻融而无影响。cTn I 和 cTn T 生物学半衰期为 2～4 h。

（三）测定方法

1. 心肌肌钙蛋白 I 测定

（1）测定方法：目前国内采用定性和定量 2 种方法测定 cTn I。定性测定多采用美国 Bioseed 公司的 cTn I 固相层析免疫分析试盘，以大于 0.2 $\mu g/L$ 为阳性，检测时间约 15 min。定量测定多采用基于双抗体夹心的化学发光免疫分析法。如 SIEMENS ADVIA Centaur，它是以磁性微粒包被单克隆鼠 cTn I 抗体的固相载体为第一抗体，加入待测血清后，再加入以吖啶酯标记的纯化多克隆山羊 cTn I 抗体，形成复合物，孵育后分离，加入发光基质底物，在发光分析仪上测定其光强度，与校准曲线相比可得 cTn I 的浓度。现在临床上常用的检测系统还有 Abbot AxSYM、Beckman Accesst 和 Dade Behring Opus 等，均采用化学免疫分析技术，灵敏度都在 0.5 $\mu g/L$ 以下，检测时间都不超过 30 min，特异性高，操作方便。

法国生物梅里埃公司采用酶联荧光分析法（VIDAS cTn I）测定 cTn I，以连接 ALP 的抗 cTn I 单克隆抗包被固相载体，吸入血清后与包被管的 cTn I 抗体结合，洗涤除去未结合的 cTn I，加入荧光底物甲基伞形酮磷酸盐，在 ALP 的催化下生成荧光产物 4-甲基伞形酮，在 450 nm 处检测荧光强度，与校准曲线比较自动计算血清 cTn I 浓度。其检测范围为 0.1～50 $\mu g/L$，CV＜5％，诊断限 0.8 $\mu g/L$，在 15 min 内可得到测定结果。

（2）不精密度、最低检测限和决定限：IFCC 要求 cTn I 检测系统的总 CV≤10％，在此前提下，ESC（欧洲心脏病学会）和 ACC（美国心脏病学会）建议，检测方法的决定限应取健康人群第 99％百分位点，现有的检测系统还很难达到此标准。

2. 心肌肌钙蛋白 T 测定 测定方法如下。

（1）快速定性试验：采用固相免疫层析原理，最低检测限为 0.1 $\mu g/L$，有快速、操作简单等特点。

（2）定量分析法：cTn T 的 ELISA 分析法最早于 1989 年报道。cTn T 检测从最初的第一代检测法到最新的高敏感性检测法经历了不断更新。第一代 ELISA 分析法商品化试剂于 1992 年进入市场，该检测法假阳性率较高，有骨骼或肾脏病变的患者均可检测到 cTn T 的升高，可能原因是骨骼肌与 cTn T 的交叉反应，或骨骼肌再生过程中有 cTn T 表达。1997 年第二代 ELISA 分析法商品化试剂问世，该法使用高度心肌特异的抗体 M11.7 取代了第一代中与骨骼肌有交叉反应的抗体 1B10，与第一代 ELISA 法具有相同的诊断敏感和更高的心肌特异性，分析时间则由原来的 90 min 降低到 45 min。三代检测方法为基于 ELISA 的电化学分析法，其试剂为 Roche 公司的专利，其检测下限为 0.01 ng/mL，特异性及敏感性均有显著提高。而第四代心肌肌钙蛋白 T（cTn T）的检测敏感性又进一步提高，检测下限为 0.003 ng/mL。

3. 临床意义 cTn 被认为是目前用于急性冠状动脉综合征（ACS）诊断最特异性的生化标志物，最早可在症状发作后 2 h 出现，窗口期较宽：cTn I（4～10 天），cTnT（5～14 天），且在窗口期其增高幅度要比 CK-MB 高 5～10 倍。由于无心肌损伤时 cTn 在血液中的含量很低，因此也可以用于微小心肌损伤的诊断。cTn 还具有判断预后价值，对于任何冠状动脉疾病患者，即便 ECG 或其他检查（如运动试验）阴性，只要 cTn 增高，也应视为具有高危险性。

1）心肌肌钙蛋白 I

（1）心肌梗死诊断以及再灌注的判断：cTn I 是一个非常敏感和特异的 AMI 标志物。在 AMI 心肌细胞损伤时，游离于心肌细胞质内的 cTn I 迅速释出，血清水平于 4～8 h 或更早即可升高。随着坏死的肌原纤维不断崩解破坏，固定于其上的 cTn I 不断释放入血，血清 cTn I 水平常于 11～24 h 后达峰值，约 1 周后降至正常，部分病例 14 天时仍可测到。这就使得发病后仅数小时的早期就诊者与迟到 2～5 天的患者均可通过测定血清 cTn I 得出诊断。和 cTn T 一样，cTn I 可用于溶栓后再灌注的判断。在成功的溶栓疗法使冠状动脉复通后 30 min、60 min，cTn I 还会继续升高，其敏感性约为 80%，高于 CK-MB 和 Mb。

（2）对不稳定型心绞痛预后的判断：cTn I 可敏感地测出 UAP（不稳定型心绞痛）的微小心肌损伤和非 Q 波心肌梗死。UAP 患者 cTn I 升高幅度小，经治疗后约 2/3 以上转化为阴性，其心肌细胞为一过性损伤或微小坏死。cTn I 升高者是发展为 AMI 或猝死的高危人群，动态观察 cTn I 水平变化对其诊断和判断 UAP 的预后有重要意义。UAP 血中 cTn I 为阳性的患者，30 天和 6 个月内发生 AMI 和死亡率均明显高于阴性者，必须及时应用经皮腔内冠状动脉形成术（PTCA）或溶栓治疗。

（3）其他心脏疾病：围手术期出现 AMI 的患者，均有血清 cTn I 增高，在敏感性和特异性方面均优于 CK-MB。无排斥反应的心脏移植中，cTn I 回复到参考区间较快，2～3 周，而 cTn T 为 2～3 月。多篇研究表明急性心肌炎患者 cTn I 的阳性率约为 80%，但多伴低水平升高。

2）心肌肌钙蛋白 T

（1）对心肌梗死的诊断、梗死面积的判断以及再灌注的检测：血清 cTn T 浓度增高表明存在心肌细胞损伤，阴性结果时建议 2 h 后重复测定。如果胸痛发生 8 h 后结果仍为阴性，则心肌损伤的可能性很小。通常，血清 cTn T 在 AMI 后 3～6 h 开始升高，这是细胞质中的 cTn T 释放所致，其升高持续时持续时间（窗口期）长，一般在 2～5 天形成比较一致的平坦高峰，但也有一些人呈双峰改变。cTn T 一旦升高往往持续 4～10 天，甚至可达 3 周，这不仅是因为 cTn T 半衰期较长，主要还是局部坏死肌纤维不断释放 cTn T 的结果。在胸痛发生后 10 h～5 天内，cTn T 诊断的临床敏感性为 100%。cTn T 的临床特异性也优于 Mb 和 CK-MB 的质量检测。cTn T 的诊断窗口期较长，因此可诊断胸痛发生后 1～2 周内的亚急性心肌梗死和隐匿性心肌梗死。心肌损伤后 cTn T 增高平均可超过参考区间上限的 100 倍，比 CK-MB 和 Mb 明显。因此，cTn T 是诊断 UAP、心脏创伤和心外科手术后伴有小面积心肌梗死最可靠的标志物。

cTn T 持续增高表明存在不可逆的心肌坏死。仅局部或间质浸润的心肌炎患者较少出现 cTn T 的增高。cTn T 是从坏死的心肌组织中释放的特异性心肌结构蛋白，心肌梗死后 3～4 天的 cTn T 测定值可用以计算梗死面积。溶栓成功者血清 cTn T 呈双峰改变，首峰多出现在 AMI 发病后 24 h 内（平均 14 h），并很快降至平台期，这是因梗死灶开通，血液流入病变部位，将游离的 cTn T 冲入血液所致。第二个峰低于首峰，常出现在 AMI 后 4 天左右。首峰的高低取决于再灌注的成功和再灌注前的缺血时间。早期成功的再灌注会使 cTn T 急剧增加。溶栓治疗后 90 min 内 cTn T 值的增加比率＞0.2pg/(L·h) 或 cTn T ＞6.8 倍提示治疗有效。

（2）不稳定型心绞痛的诊断以及预后判断：有研究表明，UAP 患者 cTn T 的阳性率明显高于稳定型心绞痛[46.9%（46/98）比 2%（2/100）]，且 cTn T 阳性的 UAP 患者 6 个月内急性心血管事件的发生率明显高于 cTn T 阴性患者。

（3）其他心脏疾病：在顿性心肌外伤、心肌挫伤、药物性的心肌毒性、甲状腺功能减退患者的心肌损伤时 cTn T 升高。心肌炎患者 cTn T 也有较高的检出值和较长的时间的升高。此外，cTn T 在慢性心衰患者的血浆中可以检测到并为其提供较为准确的预后信息，已由许多的临床试验得以证明，但是否能成为世界公认的心衰预后标志物，尚需大样本的临床研究以进一步证实。

（4）Tn T 检测结果的临床意义及应用如表 15-1 所示。

表 15-1 Tn T 检测结果的临床意义及应用

检测结果/(ng/mL)	临床意义	处理方案
Tn T≥0.1	结合症状、ECG 及影像学证据，诊断为 AMI 并进行分型	按 AMI 诊疗指南决定治疗方案

续表

检测结果/(ng/mL)	临床意义	处理方案
Tn T≥0.014 且<0.1	Tn异常升高,存在心肌坏死。是否为心肌坏死,应连续检测 Tn T 并结合病史、体征、ECG 及影像学证据综合判断	间隔 3 h、6 h、9 h、12 h,连续检测 Tn T 并结合病史、体征、ECG 及影像学证据。若 Tn T 升高幅度<20%,考虑其他原因引起的心肌梗死,进行鉴别诊断。若 Tn T 升高幅度>20%,则 AMI 可能性较大
Tn T<0.014	Tn结果正常,未提示有心肌梗死。仍应连续检测 Tn T 并结合病史、体征、ECG 及影像学证据综合判断	连续两次,间隔为 6~12 h 的 Tn T 检测阴性方能排除 AMI

4. 心肌肌钙蛋白的评价

1) 优点

(1) 由于心肌中 Tn 的含量远多于 CK,因而敏感度高于 CK,不仅能检测出 AMI 患者,而且能检测微小损伤,如不稳定型心绞痛、心肌炎。

(2) 恰当选择 Tn 特异的氨基酸序列作为抗原决定簇,筛选出的 Tn 抗体,其检测特异性高于 CK。

(3) 有较长的窗口期,cTn T 长达 7 天,cTn I 长达 10 天甚至 14 天,有利于诊断迟到的 AMI 和不稳定型心绞痛、心肌炎的一过性损伤。

(4) 双峰的出现,可帮助判断再灌注成功。

(5) Tn 血中浓度和心肌损伤范围有较好的相关性,可用于判断病情轻重,指导正确治疗。

(6) 胸痛发作 6 h 后,血中 cTn 浓度正常可排除 AMI。

2) 缺点

(1) 在损伤发作 6 h 内,敏感度较低,对确定是否早期使用溶栓疗法价值较小。

(2) 由于窗口期长,诊断近期发生的再梗死效果较差。

(3) 除了 ACS 之外,其他一些疾病中 cTn I 的水平通常也有升高,如心衰、心肌病、心律失常、肾衰竭、肺栓塞等。

5. 临床应用中的问题

(1) cTn 的临床应用选择 cTn T 和 cTn I 作为心肌损伤时释放的结构蛋白,在其临床意义中各具特点。对 cTn T 的争议在于肾衰竭患者和各种肌病患者的 cTn T 有非特异性上升,目前其机制至今尚无定论。就方法学而言,第三代 cTn T 检测法在第一代和第二代检测法的基础上有了很大的改进,特异性和敏感性都有了显著的提高。由于仅有 Roche 公司拥有 cTn T 的生产专利,因此不存在广场法间的准化问题。对 cTn I 的争议在于检测中的各种问题,如分析物的低稳定性、防腐剂的影响、纤维蛋白原的干扰和血清(血浆)中的嗜异性抗体(HA)及类风湿因子(RF)导致 cTn I 的假阳性上升等,特别是不同生产厂商的 cTn I 检测试剂不同造成的检测结果不一致等。cTn I 检测值的不同将直接影响对众多临床问题的解释,如 AMI 的发作时间、梗死面积、再灌注的评估以及心肌损伤危险性的分类等,用 cTn I 取代 CK-MB 作为心肌损伤的诊断标准时,必须认识到不同的 cTn I 检测方法有着不同临界、对众多的临床问题有不同的解释,这一点应该引起临床医生充分重视。因此,不少专家认为,用现有方法检测出的 cTn I 和 cTn T 应作为独立的临床标志物用于 AMI 的诊断中。

(2) 床边检测(point-of-care test,POCT)的评估由于快速、简便而广受欢迎。但 POCT 给不出具体浓度,不及实验室分析的检测方法精确。虽然最近有人发明了加有光度剂或荧光剂的 POCT,可以做到准确定量,但这样的仪器太过复杂和昂贵,临床推广受限。专家建议,如果医院没有快速准确的检测和分析能力,就应该选用 POCT,但应有严格的质量控制措施,并给出可靠的决定限。

二、肌红蛋白

正常健康人血中肌红蛋白(myoglobin,Mb)含量很低,在心肌缺血、损伤或梗死时迅速释放参与血液循环,引起其浓度显著升高。1995 年国际急性心肌梗死(AMI)溶栓疗法研究组,总结多中心临床试验的结果认为溶栓疗法治疗 AMI,大大改善了 AMI 的预后,降低了 AMI 的死亡率。但此方案的应用前提是必须在 AMI 早期使用,使用溶栓疗法越早,抢救 AMI 成功率越高。根据血栓的特性,首剂必须在 AMI 发作 6 h 以内应用,超过 6 h,溶栓疗法无效。AMI 典型症状是胸痛,临床研究发现只有 32.5% 的 AMI 患者有典型的梗死型心绞痛。在诊断 AMI 中起重要作用的心电图,在 AMI 早期只有 73% 呈典型的 Q 波和 S-T 段升高。实际上,在 20 世纪 80 年代,已有人用肌红蛋白诊断 AMI,但由于当时尚无溶栓疗法,对诊断时间要求不迫切而放弃,直到近十年被重视起来。

从病理生理学角度讲,心脏标志物出现早晚与分子大小和在细胞中存在部位有关。标志物相对分子质量越小,越易透过细胞间隙至血液,细胞质内高浓度物质比细胞核内或线粒体内物质及结构蛋白更早在血中出现。

(一) 生化特性

肌红蛋白是横纹肌组织特有的色素蛋白,是一种氧结合蛋内,广泛存在于骨骼肌、心肌和平滑肌,约占肌肉中所有蛋白的 2%。肌红蛋白相对分子质量小,仅 17800,小于 CK-MB(84000),更小于乳酸脱氢酶(134000),且位于细胞质内,更易从坏死的肌肉细胞中释放出来,故出现较早。到目前为止,它是 AMI 发生后出现最早的可测标志物。

(二) 标本采集

肌红蛋白测定可采用全血、血清、肝素或 EDTA 抗凝血浆、尿液标本,以血清标本较常用,血浆标本有利于急诊检验。血清或血浆室温下可保存 24 天,4 ℃ 可稳定 1 个月,−20 ℃ 可保存 3 个月。尿标本应尽快检测,若不能立即检测,应用氢氧化钠将尿样 pH 调到 8.0～9.5,放 4～8 ℃ 冰箱保存,不能用防腐剂,此条件下可稳定至少 1 周。

某些药物如 HMG-CoA 抑制剂、纤溶酶、生胃酮、两性霉素 B、精神抑制药、海洛因、安非他明、苯环己哌啶等药物可致血清肌红蛋白水平增高。运动、血液透析等会使血清肌红蛋白增高。运动、低温、电疗、发热等会使尿肌红蛋白升高。

(三) 临床应用

当 AMI 患者发作后,细胞质中肌红蛋白释放入血,0.5～1 h 即升高。8～12 h 达高峰,高峰可超过参考值上限 10 倍以上,24～48 h 恢复至正常水平。由于肌红蛋白经肾脏排泄,所以 AMI 发病后尿中肌红蛋白浓度可明显升高,尿肌红蛋白一般在 AMI 发病后 4～6 h 即可升高,16～24 h 上升至峰值,48～72 h 开始下降。肌红蛋白的阴性预测值为 100%,在胸痛发作 2～12 h 内,如肌红蛋白阴性则可排除 AMI。

心电图是临床诊断 AMI 的主要依据,但据统计仍有 37% AMI 患者发病后无典型的特征性心电图表现。如心电图与肌红蛋白结合能提高 AMI 早期诊断的有效率,可从 72% 升高至 82%。临床上引起肌红蛋白升高的其他因素有开胸手术、过度体育锻炼、骨骼肌创伤、进行性肌萎缩、休克、严重肾衰竭、肌内注射等。当胸痛发作 2 h 前或 15 h 后测定肌红蛋白,往往呈假阴性。肌红蛋白临床应用的主要问题是特异性不高,为 60%～95%,特别在早期心电图和其他标志物都未变化时,单凭肌红蛋白决定是否使用溶栓疗法有一定的风险。所以肌红蛋白在急性胸痛早期主要用于排除诊断。

在缺血性心脏疾病的生化指标中,肌红蛋白开始升高时间最早、峰值升高显著,且峰值维持时间短暂,迅速恢复正常,在 AMI 发作 12 h 内诊断敏感性很高,是至今出现最早的 AMI 标志物。血清肌红蛋白升高幅度和持续时间与梗死面积及心肌坏死成明显正相关。但由于肌红蛋白大量存在于骨骼肌细胞中,故其特异性不高,可造成 AMI 诊断的假阳性。同时检测尿中和血中肌红蛋白动态变化,有助于提高诊断的敏感性和特异性。

三、心脏型脂肪酸结合蛋白

脂肪酸结合蛋白(fatty acid binding protein,FABP)是一组多源性的小分子细胞内蛋白质,相对分子质量为 12000～16000,广泛分布于哺乳动物的小肠、肝、脂肪、心、脑、骨骼肌等多种细胞中。

(一) 生化和生理特性

已发现的 FABP 包括心肌型(H-FABP)、小肠型(I-FABP)、肝脏型(L-FABP)、肾脏型(K-FABP)、脂

肪细胞型(A-FABP)、脑细胞型(B-FABP)、骨骼肌型(S-FABP)、牛皮癣相关型(PA-FABP)及表皮型(E-FABP)等9种类型。各型FABP都具有调节脂肪酸代谢的作用,在不同组织与条件下,各型FABP的存在状况及活性有所不同。其中H-FABP是一种可溶性细胞质酸性蛋白,等电点为5.1,由132个氨基酸残基组成,含有多个苏氨酸和赖氨酸,缺少半胱氨酸,在N末端有一个乙酰化的缬酸残基。其特异性大量存在于心肌组织中,占心脏全部可溶性蛋白的4%~8%,正常人每克湿重心肌中含H-FABP约1.60 mg。

正常人的血浆和尿中不含有H-FABP,或含量甚少。当心肌细胞受损时可快速释放到血浆和尿中。

目前有关H-FABP在AMI早期诊断中应用的研究结果均表明,H-FABP与传统的生化指标相比较在时效性、敏感性和特异性上具有综合优势,是一种新的、有重要价值的AMI诊断指标。

（二）标本采集

H-FABP测定可采用全血、血清、肝素或EDTA抗凝血架、尿液标本,以血清标本较常用,血浆标本有利于急诊检验。

血清或血浆室温下可保存2天,4℃可稳定1个月,-20℃可保存3个月。

尿标本应尽快检测,碱性条件(应用NaOH将pH值调至8.0~9.0)下,4℃可稳定至少1周,建议碱化后冷冻保存。

由于H-FABP相对分子质量小,可快速释放入血,在AMI早期(0~3 h)即可检测到高水平的血浆H-FABP浓度。但4 h后即开始下降,24 h返回到基线水平,其诊断时间窗较短。因此对怀疑为AMI的患者应及早动态检测FABP。

血中H-FABP绝大多数从肾脏清除,其浓度受体内清除率的影响。慢性肾衰竭患者血浆H-FABP浓度呈现明显的上升,会妨碍诊断的准确性。因而伴有肾功能障碍的患者,用H-FABP来评定等心肌损伤时要格外谨慎,应考虑患者的肾功能状况而全面分析判断。

不同年龄和性别的健康人血浆H-FABP的浓度差异无显著意义。H-FABP对胸痛患者诊断的临床价值较低;电休克疗法时体内FABP可升高。Mitchell AM等对低风险的急诊患者,用H-FABP(诊断限为50 μg/L)诊断ACS的敏感性为11%,特异性为73%。

（三）测定方法

目前主要采用的是双抗体夹心酶联免疫法、微粒增强免疫比浊法、全血板测定法、免疫传感器测定法和在线流动置换免疫测定法等。

1. 夹心酶联免疫法（ELISA） 原理为2株针对人H-FABP不同表位的单抗,其中1株H-FABP单抗预先包被微孔板,形成固相抗体。检测时在微孔中加入提纯的人H-FABP标准液及患者标本,使之形成固相抗原-抗体复合物,洗涤除去其他未结合物质。再加入酶标记的另1株H-FABP单抗,与固相免疫复合物上的抗原结合,彻底洗涤未结合酶标抗体,最后加入底物显色,酶标仪测定吸光度,通过绘制的校准曲线,计算出标本浓度。

本法测定H-FABP线性范围0~250 μg/L;血浆样品的最大批内、批间变异系数分别为7.0%和7.9%。本法与肌红蛋白、肌浆球蛋白无交叉反应,也与肝脏型、小肠型、脂肪细胞型的FABP均无反应。H-FABP ELISA法整个测定时间不超过2 h,不受一般抗凝剂、高浓度胆红素、血红蛋白和免疫球蛋白影响。

2. 微粒增强免疫比浊法（microparticle-enhanced turbidimetric immunoassay, MPETIA） 原理:准备由不同抗原决定簇所产生的3种抗人H-FABP抗体,采取物理吸附方法使其吸附于羧化胶乳颗粒的表面,制成胶乳试剂。检测时把患者标本加入胶乳试剂中,其后于550 nm波长从1~8 min测定反应混合物吸光度的变化,根据校准曲线仪器自动算出样本H-FABP浓度。在仪器中设置后稀释程序可使检测范围从150 μg/L扩展到2400 μg/L,避免前带现象发生。

该方法批内变异系数为2%~6%,批间变异系数为3%~10%,线性可达2400 ng/L,平均回收率为95%,该法成本更为低廉,准确快速,容易掌握,适用于全自动分析,有望成为临床检测的常规方法。

3. 全血板测定法（whole-blood panel assay） 原理:在一步免疫层析的基础上,采用具有2种相同单克隆抗体的夹层ELISA法来测定血浆中的H-FABP。

此法在 15 min 内可以检测出全血中血浆部分 H-FABP 浓度。血浆中血红素、胆红素、氨基酸、清蛋白及免疫球蛋白的存在对 H-FABP 浓度测定没有任何干扰。与心肌损伤发作后释放出的肌钙蛋白、肌红蛋白及肌血红素等物质不发生交叉反应。同时,H-FABP 与其他类型的 FABP,如小肠型 I-FABP、肝脏型 L-FABP 无反应性。全血板测试对 H-FABP 具有高度的特异性,操作简便快速,有利于患者的床旁检验,为早诊早治提供依据。

4. 免疫传感器测定法(immunosensor assay) 原理:采用 H-FABP 免疫电极,其电极膜上以共价结合的捕获抗体能特异结合血清中 H-FABP,并与随后加入的碱性磷酸酶标记 H-FABP 单克隆抗体结合,标记酶再催化对氯苯酚磷酸酯降解为对氯苯酚,通过测量电极电位的变化而达到快速、灵敏地测定血清中 H-FABP 的目的。

该法测量范围为 $10\sim350\ \mu g/L$,免疫电极的寿命为 3 个月。

5. 在线流动置换免疫测定法(on-line flow displacement immunoassay) 原理:采用标准流动置换免疫测定分析系统,通过固化抗体以特异结合样本中的抗原而置换标记抗原,借助测定下游标志物的含量即可完成定量测定。H-FABP 测定时,置换系统采用反向测定法即利用固化抗原联合酶标记 H-FABP 单克隆抗体系统,以样品中的 H-FABP 置换固化抗原,通过检测酶标记抗体量,即可达到 H-FABP 的快速测定。

该法的检测范围为 $2\sim2000\ \mu g/L$。其测定结果准确、可靠,但需特殊设备。

另外,还有时间分辨免疫荧光测定法和免疫层析法等测定方法。实验室可根据条件选择不同的检测方法。

(四)临床意义

1. 早期预测和诊断 AMI 利用 H-FABP 与肌红蛋白在骨骼肌中含量的差异及在骨骼肌损伤后释放量的差异,也可将肌红蛋白/H-FABP 的值作为鉴别诊断心肌损伤与骨骼肌损伤的指标。心肌梗死或心肌损伤时,肌红蛋白/H-FABP<10,而骨骼肌损伤时,这一比值则达到了 $20\sim70$,差异十分显著。

2. 检测 AMI 复发 H-FABP 在 AMI 发作后 3 h 内超过阈值显著升高,然后由肾脏在 $12\sim24$ h 内完全排出,回到正常范围,当发生二次心肌梗死时血中 H-FABP 浓度可再次升高。因此,可用血浆 H-FABP 早期监测第二次心肌梗死,同时也可利用尿液标本进行无创伤检查。

3. 评估心肌梗死面积大小 AMI 后评估心肌梗死面积对预测随后的临床发展过程非常重要,因为它能反映心室功能的减弱和发生室性心律失常的危险性。研究表明,H-FABP 的累积释放与心肌梗死面积大小成正相关,同时清除到尿中的 H-FABP 的总量与心肌梗死面积也显著相关。由于 H-FABP 相对分子质量小,心肌梗死发作后可迅速入血,24 h 内其指标可用于评价心肌梗死面积大小,而 CK 和 HBDH 则需要 72 h,因此测定血浆 H-FABP,可以明显提前评估 AMI 面积大小。

4. 监测心脏手术后心肌梗死和再灌注后心肌损伤 再灌注后 4 h,H-FABP 水平在 AMI 和非 AMI 患者间有显著的不同,并且 H-FABP 升高比 CK、CK-MB 或肌红蛋白早 4 h,另外,再灌注后 H-FABP 最大浓度可立即测得,H-FABP 最大血浆浓度和 CK-MB 最高活性与肌钙蛋白 T 最大浓度相关,同时与主动脉阻断时间或再灌注后给予儿茶酚胺的最大剂量相关,因此,测定 H-FABP 可较早评估再灌注后损伤,作为心脏术后判断心肌损伤的一个有用指标。

5. 早期诊断法医病理的冠心病 猝死从 H-FABP 的代谢动力学来看,H-FABP 是较早漏出的蛋白,其独特的特性可用于临床心肌梗死和法医学冠心病猝死的早期诊断。

6. 早期诊断急性肺栓塞和右心室损伤 Miriam 等研究发现,H-FABP 可作为急性肺栓塞和右心室损伤的一个早期指标,帮助其优化危险分层和治疗策略。

四、超敏 C-反应蛋白

C-反应蛋白(CRP)因其能与肺炎链球菌的细胞壁的 C 多糖起沉淀反应而得名,是由肝脏合成的一种全身性炎症反应急性期的非特异性标志物,其相对分子质量为 $115000\sim140000$ 的血清 β 球蛋白。CRP 是由多种致炎因素刺激肝细胞和血管内皮细胞而产生的,故在各种原因所致的急性炎症反应中,血浆

CRP 浓度急剧升高。由于 AS 是慢性炎症过程,只有检测到 CRP 轻度升高的状态才有价值,目前已有很多厂家能提供高灵敏度(检测限度达到 0.3 mg/L 以下)的 CRP 检测试剂,可满足临床需要。

在血管粥样硬化损害的早期发现 CRP 与细胞膜形成的复合体附着在血管内皮细胞,导致血管内皮细胞损伤,促进 AS 的形成,CRP 水平是判断组织损伤的敏感指标,在损伤的 6~8 h 内,血清 CRP 量迅速升高,并在 48~72 h 达到高峰。

近年来研究表明,CRP 位于 AS 斑块内,具有调节单核细胞聚集的作用。CRP 是补体激活剂,与膜攻击复合物共同存在于早期 AS 病变内,可刺激组织因子生成,并且聚集的 CRP 可激活补体。组织因子主要启动血凝过程。由于 CRP 激活补体而引发脂质沉积于血管壁,通过浸润、聚集,造成血管损伤而导致 AS。

目前临床上用于 CAD(冠心病)、AS 研究的炎症标志物主要有 CRP、可溶性白细胞黏附分子,多项前瞻性研究均证实,CRP 是一项重要的独立危险因素,和 TC 或 HDL-C 联合应用预测 AS 发生的相对危险度价值更大。CRP 也是 AS 病变活跃、斑块破裂、血栓形成的标志。CRP 升高的 UAP 患者中,35% 发展为 AMI。因此,现在推荐 CHD 尤其是 ACS 患者应常规监测 CRP,以预测 AMI 和冠状动脉性猝死等严重冠状动脉事件的发生,CRP 升高者需积极采取干预措施。

五、CK-MB 质量

CK-MB 质量指用免疫法测定 CK-MB 酶蛋白的量,由于免疫抑制法有许多不足而逐渐被 CK-MB 质量测定所代替。在 AMI 发生后 3~8 h 即可在血中检测到 CK-MB 升高,9~30 h 可达峰值,血中维持升高 2~3 天。测定质量与测定活性方法相比,其优点是灵敏度和特异性高,不受体液中其他物质的影响,特别是抑制剂和激活剂的影响,当血液中有酶抑制剂存在,或因基因缺陷,合成了无活性的酶蛋白时,可以测出灭活的酶蛋白量,有利于疾病诊断和科学研究。

第四节 心力衰竭和高血压病标志物

一、B 型尿钠肽

(一)生化和生理特性

1988 年日本学者 Sudoh 等从猪脑中提取出一种具有利钠作用的多肽,命名为脑钠肽(brain natriuretic peptide),又称 B 型尿钠肽(B-type natriuretic peptide,BNP)。很快发现,BNP 的主要分泌部位在心室,可以分泌入血。此外,大脑也可产生少量 BNP,但不能通过血脑屏障(BBB)。人心肌细胞首先合成的是含 108 个氨基酸的 B 型尿钠肽原(pro-B-type natriuretic peptide,proBNP),之后在内切酶的作用下被切割为含 76 个氨基酸的 N 末端 B 型尿钠肽原(N-terminal pro-B-type natriuretic peptide,NT-proBNP)和含 32 个氨基酸的 BNP(相对分子质量 3500),两者等物质的量分泌。BNP 的清除主要是通过与尿钠肽清除受体结合继而被吞噬细胞和溶酶体降解,只有少量 BNP 通过肾脏清除,中性内肽酶(neutral endopeptidase,NEP)也可打开 BNP 的环状结构而使其失活。BNP 是继 ANP 后发现的又一心脏血管神经激素,其主要功能是利尿、排钠、扩张血管、降血压、抑制肾素-血管紧张素-醛固酮系统(RAAS)及交感神经系统的活性,从而起到扩张血管和降低血压的作用。

(二)标本采集

由于 BNP 在玻璃管中不稳定,通常使用塑料管采集 EDTA 抗凝的静脉血。全血在室温超过 4 h 或在 2~8 ℃温度下超过 24 h 则不稳定,BNP 在 25 ℃即可下降 20%,分离的血浆在 2~8 ℃仅可保存 8 h。血浆 BNP 浓度受年龄、性别、心率、肾功能等因素的影响,妊娠后期以及分娩后即刻 BNP 浓度升高,围月经期无明显变化。由于 BNP 受体位改变和普通活动的影响很小,并且不存在日内波动和日间波动,因此采血无需固定体位和时间。糖皮质激素、甲状腺素、利尿剂、ACEI、P-受体阻滞剂、肾上腺素拮抗剂等都会影响血浆 BNP 的浓度,因此心力衰竭患者应该在药物治疗前采血作为 BNP 的基础值。

（三）测定方法

1. 测定方法 目前商品化的试剂盒分为 POCT 和免疫化学发光类。Biosite 公司生产的 Triage BNP 检测试剂即属于 POCT 产品,其检测原理是双抗体夹心免疫荧光检测法。该方法为第一个通过美国 FAD 认证的 BNP 测定方法,具有操作简单、检测时间短(15 min)、准确度、精密度及检测范围符合临床需要等优点,但是检测费用昂贵,不能自动化。

化学发光类产品一般选用 2 种分别针对不同抗原表位的单克隆抗体,一种为捕获抗体,一种为检测抗体,分别与 BNP 的 C 端区域和环状结构结合进行测定。如 Abbott AxSYM 采用微粒子增强酶联免疫荧光法、SIEMENS ADVIA Centaur 采用直接化学发光技术测定 BNP。BNP 的各种检测方法在 CV 为 10% 的检测值(分析灵敏度)远小于参考区间上限,符合不精密度要求,功能灵敏度(20% CV)也符合要求。

2. 测定方法的标准化 目前尚无 BNP 分析系统校准的一级参考物质。应根据美国临床和实验室标准化协会(CLSI)的指南,对各分析系统进行比较,确定其一致性,尤其是 BNP 在 100 pg/mL(当前认为是最适医学决定水平)附近的一致性。如 Abbott、Siemens、Beckman 等都以最早的 Biosit 为标准,各系统之间尽可能一致。在检测参考方法及一级参考物质确定前,BNP 测定结果以 pg/mL 报告。

（四）临床意义

1. BNP 与心力衰竭(HF)

（1）HF 的诊断:国内外大规模多中心临床试验的结果证实,BNP 是诊断 HF 的一个敏感指标。ESC 提出的 HF 诊断和治疗指南中已将血浆 BNP 和 NT-proBNP 水平作为 HF 诊断的客观指标之一,提出在因呼吸困难而到急诊室就诊的患者中,血浆 BNP 和 NT-proBNP 水平的测定可用于排除和(或)明确诊断 HF,确诊的急性 HF 中血浆 BNP 和 NT-proBNP 水平具有重要的预后价值。

（2）HF 的早期诊断和心功能不全的分级:研究表明,HF 者早期在 X 线胸片、超声心动图中尚未有解剖结构和血流动力学异常之前,血浆 BNP 水平即有明显改变,可见血浆 BNP 水平可作为早期诊断 HF 的敏感指标。CHF 患者随着心功能分级的上升,血清 BNP 浓度也逐渐升高,因此,BNP 的检测更有利于 HF 患者的危险分层。

（3）HF 的早期诊断治疗监测以及药物疗效判断:在治疗过程当中及时地进行 BNP 检测,通过治疗当中 BNP 量的改变能够了解或掌握治疗的效果。HF 药物对 HF 治疗的效果究竟如何,传统的医学没有任何一种有效的监测手段。相关研究表明 BNP 能达到所要了解的结果。

（4）提示 HF 的预后:一方面 BNP 的值过高提示患者预后不良,另一发面,BNP 也可以作为 HF 患者治疗出院后的监测指标。

2. BNP 与冠心病 研究表明,血浆 BNP 水平可作为 CHD 严重程度评估的诊断参考依据之一,而冠状动脉中血管病变越多,BNP 水平越高,且远期发生不良心血管事件的概率也相应增加。另外,也证实为 AMI 患者注射 BNP 也能起到一定的治疗效果。

3. 呼吸困难的鉴别诊断 呼吸困难的患者,BNP 是发生 CHF 的一个较强的预测因子,能有效地鉴别慢性阻塞性呼吸困难和心源性呼吸困难。

4. 其他可能的应用 如小儿心力衰竭的监测、血液透析患者监控、脑中风患者监控、心房颤动的预测等。

二、B 型尿钠肽前体 N-端肽

（一）生化和生理特性

当心室容量负荷或压力负荷增加时,心肌细胞就等物质的量合成并分泌 BNP 和 NT-proBNP。NT-proBNP 为直链结构,不具有生物活性,半衰期为 120 min,在体外稳定。由于主要清除途径是肾小球滤过,因此,血液中 NT-proBNP 的水平受肾功能的影响较大。

（二）标本采集

检测 NT-proBNP 既可以选择血清也可以选择血浆，POCT 方法还可用全血，但 EDTA 抗凝血浆较血清或肝素血浆检测结果低 3%～10%。抽血后宜尽快送检、尽快检测，但 NT-proBNP 离体后稳定性远好于 BNP。25 ℃可稳定 3 天，4 ℃稳定 5 天，－20 ℃或以下至少可以稳定 6 个月。

NT-proBNP 的检测基本不受体位改变和日常活动影响，且不存在日间生理学波动，故无需固定体位和时间，但要避免剧烈运动。此外，NT-proBNP 也因性别、年龄、肥胖、肾功能的不同、血液中的水平有所差别。与 BNP 一样，当人体神经内分泌系统激活时，会产生大量肾上腺素、去甲肾上腺素、血管紧张素、醛固酮等物质，在这些物质的作用下，心肌细胞容量负荷和压力负荷增加，合成、分泌 NT-proBNP 增多。另一方面，这些激素的拮抗剂以及可使这些激素降低的物质，如 ACEI、β-受体阻滞剂、肾上腺素拮抗剂、利尿剂等会使 NT-proBNP 浓度降低。因此临床患者也应尽可能在药物治疗前采血作为 NT-proBNP 测定的基础值。

（三）测定方法

目前检测 NT-proBNP 的方法主要有以快速免疫荧光检测法（RAMP）为代表的 POCT 和电化学发光法测定法（ECLIA）。RAMP 检测法，操作简单、准确快速、检测时间仅需 15 min，但相对于 ECLIA，其局限性在于其线性范围较窄，遇到高浓度的 NT-proBNP 需稀释，可用于急诊和 ICU 等部门的 HF 患者的快速筛查。

被 FAD 批准使用的 ECLIA 检测系统主要有 Roche proBNPIElecsys E170、Roche proBNP Ⅱ Elecsys，E170、e411、601、2010 等。其检测原理是采用针对 NT-proBNP 的 N 端第 1～21 氨基酸残基和中段第 39～50 氨基酸残基的多克隆抗体，用双抗体夹心 ECLIA 检测血清中的 NT-proBNP。

此外，Dade Behring 公司也推出了 ALP 偶联辣根过氧化物酶，以 Trinder 反应为指示系统的 ELISA 来检测 NT-proBNP。

由于目前 NT-proBNP 的检测普遍采用高通量的免疫发光或免疫荧光法，彼此间的可比性较好，因此，在有条件的医院应该首选在中心化的实验室开展免疫发光或免疫荧光法检测 NT-proBNP，在不具备条件的医院，可采用 POCT 作为急诊、ICU 的初筛检查，但要建立 POCT 法的参考值、cutoff 值（临界值），做好质量控制及与中心化检测方法的比对。POCT 与中心化检测方法之间的偏倚应小于 20%。NT-proBNP 中心化检测方法均采用的是针对相同氨基酸残基的多克隆抗体，因此，不同检测系统间具有类似的检测线性和功能灵敏度。

（四）临床意义

1. NT-proBNP 与 HF 血清 NT-proBNP 水平与 HF 的严重程度明显相关，是反映心功能状态的客观指标，对诊断早期 HF 和无症状 HF 有重要意义。动态监测 NT-ProBNP 水平可用于 HF 疗效监测，还可对患者预后和死亡风险进行评估。

2. NT-proBNP 与 CHD 血清 NT-proBNP 可作为评价心功能、心肌缺血范围及其严重程度、评估 CHD 预后的一项重要指标。血清高水平 NT-proBNP 对 CHD 患者近期心源性死亡的发生有极高的预测价值。动态监测 NT-proBNP 水平对疗效监测、患者预后和死亡风险评估有重要的应用价值。

3. 其他疾病 研究表明，血清中 NT-proBNP 显著受甲状腺激素影响，其测定对甲亢的辅助诊断和疗效的观察有一定的价值。此外，重度窒息患儿比窒息和肺炎等其他疾病患儿更具高危性，血清 NT-proBNP 的检测对这类患儿早期心肌损害的判断有重要参考价值，有助于心力衰竭程度和治疗效果的判断，以及评价心功能不全的预后和采取及时有效的治疗方案，从而提高患儿的生存质量。

三、血浆肾素

肾素（renin）或称为血管紧张素原酶，是由肾脏球旁细胞产生和分泌的一种蛋白水解酶，主要来源于肾近球细胞，因首先在肾脏中提取而得名。肾素 mRNA 在体内分布广泛，除肾脏外，在卵巢、垂体以及肾上腺也有肾素基因表达。肾素的释放是决定血管紧张素浓度的关键性条件。肾素的主要功能有以下 2 种。

（1）肾素通过剪切肝脏合成的血管紧张素原产生血管紧张素Ⅰ。血管紧张素Ⅰ能进一步被血管紧张素转化酶（angiotensin converting enzyme，ACE）剪切成血管紧张素Ⅱ。血管紧张素Ⅱ能够高效地收缩血管，增加醛固酮和抗利尿激素分泌，刺激下丘脑产生渴觉，最终升高血压。

（2）分泌肾素的颗粒细胞接受致密斑（macula densa）细胞分泌的前列腺素刺激。而致密斑能通过血管内的感受器感知远端小管流量下降，也能接受神经刺激（主要通过 β_1 肾上腺素能受体）。通过致密斑的远端小管流量下降反映了肾滤过压的降低，最终通过升高血压来维持肾滤过压。

正常情况下，由于肾素分泌很少，血中血管紧张素也少，对血压调节不起明显作用。但当大失血时，由于动脉血压显著下降使肾血流量减少，血管紧张素生成增多，对防止血压过度下降而使血压回升起重要作用。肾血管长期痉挛或狭窄的患者，因肾血流量减少，血管紧张素生成增多可导致肾性高血压。检测血浆中的肾素活性已成为肾性高血压、内分泌型高血压的诊断所必需，也是高肾素低血容量型高血压、低肾素高血容量型高血压、正常肾素正常血容量型高血压分类的依据。

（一）标本采集

1. 基础状态　受试者进普通饮食，采血前卧床过夜或卧位 1.5～2 h 后再采血，以 EDTA-Na$_2$ 抗凝。

2. 激发状态（呋塞米＋立位）　在基础状态下采血后，给受试者注射呋塞米，按 0.7 mg/kg，最大剂量不超过 50 mg，保持立位，活动 2 h（暂禁食、禁水），2 h 后采血，抗凝剂同前。

采血操作过程中避免任何细胞刺激，使用不含热原和内毒素的试管。收集血液后，1000 g 离心 10 min 分离血清。如果样本不能立即检测，应将血清置于 −70 ℃保存，避免反复冷冻。尽可能地不要使用溶血或高血脂血。不要在 37 ℃或更高的温度下加热解冻。应在室温下解冻并确保样品均匀地充分解冻。

（二）分析前变异

1. 生理因素

（1）体位：卧位时肾素活性是立位时的 50％。坐位时肾素活性是立位时的 75％。

（2）生物钟节律：同一状态下，清晨 2—8 时肾素分泌量最高，下午 12—18 时分泌量达低限。

（3）女性：排卵期，肾素活性最低，黄体期最高。妊娠过程中，血浆肾素浓度升高，分娩后降至正常。

（4）年龄：肾素活性随年龄增长而降低。

2. 药物因素　避孕药可使肾素活性增高，停药后可回到原有水平，因此试验前宜停用避孕药 1 周。抗高血压药：如利尿剂、ACEI、钙拮抗剂、α 受体阻滞剂可使肾素活性升高；而 β 受体阻滞剂、可乐定使肾素活性降低，因此，测定前宜停用各类抗高血压药 2 周以上。

（三）检测方法

1. 放射免疫分析法　检测人体血浆中肾素含量以血浆肾素活性（PRA）的方式表达。血浆中内源性肾素催化血管紧张素原产生血管紧张素Ⅰ的速率被称为血浆肾素活性。所以临床上血浆肾素活性的测定是以血管紧张素Ⅰ（AngⅠ）产生的速率来表示。

2. 增强化学发光法　此法通过酶催化化学发光底物，并用化学发光仪测定各孔的发光强度，发光的强度随肾素浓度的升高而逐渐上升。这样通过不同浓度的标准品绘制标准曲线可以快速定量检测血清中肾素的浓度。此法仪器要求高、试剂成本高。

3. 高效液相色谱法　从 1982 年开始有报道用高效液相色谱法来评价肾素的活性，并有高效液相色谱法与其他方法的联用直接检测肾素浓度或肾素活性分析的技术开发研究，有报道称高效液相色谱法与放射免疫分析法有很好的相关性。

4. 酶联免疫分析法（ELISA）　直接检测肾素总浓度的方法，这种方法的局限是检测的肾素总含量包括无活性的肾素，而血浆中肾素的含量比较少，此法的灵敏度不如放射免疫分析法，目前的开发也只用于科研。

所以，目前临床实验室对人体样本肾素检测的方法主要用放射免疫分析法。

（四）原理

放射免疫分析法检测血浆肾素活性是通过对照比较单位时间内血管紧张素Ⅰ的含量变化，获得血管紧张素Ⅰ产生的速率;是基于标记的血管紧张素Ⅰ和标准及要分析的血样中的血管紧张素Ⅰ对一固定的和有限的抗体结合位置之间的竞争;温育之后,结合在抗体上的标记的血管紧张素Ⅰ的量反比于存在于样品中未标记的血管紧张素Ⅰ的量;单位为 ng/(mL·h)。

（五）方法学评价

1. 灵敏度 0.1 ng/mL。

2. 曲线范围 0.19～6.0 ng/mL[(nmol/L):(ng/mL)×0.771]。

3. 精密度 批内变异系数(CV)<10%,批间变异系数(CV)<15%。

4. 非特异性结合率 小于5%。

5. 零管结合率 大于30%。

（六）参考区间

1. 普通饮食血管紧张素Ⅰ 卧位的测定范围:0.07～1.51 ng/mL。立位的测定范围:0.33～5.15 ng/mL。

2. 低钠饮食血管紧张素Ⅰ 卧位的测定范围:0.92～1.65 ng/mL。立位的测定范围:1.75～7.42 ng/mL。

3. 肾素活性 (2.85±0.35)ng/(mL·h)。

（七）临床意义

1. 血浆肾素活性增高 见于继发性醛固酮增多症、巴特(Bartter)综合征、肾脏血管外膜细胞肿瘤、德斯密特(Desmit)综合征等;血浆容积减少,如出血、肾上腺功能减退及应用利尿剂,治疗后亦可增加;单侧动脉狭窄、患病部位的肾静脉血中肾素浓度增加;肾病、充血性心力衰竭时缓慢增加。

2. 血浆肾素活性降低 见于原发性醛固酮增多症;血浆容量增加,如盐摄取量高;用类固醇治疗;尚有约20%的自发性高血压病,其血浆肾素活性也降低。

四、血管紧张素Ⅱ

血管紧张素Ⅱ是在 ACE 的作用下,血管紧张素Ⅰ水解,剪切 C-末端两个氨基酸残基,产生一个8肽成为血管紧张素Ⅱ(AngⅡ)。血管紧张素Ⅱ的主要生理作用:①直接作用于血管平滑肌,使全身微动脉收缩,阻力增加,血压升高,使静脉收缩,增加回心血量;②促进交感神经末梢释放去甲肾上腺素;③作用于脑部的后缘区和穹隆下器等部位的血管紧张素受体,使交感缩血管紧张加强;④强烈刺激肾上腺皮质球状带细胞合成和释放醛固酮,促进肾小管和集合管对 Na^+ 和水的重吸收,并使细胞外液量增加,升高血压;⑤刺激血管升压素释放;⑥抑制压力感受反射,降低由血压升高引起的心率减慢。在正常生理情况下,循环血中血管紧张素的浓度较低。因此,对正常血压的维持作用不大。在某些病理情况下,如失血、失水时,肾素-血管紧张素系统的活动加强,并对循环功能的调节起重要作用。血管紧张素测定目前临床上检测的有血管紧张素Ⅰ和血管紧张素Ⅱ,血管紧张素Ⅰ的测定是用于评价肾素活性,而通常所说血管紧张素测定则是指血管紧张素Ⅱ的测定。

（一）标本采集

待患者脉搏稳定后,坐姿采集肘静脉血 2～5 mL,迅速注入放在冰水浴中冷却的含 20 μL EDTA 的抗凝管中,摇匀,即刻再放回冰水中冷却,待离心时取出。1000 g 离心 5 min,低温(4 ℃以下)离心分离血浆。取血浆 1 mL 放入另一管已预冷的含有 10 μL 酶抑制剂 1 和 20 μL 酶抑制剂 2 的试管中摇匀,立刻测定或置−20 ℃冰箱保存,可保留两周。

（二）分析前变异

因为血管紧张素Ⅱ是由肾素作用于血管紧张素Ⅰ转化而来,所以血管紧张素Ⅱ的分析前变异与肾素的活性密切相关,故血管紧张素Ⅱ的分析前变异与肾素的活性相同。

（三）检测方法

血管紧张素Ⅱ的测定方法有酶联免疫分析法、增强化学发光法和放射免疫分析法,其中酶联免疫分析法多用于科研,增强化学发光法成本较高,所以目前临床实验室主要还是采用放射免疫分析法(碘[125I]放射免疫分析法)。

（四）原理

碘[125I]放射免疫分析法采用竞争性放射免疫分析法检测血浆中血管紧张素Ⅱ的含量。待测血浆、标准品中的血管紧张素Ⅱ和125I-AngⅡ与有限量的抗体竞争结合,125I-AngⅡ一部分与抗体结合为复合物,另一部分游离。加入分离试剂,离心使复合物部分沉淀与游离部分分离,弃去上清液,测定沉淀物的放射性计数,待测血浆和标准品中血管紧张素Ⅱ含量与复合物的放射性强度成负相关。

（五）方法学评价

1. 灵敏度　0.15 ng/L。

2. 精密度　批内变异系数(CV)<10%,批间变异系数(CV)<15%。

3. 非特异性结合率　小于5%。

4. 零管结合率　大于30%。

（六）参考区间

(1) 坐姿:(50.3±21.2)ng/L。

(2) 普通饮食卧位:28.2～52.2 ng/L。立位:55.3～115.3 ng/L。

(3) 低钠饮食卧位:30.6～101.0 ng/L。立位:64～120 ng/L。

（七）临床意义

1. 血管紧张素Ⅱ水平升高

(1) 生理性升高:见于低钠饮食、月经周期黄体期、妊娠等。

(2) 病理性升高:见于继发性醛固酮增多症、巴特(Bartter syndrome)综合征、肾血管瘤、单侧肾动脉狭窄、肾脏球旁细胞肿瘤、出血、肾上腺功能低下、利尿治疗所致的血容量减少、口服避孕药、肝硬化、肾炎、充血性心力衰竭、原发性高血压、甲状腺功能亢进、嗜铬细胞瘤等。

2. 血管紧张素Ⅱ水平降低

(1) 生理性降低:见于高钠饮食、月经周期卵泡期等。

(2) 病理性降低:见于类固醇治疗后。

五、醛固酮

醛固酮(aldosterone)是肾上腺皮质分泌的类固醇激素之一。它是由血液中胆固醇经过一系列的酶促反应合成的,其中包括在碳18位(C_{18})修饰了一个甲基(—CH_3)而最终形成一个独特的醛基(—CHO),这就是醛固酮名称的由来。醛固酮的分泌是通过肾素-血管紧张素系统实现的。血管紧张素Ⅱ和血容量增加可以快速刺激醛固酮释放,它在循环中有50%～60%与蛋白质松散结合,其余呈游离状态。醛固酮经过肝脏(葡萄糖苷化)和肾脏(还原)代谢成水溶性的产物最终经尿排出体外,而尿游离醛固酮量不足总量的1%。醛固酮通过进入肾脏远曲小管和集合管上皮细胞后,与胞质内受体结合,形成激素-受体复合体,后者通过核膜,与核中DNA特异性结合位点相互作用,调节特异性mRNA转录,最终合成多种醛固酮诱导蛋白,进而使腔膜对Na^+的通透性增大,线粒体内ATP合成和管周膜上钠泵的活动性增加。从而导致对Na^+的重吸收增强,对水的重吸收增加,K^+的排出量增加。

醛固酮的生理功能如下。

1. 在肾脏　作用于肾脏远曲小管和肾皮质集合管,增加对Na^+的重吸收和促进K^+的排泄,也作用于髓质集合管,促进H^+的排泄,酸化尿液。

2. 在中枢神经系统　作用于中枢神经系统中的下丘脑,下丘脑分泌激素促使垂体释放抗利尿激素,进行肾小管对水分的重吸收作用。

3. 参与机体调节机制

(1) 肾素-血管紧张素-醛固酮系统:血压下降时,近肾小球细胞会释放出肾素,血管紧张素原经肾素作用生成不具生理活性的血管紧张素Ⅰ,血管紧张素Ⅰ经血管紧张素转换酶作用生成具生理活性的血管紧张素Ⅱ。血管紧张素Ⅱ可作用于肾上腺皮质部,促进醛固酮的合成和分泌。

(2)交感神经系统:当身体产生一些负面情绪时,如焦虑、害怕、血压升高等,会促使交感神经刺激醛固酮的形成。

(3)血液中 Na^+ 浓度:当血液中 Na^+ 浓度过低时,会促进醛固酮的合成,以进行 Na^+ 的再吸收作用。

(4)醛固酮负反馈:当血液中醛固酮的浓度达到一定量时,会对醛固酮产生机制发生负反馈作用以降低醛固酮的合成速率。

血浆醛固酮在血循环中30%～40%以游离形式存在,约有6%的未经代谢的醛固酮从尿液排出。临床上对血浆和尿液的醛固酮分别进行测定。

(一)标本采集

1. 血液标本采集 卧位:早晨6:00～8:00起床前,空腹静脉采血,肝素抗凝。立位:起床后3 h,空腹静脉采血,肝素抗凝。采血过程要避免标本溶血。

2. 尿液标本采集 用5～10 mL冰醋酸作防腐剂,收集24 h尿液并记录尿量,送混合尿50 mL做醛固酮检测。

(二)分析前变异

醛固酮降解后的主要产物为四氢醛固酮,均从尿中排出。醛固酮的分泌具有类似于皮质醇的昼夜分泌节律,即清晨高、夜晚低,同时还受到肾素-血管紧张素系统和血液电解质的调节。醛固酮是维持机体水、电解质平衡的重要激素。所以,钠与水的潴留与体内醛固酮有关。另外,低钠膳食、大量出汗可致尿中醛固酮排出量增加;水吸收过度、高渗生理盐水输注过量、钾摄取量低可致尿醛固酮排出量减少。

(三)检测方法

醛固酮的测定有酶联免疫分析法、增强化学发光法和放射免疫分析法,其中酶联免疫分析法,目前只限用于科研,增强化学发光法成本较高,所以目前临床实验室多采用放射免疫分析法(碘[125I]放射免疫分析法)。

(四)原理

碘[125I]放射免疫分析法采用液相平衡竞争放射免疫分析法检测样本中醛固酮含量。^{125}I标记抗原($^*Ag$)与未标记抗原(Ag)竞争限量抗体(Ab)上的结合位点。Ag浓度和$^*Ag-Ab$复合物成负相关的函数关系,并表现在剂量反应曲线上,以该曲线为依据即可对样品进行定量。

(五)方法学评价

1. 准确度 回收率95%～109%。

2. 灵敏度 3.7 ng/L。

3. 精密度 批内变异系数(CV)<7.3%,批间变异系数(CV)<9.6%。

4. 特异性 与下列物质交叉反应率为:COR皮质醇$\leqslant 2.0 \times 10^{-1}$%,$E_2$雌二醇$\leqslant 1.0 \times 10^{-2}$%,TESTO睾酮$\leqslant 1.2 \times 10^{-2}$%。

5. 非特异性结合率 小于3%。

6. 特异性结合率 大于30%。

(六)参考区间

1. 血浆醛固酮 普通饮食:卧位为45～175 ng/L,立位为98～275 ng/L。低钠饮食:卧位为51～116 ng/L,立位为127～619 ng/L。

2. 尿液醛固酮 11.1～27.7 nmol/24 h[(4～10)μg/24 h]。

(七)临床意义

1. 血浆醛固酮增高

(1)生理情况下:低盐饮食、大量钠离子丢失、钾摄入过多可致醛固酮分泌增加;妇女月经的黄体期,妊娠后期可见醛固酮增高;体位改变,立位时升高,卧位时降低,故测定醛固酮时要采用固定采血方式。

（2）原发性醛固酮增多症:如肾上腺醛固酮瘤、双侧肾上腺皮质增生、分泌醛固酮的异位肿瘤等。由于醛固酮分泌增加,导致水、钠潴留,血容量增加,临床表现为高血压和低钾血症。

（3）继发性醛固酮增多症:如充血性心力衰竭、肾病综合征、腹水性肝硬化、Bartter 综合征、肾血管性高血压、肾素瘤等。其特点是血浆肾素活性升高,血管紧张素和醛固酮分泌增多,临床表现为水肿、高血压和低钾血症等。

（4）药物作用:长期口服避孕药、雌激素类药物,可促进醛固酮分泌。

2. 血浆醛固酮降低

（1）肾上腺皮质功能减退:如艾迪生病。

（2）服用某些药物:如普萘洛尔、甲基多巴、利舍平、可乐定、甘草和肝素等以及过多输入盐水等情况可抑制醛固酮分泌。

3. 尿液醛固酮升高　原发性醛固酮增多症和继发性醛固酮增多症、肾病综合征、出血、充血性心力衰竭、肝硬化、特发性水肿、体位性高血压、肾上腺肿瘤、肾上腺髓质增生、妊娠子痫、肾小管性酸中毒、先天性醛固酮增多症、21-羟化酶缺乏症、Bartter 综合征等。

4. 尿液醛固酮降低　肾上腺皮质功能减退症、库欣综合征、17-α-羟化酶缺乏症、单纯脱氧皮质酮分泌过多、11-羟化酶缺乏症、利德尔综合征、特纳综合征等。

第五节　其他心血管疾病风险标志物

一、同型半胱氨酸测定

同型半胱氨酸(HCY)是一种含硫氨基酸,是蛋氨酸和半胱氨酸代谢的中间产物。同型半胱氨酸于1932 年由 De Vgneaud 发现,其结构为 $HSCH_2(NH_2)CO_2H$。血浆中存在氧化型和还原型同型半胱氨酸2 种形式,氧化型含二硫基,包括同型半胱氨酸和胱氨酸;还原型含硫基,包括同型半型半胱氨酸及半胱氨酸。正常机体存在少量同型半胱氨酸,还原型仅占 2%。有关研究的 Meta 分析结果显示,大约 10% 的CAD 由高同型半胱氨酸血症所致,血浆同型半胱氨酸每增加 5 μmol/L 相当于胆固醇增加 0.5 mmol/L(20 mg/dL)造成的危害。前瞻性研究和病例对照研究显示,即使同型半胱氨酸水平中度升高也会增加AS 的形成和心血管疾病的死亡。同型半胱氨酸致 AS 机制有如下几点。

1. 同型半胱氨酸造成内皮损伤及功能异常　同型半胱氨酸抑制内皮细胞产生前列环素(PGI),导致血管舒张功能受损。同型半胱氨酸使过氧化脂质水平升高而致内皮细胞损伤。同型半胱氨酸还抑制一氧化氮合成酶,使一氧化氮生成减少。

2. 刺激血管平滑肌增生　动物实验显示,同型半胱氨酸可致主动脉平滑肌细胞由静止期进入增殖期,激活丝裂原,活化蛋白激酶,使小牛主动脉平滑肌细胞增殖。

3. 破坏机体凝血和纤溶的平衡　在伴有同型半胱氨酸的人体和动物模型中,呈现血小板聚集功能亢进,血浆血栓烷 A 水平升高,纤溶酶原激活物活性降低,PGI 水平降低,从而使同型半胱氨酸起到促凝作用,导致血栓的形成。

4. 对脂质代谢的影响　同型半胱氨酸促使低密度脂蛋白胆固醇(LDL-C)氧化修饰及泡沫形成。

体内同型半胱氨酸的水平被称为 H 值(H Score),H 值可以更准确地预测患心脏病或中风的危险度,而且能比基因更好地预测患老年痴呆症的危险性。

二、促血栓形成相关危险因子

CHD 患者常见血小板活性增加,黏附、聚集于血管壁上,在斑块破裂后导致局部血栓形成。冠状动脉内血栓生成是冠心病发展加剧的主要因素之一,是特发性冠状动脉事件发生的最重要的原因。

1. 纤维蛋白原 纤维蛋白原升高将增加血液黏滞度,增强血小板聚集性,促使血栓形成。

2. 凝血因子Ⅶ和 PAI-1 凝血因子Ⅶ 当组织损伤时,如斑块破裂后,将释放组织凝血活素,在血浆 Ca^{2+} 作用下和因子Ⅶ结合成复合体,激活因子Ⅹ,催化纤维蛋白原变成纤维蛋白,在动脉血栓的形成中起重要作用。

研究显示,高浓度纤维蛋白原、凝血因子Ⅶ和纤溶酶原抑制物 1(PAI-1)与 CHD 的发病率和死亡率增加有关。促凝因素的增加是血栓形成的决定性因素,在 CHD 急性发生过程中起重要作用。研究证明,纤维蛋白原和 LDL-C 同时升高显著增加了 CHD 的危险性;而低纤维蛋白原水平时,CHD 的发病几乎不受 LDL-C 的影响。促凝危险因素经常和其他危险因素合并存在,如纤维蛋白原与吸烟、年龄之间,Ⅶ因子与 TG、胆固醇之间,PAF-1 与胰岛素和肥胖之间均存在高度相关。这种合并存在会大大增加 CHD 的发病率。因此认为,血浆纤维蛋白原基因多态性均与血浆纤维蛋白原水平升高有关,都与冠状动脉事件发生危险性增加相关联。积极控制促凝因子的活性越来越受到重视。

三、妊娠相关血浆蛋白 A

妊娠相关血浆蛋白 A(pregnancy associated plasma protein-A,PAPP-A)是金属结合蛋白酶锌脂多肽超家族成员之一,在不稳定性动脉粥样硬化斑块内含量高。斑块的易损性被认为与粥样硬化部位增多的炎性细胞活动有关。激活的巨噬细胞参与冠状动脉局部的炎症过程,它分泌的 PAPP-A 通过对胰岛素生长因子结合蛋白 4(IGFBP-4)的蛋白水解作用引起游离胰岛素样生长因子-Ⅰ(IGF-Ⅰ)释放增加及其生物活性增强,从而导致纤维帽变薄,斑块脆性增加和破裂,引发冠状动脉事件。

四、其他生物化学因子

血栓形成的血浆纤维蛋白原、纤溶酶原抑制物 1(PAI-1)、D-二聚体、白介素-6(IL-6)、可溶性细胞间黏附分子(sICAM-1)、E-选择素、P-选择素和胰岛素/糖耐量异常等都是近年发现的 CHD 的生物化学危险因素,还需大规模的临床试验来进一步论证其在 CHD 的发生发展过程中的主要作用。

第六节 心肌损伤标志物的选择和评价

1979 年 WHO 提出 AMI 诊断标准后,AST、LDH、CK 及其同工酶构成了心肌酶谱。1989 年心肌肌钙蛋白 T(cTn T)试剂出现并用于诊断 AMI,1992 年 cTn T 首次用于 UAP 的监测。目前,公认 Mb 和 CK-MB 亚型可用于 AMI 早期诊断,肌钙蛋白为心肌损伤的确诊标志物。NYHA 认为,Mb 是用于心肌损伤的最佳早期标志物。在 AMI 时可快速入血,故在 AMI 发生的 1.5～6 h 内,通过动态检测二次血清 Mb 水平可早期诊断是否有 AMI 发生。如第二次检测值明显高于第一次检测值,则具有极高的阳性预测价值;如动态检测二次测定值间无差异,则具有 100% 的阴性预测价值,排除 AMI 的可能性。但应注意的是,严重休克、广泛性创作、终末期肾功能不全、心肌炎、急性感染、肌炎或肌病时 Mb 均可能升高。因而应注意与 AMI 进行鉴别诊断。Mb 的窗口时间最短,仅为 3～4 天,故在疾病发生后该指标不能用于回顾性分析。

cTn I/cTn T 被 ESC 和 AHA(美国心脏协会)一致性评为是诊断 AMI 的高特异性和高敏感性的确诊标志物。在用于确定临床诊断急性心肌损伤的准确性、对未及时应诊患者的后期回顾性诊断、区别同时有骨骼肌和心肌损伤时的心肌损伤程度、溶栓治疗再灌注的疗效评估、心脏手术时对心肌损伤程度和修复的评估都是非常有用和全新的确诊性指标。CK-MB 质量检测的敏感性和特异性都大大高于 CK-MB 活性,故当没有开展 cTn I 或 cTn T 检测时,可用 CK-MB 质量协助临床诊断,其对于诊断 ACS 和评价心肌损伤程度,以及在敏感性和特异性方面都接近肌钙蛋白。

总之,心肌损伤标志物的应用原则可包括以下几点。

(1)目前 AMI 诊断仍沿用 WHO 标准,即临床表现、心电图和实验室检查,三者中有两项阳性即可诊断。对临床表现和心电图均有明显改变者,在心肌损伤标志物检查结果报告前,应立即采取必要的诊治措施。

（2）在考虑 AMI 诊断时,心脏标志物检测结果的评价应结合临床表现(病史、体格检查)和心电图的检查结果。cTn 或 CK-MB 质量的检测值高于参考范围上限值的 ACS 患者存在心肌损伤,结合相应的临床表现、心电图检测结果,可以考虑诊断为 AMI,属高危险性。

（3）cTn T 和 cTn I 是目前诊断心肌损伤灵敏性和特异性最好的生物化学标志物。

（4）心肌酶对 ACS 和 AMI 的诊断灵敏性和特异性均低于心肌蛋白,在不能进行 cTn T 和 cTn I 检测时,可以应用 CK-MB 质量测定,或再加测总肌酸激酶。其他心肌酶在诊断 AMI 时不再应用。

（5）cTn 或 CK-MB 质量的检测值高于参考范围上限值,表明已存在心肌损伤。若患者不存在心肌缺血的机制,应考虑其他引起心肌损伤的病因。

（6）要注意 AMI 时心肌损伤标志物的时相变化,AMI 诊断可应用 2 类标志物。①早期标志物(Mb 和 CK-MB):在 AMI 发生 6 h 内血中即升高。②确诊标志物(cTn T 和 cTn I):AMI 发生后 6～12 h 血中升高。

（7）临床表现怀疑 ACS 时,结合临床心肌损伤标志物的检测结果判定。

①发病 6 h 内 Mb 阴性有助于排除 AMI。

②发病 24 h 内 cTn 检测值至少应有 1 次超过参考范围上限值(第 99 百分位点)。

③CK-MB 检测值至少两次超过特定的参考范围上限值(第 99 百分位点)。

④如不能检测 cTn 或 CK-MB 时,总 CK 检测值应超过特定参考范围上限值的两倍以上。

（8）已确诊为 AMI 的患者,临床观察了解疗程中有无再梗死及梗死范围有无扩大时,Mb 和 CK-MB 是较好的标志物。

本章小结

心肌损伤标志物是近 10 年来临床化学中发展最快的部分,出现了一批新项目及许多研究应用报告。国际学术会议和我国心脏病和临床化学界都为此举办过专题讨论会,提出了规范化的应用准则。心肌梗死是临床常见的致命性疾病,随着心肌损伤标志物诊断特异性、敏感性的提高,它在 AMI 诊断中的地位日益提高,为了满足新的需求,国际多个学术团体希望修改 1979 年 WHO 提出的 AMI 诊断标准,以肌钙蛋白阳性作为判断有无心肌损伤的主要指标。虽然这种认识存在争议,但它显示了心肌损伤标志物的重要性。

心脏标志物是能标示多种心脏病存在的实验室指标。本章讨论了冠心病的危险因素,随着社会的进步和对疾病预防的重视,危险因素概念类指标将越来越多地出现在临床化学中。心肌损伤的标志物,历来被临床所重视,特别是敏感性和特异性都高的肌钙蛋白为心肌损伤的诊断带来了新气象,提高了对微小损伤的诊断成功率,也有了急性冠状动脉综合征等新概念,诊断指标从酶类为主转向了以蛋白质类为主。为了满足溶栓疗法的需要,促使一些新标志物的研究和开发,肌红蛋白成了早期诊断指标的代表,生化指标应用开始进入心肌缺血期和血栓形成期。近 10 年在心脏标志物研究中,另一重要进展是 B 型尿钠肽的开发和利用,为诊断心力衰竭提供了新手段,提高了隐性或轻度心力衰竭的诊断成功率。高血压指标的广泛应用,有利于根据个体特点选用相应的药物及疗效观察,提高治疗水平。

近 10 余年来,心脏标志物的进步使其在心血管疾病的诊治中发挥着越来越重要的作用,这必将导致心血管疾病的死亡率明显下降。

（杨惠聪）

第十六章　内分泌功能检验

学习目标

1. 掌握激素的概念、分类及作用机制,甲状腺功能紊乱、肾上腺功能紊乱、生长激素及胰腺功能紊乱的实验室诊断指标及其应用。

2. 熟悉内分泌疾病实验室检测的常用方法及影响因素,嗜铬细胞瘤实验室生化检测指标和检测方法。

3. 了解各种激素的代谢及其调节。

4. 具有对常见内分泌疾病常用指标进行评价和检测的能力。

5. 能正确应用检测结果对内分泌疾病进行初步诊断。

案　例

患者,女,50岁。因突发呼吸困难入院。有高血压病史2年,否认高血压家族史。体格检查:P 120次/分;BP 240/180 mmHg;中度呼吸窘迫;眼底动脉狭窄,动静脉交叉压迫,无视神经盘水肿;两侧肺部均可听到湿啰音;心脏无杂音,可闻及重叠奔马律。

实验室检查:Na^+ 140 mmol/L,K^+ 4.1 mmol/L,Cl^- 101 mmol/L,HCO_3^- 25 mmol/L,BUN 4.3 mmol/L,Cr 95 μmol/L。尿常规检查正常。心电图:正常窦性心律,左室肥大。

问题:

1. 请对本病例做出初步诊断。

2. 本病例需要做哪些鉴别诊断?

3. 本病例确诊以后需进一步做哪些检查来判断有无并发症?

第一节　概　　述

一、激素的概念、分类及作用机制

(一)激素的概念

激素(hormone)是由机体某些内分泌腺或内分泌细胞合成并直接分泌入血的生物活性物质,经血液循环送到并作用于靶器官、靶细胞,调节特定的代谢和生理过程。广义的激素概念包括原经典激素和众多的生长因子、细胞因子、神经肽和神经递质。激素种类不同、成分不同,功能也就不同。

(二)激素的分类

已知的激素和化学介质达150余种,其分类及名称也多种多样。根据化学本质的不同,可将激素分为4类:①蛋白质及肽类,主要有甲状旁腺激素、下丘脑激素、垂体激素、心肌激素、胃肠道激素等;②氨基酸衍生物类,主要有甲状腺激素、肾上腺髓质激素等;③类固醇类,主要有肾上腺皮质激素和性激素;④脂肪酸衍生物类,主要有前列腺素等。

（三）激素的作用机制

激素可作用于相应的靶细胞,是因为靶细胞含有能与激素特异结合的受体(receptor)。通过受体可将激素作用的信息转化成为启动细胞内一系列化学反应的信号,最终表现出激素的生物学效应。激素与受体的结合具有高度特异性和高度亲和性。

根据受体在细胞的定位不同,可将激素的作用机制分为 2 种。

1. 通过细胞膜受体起作用　主要为蛋白质及肽类和氨基酸衍生物类激素,此类激素具有亲水性。

2. 通过细胞内受体起作用　主要为类固醇激素、甲状腺激素等,此类激素具有脂溶性。

二、内分泌功能常用的生物化学检验方法

内分泌紊乱疾病的实验诊断目的:一是确定患者是否存在某一种内分泌功能紊乱;二是若存在紊乱,则进一步确定病变部位和性质。

（一）内分泌疾病常用的生物化学检验方法

根据检验目的不同,将诊断内分泌疾病的临床生物化学检验方法分为以下 3 种。

1. 直接检测血液或体液中某激素及其代谢物水平或转运蛋白的浓度　此类测定可以为是否存在内分泌紊乱及紊乱程度的诊断提供直接的客观指标。方法简便、适应性广,所以应用最多,常用的实验方法有生物化学方法(如高效液相色谱法)及免疫学方法(如放射免疫分析、酶联免疫分析等)。

2. 对某内分泌腺特有的或其分泌的激素所调节的生理、生化过程进行检验　如甲状腺功能紊乱时的碘摄取试验或基础代谢率测定,甲状旁腺功能紊乱时血钙测定等。本类测定有助于判断某一内分泌功能是否异常,但特异性不高,往往只能起辅助作用。

3. 动态功能试验　对调节系统的某一环节施用刺激性或抑制性药物,分别测定用药前后相应靶激素水平的动态变化。本测试有助于确定内分泌紊乱的病变部位(环节)和性质。

在上述检测中,应该注意的是,连续动态观察比一次测定的结果更可靠,联合检查比单项检查阳性率更高。因此,在诊断内分泌疾病时,实验室结果应密切结合病理、病因诊断结果、临床典型症状和体征,进行综合分析判断。

（二）影响内分泌功能测定的因素

1. 生物节律性变化　某些激素的分泌具有明显的节律性,如生长激素、肾上腺皮质激素和垂体促甲状腺激素等都有分泌的节律性,生育年龄妇女的垂体促性腺激素和卵巢分泌的甾类激素有月经周期的变化,这一点在收集标本时和结果判断时有十分重要的意义。

2. 年龄影响　不同年龄的人群,其激素分泌水平不同,如甲状腺激素、垂体激素、甾类激素等。这对于青春期、老年期和绝经期的妇女尤其重要,它会直接影响疾病的诊断与治疗。

3. 妊娠影响　妊娠期胎盘是一个巨大的内分泌器官,妊娠期各种内分泌激素的正常范围和临界值也与非妊娠妇女不同。

4. 药物影响　一些药物对激素分泌有明显影响,如口服避孕药对甾类激素的影响;抗精神、神经病药物可导致催乳素分泌改变等。

三、内分泌功能紊乱生物化学检验的评价

（一）方法评价

目前激素的检测多采用免疫化学法,尤其是荧光免疫分析(FIA)和化学发光免疫分析(CIA)已广泛应用于激素测定。但激素检测的标准化还存在问题,不同的实验系统所测定的结果可能有很大差异。因此,选择适当的实验系统至关重要。一旦选定,不要轻易改变。在选定实验系统后,应建立该系统测定的正常范围和临界范围。

（二）检验结果的临床应用评价

检验结果临床应用价值受多种因素影响,任何一项实验的检验指标都有一定的假性结果,其诊断灵敏度和特异性都不可能为100%。所以,在临床应用中应遵循下列原则。

（1）充分了解各项指标的意义及其局限性,并根据不同的对象和要求正确选择检测项目。

（2）连续动态观察比一次测定结果的可靠性要高很多。

（3）对于可引起多种激素分泌紊乱的某些内分泌疾病,多项指标的联合检查比单项检查更能获得较高的阳性率。

（4）严格进行室内和室间质量控制,促进激素测定的标准化,建立本实验室的参考值和临界值。

（5）不能仅根据一项试验检查结果进行诊断,而应密切结合其他手段、临床症状和体征作出综合判断。

另外,某些非内分泌组织的肿瘤细胞可分泌异源性激素,产生异源性内分泌病。异源性激素分泌均不受上述下丘脑-垂体-内分泌腺调节轴的影响,而呈自主性分泌的特点。有人提出,可分泌异源性激素的肿瘤细胞组织,在胚胎发育上与正常内分泌组织均起源于神经嵴外胚层,这类可分泌激素的组织细胞称为胺与胺前体摄取和脱羧系统(amine precursor uptake and decarboxylation system,APUD 系统)。肿瘤组织中的 APUD 系统分化不完全,故具有产生异源性激素的内分泌功能。此外,一些调节内分泌功能的激素存在交叉效应,如促甲状腺激素释放激素除促进垂体释放促甲状腺激素外,还可增加垂体催乳素和生长激素的分泌。这些在有关内分泌紊乱的诊断中必须考虑到。

第二节　甲状腺功能检验

甲状腺是人体最大的内分泌腺,重 20～25 g。甲状腺分为许多小叶,小叶又由无数囊状的滤泡构成,甲状腺激素就是在这些滤泡上皮细胞中合成的。

一、甲状腺素的分泌与调节

（一）甲状腺激素的代谢

1. 甲状腺激素的合成　甲状腺主要合成和分泌甲状腺素(thyroxine,T_4)和三碘甲腺原氨酸(3,5,3'-triiodothyronine,T_3)两种激素,T_3、T_4 都是在甲状腺滤泡上皮细胞中合成,其生物合成过程包括:①碘的摄取;②碘的活化;③甲状腺球蛋白的碘化。T_3 和 T_4 的结构如图 16-1 所示。

图 16-1　T_3 和 T_4 的化学结构

（1）甲状腺对碘的摄取:食物中的碘在消化道被还原为离子碘(I^-)后入血。碘是合成甲状腺激素必需的元素,甲状腺是体内吸收和浓缩碘能力最强的器官。甲状腺上皮细胞可通过细胞膜上的"碘泵"主动摄取血浆中的碘(I^-),正常情况下,甲状腺中的碘为血浆中的数十倍。临床上利用甲状腺吸聚碘的能力(摄碘率)来诊断和治疗甲状腺疾病。

（2）碘的活化:被甲状腺上皮细胞摄取后的碘经过氧化物酶作用,以 H_2O_2 为氧化剂,生成活性碘。活性碘的形式可能是 I_2、I^* 或 I^+,尚未定论。

（3）甲状腺球蛋白的碘化：甲状腺球蛋白（thyroglobulin，Tg）是存在于甲状腺滤泡上皮细胞内的一种糖蛋白，每分子约含 120 个酪氨酸残基，其中 20％可被碘化，生成一碘酪氨酸（mono-iodotyrosine，MIT）和二碘酪氨酸（diiodotyrosine，DIT），再经基团转移生成 T_3 和 T_4。

2. 甲状腺激素的分泌、运输与降解

（1）分泌：在垂体促甲状腺激素刺激下，经过一系列变化，T_3、T_4 被甲状腺上皮细胞分泌、释放入血液。同时释放的 MIT 和 DIT 脱碘，脱出的碘可再次用于甲状腺激素的合成。

（2）运输：血液中的甲状腺激素 98％为 T_4，T_3 仅为 2％，但 T_3 的生理活性比 T_4 大得多，甲状腺激素的总活性约 2/3 由 T_3 完成。T_3、T_4 在血浆中主要与甲状腺素结合球蛋白（thyroxine-binding globulin，TBG）结合而运输，其次是前清蛋白和清蛋白，测定血浆蛋白结合碘（PBI），可反映甲状腺激素的量。只有约占血浆中总量 0.4％的 T_3 和 0.04％的 T_4 为游离的，而只有游离的 T_3、T_4 才能进入靶细胞发挥作用。和蛋白结合的部分则对游离的 T_3、T_4 起调节、稳定的作用。

（3）降解：甲状腺激素的分解代谢包括脱碘、脱氨基或羧基、结合等反应。其中以脱碘反应为主，该反应受肝、肾及其他组织中特异的脱碘酶催化。T_4 在 $5'$ 位脱碘生成 T_3，T_3 再脱碘则失去生物活性。甲状腺激素可在肝脏中与葡糖醛酸结合形成葡糖醛酸苷，经胆汁排入肠腔，或在周围组织经脱氨、脱羧、氧化等产生无生理活性的代谢产物排出体外。

（二）甲状腺激素分泌的调节

甲状腺激素的合成与分泌主要受下丘脑-垂体-甲状腺轴的调节，同时也受血浆 TBG 的影响。

1. 下丘脑-垂体-甲状腺轴之间的调节　甲状腺激素的分泌直接受垂体分泌的促甲状腺激素（thyroid stimulating hormone，TSH）的调节。TSH 作用于甲状腺细胞膜上的受体，激活腺苷酸环化酶，使甲状腺激素分泌增加，并通过促进细胞摄碘及甲状腺球蛋白的碘化，增加甲状腺激素的合成。另外，TSH 还可以促进甲状腺的核酸及蛋白质合成，使腺体增大。TSH 的分泌受到下丘脑分泌的促甲状腺激素释放激素（thyrotropin releasing hormone，TRH）的控制。甲状腺激素的负反馈作用也可通过抑制 TRH 的分泌而减少 TSH 的分泌，进而控制甲状腺激素的分泌。血液中游离 T_3、T_4 水平的波动，负反馈地引起下丘脑释放 TRH 和垂体释放 TSH 的增加或减少，对机体保持下丘脑-垂体-甲状腺轴的动态平衡具有重要生理意义。

2. 血浆 TBG 的影响　血浆 TBG 正常时 T_3、T_4 分泌改变，可导致游离 T_3、T_4 的增减，从而引起疾病。但血浆 TBG 浓度的改变，也可导致甲状腺激素结合形式的动态平衡的变化，从而导致甲状腺分泌功能的改变。

二、甲状腺功能紊乱

甲状腺疾病是常见的内分泌疾病，其中以甲状腺功能亢进为多见，其次为甲状腺功能减退。

（一）甲状腺功能亢进

甲状腺功能亢进系指由多种病因导致甲状腺激素分泌过多引起的临床综合征，病因较为复杂，可分为以下几种。

（1）甲状腺性甲亢，其中以 Graves 病最为多见，为自身免疫性甲状腺疾病的一种特殊类型，但与其他自身免疫性甲状腺病，如慢性淋巴细胞性甲状腺炎等有密切关系。

（2）垂体性甲亢，如垂体 TSH 瘤。

（3）伴瘤综合征，如恶性肿瘤（肺、胃、肠、胰等）伴甲亢（分泌 TSH 类似物）。

（4）医源性甲亢和暂时性甲亢等。

由于甲状腺激素分泌过多出现的症状可与物质代谢增强、氧化加速、散热增多有关。患者有乏力、怕热、多汗、体重锐减、心悸、气促、食欲亢进、紧张、焦虑、易怒等症状。还可使糖耐量减低、糖尿病加重、血胆固醇降低、蛋白质分解加强等。

（二）甲状腺功能减退

甲状腺功能减退是由于多种原因引起的甲状腺激素合成、分泌或生物效应不足所致的一组内分泌疾病。按起病年龄可分为三型。

（1）起病于胎儿、新生儿者称呆小症。

（2）起病于儿童者为幼年型甲减。

（3）起病于成年者称成年型甲减。严重时,各型均可出现黏液水肿。

（4）引起甲状腺功能减退症的病因如下。

①原发性的,又分为获得性的（甲状腺被损毁或甲状腺激素合成障碍等）与先天性的（孕妇缺碘或口服过量抗甲状腺药、胎儿甲状腺素酶系异常、先天性甲状腺不发育等）。

②继发性或下丘脑-垂体性的甲状腺功能减退,有垂体肿瘤、垂体手术或放射治疗后出血性垂体坏死以及 TSH 合成障碍等多种原因。

③TSH 或甲状腺素不敏感综合征,如 TSH 受体缺陷全身性甲状腺素不敏感型等。

三、甲状腺功能紊乱的检验

（一）血清甲状腺激素测定

血清游离甲状腺素（FT_4）和三碘甲腺原氨酸（FT_3）不受甲状腺激素结合球蛋白（TBG）影响,直接反映甲状腺功能状态,其敏感性和特异性明显高于总 T_3 和总 T_4,因为只有游离的激素浓度才能确切反映甲状腺功能,尤其是在妊娠、雌激素治疗、家族性 TBG 增高或缺乏症等 TBG 浓度发生较大改变的情况下更为重要。目前认为联合进行 FT_3、FT_4 和超敏 TSH 测定,是甲状腺功能评估的首选方案和第一线指标。

参考值:①放射免疫法（成人）:FT_4 为 9～25 pmol/L（0.7～1.9 ng/dL）；FT_3 为 3～9 pmol/L（0.19～0.58 ng/dL）。②免疫化学发光法（ICMA）:FT_4 为 9.0～23.9 pmol/L（0.7～1.8 ng/dL）；FT_3 为 2.1～5.4 pmol/L（0.14～0.35 ng/dL）。

两者升高可见于甲状腺功能亢进；减低可见于甲状腺功能减退、垂体功能减退及严重全身性疾病等时。

1. 血清总甲状腺素（TT_4） 判定甲状腺功能最基本的筛选试验。血清中99.95％以上的 T_4 与蛋白结合,其中 80％～90％与甲状腺激素结合球蛋白（TBG）结合。TT_4 是包括了与蛋白结合者的总量,受 TBG 等结合蛋白量和结合力变化的影响。

参考值:①放射免疫法（成人）:65～156 nmol/L（5～12 μg/dL）。②ICMA 法:58.1～154.8 nmol/L（4.5～11.9 μg/dL）。

TT_4 测定受到 TBG 的影响,TBG 升高常见于高雌激素状态,如妊娠或用雌激素治疗的患者、口服避孕药的妇女。先天性 TBG 高的患者、家族性异常清蛋白高甲状腺素血症患者 TT_4 升高。低清蛋白血症（如肝硬化和肾病）、服用安定、睾酮等药物和先天性 TBG 低的患者 TT_4 则降低。此时应测定生理活性的 FT_4 和 FT_3 才能有效地评价甲状腺功能。

TT_4 测定最好用血清,并应尽量避免溶血,因为溶血会对样品本身有稀释作用。

2. 血清总三碘甲腺原氨酸（TT_3） 血清中 T_3 与蛋白结合量达 99.5％以上,故 TT_3 也受 TBG 量的影响,TT_3 浓度的变化常与 TT_4 平行。

参考值:放射免疫法（成人）:1.2～2.4 nmol/L（75～220 ng/7 dL）；50 岁以上,0.6～2.8 nmol/L（40～180 ng/dL）。

血清 TT_3 与 TT_4 浓度增高主要见于甲亢时,和 FT_3、FT_4 一起可用在甲亢（甲状腺功能亢进症）及甲减（甲状腺功能减退症）的诊断、病情评估、疗效监测上。但在甲亢初期与复发早期 TT_3 一般上升很快,约 4 倍于正常；TT_4 上升缓慢,仅为正常的 2.5 倍,故 TT_3 是早期 Graves 病疗效观察及停药后复发的敏感指标。TT_3 与 TT_4 升高还可见于活动性肝炎、妊娠时。TT_3 与 TT_4 减低可见于甲状腺功能低下,甲减时 TT_4 或 FT_4 降低早于 TT_3 及 FT_3。血 TT_3 或 FT_3 降低仅见于疾病后期或病重者。

此外,T_3、T_4 减低可见于垂体功能低下、营养不良、肾病综合征、肾功能衰竭、严重全身性疾病等情况。

（二）促甲状腺激素（TSH）测定

TSH 由垂体前叶分泌,相对分子质量 25000～28000,由 α 和 β 亚基组成,其生理功能是刺激甲状腺的发育,合成和分泌甲状腺激素。TSH 的分泌受下丘脑促甲状腺激素的兴奋性影响、生长抑素的抑制性影响以及外周甲状腺激素水平的负反馈的调节。甲状腺激素水平变化为 15%～20%,可使 TSH 水平发生 50%～100% 的改变。TSH 不受 TBG 浓度影响,也较少受能够影响 T_3、T_4 的非甲状腺疾病的干扰。在甲状腺功能改变时 TSH 的变化较 T_3、T_4 更迅速而显著,所以血中 TSH 是反映下丘脑-垂体-甲状腺轴功能的敏感试验,尤其是对亚临床型甲亢和亚临床型甲减的诊断有重要意义。

TSH 参考值:新生儿 1～18 mU/L;成人 2～10 mU/L。

新生儿 TSH 水平高,但出生 3 天后应降至正常水平。为了避免先天性甲状腺功能低下所致的永久性智力发育迟缓,应在出生 3 天稍后取血测定 TSH,因为有少部分婴儿甲状腺功能低下是由于缺乏 TSH 和 TRH 所致,一般新生儿筛查时应联合检测 T_4。

TSH 增高可见于原发性甲减、甲状腺激素抵抗综合征、异位 TSH 综合征、TSH 分泌肿瘤、应用多巴胺拮抗剂和含碘药物等时。

TSH 降低可见于甲亢、亚临床甲亢、PRL 瘤、Cushing 病、肢端肥大症、过量应用糖皮质醇和抗甲状腺药物时。

TSH 测定采用血清样本,4 ℃稳定 5 天,不宜使用有明显溶血和脂血的标本。本试验测定方法较多,第一代血清 TSH 测定采用 RIA 法,灵敏度不够,不能区别正常人低值和原发性甲亢,需进一步做 TRH 兴奋试验,主要用于原发性甲减的诊断。第二、三代 TSH 测定法(如 IRMA 和 CIA)测定灵敏度达 0.01～0.02 mU/L。这种超敏 TSH 测定,已成为甲减患者长期使用甲状腺激素替代治疗是否恰当和诊断甲亢的灵敏指标,可基本取代 TRH 兴奋试验和甲状腺激素抑制试验,以评估垂体、TSH 的储备和分泌功能异常。

RIA 法灵敏度有限,不易区别甲亢患者和正常人,需进一步做 TRH 兴奋试验。免疫放射法比较敏感,最低检出限为 0.04 mU/L。96% 以上的甲亢患者低于正常值,故一般可取代 TRH 兴奋试验。免疫化学发光法和时间分辨免疫荧光法都更为灵敏、准确,其分析检测限为 0.001 mU/L,故又称超敏 TSH(uTSH),其参考值为 0.5～5.0 mU/L,一般血 uTSH<0.5 mU/L 可诊断为甲亢。但必须指出,不论 TSH 测定的灵敏度多高,都必须结合临床和其他甲状腺功能检查才能作出正确诊断、预后判断或治疗决策。

原发性甲状腺性功能减退的最早表现是 TSH 升高,如 TSH 升高而 T_3、T_4 正常则可能为亚临床型甲减,采脐血、新生儿血或妊娠第 22 周羊水测 TSH(uTSH)有助于胎儿或新生儿甲减的诊断。

 # 实验 16-1　化学发光法测定 TT₃

三碘甲腺原氨酸(T_3)大部分由甲状腺素经酶脱碘而生成,只有一小部分由甲状腺滤泡细胞合成分泌。分泌入血的 T_3 大部分与甲状腺激素结合蛋白(TBG)、甲状腺结合前清蛋白及清蛋白结合,只有 0.3% 以游离状态存在,而游离状态的 T_3 才具有生物活性。T_3 主要通过与 T_3 受体以及其他相关蛋白质相互作用后,调控靶基因的转录和蛋白质的表达而发挥作用。T_3 的主要生理功能:体内的氧化生热作用,促进机体生长发育的作用,调节蛋白质、脂类及糖类合成代谢的作用,调节体内激素和药物代谢的作用等。血液中 TT_3 的测定是反映甲状腺合成分泌甲状腺激素的良好指标,可用于评价机体的甲状腺功能,并为相关疾病的诊断和治疗提供帮助。

T_3 的测定主要有 CLIA 法、ECUA 法和 TrFIA 法。本文介绍 CLIA 法测定 TT_3。

【原理】　采用两步竞争结合酶免疫法测定。首先,样本和包被抗人 T_3 抗体的磁性颗粒混合反应,结合于甲状腺球蛋白、前清蛋白及清蛋白上的 T_3 被解离出来。游离的 T_3 与抗人 T_3 抗体结合,固定于磁性颗粒上,在磁场作用下通过洗涤将未结合的物质去除。然后把吖啶酯标记的 T_3 加入到上述反应体系中,并与抗人 T_3 抗体上剩余的结合位点结合。洗涤去除未结合物质后,依次加入预激发液和激发液,激发吖啶酯发光。产生的光量与样本中 TT_3 的量成反比。

【试剂】　与分析仪配套的商品化 T_3 测定成套试剂盒。

【操作】 按仪器和试剂说明书设定测定条件,进行定标品、质控品和待测样品的测定。

【参考区间】 成人为 T_3 $0.58\sim1.59$ $\mu g/L$(此参考区间引自商品化试剂说明书)。

【注意事项】

(1)标本类型及稳定性:推荐使用血清或血浆(肝素锂、肝素钠和 $EDTA\text{-}K_2$)样本,避免反复冻融。同一实验室避免使用不同类型样本进行检测。样本在 $2\sim8$ ℃下可保存 6 天;如在此期间无法完成检测,样本需在 -20 ℃以下保存。样本上机测定前应去除气泡、纤维蛋白、红细胞等颗粒物质。

(2)试剂在 $2\sim8$ ℃下保存,使用前需混匀(磁性颗粒)。避免将不同批号的试剂混合使用。

(3)结果报告:在介于检测下限和最高定标品值之间的分析范围内,可进行样本的定量测定。若样本含量低于测定下限,以小于该值报告结果;若样本含量高于最高定标品值,则以大于该值报告结果。也可将样本用定标品 1 作 1:2 稀释后重新测定。

第三节　肾上腺功能检验

肾上腺由中心部的髓质和周边部的皮质两个独立的内分泌组织组成。肾上腺皮质和髓质分泌化学结构、性质、生理作用都完全不同的激素。

一、肾上腺皮质功能检验

肾上腺皮质分泌的激素包括 3 类:①糖皮质激素,主要是皮质醇及少量的皮质酮;②盐皮质激素,主要是醛固酮和脱氧皮质醇;③性激素,主要有脱氢表雄酮、雄烯二酮及少量雌激素。从化学结构看,这 3 类激素都是胆固醇的衍生物,故称为类固醇激素。糖皮质激素是维持生命所必需的激素,它参与糖、蛋白质、脂肪和电解质等物质的代谢调节,对体内多种组织器官的功能有重要影响。盐皮质激素最主要的功能是调节水和电解质平衡,对维持机体内环境稳定起重要作用。

(一)肾上腺皮质激素的生物合成

类固醇激素在人体内均以胆固醇为原料,经过一系列酶促反应合成。由于催化下游反应的酶在肾上腺皮质组织间存在差异,所以生成了不同种类的固醇激素(图 16-2)。

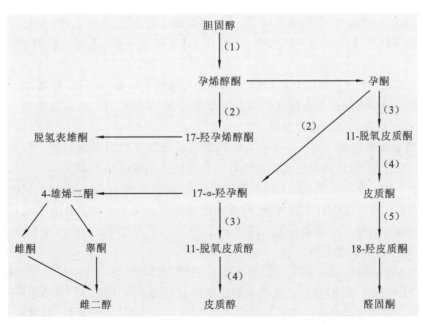

图 16-2　皮质类固醇激素的合成

注:(1)$C_{20}\sim C_{22}$裂解酶系;(2)17-α-羟化酶;(3)21-羟化酶;(4)11-β-羟化酶;(5)18-羟化酶。

（二）肾上腺皮质激素的代谢

肾上腺皮质激素（主要是糖皮质激素）释放入血后主要与血浆中的皮质类固醇结合球蛋白（CBG）可逆结合。CBG 为一种 α_2-球蛋白，在肝脏合成中对皮质醇有高度亲和力。只有游离的皮质激素可进入靶细胞发挥生理作用。

糖皮质激素主要在肝细胞代谢。主要反应方式为 C_3 酮基及甾核环中双键被加氢还原，生成多种氢化代谢物，以四氢皮质醇为主，也有少量二氢和六氢代谢物。另一重要途径是皮质醇的 C_{11} 脱氢生成无活性的可的松（cortisone，又称为皮质素），该反应为可逆反应，在调节皮质醇血浓度上有重要作用。以上代谢物及少量糖皮质激素与葡糖醛酸或硫酸根结合后，主要从尿中排泄，少量随胆汁从粪中排出。皮质醇血浆半衰期为 $70 \sim 90$ min。

（三）肾上腺皮质激素的分泌调节

肾上腺皮质激素（主要是糖皮质激素）的合成和分泌主要受下丘脑-垂体-内分泌腺调节轴的控制。垂体分泌释放的促肾上腺皮质激素（adrenocorticotropic hormone，ACTH）可通过作用于肾上腺皮质束状带、网状带细胞膜上的 ACTH 受体，促进糖皮质激素、性激素的合成与分泌。ACTH 持续增高早期可引起盐皮质激素分泌增加，但无持久影响。

血中游离的糖皮质激素对 CRH（促肾上腺皮质激素释放激素）和 ACTH 分泌释放进行负反馈调节，应激反应和其他伤害性刺激可通过调节轴促进糖皮质激素的分泌。ACTH 和糖皮质激素的分泌存在着分明的昼夜规律：生理情况下，峰值见于早晨 6—8 时，低谷在午夜 10—12 时。

（四）肾上腺皮质激素功能紊乱

1. 肾上腺皮质功能亢进症 肾上腺皮质功能亢进症又称为库欣综合征（Cushing syndrome），是各种原因所致的慢性糖皮质激素分泌异常增多产生的症候群。

（1）分类。按病因分为 3 类：①垂体腺瘤及下丘脑-垂体功能紊乱，过量释放 ACTH 引起的继发性肾上腺皮质功能亢进症，又称为库欣病，约占 70%；②原发性肾上腺皮质肿瘤自主性分泌大量糖皮质激素，占 20%～25%，其中皮质腺瘤较腺癌多见；③异源性 ACTH 或 CRH 综合征，同样表现自主性分泌的特点。

（2）主要临床表现。主要是糖皮质激素的生理作用增强所产生的症状：向心性肥胖；高血压；骨质疏松；皮肤和肌肉因蛋白质大量分解而萎缩，并因此导致皮下微血管显露呈对称性紫纹等。因同时伴有肾上腺皮质性激素（主要是雄激素）分泌增多，所以可导致女性出现多毛、痤疮、月经失调，甚至男性化。

库欣综合征及异源性 ACTH、CRH 综合征者，因 ACTH 和 γ-MSH 等大量释放，可出现皮肤色素沉着。

（3）生化检查结果。糖皮质激素升高，血糖升高，葡萄糖耐量降低，血 Na^+ 升高，血 K^+、Ca^{2+} 降低，甚至出现低钾性代谢性碱中毒的血气指标改变以及血尿素、肌酐显著升高。高浓度的糖皮质激素还可影响造血功能，抑制免疫反应和炎症反应而易感染。

2. 肾上腺皮质功能减退症 肾上腺皮质功能减退症是指各种原因所致的肾上腺皮质分泌糖皮质激素持续不足产生的综合征，包括原发性及继发性肾上腺皮质功能减退症 2 种。

（1）原发性肾上腺皮质功能减退症又称为艾迪生病（Addison disease），是由自身免疫反应、结核等感染、转移性肿瘤、手术切除等破坏肾上腺皮质，导致糖皮质激素分泌不足并常伴有盐皮质激素分泌不足所致的疾病。由于低浓度的糖皮质激素可负反馈地促进 ACTH 和等分子的 γ-MSH 释放，可出现特征性皮肤黏膜色素沉着，而与继发性者鉴别。

（2）继发性肾上腺皮质功能减退症是因肿瘤压迫或浸润、缺血、手术切除、放疗等破坏下丘脑、腺垂体，致 CRH、ACTH 释放不足，引起肾上腺皮质糖皮质激素分泌减少所致。常为多内分泌腺功能减退，仅表现为肾上腺皮质功能减退者极少。临床可见全身各系统功能低下，如低血糖、低血钠，高血钾、高血钙，红细胞、血红蛋白、血小板、中性粒细胞减少，淋巴细胞和嗜酸性粒细胞增多等。

（五）肾上腺皮质功能检验项目与评价

肾上腺皮质疾病的临床表现和体征一般是非特异性的且不典型，需要依赖有关激素及其代谢产物的测定和各种动态试验才能作出正确的诊断。

1. 血、尿中糖皮质激素及其代谢产物测定 血液中的皮质醇浓度直接反映肾上腺糖皮质激素的分泌情况,尿中皮质醇是血中的游离型经过肾小球滤过而来,反映血中有生物活性的糖皮质激素水平。皮质醇测定方法有 CIA 法、ELISA 法、HPLC 法和放射免疫分析法等。

(1)血清皮质醇测定:血中皮质醇测定是检测总的皮质醇浓度,包括与血浆蛋白结合的皮质醇及游离的皮质醇,不能排除 CBG 浓度的影响。正常人皮质醇的分泌存在昼夜节律,正确的样本采集对皮质醇测定结果能否真实反映肾上腺皮质功能状态有重要意义。皮质醇增多症时此节律消失,为诊断皮质醇增多症依据之一。放射免疫分析法为目前最常用的方法。

参考范围:晨 8 时为 $165.5 \sim 441.6$ nmol/L;午夜为 $55.2 \sim 165.6$ nmol/L,峰值与谷值之比大于 2。

临床意义:肾上腺皮质分泌的糖皮质激素中皮质醇约占 90%,因此,其血液浓度直接代表了肾上腺皮质糖皮质激素的分泌功能。血中皮质醇的浓度增高主要见于肾上腺皮质功能亢进症、肾上腺肿瘤、应激反应、妊娠、口服避孕药、长期服用糖皮质激素药物等;降低主要见于肾上腺皮质功能减退症、垂体功能减退症等。

(2)尿游离皮质醇测定:只有游离皮质醇才能经肾小球滤过,正常尿中没有结合皮质醇的蛋白质,因此,测得的尿中皮质醇可视为游离皮质醇,其含量与血浆游离皮质醇浓度相等。

参考范围:成人 24 h 尿中的游离皮质醇为 $55 \sim 248$ nmol,儿童年龄越小越低。

(3)尿 17-羟皮质类固醇(17-OHCS)、17-酮类固醇(17-KS)测定:17-OHCS 是 C_{17} 上有羟基的所有类固醇的总称,包括内源性及外源性 17-OHCS 两部分。内源性 17-OHCS 主要为肾上腺皮质分泌的糖皮质激素及其氢化代谢物,外源性 17-OHCS 主要来自食物。17-KS 则是 C_{17} 酮基的所有类固醇统称,尿中 17-KS 同样由内源性及来自食物的外源性两部分组成,内源性 17-KS 主要为雄酮、脱氢表雄酮及其代谢物,仅少量来自皮质醇脱氢氧化代谢物。一般应用 Porte-Silber 反应检测 17-OHCS,应用 Zimmerman 反应检测 17-KS。

临床意义:17-OHCS 主要反映肾上腺皮质分泌功能。当肾上腺皮质功能亢进(如库欣病、肾上腺皮质瘤)时,17-OHCS 增高;甲亢、应激、肥胖病、胰腺炎等也可见 17-OHCS 升高。17-OHCS 含量减少见于肾上腺皮质功能减退、腺垂体功能低下、肾上腺切除术后及甲减等。

尿 17-KS 测定主要反映睾丸功能和肾上腺皮质分泌功能。尿 17-KS 增多多见于肾上腺皮质功能亢进、腺垂体功能亢进、睾丸间质细胞瘤、甲亢以及应用 ACTH、雄激素和皮质激素之后,尿 17-KS 减少见于肾上腺皮质功能减退、腺垂体功能减退、睾丸功能减退以及甲减等。

2. 血浆 ACTH 测定 外周血中 ACTH 仅以 pmol/L 水平微量存在,临床常采用免疫分析法测定。因 ACTH 分泌存在昼夜节律,ACTH 测定的血标本采集最好分别收集清晨和午夜血样。采血装置应为塑料制品,内壁用 EDTA 或肝素处理,因为 ACTH 极易被玻璃器皿大量吸附,并且易被血液中的肽酶水解成无免疫活性的代谢物。采血后迅速低温离心分离血浆,尽快测定。若需批量测定,可置 -20 ℃冷冻储存。

参考范围:成人血浆 ACTH 晨 8 时为 $2.2 \sim 12.0$ pmol/L;午夜 12 时小于 2.2 pmol/L,两者的比值大于 2。

临床意义:血浆 ACTH 升高或降低,昼夜节律消失,提示存在肾上腺皮质功能紊乱。ACTH 及皮质醇均升高,提示为下丘脑、垂体病变(库欣病)或异源性 ACTH 综合征所致的肾上腺皮质功能亢进。若需鉴别两者,可通过静脉插管,同时采集岩下窦及外周静脉血测定 ACTH。

岩下窦血 ACTH 为外周血的两倍以上,可诊断为库欣病;岩下窦血 ACTH 反低于外周血,则可确定为异源性 ACTH 综合征。皮质醇升高而 ACTH 降低,应考虑为原发性肾上腺皮质功能亢进,但也可见单纯性肥胖症,两者的鉴别可用下述地塞米松抑制试验。皮质醇降低而 ACTH 升高,见于原发性肾上腺皮质功能减退或某些先天性肾上腺皮质增生症,两者均降低提示为下丘脑、垂体病变所致的继发性肾上腺皮质功能减退。

血浆 ACTH 的测定一般不作为筛查首选项目。

3. 动态功能试验 主要用于病变部位及性质的鉴别诊断。

（1）ACTH 兴奋试验：用于诊断原发性或继发性皮质功能减退。由于 ACTH 可迅速刺激肾上腺皮质合成、释放皮质醇，因此可通过静脉注射 ACTH 评价肾上腺皮质的可兴奋性。

短期 ACTH 试验：用 25 U(0.25 mg)ACTH 静脉注射，分别在注射前和注射后 30 min、60 min 采血测定血浆皮质醇。

延长期 ACTH 试验：用 50 U(0.25 mg)ACTH 溶于 500 mL 0.9％氯化钠溶液静脉滴注 8 h，滴注前与滴注后 4 h、6 h、8 h 采血测定血浆皮质醇。通常应将尿皮质醇与血浆皮质醇一起作为诊断标准来考虑。

正常人注射 ACTH 30 min 后将出现血浆皮质醇浓度高于 550 nmol/L 的峰值。如注射 ACTH 60 min 后血浆皮质醇浓度高于 550 nmol/L，可排除肾上腺皮质功能减退。该试验可以不依赖初始基础皮质醇水平，因此，可以在一天中任何时间进行。

如果血浆皮质醇升高不明显，仅依据皮质醇浓度无法区分原发性和继发性肾上腺皮质功能减退。因为存在继发性肾上腺皮质功能减退时肾上腺的可兴奋性下降现象。通过兴奋性试验测定 ACTH 升高，而继发性的则 ACTH 下降。

（2）地塞米松抑制试验：该试验适用于诊断和鉴别诊断库欣综合征。地塞米松（DMT）为人工合成强效糖皮质激素类药，可对 CRH、ACTH 分泌产生强大的皮质醇样负反馈抑制作用，进而影响肾上腺皮质分泌糖皮质激素的功能。

对于健康人，地塞米松通过负反馈机制抑制 ACTH 的分泌，从而也抑制了内源性类固醇的产生。库欣综合征患者皮质醇的释放不受小剂量（2 mg）地塞米松的抑制。临床上怀疑患者有皮质醇增多症时，该抑制试验是适宜的筛选方法。如果血浆皮质醇水平能被抑制到低于 83 nmol/L，基本可排除库欣综合征。

肾上腺皮质功能紊乱的生物化学检查项目及结果见表 16-1。

表 16-1　肾上腺皮质功能紊乱的生物化学检查项目及结果

检验项目	肾上腺皮质功能亢进症				肾上腺皮质功能减退症	
	下丘脑垂体性	肾上腺皮质腺瘤	肾上腺皮质癌	异源性 ACTH 综合征	原发性	继发性
尿 17-OHCS	中度升高	中度升高	显著升高	显著升高	降低	降低
尿 17-KS	升高	略升高	显著升高	显著升高	降低	降低
血皮质醇	升高	升高	显著升高	显著升高	降低	降低
血 ACTH	升高	降低	降低	显著升高	升高	降低
ACTH 兴奋试验	强反应	无或弱反应	无反应	多无反应	无反应	延迟反应
DMT 抑制试验	无或有反应	无或弱反应	无反应	无反应	—	—

二、肾上腺髓质功能检验

（一）肾上腺髓质激素代谢

肾上腺髓质从组织发育上可看作是节后神经元转化为内分泌细胞（嗜铬细胞）的交感神经节，肾上腺髓质主要合成和分泌肾上腺素（epinephrine，E）、去甲肾上腺素（noradrenaline，NE）、多巴胺（dopamine，DA），三者在化学结构上均含有儿茶酚及乙胺侧链，其生理功能有许多共同点，故统称为儿茶酚胺类激素。

儿茶酚胺类激素均以酪氨酸为原料，经一系列酶促反应生成。由于不同组织、细胞中酶种类及活性的差异，分别合成 NE、E 和 DA（图 16-3）。

酪氨酸 —酪氨酸羟化酶→ 多巴 —脱羧→ DA —羟化→ NE —甲基化→ E

图 16-3　儿茶酚胺类激素合成示意图

肾上腺素和去甲肾上腺素的主要代谢终产物是香草基扁桃酸（vanillylmandelic acid，VMA），又称为3-甲氧-4-羟苦杏仁酸。多巴胺的主要终产物为3-甲氧-4-羟基苯乙酸（homovanillic acid，HVA），又称为高香草酸。大部分 VMA 和 HVA 与葡糖醛酸或硫酸结合后，随尿排出体外。

儿茶酚胺既是肾上腺髓质分泌的激素，又是肾上腺素能神经元释放的神经递质，所以儿茶酚胺的生理功能广泛而复杂。

肾上腺素作用于 α 和 β 受体，生理效应视不同部位而异。皮肤、黏膜、肾脏 α 受体占优势，促血管收缩；骨骼肌动脉和冠状动脉 β 受体占优势，使血管扩张，改进血液供应，提高心肌兴奋性，使心肌收缩力增强，心跳加快，心搏出量增加，心肌耗氧量增加；大脑及肺血管 α 受体分布较少，故其对脑和肺的血管收缩作用较弱。

肾上腺素还有调节糖代谢的作用。刺激 α 受体时抑制胰岛素分泌；刺激 β 受体时促进胰岛素分泌，促进肝糖原的分解及糖异生作用，使血糖增加。

去甲肾上腺素主要作用于 α 受体，有强烈收缩血管的作用。对心脏 β 受体亦有轻微兴奋作用，对代谢基本无影响。

多巴胺除神经递质方面的功能外，作为肾上腺髓质分泌的激素具有增加内脏和肾血流量，同时降低血压的作用。

（二）嗜铬细胞瘤生物化学检验

嗜铬细胞瘤是发生在嗜铬细胞组织的肿瘤，绝大多数为良性。肾上腺髓质为最好发部位，发生于肾上腺髓质的嗜铬细胞瘤约占 90%。因过量的 E 及 NE 释放入血，引起持续或阵发性高血压，并伴有高血糖、血脂肪酸升高。本病的生物化学检验有 3 类。

1. 血及尿中儿茶酚胺类测定 由于肾上腺髓质主要释放 E 和 NE，其中 E 约为 NE 的 4 倍，仅分泌微量 DA，因而血液及尿中的 E 几乎全部来自肾上腺髓质分泌，NE、DA 则还可来自其他组织中的嗜铬细胞和未被摄取的少量神经递质。血和尿中的 E 和 NE（特别是 E）是肾上腺髓质功能的标志物。血和尿中儿茶酚胺类物质显著升高，有助于嗜铬细胞瘤诊断。如果 E 升高幅度超过 NE，则支持肾上腺髓质嗜铬细胞瘤的诊断。

参考范围（HPLC-电化学法，成人血浆）：E 为 109～437 pmol/L；NE 为 0.616～3.240 nmol/L。每 24 h 尿中的儿茶酚胺小于 591 nmol。

2. 尿香草基扁桃酸测定 常用的方法为 Pisano 法，其原理是将尿液酸化，用乙酸乙酯抽提以 VMA 为主的酚类化合物，加 K_2CO_3 分离出乙酸乙酯抽提液中的 VMA，再加入 $NaIO_4$ 使 VMA 氧化成香草醛，再用甲苯选择抽提香草醛，测定其在 360 nm 处的吸光度，与同样处理的标准溶液比较，求出 VMA 含量。

参考范围：每 24 h 尿中有 10～35 μmol/L。

临床意义：帮助了解体内儿茶酚胺水平。VMA 增高见于嗜铬细胞瘤、交感神经母细胞瘤、原发性高血压，降低见于慢性肾上腺皮质功能减退。

3. 动态功能试验 动态功能试验包括兴奋试验和抑制试验。是否需要进行该试验的一个重要决定因素是血浆儿茶酚胺的水平。如果儿茶酚胺测定及影像学检查不能明确诊断，则该试验可能对嗜铬细胞瘤的诊断有帮助价值。由于该试验可能会有较严重的不良反应，故应在选择试验时严格把握适应证并采取充分的保护措施。

第四节 生长激素检验

一、生长激素的化学作用及分泌调节

生长激素（growth hormone，GH）由腺垂体嗜酸细胞分泌，为含 191 个氨基酸残基、相对分子质量约为 21500 的单链多肽类激素，以游离形式输送到靶组织发挥作用。GH 最重要的生理作用是促进骨骼软骨细胞 DNA 和 RNA 的合成,使软骨细胞分裂、增殖,黏多糖合成活跃,骨骺板增厚,个子长高。GH 广泛参与机体代谢,包括:①与促生长相适应的蛋白质同化作用;②促进脂肪水解,血游离脂肪酸升高并向肝脏转移;③与血糖变化有关;④参与性发育调节。GH 的分泌主要受下丘脑释放的生长激素释放激素(GHRH)和生长激素释放抑制激素(GHIH)调控,呈脉冲式分泌,并有明显的昼夜节律。生长激素与生长激素结合蛋白(GHBP)相结合,能够减弱因腺垂体脉冲式分泌引起的 GH 波动。GH 的基础水平在幼儿时期最高,随着年龄的增长逐步下降,在 60 岁时达到最低点。

二、生长激素功能紊乱的生物化学诊断

(一) 生长激素功能紊乱

1. 生长激素缺乏症 生长激素缺乏症(GH deficiency,GHD)又称垂体性侏儒(pituitary dwarfism),是各种原因导致生长发育期 GH 分泌不足或功能障碍,产生的儿童及青少年生长发育障碍。按病因可分为如下几种:①特发性 GHD:约占70%,原因不明,大多伴其他垂体激素缺乏症。②遗传性 GHD:以遗传性单一 GH 缺乏症多见。③继发性 GHD:下丘脑、垂体后天性病变、损伤或手术切除等所致。

GHD 突出的临床表现是躯体生长受阻、骨骼发育不全、性器官发育受阻及第二性征缺乏。若未伴发甲状腺功能减退,则智力一般正常,有别于呆小症。

2. 巨人症及肢端肥大症 巨人症(gigantism)及肢端肥大症(acromegaly)均由 GH 过度分泌导致。起病于生长发育期为前者,成人起病则为后者,巨人症可发展为肢端肥大症。

单纯巨人症以身材异常高大、肌肉发达、性早熟为突出表现。同时存在高基础代谢率、高血糖、尿糖、糖耐量降低等一般实验室检查改变。但生长至最高峰后,各器官功能出现衰老样减退。肢端肥大症者因生长发育已停止,GH 的促骨细胞增殖作用表现为骨周生长,产生肢端肥大和特殊面容,全身各脏器肥大。亦有高血糖、糖耐量受损、高血钙、高脂血症等实验室检查改变。病情发展至高峰后,亦转入衰退期。动脉粥样硬化及心力衰竭为主要死因。

(二) GH 功能紊乱的生物化学诊断

1. 血清(浆)GH 测定 一般在清晨起床前安静平卧时,从预置的保留式导管采血检测 GH 作为基础值。不能单凭 GH 测定做出 GH 功能紊乱的有关诊断。

2. 血清(浆)IGF-1 及 IGFBP-3 测定 由于 IGF-1 和 IGFBP-3 的合成均呈 GH 依赖性,并且在血清(浆)中半衰期长,不会呈脉冲式急剧改变。因此单次检测其血清(浆)浓度可了解一段时间内的 GH 平均水平。现均推荐以免疫法检测血清(浆)IGF-1 或 IGFBP-3,作为 GH 紊乱诊断的首选实验室检查项目。

3. 动态功能试验 激发试验用于 GHD 诊断,抑制试验则供巨人症或肢端肥大症的确诊。

(1) 运动激发试验:运动激发试验适合于 4 岁以上儿童,由于该试验较难标准化,其结果常表现不稳定。分别抽取被测儿童空腹基础血,然后嘱患儿剧烈运动 20 min,运动结束后 20～30 min 采血样,比较血清 GH 变化。由于剧烈运动及可能存在的低血糖均可刺激垂体迅速释放 GH,正常儿童运动后 GH>7 μg/L。若运动后 GH<3 μg/L,应考虑为 GHD。

(2) 药物刺激试验:主要包括胰岛素低血糖激发试验、左旋多巴激发试验、精氨酸激发试验、可乐定激发试验及生长激素释放激素激发试验。目前临床上多用溴吡斯的明激发试验,溴吡斯的明通过抑制胆碱酯酶提高中枢神经乙酰胆碱水平,刺激垂体 GH 释放,正常儿童服药后 2～3 h GH 水平大于 7 μg/L。选择清晨空腹卧床状态,采集基础血后,用上述药物刺激 GH 释放。

如果 GH 基础水平低,两项以上刺激试验峰浓度仍低于 3 μg/L,便可做出 GHD 的诊断。但 GH 受体缺陷等导致的遗传性 IGF-1 缺乏者,临床表现为 GHD,但 GH 水平多升高,刺激试验为正常人样反应,甚至更强,唯有通过 IGF-1 测定排除。

(3) 抑制试验:对 GH 基础水平高,疑为巨人症或肢端肥大症者,应进行高血糖抑制 GH 释放试验。

第五节 胰腺功能检验

胰腺是一个具有内分泌和外分泌双重功能的器官。胰腺的外分泌物总称为胰液,是无色、无臭的碱性液体,pH 7.4~8.4,主要成分为水,其中含有丰富的消化酶和碳酸氢盐等。碳酸氢盐的主要作用是中和胃酸和激活消化酶。消化酶有淀粉酶、脂肪酶和蛋白酶;蛋白酶又包括胰蛋白酶、糜蛋白酶、弹性蛋白酶等。这些酶主要是消化、分解糖类、脂肪和蛋白质类物质。当胰液分泌缺乏时,可使食物的消化、吸收,尤其是脂肪和蛋白质的消化和吸收发生障碍,而导致营养性消化、吸收不良。正常时,胰液所分泌的酶几乎全部进入十二指肠,只有很少一部分进入血液,但血液中相应的这些酶则不仅来源于胰腺,亦来源于其他组织。某些胰腺疾病可以使这些酶进入血液循环,导致血液中酶活性升高,因此检查血液中这些酶活性的高低对于胰腺疾病的诊断具有重要意义。

一、胰腺疾病的临床生物化学检验

胰腺疾病包括胰腺炎、胰腺创伤、肿瘤、假性囊肿、脓肿等,但临床最常见的还是胰腺炎。胰腺炎是一种胰腺消化酶所致的胰腺自身消化性疾病,可分为急性和慢性两大类。急性胰腺炎指急性发病伴血液、尿液中胰酶升高者;慢性胰腺炎指有持续症状而导致胰腺功能和形态改变者。无论是急性胰腺炎还是慢性胰腺炎,患者常处于高代谢状态,如不及时采取正确的营养治疗措施,往往会延长胰腺炎的病程,甚至出现病情反复或病情恶化等后果。同时,由于胰腺组织是兼有内、外分泌2种功能的腺体,因此胰腺疾病发生的过程中可出现某些激素代谢紊乱或表现出内分泌失调。

(一)能量代谢变化

急性胰腺炎患者的能量代谢变化主要包括三方面:①高代谢状态;②分解代谢增强;③高动力循环。

1. 糖代谢变化 急性胰腺炎诱导的应激状态可导致胰高血糖素/胰岛素比率升高,也可导致糖异生增加、葡萄糖的氧化利用减少,最终引起血糖水平和血乳酸水平升高。40%~90%的急性胰腺炎患者糖耐量降低,高达80%的无糖尿病既往史的急性胰腺炎患者需使用胰岛素治疗。

2. 脂肪代谢变化 急性胰腺炎患者脂肪代谢的主要特征是分解代谢明显增加,表现为脂肪组织的分解增强和氧化增加。有12%~15%的急性胰腺炎患者存在高脂血症,尤其是高甘油三酯血症。

3. 蛋白质代谢变化 急性胰腺炎患者的蛋白质代谢变化主要为骨骼肌的蛋白质分解代谢增强,导致血浆中芳香族氨基酸水平升高,而支链氨基酸水平相对下降。

(二)电解质代谢紊乱

急性胰腺炎患者尤其是重症患者电解质代谢会明显紊乱,其原因:①胰腺及胰周围组织出现出血、坏死,导致腹腔内大量渗液;②常见的呕吐、腹泻等造成的体液丢失;③休克、呼吸功能不全和肾衰竭等并发症;④各种治疗措施如禁食、胃液抽吸、腹腔灌洗等。

1. 水、钠和氯的代谢 胃肠液中含有大量的 Na^+ 和 Cl^-,急性胰腺炎患者因呕吐和胃液抽吸,导致胃液的大量丢失;同时胰腺的出血、坏死和肠麻痹可引起腹腔内大量渗液,均造成水、钠、氯的丢失。急性胰腺炎早期,血容量改变不明显,但如果钠继续丢失,体液总钠量就会明显下降,最终导致血容量减少。血容量减少又可刺激肾素-血管紧张素系统,反射性刺激抗利尿激素大量分泌,使口渴加剧,饮水增加,血浆渗透压下降,最终造成低渗性脱水。

若胃液丢失量大于小肠液丢失量,由于胃酸的过多损失,患者可出现代谢性碱中毒;而当小肠液丢失量大于胃液丢失量时,由于小肠液内含有的大量 HCO_3^- 的丢失,又可出现明显的代谢性酸中毒。

2. 钾的代谢 急性胰腺炎时既可引起低血钾,也可导致高血钾。如禁食导致钾的摄入减少,胃液抽吸或反复呕吐可使消化液中的钾大量丢失,同时因治疗中大量输入葡萄糖溶液,促进细胞内糖原合成,以上均可造成低钾血症。而在重症急性胰腺炎时,由于休克、严重感染、弥散性血管内凝血等可导致急性肾衰竭,则引起高钾血症。

3. 钙的代谢　急性胰腺炎患者常发生低钙血症,但血钙一般不低于 2.12 mmol/L,仅重症急性胰腺炎患者可低于 1.75 mmol/L,低钙血症可持续至临床症状消失后 4 周。急性胰腺炎患者体内大量钙沉积于脂肪坏死区,被脂肪酸结合形成脂肪酸钙是低钙血症的主要原因,也可因刺激降钙素分泌而抑制了肾小管对钙的重吸收所引起。但如果急性胰腺炎是由甲状旁腺功能亢进症所引起,则可存在高钙血症。

4. 镁的代谢　重症急性胰腺炎患者进行腹腔灌洗治疗时,因需大量使用无镁透析液,可使体内镁从透析液中丢失。另外,胰周脂肪组织坏死时,脂肪酸与镁结合形成脂酸镁(镁皂),也可引起镁缺乏症。急性胰腺炎若由甲状旁腺功能亢进症引起,可因血钙过高而使镁从尿中丢失。

(三)胰腺炎与糖尿病

胰腺炎患者在病程中可出现一过性的糖代谢紊乱,称之为胰源型糖尿病。产生的原因可能是胰腺炎造成胰腺外分泌功能受损,继而引起内分泌功能紊乱,临床上表现为高血糖和尿糖阳性,且高血糖(血糖 >6.72 mmol/L)较尿糖出现更为多见。当血糖>7.84 mmol/L 时,常提示预后不良。预后最差的是胰腺坏死并发糖尿病酮症酸中毒,也可发生高渗性昏迷,这些患者常因严重的糖代谢紊乱而死亡。据报道,有 2%～10%的患者在急性胰腺炎治愈后出现永久性的轻型糖尿病。

1. 急性胰腺炎　急性胰腺炎是由于胰蛋白酶水解胰腺自身组织而引起的急性出血性坏死性疾病。常在暴饮暴食和大量饮酒后发生,临床特点为突然出现的上腹部疼痛、恶心、呕吐。实验室检查可见血淀粉酶和脂肪酶升高。

急性胰腺炎的糖代谢紊乱与胰岛素、胰高血糖素等激素水平的变化有关。急性胰腺炎侵袭胰岛的 A 细胞和 B 细胞,导致胰高血糖素和胰岛素的释放与相互间的平衡受到破坏,患者血中胰高血糖素会明显增高,而胰岛素的分泌却减少,因而引起高血糖及尿糖阳性。而复发性的急性胰腺炎和慢性胰腺炎患者,胰高血糖素和胰岛素水平以及对刺激试验的反应能力均降低,则提示内分泌细胞的不可逆损害。

2. 慢性胰腺炎　慢性胰腺炎患者因胰腺组织长期受刺激引起的病理改变首先影响的是胰腺的外分泌功能,发展到一定程度也会造成胰岛 B 细胞变性,使胰腺的内分泌功能因 B 细胞的损伤而减弱,出现胰岛素分泌不足、糖耐量降低、血糖升高、尿糖阳性等继发性糖尿病表现。乙醇引起的慢性胰腺炎和胰腺钙化症合并糖尿病者多见,且症状一般也较严重。慢性胰腺炎继发的糖尿病也会引起视网膜病变、肾脏病变和神经损害等一系列糖尿病并发症。

3. 重症急性胰腺炎　重症急性胰腺炎患者血糖升高甚至形成糖尿病酮症酸中毒而致患者死亡。其原因可能为:重症急性胰腺炎时机体处于应激状态,胰高血糖素升高,胰岛素显著减少,造成血糖升高;同时脂肪动员分解加速,使酮体生成增加,最终导致糖尿病酮症酸中毒的发生。所以,若重症急性胰腺炎患者在治疗过程中腹痛症状已经好转,但"三多一少"症状继续存在,并伴有呼吸困难和昏迷等症状,则应考虑糖尿病酮症酸中毒的可能。

(四)胰腺炎与高脂血症

胰腺炎与高脂血症相互联系、密不可分。高脂血症既是胰腺炎尤其是急性胰腺炎的一个常见致病因素,又是急性胰腺炎的一个并发症。

高脂血症时常释放出一种淀粉酶抑制因子,可抑制淀粉酶的活力,故高脂血症伴发胰腺炎时患者的血、尿淀粉酶水平多正常,这一点有别于单纯性胰腺炎。为了鉴别患者的血脂升高究竟是胰腺炎并发了高脂血症,还是高脂血症导致代谢性胰腺炎,可在胰腺炎恢复后 2 个月检测血脂,以明确诊断。现在普遍认为高甘油三酯血症有诱发胰腺炎的作用。

家族性高脂蛋白血症患者也可伴发胰腺炎。一些可导致血清甘油三酯升高的因素,如酗酒、服用雌激素类药物、妊娠、慢性肾病、高血糖等也可诱发胰腺炎。

急性胰腺炎病变本身无论是病理生理还是病理解剖均有很大不同,因此临床表现变化很大,且大多临床表现并非特异,可能类似于其他胰外病变的临床表现。因此,对任何急腹症的患者均应考虑本病的可能。在症状和体征的基础上,临床考虑急性胰腺炎的诊断时,应尽快做相应的实验室检查和影像学检查,从而为临床诊断提供进一步的支持。

二、胰腺疾病试验的评价

胰腺疾病的实验室检查近年来虽有很大进展,各种实验可以对急性胰腺炎、慢性胰腺炎及其他胰腺炎疾病的诊断、吸收不良原因的鉴别等提供帮助。但都有局限性,胰腺酶和胰腺外分泌功能的试验仍占有较重要地位。

常用的有关胰腺酶和胰腺外分泌功能的试验有以下几类。

（一）血清胰腺酶的测定

1. 血清淀粉酶、尿淀粉酶、淀粉酶同工酶测定　血清淀粉酶升高最多见于急性胰腺炎,其升高的程度越大,患急性胰腺炎的可能性也越大,因此尽管特异性和灵敏度都还不够高,但目前还是用淀粉酶作为急性胰腺炎诊断的首选指标。急性胰腺炎时肾清除淀粉酶的能力加强,尿淀粉酶升高可早于血淀粉酶,而下降则晚于血淀粉酶。在淀粉酶总活性升高时,测定淀粉酶同工酶有助于对胰腺疾病的鉴别诊断。

2. 血清脂肪酶测定　血清脂肪酶活性升高多与淀粉酶并行,有报告患急性胰腺炎时脂肪酶比淀粉酶更敏感和特异,因而认为脂肪酶活性升高更有诊断意义,最好是同时检测淀粉酶和脂肪酶。因脂肪酶活性升高持续的时间较长,所以在疾病的后期测定更有意义。

3. 血清胰蛋白酶测定　急性胰腺炎时,血清胰蛋白酶和淀粉酶平行升高,其峰值可达参考值上限的2～400倍,但其临床意义和价值尚需观察和总结。

（二）胰腺外分泌功能试验

1. 促胰酶素-促胰液素试验　促胰酶素-促胰液素试验(P-S test)是利用给胰腺刺激,引起胰腺外分泌活动,采集给刺激物前、后的十二指肠和血液,测定各项指标,根据给刺激物前、后各项指标的变化来评价胰腺外分泌功能。本试验所给的刺激物的主要作用是促使胰腺组织分泌富含碳酸氢盐的电解质溶液,使胰液流出量及各种胰酶的分泌量和浓度增加,然后测定在给这一刺激物前、后胰液的流出量、碳酸氢盐及酶的浓度和排出量等,根据其变化来评价胰腺外分泌功能。

从原理上看本试验是属于真正的胰腺外分泌功能试验,但因其操作复杂,患者又比较痛苦,因此很少应用于临床。

2. 对氨基苯甲酸试验　对氨基苯甲酸试验(PABA test)是一个简单易行的胰腺外分泌功能试验,其原理是利用糜蛋白酶分解所给药物的能力来判断胰腺外分泌功能。其做法是给患者口服 N-苯甲酰-L-酪氨酰-对氨基苯甲酸,此药进入小肠后被胰糜蛋白酶特异地分解成 Bz-Ty 和 PABA(对氨基苯甲酸)两部分,PABA 被小肠吸收并在肝代谢后,经肾由尿中排出,服药后留 6 h 尿,测 6 h 尿中所含 PABA 量,计算其占所服药量百分数。

糜蛋白酶降低主要见于胰腺功能缺损,本试验结果降低可见于慢性胰腺炎、胰腺癌、胰腺部分切除术后等。本试验和 P-S test 有相关性,但病症轻微时不如 P-S test 敏感。

许多药物可能干扰本试验,特别是抗生素、磺胺类和利尿药等,因此试验前应停服所有药物。有些含马尿酸盐前体的食物如梅子、李子等也能干扰测定,应避免进食。留尿期间可以饮水,但要禁食。此外,肠道的吸收和肾排出速率都可以影响测定结果,应加以注意。

三、胰淀粉酶活性测定

胰淀粉酶和唾液腺分泌的淀粉酶一样都属于 α-淀粉酶(α-amylase,AMY),作用于淀粉分子 α-1,4-糖苷键,对分支上的 α-1,6-糖苷键无作用,故又称淀粉内切酶。胰淀粉酶由胰腺分泌,随胰液排入消化道。对来自食物的淀粉进行分解,是体内最重要的水解糖类化合物的酶,其最适 pH 为 6.9,因淀粉酶相对分子质量较小,约为 50000,故可通过肾小球滤过,是唯一能在正常情况下出现于尿中的血浆酶。

人体的其他组织如卵巢、输卵管、肺、睾丸、精液、乳腺等的提取物中都发现有淀粉酶活性;血液、尿液、乳汁中也含淀粉酶。血液中的淀粉酶主要来自胰腺和唾液腺,尿液中的淀粉酶则来自血液。

基于测定原理和底物性质的不同,淀粉酶的测定方法已超过 200 种。大致可分为 2 类,天然淀粉底物法和分子结构明确的小分子寡聚糖(含 3～7 个葡萄糖单位)底物法。以天然淀粉为底物的测定方法,由于天然淀粉分子结构的不确定性和多样性,酶水解反应变异大,测定误差大,目前已基本被淘汰。以分子结构明确的小分子寡聚糖作底物,酶水解反应相对简单、明确,化学计量关系先进,反应条件也更容易控制。这类方法又可大致分为2类:①用未经修饰的寡聚糖作底物,通过系列酶偶联反应,以葡糖-6-磷酸脱氢酶作用下的烟酰胺腺嘌呤二核苷酸转化($NAD^+\rightarrow NADH$)做指示反应;②在寡聚糖还原端以糖苷键连接指示物质(如对硝基苯酚及其衍生物),此底物经 AMY 水解后,在 α-葡萄糖苷酶作用下释放指示物质,或直接释放指示物质。目前应用较多的是后一类方法,其中应用最多的是以经修饰的麦芽七糖为底物的方法。国际临床化学联合会(IFCC)曾对此法进行优化,1998 年提出 AMY 测定的推荐方法,2006 年 IFCC 在推荐方法基础上提出 AMY 测定的参考方法,用于血清 AMY 测定的标准化。本文主要介绍目前应用较多的以修饰麦芽七糖为底物的方法。

实验 16-2　EPS 法测定血清 AMY

【原理】　血清 AMY 水解 4,6-亚乙基(G_1)-4-硝基苯基(G_7)-4-α-D-麦芽七糖(E-G_7-NP),生成 4,6-亚乙基麦芽五糖(E-G_5)、4,6-亚乙基麦芽四糖(E-G_4)、4,6-亚乙基麦芽三糖(E-G_3)以及 4-硝基苯基麦芽糖(G_2-NP)、四硝基苯基麦芽三糖(G_3-NP)、4-硝基苯基麦芽四糖(G_4-NP)等片段,生成的 3 种 4-硝基苯基麦芽多糖在 α-葡萄糖苷酶作用下水解为 4-硝基苯基(NP)和葡萄糖。NP 在反应液 pH 下解离为 4-硝基苯氧离子,呈黄色,在 405 nm 左右有较强吸收。在底物过剩的情况下,4-硝基苯基麦芽多糖的生成速率与血清 AMY 浓度成正比,NP 生成速率与 4-硝基苯基麦芽多糖的生成速率成正比,因而可通过监测 NP 生成测定血清 AMY 活性浓度。血清 AMY 活性测定的酶偶联反应式如下。

$$\text{E-}G_7\text{-NP}+H_2O\xrightarrow{\text{AMY}}\text{E-}G_5+\text{E-}G_4+\text{E-}G_3+G_2\text{-NP}+G_3\text{-NP}+G_4\text{-NP}$$

$$G_2\text{-NP}+G_3\text{-NP}+G_4\text{-NP}+H_2O\xrightarrow{\text{α-葡萄糖苷酶}}\text{NP}+葡萄糖$$

【试剂】　2002 年 IFCC 参考方法试剂成分及其终浓度如下:

N-(2-羟乙基)哌嗪-N'-2-乙烷磺酸(HEPES)	50 mmol/L
pH(37 ℃)	7.0
E-G_7-NP	5 mmol/L
氯化钠	70 mmol/L
氯化钙	1 mmol/L
α-葡萄糖苷酶	8100 U/L
样品体积分数	1:31

上述试剂成分,除 E-G_7-NP 外其他成分组成试剂 1,E-G_7-NP 作试剂 2。目前各商品试剂与上述试剂相似,各成分浓度、试剂 1 和 2 组成及样品体积分数存在一定差异,详见试剂说明书。

【操作】　IFCC 参考方法测定过程:血清样品与试剂 1 混合,温育,加入试剂 2,迟滞一定时间后监测特定波长下的吸光度。主要测定条件如下:

反应温度	37.0 ℃
温育时间	1 min
迟滞时间	3 min
吸光度监测波长	405 nm
吸光度监测时间	3 min

不同实验室具体测定条件会因所使用的仪器和试剂而异,在保证方法可靠的前提下,应按仪器和试剂说明书设定测定条件,进行定标品、空白样品和血清样品分析。

【结果计算】

$$淀粉酶(U/L)=\frac{\Delta A/\Delta t}{E_{405\ nm}}\times\frac{TV}{SV}\times\frac{3}{L}\times106 \tag{16-1}$$

式中:TV 为反应液总体积(mL);SV 为样品用量(mL);L 为比色皿光径(cm);3 为由产生 4NP 的物质的量(μmol)换算成被水解底物 4NP-G7 的物质的量(μmol);$E_{405\,nm}$ 为 4NP 的摩尔吸光系数(37 ℃、30 ℃、25 ℃时分别为 10600,9500,9000)。

【参考区间】 成人(20～79 岁):血清 AMY 为 35～135 U/L(此数据引自 WS/T 404.8《临床常用生化检验项目参考区间》)。

【注意事项】

1)定标品 要求样品 AMY 浓度,过去常用由 NP 的摩尔吸光系数推导的校准因子计算,但各种常规方法很难完全重复 IFCC 推荐方法的试剂组成和反应条件,由此会造成测定结果差异。目前认为,血清 AMY 测定需用定值可溯源至 IFCC 参考方法的定标品校准。

2)方法学特点 上述方法所用底物 E-G₇-NP 中的亚乙基,连接于多糖非还原端,起保护底物作用,可有效地降低 α-葡萄糖苷酶对底物的水解作用,提高试剂的稳定性,这种底物常称为亚乙基保护底物(EPS)。试剂中的钙离子和氯离子是 AMY 的激活剂。

3)其他方法 除上述 IFCC 推荐方法外,几种其他方法目前在我国也有一定应用,如以麦芽三糖和五糖为底物的方法。

4)标本类型及稳定的血清 标本类型及稳定的血清是 AMY 的适宜样品,可用肝素血浆,不可用其他血浆,因 EDTA、枸橼酸盐、草酸盐等抗凝剂配位 AMY 所必需的钙离子。血清 AMY 比较稳定,室温下可保存 4 天,4 ℃下可保存 2 周,－20 ℃以下可保存数年。

【临床意义】 血清 AMY 测定主要用于急性胰腺炎的实验诊断。急性胰腺炎发病后 6～12 h 活性开始升高,12～24 h 达到峰值,2～5 天下降至正常水平。急性胰腺炎时血清 AMY 明显升高,升高幅度一般和疾病严重程度无关,但升高幅度越大急性胰腺炎的可能性越大。AMY 相对分子质量较小,可通过肾小球滤出,故在急性胰腺炎时尿 AMY 也升高。血清 AMY 诊断急性胰腺炎的特异性不高,其他多种临床情况(如急性阑尾炎、肠梗阻、胰腺癌、胆石症、溃疡穿孔等)均可见血清 AMY 升高。AMY 也大量存在于唾液腺,故唾液腺炎症(如急性腮腺炎)血清 AMY 明显升高。肾功能障碍时可见血清 AMY 升高。

实验 16-3 碘淀粉比色法测定 AMY

血清(浆)中的 α-淀粉酶催化淀粉分子中的 α-1,4-葡萄糖苷键发生水解,产生葡萄糖、麦芽糖及含有 α-1,6-葡萄糖苷键分支的糊精。在淀粉过量的条件下,反应后加入碘液与未被水解的淀粉结合成蓝色化合物,淀粉酶活性越高,则蓝色越浅,与未发生酶促反应的空白管比较,从而推算淀粉酶活性。

$$淀粉 \xrightarrow{AMY} 葡萄糖、麦芽糖及含有 α\text{-}1,6\text{-}葡萄糖苷键分支的糊精$$
$$剩余淀粉＋碘液 \longrightarrow 蓝色化合物$$

单位定义:100 mL 血清中的淀粉酶,在 37 ℃下于 15 min 水解 5 mg 淀粉为 1 单位(U/dL)。

本法线性范围较小,酶活性在 400 U/dL 以下时,与底物的水解量呈线性。批内 CV 3.1%～9.0%,批间 CV 12.4%～15.1%,与以对硝基苯麦芽庚糖苷为底物的速率法相比较,仅在酶活性低时相关性较好。因此,本法不能被认为是淀粉酶测定的理想方法。但由于该法操作简单,不需特殊设备,试剂价廉,目前许多医院仍在使用。

【参考区间】 血清淀粉酶活性为 80～180 U/dL。

四、脂肪酶活性测定

脂肪酶(lipase,LPS)又称甘油三酯酶,是胰腺外分泌酶,可水解长链脂肪酸甘油酯。血清中的 LPS 主要来自胰腺,也有一些来自组织,如胃、小肠黏膜、肺等处。在白细胞、脂肪细胞、乳汁中也可测到 LPS

活性。LPS 可由肾小球滤过，并被肾小管全部重吸收，所以尿中测不到 LPS 活性。

　　测定血清 LPS 活性的方法有多种，如滴定法、pH 电极法、比浊法、酶偶联法和荧光法等。目前测定血清 LPS 活性多采用比浊法或酶偶联法。本文介绍酶偶联法测定血清 LPS。

 ## 实验 16-4　酶偶联法测定血清 LPS

　　【原理】　血清 LPS 催化 1,2-二脂肪酰甘油水解，生成 2-脂肪酰甘油和脂肪酸，2-脂肪酰甘油在单酰甘油脂肪酶作用下水解为甘油和脂肪酸，甘油在甘油激酶作用下被 ATP 磷酸化，生成 α-磷酸甘油，α-磷酸甘油在磷酸甘油氧化酶作用下被氧化为磷酸二羟丙酮和过氧化氢，过氧化氢在过氧化物酶作用下使色原物质(4-氨基安替比林和苯胺衍生物)缩合产生有色物质(Trinder 反应)，可通过比色法测定。血清 LPS 测定的酶偶联反应式如下：

$$1,2\text{-二脂肪酰甘油}+H_2O \xrightarrow{\text{LPS}} 2\text{-脂肪酰甘油}+\text{脂肪酸}$$

$$2\text{-脂肪酰甘油}+H_2O \xrightarrow{\text{单酰甘油脂肪酶}} \text{甘油}+\text{脂肪酸}$$

$$\text{甘油}+ATP \xrightarrow{\text{甘油激酶}} \alpha\text{-磷酸甘油}+ADP$$

$$\alpha\text{-磷酸甘油}+O_2 \xrightarrow{\text{磷酸甘油氧化酶}} \text{磷酸二羟丙酮}+H_2O_2$$

$$H_2O_2+4\text{-氨基安替比林}+\text{苯胺衍生物} \xrightarrow{\text{过氧化物酶}} \text{有色物质}$$

　　【试剂】　主要试剂成分包括 1,2-二脂肪酰甘油、单酰甘油脂肪酶、甘油激酶、ATP、磷酸甘油氧化酶、过氧化物酶、4-氨基安替比林、苯胺衍生物、胆酸、共脂肪酶和缓冲液等，详见试剂说明书。

　　【操作】　测定过程一般为：样品与试剂混合，温育一段时间，在一定波长(依色原不同而异)下监测一定时间内的吸光度变化。反应温度 37 ℃。不同实验室具体测定条件会因所使用的仪器和试剂而异，在保证方法可靠的前提下，应按仪器和试剂说明书设定测定条件。

　　【结果计算】　血清样品 LPS 催化活性浓度一般用定标品校准。

　　常规方法一般用定标品校准，计算公式(16-2)如下：

$$C_{\text{样品管}} = \frac{\Delta A_{\text{样品管}} - \Delta A_{\text{空白管}}}{\Delta A_{\text{校准管}} - \Delta A_{\text{空白管}}} \times C_{\text{校准管}} \tag{16-2}$$

式中：$\Delta A_{\text{样品管}}$ 和 $C_{\text{校准管}}$ 分别为定标品吸光度(光径 1 cm)差值和定标品浓度。

　　有的常规方法根据上述原理直接给出校准系数(F)，样品浓度按式(16-3)计算：

$$C_{\text{样品管}} = (\Delta A_{\text{样品管}} - \Delta A_{\text{空白管}}) \times F \tag{16-3}$$

　　【注意事项】

　　(1) 干扰因素：胆固醇、甘油三酯等的测定试剂中含 LPS，需注意交叉污染。

　　(2) 标本类型及稳定性：血清 LPS 相对稳定，室温下可稳定数天，4 ℃下可稳定数周，冷冻状态下可稳定数年。

　　【参考区间】　不同方法测定结果可能有一定差异，各实验室应验证所引用参考区间或建立本实验室的适宜参考区间。

　　【临床意义】　血清 LPS 测定主要用于急性胰腺炎的实验诊断。急性胰腺炎时血清 LPS 升高时间早、幅度大、持续时间长，诊断敏感性和特异性优于血清淀粉酶，尤其在急性胰腺炎与其他急腹症(如胃肠穿孔、肠梗阻等)的鉴别诊断中有重要价值。在酗酒、慢性胰腺炎、胰腺癌、肝胆疾病等血清 LPS 可有不同程度升高。

五、蛋白酶活性测定

　　胰蛋白酶是胰腺分泌的重要消化酶之一，人类胰腺细胞合成 2 种主要的胰蛋白酶，通常是以无活性的酶原形式存在,即胰蛋白酶原-1和胰蛋白酶原-2,它们都储存在酶原颗粒中,在食管神经反射和(或)肠道激素(胆囊收缩肽-肠促胰酶素)的刺激下分泌入肠道,肠液中的肠肽酶可以激活胰蛋白酶,胰蛋白酶本身及组织液亦可使其激活,亦可被 Ca^{2+}、Mg^{2+} 等离子激活。

2 种胰蛋白酶酶原的电泳迁移率不同,最适 pH 亦有差别,两者很少有免疫交叉反应,因此可用免疫方法测定。

1. 血清胰蛋白酶　虽然胰液中含有大量的胰蛋白酶原,正常时却很少进入血液循环,健康人血清存在的主要为游离胰蛋白酶原-1,没有游离的胰蛋白酶。

急性胰腺炎时,血清胰蛋白酶和淀粉酶平行升高,其峰值可达参考值上限的 2～400 倍,2 种胰蛋白酶的分布和急性胰腺炎的类型及严重程度有关。轻型者 80%～90% 为游离胰蛋白酶原-1 及极少的结合型胰蛋白酶-1;而重型者大部分以与 $α_1$-抗胰蛋白酶或 $α_2$-巨球蛋白结合的形式存在,游离胰蛋白酶原-1 仅占胰蛋白酶总量的 30%。

因为血清中还有其他蛋白酶也能水解试剂中的底物,同时还有蛋白酶的抑制物存在,这些都会影响胰蛋白酶的测定结果。虽然现在已经有了测定胰蛋白酶原-1、胰蛋白酶-1、$α_1$-抗胰蛋白酶复合物的免疫方法,但目前还没有建立有效的临床检验方法。

2. 尿胰蛋白酶原　由于胰蛋白酶原的相对分子质量比较小(25000),所以很容易由肾小球滤出,但是肾小管对二者的重吸收却不同,对胰蛋白酶原-2 的重吸收低于胰蛋白酶原-1,因此尿中前者的浓度较大。在急性胰腺炎时,尿中胰蛋白酶原-2 的浓度明显升高。

现用的尿胰蛋白酶原-2 的试纸条定性方法是基于免疫层析的原理。试纸条上有 2 种抗人胰蛋白酶原-2 抗体,一种标记于蓝色乳胶颗粒上,作为检测标记物;另一种固定在膜上,以捕捉标记的颗粒,显示阳性结果。按要求将试纸条的一部分浸入尿液,出现蓝色条带时为阳性。试验可以在床旁进行,于 5 min 内完成,适合急诊应用。胰蛋白酶原-2 还可以用免疫荧光法作定量检测。

本章小结

生物化学检验广泛应用于内分泌疾病诊断、病情评估和疗效监控。

甲状腺功能紊乱是最常见的内分泌疾病。其首选筛查项目是血清 TSH 测定,特别是新生儿应尽早发现甲状腺功能减退症并及时治疗,对避免呆小症的发生意义重大。确诊甲状腺功能紊乱的种类、严重程度及疗效监控,可同时测定血清甲状腺激素。甲状腺激素测定包括 TT_4、TT_3、FT_3、FT_4,推荐将 FT_3、FT_4 尤其是 FT_3 作为甲状腺激素测定的常规项目。多数甲状腺功能紊乱都有自身免疫机制参与,因此甲状腺自身抗体检测有助于自身免疫性甲状腺炎的诊断,但不能说明甲状腺功能有无紊乱及种类。

肾上腺由皮质和髓质两个独立的内分泌腺组成。肾上腺皮质功能紊乱诊断的首先项目是血浆总皮质醇、尿游离皮质醇测定。同时检测血浆 ACTH 及进行必要的动态试验,有助于病变部位及性质判断。嗜铬细胞瘤是肾上腺髓质的主要病变,首选的生物化学检验项目是对血浆肾上腺素和去甲肾上腺素进行检验。

生长激素(GH)由腺垂体嗜酸细胞分泌,最重要的生理作用是促进骨骺软骨细胞 DNA 和 RNA 的合成,使软骨细胞分裂、增殖,黏多糖合成活跃,骨骺板增厚,个子长高。GH 的分泌主要受下丘脑释放的生长素释放激素(GHRH)和生长素释放抑制激素(GRIH)调控,呈脉冲式分泌,并有明显的昼夜节律。由于 GH 每天仅数次脉冲式分泌和半衰期短的特点,GH 紊乱疾病的生物化学诊断,首选检测项目不是 GH,而是半衰期长并依赖 GH 生成的作用介导物 IGF-1 或其结合蛋白 IGFBP-3。

胰腺是人体内仅次于肝脏的第二大外分泌器官,具有外分泌和内分泌双重功能。胰液含水、电解质和胰酶,胰酶包括淀粉酶、脂肪酶、磷脂酶 A_2 和蛋白水解酶等消化酶。胰腺疾病常见的是胰腺炎,分急性胰腺炎和慢性胰腺炎两大类型。急性胰腺炎是由于胰酶逸入胰腺组织内使胰腺组织自我消化而引起的急性出血性坏死,是最常见的胰腺疾病。常在暴饮暴食和大量饮酒后发生,临床特点为突然出现的上腹部疼痛(疼痛向腰背部发射,上腹部肌紧张、压痛)、恶心、呕吐,实验室检查可见血淀粉酶和脂肪酶升高。慢性胰腺炎由持续炎症导致不可逆的胰腺功能和形态改变。

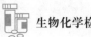

急性胰腺炎发病后6～12 h血清淀粉酶开始升高,12～24 h达到峰值,2～5天下降至正常水平;尿淀粉酶在发病后12～24 h开始升高,下降较慢,维持时间较长,7～14天后才降至正常;发病后4～8 h内血清脂肪酶活性升高,24 h达峰值,一般持续8～15天。急性胰腺炎早期最好做血清淀粉酶和脂肪酶检查,后期可选择尿淀粉酶和脂肪酶。脂肪酶比淀粉酶更敏感和特异,因而认为脂肪酶活性升高更有诊断意义,最好是同时检测淀粉酶和脂肪酶。此外,血清脂肪酶升高也可见于急腹症、慢性肾病等,但患腮腺炎和巨淀粉酶血症时不升高,此点与淀粉酶不同,可用于鉴别。

能力检测

1. 哪种甲状腺激素水平升高对甲亢的诊断最有价值?(   )

A. TT_3 B. TT_4 C. FT_3 D. FT_4 E. rT_3

2. 食物中缺碘会引起(   )。

A. Graves病   B. 桥本甲状腺炎   C. 地方性甲状腺肿

D. 急性甲状腺炎   E. 甲状腺癌

3. 下列组合不适当的是(   )。

A. 放射性碘摄取试验——甲状腺功能   B. T_3抑制试验——甲状旁腺功能

C. 地塞米松抑制试验——肾上腺皮质功能   D. ACTH兴奋试验——肾上腺皮质功能

E. GRH兴奋试验——腺垂体功能

4. 哪项实验室检查结果不符合弥漫性甲状腺肿伴甲亢的诊断?(   )

A. TT_3、TT_4升高   B. FT_3、FT_4升高   C. TSH受体抗体阳性

D. TSH降低   E. TRH兴奋试验阳性

5. 现国内外推荐的甲状腺功能紊乱的首选筛查项目是(   )。

A. 血清FT_3、FT_4 B. 血清TBG   C. 血清TSH

D. 血清TRH   E. 血清TT_3、TT_4

6. 某患者就诊时主诉:近年来怕冷,乏力,很少出汗,嗜睡,动作缓慢,思维迟钝,记忆力差,头发脱落明显,手和下肢经常水肿,实验室检查结果见血清FT_3、FT_4降低,血清TSH升高,TRH兴奋试验强阳性,该患者患哪种疾病的可能性最大?(   )

A. 垂体性甲状腺功能低下   B. 亚急性甲状腺炎

C. 甲状腺性甲状腺功能低下   D. 甲状腺癌

E. 下丘脑性甲状腺功能低下

7. 某患者就诊时主诉:多食但消瘦,多汗,易怒,心悸。查体:甲状腺肿大,心律失常。实验室检查:血清FT_3、FT_4升高,血清TSH升高,TRH兴奋试验强阳性,该患者患哪种疾病的可能性最大?(   )

A. 垂体腺瘤   B. 甲状腺腺瘤   C. Graves病

D. 甲状腺癌   E. 异源性ACTH综合征

8. 下列生化检查项目中,对嗜铬细胞瘤诊断特异性最高的是(   )。

A. 血浆E和NE测定   B. 尿E和NE测定   C. VMA测定

D. 胰高血糖素激发试验   E. 可乐定抑制试验

9. 皮质醇增多症最常见的病因是(   )。

A. 原发性肾上腺皮脂腺瘤   B. 原发性肾上腺皮脂腺癌

C. 垂体性ACTH分泌过多   D. 异源性ACTH综合征

E. 药源性皮质醇增多症

10. 鉴定原发性和继发性肾上腺皮质功能减退症最有价值的试验是(   )。

A. 血清(浆)皮质醇测定   B. 尿17-羟皮质类固醇测定

C. 尿17-酮皮质类固醇测定   D. 血浆ACTH测定

E. ACTH兴奋试验

肪细胞型(A-FABP)、脑细胞型(B-FABP)、骨骼肌型(S-FABP)、牛皮癣相关型(PA-FABP)及表皮型(E-FABP)等 9 种类型。各型 FABP 都具有调节脂肪酸代谢的作用,在不同组织与条件下,各型 FABP 的存在状况及活性有所不同。其中 H-FABP 是一种可溶性细胞质酸性蛋白,等电点为 5.1,由 132 个氨基酸残基组成,含有多个苏氨酸和赖氨酸,缺少半胱氨酸,在 N 末端有一个乙酰化的缬酸残基。其特异性大量存在于心肌组织中,占心脏全部可溶性蛋白的 4%～8%,正常人每克湿重心肌中含 H-FABP 约 1.60 mg。

正常人的血浆和尿中不含有 H-FABP,或含量甚少。当心肌细胞受损时可快速释放到血浆和尿中。

目前有关 H-FABP 在 AMI 早期诊断中应用的研究结果均表明,H-FABP 与传统的生化指标相比较在时效性、敏感性和特异性上具有综合优势,是一种新的、有重要价值的 AMI 诊断指标。

（二）标本采集

H-FABP 测定可采用全血、血清、肝素或 EDTA 抗凝血架、尿液标本,以血清标本较常用,血浆标本有利于急诊检验。

血清或血浆室温下可保存 2 天,4 ℃可稳定 1 个月,-20 ℃可保存 3 个月。

尿标本应尽快检测,碱性条件(应用 NaOH 将 pH 值调至 8.0～9.0)下,4 ℃可稳定至少 1 周,建议碱化后冷冻保存。

由于 H-FABP 相对分子质量小,可快速释放入血,在 AMI 早期(0～3 h)即可检测到高水平的血浆 H-FABP 浓度。但 4 h 后即开始下降,24 h 返回到基线水平,其诊断时间窗较短。因此对怀疑为 AMI 的患者应及早动态检测 FABP。

血中 H-FABP 绝大多数从肾脏清除,其浓度受体内清除率的影响。慢性肾衰竭患者血浆 H-FABP 浓度呈现明显的上升,会妨碍诊断的准确性。因而伴有肾功能障碍的患者,用 H-FABP 来评定等心肌损伤时要格外谨慎,应考虑患者的肾功能状况而全面分析判断。

不同年龄和性别的健康人血浆 H-FABP 的浓度差异无显著意义。H-FABP 对胸痛患者诊断的临床价值较低;电休克疗法时体内 FABP 可升高。Mitchell AM 等对低风险的急诊患者,用 H-FABP(诊断限为 50 μg/L)诊断 ACS 的敏感性为 11%,特异性为 73%。

（三）测定方法

目前主要采用的是双抗体夹心酶联免疫法、微粒增强免疫比浊法、全血板测定法、免疫传感器测定法和在线流动置换免疫测定法等。

1. 夹心酶联免疫法(ELISA) 原理为 2 株针对人 H-FABP 不同表位的单抗,其中 1 株 H-FABP 单抗预先包被微孔板,形成固相抗体。检测时在微孔中加入提纯的人 H-FABP 标准液及患者标本,使之形成固相抗原-抗体复合物,洗涤除去其他未结合物质。再加入酶标记的另 1 株 H-FABP 单抗,与固相免疫复合物上的抗原结合,彻底洗涤未结合酶标抗体,最后加入底物显色,酶标仪测定吸光度,通过绘制的校准曲线,计算出标本浓度。

本法测定 H-FABP 线性范围 0～250 μg/L;血浆样品的最大批内、批间变异系数分别为 7.0% 和 7.9%。本法与肌红蛋白、肌浆球蛋白无交叉反应,也与肝脏型、小肠型、脂肪细胞型的 FABP 均无反应。H-FABP ELISA 法整个测定时间不超过 2 h,不受一般抗凝剂、高浓度胆红素、血红蛋白和免疫球蛋白影响。

2. 微粒增强免疫比浊法(microparticle-enhanced turbidimetric immunoassay,MPETIA) 原理:准备由不同抗原决定簇所产生的 3 种抗人 H-FABP 抗体,采取物理吸附方法使其吸附于羧化胶乳颗粒的表面,制成胶乳试剂。检测时把患者标本加入胶乳试剂中,其后于 550 nm 波长从 1～8 min 测定反应混合物吸光度的变化,根据校准曲线仪器自动算出样本 H-FABP 浓度。在仪器中设置后稀释程序可使检测范围从 150 μg/L 扩展到 2400 μg/L,避免前带现象发生。

该方法批内变异系数为 2%～6%,批间变异系数为 3%～10%,线性可达 2400 ng/L,平均回收率为 95%,该法成本更为低廉,准确快速,容易掌握,适用于全自动分析,有望成为临床检测的常规方法。

3. 全血板测定法(whole-blood panel assay) 原理:在一步免疫层析的基础上,采用具有 2 种相同单克隆抗体的夹层 ELISA 法来测定血浆中的 H-FABP。

此法在 15 min 内可以检测出全血中血浆部分 H-FABP 浓度。血浆中血红素、胆红素、氨基酸、清蛋白及免疫球蛋白的存在对 H-FABP 浓度测定没有任何干扰。与心肌损伤发作后释放出的肌钙蛋白、肌红蛋白及肌血红素等物质不发生交叉反应。同时,H-FABP 与其他类型的 FABP,如小肠型 I-FABP、肝脏型 L-FABP 无反应性。全血板测试对 H-FABP 具有高度的特异性,操作简便快速,有利于患者的床旁检验,为早诊早治提供依据。

4. 免疫传感器测定法(immunosensor assay) 原理:采用 H-FABP 免疫电极,其电极膜上以共价结合的捕获抗体能特异结合血清中 H-FABP,并与随后加入的碱性磷酸酶标记 H-FABP 单克隆抗体结合,标记酶再催化对氯苯酚磷酸酯降解为对氯苯酚,通过测量电极电位的变化而达到快速、灵敏地测定血清中 H-FABP 的目的。

该法测量范围为 10～350 μg/L,免疫电极的寿命为 3 个月。

5. 在线流动置换免疫测定法(on-line flow displacement immunoassay) 原理:采用标准流动置换免疫测定分析系统,通过固化抗体以特异结合样本中的抗原而置换标记抗原,借助测定下游标志物的含量即可完成定量测定。H-FABP 测定时,置换系统采用反向测定法即利用固化抗原联合酶标记 H-FABP 单克隆抗体系统,以样品中的 H-FABP 置换固化抗原,通过检测酶标记抗体量,即可达到 H-FABP 的快速测定。

该法的检测范围为 2～2000 μg/L。其测定结果准确、可靠,但需特殊设备。

另外,还有时间分辨免疫荧光测定法和免疫层析法等测定方法。实验室可根据条件选择不同的检测方法。

(四) 临床意义

1. 早期预测和诊断 AMI 利用 H-FABP 与肌红蛋白在骨骼肌中含量的差异及在骨骼肌损伤后释放量的差异,也可将肌红蛋白/H-FABP 的值作为鉴别诊断心肌损伤与骨骼肌损伤的指标。心肌梗死或心肌损伤时,肌红蛋白/H-FABP<10,而骨骼肌损伤时,这一比值则达到了 20～70,差异十分显著。

2. 检测 AMI 复发 H-FABP 在 AMI 发作后 3 h 内超过阈值显著升高,然后由肾脏在 12～24 h 内完全排出,回到正常范围,当发生二次心肌梗死时血中 H-FABP 浓度可再次升高。因此,可用血浆 H-FABP 早期监测第二次心肌梗死,同时也可利用尿液标本进行无创伤检查。

3. 评估心肌梗死面积大小 AMI 后评估心肌梗死面积对预测随后的临床发展过程非常重要,因为它能反映心室功能的减弱和发生室性心律失常的危险性。研究表明,H-FABP 的累积释放与心肌梗死面积大小成正相关,同时清除到尿中的 H-FABP 的总量与心肌梗死面积也显著相关。由于 H-FABP 相对分子质量小,心肌梗死发作后可迅速入血,24 h 内其指标可用于评价心肌梗死面积大小,而 CK 和 HBDH 则需要 72 h,因此测定血浆 H-FABP,可以明显提前评估 AMI 面积大小。

4. 监测心脏手术后心肌梗死和再灌注后心肌损伤 再灌注后 4 h,H-FABP 水平在 AMI 和非 AMI 患者间有显著的不同,并且 H-FABP 升高比 CK、CK-MB 或肌红蛋白早 4 h,另外,再灌注后 H-FABP 最大浓度可立即测得,H-FABP 最大血浆浓度和 CK-MB 最高活性与肌钙蛋白 T 最大浓度相关,同时与主动脉阻断时间或再灌注后给予儿茶酚氨的最大剂量相关,因此,测定 H-FABP 可较早评估再灌注后损伤,作为心脏术后判断心肌损伤的一个有用指标。

5. 早期诊断法医病理的冠心病 猝死从 H-FABP 的代谢动力学来看,H-FABP 是较早漏出的蛋白,其独特的特性可用于临床心肌梗死和法医学冠心病猝死的早期诊断。

6. 早期诊断急性肺栓塞和右心室损伤 Miriam 等研究发现,H-FABP 可作为急性肺栓塞和右心室损伤的一个早期指标,帮助其优化危险分层和治疗策略。

四、超敏 C-反应蛋白

C-反应蛋白(CRP)因其能与肺炎链球菌的细胞壁的 C 多糖起沉淀反应而得名,是由肝脏合成的一种全身性炎症反应急性期的非特异性标志物,其相对分子质量为 115000～140000 的血清 β 球蛋白。CRP 是由多种致炎因素刺激肝细胞和血管内皮细胞而产生的,故在各种原因所致的急性炎症反应中,血浆

CRP 浓度急剧升高。由于 AS 是慢性炎症过程,只有检测到 CRP 轻度升高的状态才有价值,目前已有很多厂家能提供高灵敏度(检测限度达到 0.3 mg/L 以下)的 CRP 检测试剂,可满足临床需要。

在血管粥样硬化损害的早期发现 CRP 与细胞膜形成的复合体附着在血管内皮细胞,导致血管内皮细胞损伤,促进 AS 的形成,CRP 水平是判断组织损伤的敏感指标,在损伤的 6~8 h 内,血清 CRP 量迅速升高,并在 48~72 h 达到高峰。

近年来研究表明,CRP 位于 AS 斑块内,具有调节单核细胞聚集的作用。CRP 是补体激活剂,与膜攻击复合物共同存在于早期 AS 病变内,可刺激组织因子生成,并且聚集的 CRP 可激活补体。组织因子主要启动血凝过程。由于 CRP 激活补体而引发脂质沉积于血管壁,通过浸润、聚集,造成血管损伤而导致 AS。

目前临床上用于 CAD(冠心病)、AS 研究的炎症标志物主要有 CRP、可溶性白细胞黏附分子,多项前瞻性研究均证实,CRP 是一项重要的独立危险因素,和 TC 或 HDL-C 联合应用预测 AS 发生的相对危险度价值更大。CRP 也是 AS 病变活跃、斑块破裂、血栓形成的标志。CRP 升高的 UAP 患者中,35% 发展为 AMI。因此,现在推荐 CHD 尤其是 ACS 患者应常规监测 CRP,以预测 AMI 和冠状动脉性猝死等严重冠状动脉事件的发生,CRP 升高者需积极采取干预措施。

五、CK-MB 质量

CK-MB 质量指用免疫法测定 CK-MB 酶蛋白的量,由于免疫抑制法有许多不足而逐渐被 CK-MB 质量测定所代替。在 AMI 发生后 3~8 h 即可在血中检测到 CK-MB 升高,9~30 h 可达峰值,血中维持升高 2~3 天。测定质量与测定活性方法相比,其优点是灵敏度和特异性高,不受体液中其他物质的影响,特别是抑制剂和激活剂的影响,当血液中有酶抑制剂存在,或因基因缺陷,合成了无活性的酶蛋白时,可以测出灭活的酶蛋白量,有利于疾病诊断和科学研究。

第四节 心力衰竭和高血压病标志物

一、B 型尿钠肽

(一)生化和生理特性

1988 年日本学者 Sudoh 等从猪脑中提取出一种具有利钠作用的多肽,命名为脑钠肽(brain natriuretic peptide),又称 B 型尿钠肽(B-type natriuretic peptide,BNP)。很快发现,BNP 的主要分泌部位在心室,可以分泌入血。此外,大脑也可产生少量 BNP,但不能通过血脑屏障(BBB)。人心肌细胞首先合成的是含 108 个氨基酸的 B 型尿钠肽原(pro-B-type natriuretic peptide,proBNP),之后在内切酶的作用下被切割为含 76 个氨基酸的 N 末端 B 型尿钠肽原(N-terminal pro-B-type natriuretic peptide,NT-proBNP)和含 32 个氨基酸的 BNP(相对分子质量 3500),两者等物质的量分泌。BNP 的清除主要是通过与尿钠肽清除受体结合继而被吞噬细胞和溶酶体降解,只有少量 BNP 通过肾脏清除,中性内肽酶(neutral endopeptidase,NEP)也可打开 BNP 的环状结构而使其失活。BNP 是继 ANP 后发现的又一心脏血管神经激素,其主要功能是利尿、排钠、扩张血管、降血压、抑制肾素-血管紧张素-醛固酮系统(RAAS)及交感神经系统的活性,从而起到扩张血管和降低血压的作用。

(二)标本采集

由于 BNP 在玻璃管中不稳定,通常使用塑料管采集 EDTA 抗凝的静脉血。全血在室温超过 4 h 或在 2~8 ℃温度下超过 24 h 则不稳定,BNP 在 25 ℃即可下降 20%,分离的血浆在 2~8 ℃仅可保存 8 h。血浆 BNP 浓度受年龄、性别、心率、肾功能等因素的影响,妊娠后期以及分娩后即刻 BNP 浓度升高,围月经期无明显变化。由于 BNP 受体位改变和普通活动的影响很小,并且不存在日内波动和日间波动,因此采血无需固定体位和时间。糖皮质激素、甲状腺素、利尿剂、ACEI、β-受体阻滞剂、肾上腺素拮抗剂等都会影响血浆 BNP 的浓度,因此心力衰竭患者应该在药物治疗前采血作为 BNP 的基础值。

（三）测定方法

1. 测定方法 目前商品化的试剂盒分为 POCT 和免疫化学发光类。Biosite 公司生产的 Triage BNP 检测试剂即属于 POCT 产品,其检测原理是双抗体夹心免疫荧光检测法。该方法为第一个通过美国 FAD 认证的 BNP 测定方法,具有操作简单、检测时间短(15 min)、准确度、精密度及检测范围符合临床需要等优点,但是检测费用昂贵,不能自动化。

化学发光类产品一般选用 2 种分别针对不同抗原表位的单克隆抗体,一种为捕获抗体,一种为检测抗体,分别与 BNP 的 C 端区域和环状结构结合进行测定。如 Abbott AxSYM 采用微粒子增强酶联免疫荧光法、SIEMENS ADVIA Centaur 采用直接化学发光技术测定 BNP。BNP 的各种检测方法在 CV 为 10% 的检测值(分析灵敏度)远小于参考区间上限,符合不精密度要求,功能灵敏度(20% CV)也符合要求。

2. 测定方法的标准化 目前尚无 BNP 分析系统校准的一级参考物质。应根据美国临床和实验室标准化协会(CLSI)的指南,对各分析系统进行比较,确定其一致性,尤其是 BNP 在 100 pg/mL(当前认为是最适医学决定水平)附近的一致性。如 Abbott、Siemens、Beckman 等都以最早的 Biosit 为标准,各系统之间尽可能一致。在检测参考方法及一级参考物质确定前,BNP 测定结果以 pg/mL 报告。

（四）临床意义

1. BNP 与心力衰竭(HF)

(1) HF 的诊断:国内外大规模多中心临床试验的结果证实,BNP 是诊断 HF 的一个敏感指标。ESC 提出的 HF 诊断和治疗指南中已将血浆 BNP 和 NT-proBNP 水平作为 HF 诊断的客观指标之一,提出在因呼吸困难而到急诊室就诊的患者中,血浆 BNP 和 NT-proBNP 水平的测定可用于排除和(或)明确诊断 HF,确诊的急性 HF 中血浆 BNP 和 NT-proBNP 水平具有重要的预后价值。

(2) HF 的早期诊断和心功能不全的分级:研究表明,HF 者早期在 X 线胸片、超声心动图中尚未有解剖结构和血流动力学异常之前,血浆 BNP 水平即有明显改变,可见血浆 BNP 水平可作为早期诊断 HF 的敏感指标。CHF 患者随着心功能分级的上升,血清 BNP 浓度也逐渐升高,因此,BNP 的检测更有利于 HF 患者的危险分层。

(3) HF 的早期诊断治疗监测以及药物疗效判断:在治疗过程当中及时地进行 BNP 检测,通过治疗当中 BNP 量的改变能够了解或掌握治疗的效果。HF 药物对 HF 治疗的效果究竟如何,传统的医学没有任何一种有效的监测手段。相关研究表明 BNP 能达到所要了解的结果。

(4) 提示 HF 的预后:一方面 BNP 的值过高提示患者预后不良,另一发面,BNP 也可以作为 HF 患者治疗出院后的监测指标。

2. BNP 与冠心病 研究表明,血浆 BNP 水平可作为 CHD 严重程度评估的诊断参考依据之一,而冠状动脉中血管病变越多,BNP 水平越高,且远期发生不良心血管事件的概率也相应增加。另外,也证实为 AMI 患者注射 BNP 也能起到一定的治疗效果。

3. 呼吸困难的鉴别诊断 呼吸困难的患者,BNP 是发生 CHF 的一个较强的预测因子,能有效地鉴别慢性阻塞性呼吸困难和心源性呼吸困难。

4. 其他可能的应用 如小儿心力衰竭的监测、血液透析患者监控、脑中风患者监控、心房颤动的预测等。

二、B 型尿钠肽前体 N-端肽

（一）生化和生理特性

当心室容量负荷或压力负荷增加时,心肌细胞就等物质的量合成并分泌 BNP 和 NT-proBNP。NT-proBNP 为直链结构,不具有生物活性,半衰期为 120 min,在体外稳定。由于主要清除途径是肾小球滤过,因此,血液中 NT-proBNP 的水平受肾功能的影响较大。

（二）标本采集

检测 NT-proBNP 既可以选择血清也可以选择血浆，POCT 方法还可用全血，但 EDTA 抗凝血浆较血清或肝素血浆检测结果低 3%～10%。抽血后宜尽快送检、尽快检测，但 NT-proBNP 离体后稳定性远好于 BNP。25 ℃可稳定 3 天，4 ℃稳定 5 天，−20 ℃或以下至少可以稳定 6 个月。

NT-proBNP 的检测基本不受体位改变和日常活动影响，且不存在日间生理学波动，故无需固定体位和时间，但要避免剧烈运动。此外，NT-proBNP 也因性别、年龄、肥胖、肾功能的不同、血液中的水平有所差别。与 BNP 一样，当人体神经内分泌系统激活时，会产生大量肾上腺素、去甲肾上腺素、血管紧张素、醛固酮等物质，在这些物质的作用下，心肌细胞容量负荷和压力负荷增加，合成、分泌 NT-proBNP 增多。另一方面，这些激素的拮抗剂以及可使这些激素降低的物质，如 ACEI、p-受体阻滞剂、肾上腺素拮抗剂、利尿剂等会使 NT-proBNP 浓度降低。因此临床患者也应尽可能在药物治疗前采血作为 NT-proBNP 测定的基础值。

（三）测定方法

目前检测 NT-proBNP 的方法主要有以快速免疫荧光检测法（RAMP）为代表的 POCT 和电化学发光法测定法（ECLIA）。RAMP 检测法，操作简单、准确快速、检测时间仅需 15 min，但相对于 ECLIA，其局限性在于其线性范围较窄，遇到高浓度的 NT-proBNP 需稀释，可用于急诊和 ICU 等部门的 HF 患者的快速筛查。

被 FAD 批准使用的 ECLIA 检测系统主要有 Roche proBNPIElecsys E170、Roche proBNP Ⅱ Elecsys、E170、e411、601、2010 等。其检测原理是采用针对 NT-proBNP 的 N 端第 1～21 氨基酸残基和中段第 39～50 氨基酸残基的多克隆抗体，用双抗体夹心 ECLIA 检测血清中的 NT-proBNP。

此外，Dade Behring 公司也推出了 ALP 偶联辣根过氧化物酶，以 Trinder 反应为指示系统的 ELISA 来检测 NT-proBNP。

由于目前 NT-proBNP 的检测普遍采用高通量的免疫发光或免疫荧光法，彼此间的可比性较好，因此，在有条件的医院应该首选在中心化的实验室开展免疫发光或免疫荧光法检测 NT-proBNP，在不具备条件的医院，可采用 POCT 作为急诊、ICU 的初筛检查，但要建立 POCT 法的参考值、cutoff 值（临界值），做好质量控制及与中心化检测方法的比对。POCT 与中心化检测方法之间的偏倚应小于 20%。NT-proBNP 中心化检测方法均采用的是针对相同氨基酸残基的多克隆抗体，因此，不同检测系统间具有类似的检测线性和功能灵敏度。

（四）临床意义

1. NT-proBNP 与 HF　血清 NT-proBNP 水平与 HF 的严重程度明显相关，是反映心功能状态的客观指标，对诊断早期 HF 和无症状 HF 有重要意义。动态监测 NT-ProBNP 水平可用于 HF 疗效监测，还可对患者预后和死亡风险进行评估。

2. NT-proBNP 与 CHD　血清 NT-proBNP 可作为评价心功能、心肌缺血范围及其严重程度、评估 CHD 预后的一项重要指标。血清高水平 NT-proBNP 对 CHD 患者近期心源性死亡的发生有极高的预测价值。动态监测 NT-proBNP 水平对疗效监测、患者预后和死亡风险评估有重要的应用价值。

3. 其他疾病　研究表明，血清中 NT-proBNP 显著受甲状腺激素影响，其测定对甲亢的辅助诊断和疗效的观察有一定的价值。此外，重度窒息患儿比窒息和肺炎等其他疾病患儿更具高危性，血清 NT-proBNP 的检测对这类患儿早期心肌损害的判断有重要参考价值，有助于心力衰竭程度和治疗效果的判断，以及评价心功能不全的预后和采取及时有效的治疗方案，从而提高患儿的生存质量。

三、血浆肾素

肾素（renin）或称为血管紧张素原酶，是由肾脏球旁细胞产生和分泌的一种蛋白水解酶，主要来源于肾近球细胞，因首先在肾脏中提取而得名。肾素 mRNA 在体内分布广泛，除肾脏外，在卵巢、垂体以及肾上腺也有肾素基因表达。肾素的释放是决定血管紧张素浓度的关键性条件。肾素的主要功能有以下 2 种。

(1) 肾素通过剪切肝脏合成的血管紧张素原产生血管紧张素Ⅰ。血管紧张素Ⅰ能进一步被血管紧张素转化酶(angiotensin converting enzyme,ACE)剪切成血管紧张素Ⅱ。血管紧张素Ⅱ能够高效地收缩血管,增加醛固酮和抗利尿激素分泌,刺激下丘脑产生渴觉,最终升高血压。

(2) 分泌肾素的颗粒细胞接受致密斑(macula densa)细胞分泌的前列腺素刺激。而致密斑能通过血管内的感受器感知远端小管流量下降,也能接受神经刺激(主要通过 β_1 肾上腺素能受体)。通过致密斑的远端小管流量下降反映了肾滤过压的降低,最终通过升高血压来维持肾滤过压。

正常情况下,由于肾素分泌很少,血中血管紧张素也少,对血压调节不起明显作用。但当大失血时,由于动脉血压显著下降使肾血流量减少,血管紧张素生成增多,对防止血压过度下降而使血压回升起重要作用。肾血管长期痉挛或狭窄的患者,因肾血流量减少,血管紧张素生成增多可导致肾性高血压。检测血浆中的肾素活性已成为肾性高血压、内分泌型高血压的诊断所必需,也是高肾素低血容量型高血压、低肾素高血容量型高血压、正常肾素正常血容量型高血压分类的依据。

(一) 标本采集

1. 基础状态 受试者进普通饮食,采血前卧床过夜或卧位 1.5~2 h 后再采血,以 EDTA-Na₂ 抗凝。

2. 激发状态(呋塞米+立位) 在基础状态下采血后,给受试者注射呋塞米,按 0.7 mg/kg,最大剂量不超过 50 mg,保持立位,活动 2 h(暂禁食、禁水),2 h 后采血,抗凝剂同前。

采血操作过程中避免任何细胞刺激,使用不含热原和内毒素的试管。收集血液后,1000 g 离心 10 min 分离血清。如果样本不能立即检测,应将血清置于 −70 ℃ 保存,避免反复冷冻。尽可能地不要使用溶血或高血脂血。不要在 37 ℃ 或更高的温度下加热解冻。应在室温下解冻并确保样品均匀地充分解冻。

(二) 分析前变异

1. 生理因素

(1) 体位:卧位时肾素活性是立位时的 50%。坐位时肾素活性是立位时的 75%。

(2) 生物钟节律:同一状态下,清晨 2—8 时肾素分泌量最高,下午 12—18 时分泌量达低限。

(3) 女性:排卵期,肾素活性最低,黄体期最高。妊娠过程中,血浆肾素浓度升高,分娩后降至正常。

(4) 年龄:肾素活性随年龄增长而降低。

2. 药物因素 避孕药可使肾素活性增高,停药后可回到原有水平,因此试验前宜停用避孕药 1 周。抗高血压药:如利尿剂、ACEI、钙拮抗剂、α 受体阻滞剂可使肾素活性升高;而 β 受体阻滞剂、可乐定使肾素活性降低,因此,测定前宜停用各类抗高血压药 2 周以上。

(三) 检测方法

1. 放射免疫分析法 检测人体血浆中肾素含量以血浆肾素活性(PRA)的方式表达。血浆中内源性肾素催化血管紧张素原产生血管紧张素Ⅰ的速率被称为血浆肾素活性。所以临床上血浆肾素活性的测定是以血管紧张素Ⅰ(AngⅠ)产生的速率来表示。

2. 增强化学发光法 此法通过酶催化化学发光底物,并用化学发光仪测定各孔的发光强度,发光的强度随肾素浓度的升高而逐渐上升。这样通过不同浓度的标准品绘制标准曲线可以快速定量检测血清中肾素的浓度。此法仪器要求高、试剂成本高。

3. 高效液相色谱法 从 1982 年开始有报道用高效液相色谱法来评价肾素的活性,并有高效液相色谱法与其他方法的联用直接检测肾素浓度或肾素活性分析的技术开发研究,有报道称高效液相色谱法与放射免疫分析法有很好的相关性。

4. 酶联免疫分析法(ELISA) 直接检测肾素总浓度的方法,这种方法的局限是检测的肾素总含量包括无活性的肾素,而血浆中肾素的含量比较少,此法的灵敏度不如放射免疫分析法,目前的开发也只用于科研。

所以,目前临床实验室对人体样本肾素检测的方法主要用放射免疫分析法。

(四) 原理

放射免疫分析法检测血浆肾素活性是通过对照比较单位时间内血管紧张素Ⅰ的含量变化,获得血管紧张素Ⅰ产生的速率;是基于标记的血管紧张素Ⅰ和标准及要分析的血样中的血管紧张素Ⅰ对一固定的和有限的抗体结合位置之间的竞争;温育之后,结合在抗体上的标记的血管紧张素Ⅰ的量反比于存在于样品中未标记的血管紧张素Ⅰ的量;单位为 ng/(mL·h)。

（五）方法学评价

1. 灵敏度 0.1 ng/mL。

2. 曲线范围 0.19~6.0 ng/mL[(nmol/L):(ng/mL)×0.771]。

3. 精密度 批内变异系数(CV)<10%,批间变异系数(CV)<15%。

4. 非特异性结合率 小于 5%。

5. 零管结合率 大于 30%。

（六）参考区间

1. 普通饮食血管紧张素Ⅰ 卧位的测定范围:0.07~1.51 ng/mL。立位的测定范围:0.33~5.15 ng/mL。

2. 低钠饮食血管紧张素Ⅰ 卧位的测定范围:0.92~1.65 ng/mL。立位的测定范围:1.75~7.42 ng/mL。

3. 肾素活性 (2.85±0.35)ng/(mL·h)。

（七）临床意义

1. 血浆肾素活性增高 见于继发性醛固酮增多症、巴特(Bartter)综合征、肾脏血管外膜细胞肿瘤、德斯密特(Desmit)综合征等;血浆容积减少,如出血、肾上腺功能减退及应用利尿剂,治疗后亦可增加;单侧动脉狭窄、患病部位的肾静脉血中肾素浓度增加;肾病、充血性心力衰竭时缓慢增加。

2. 血浆肾素活性降低 见于原发性醛固酮增多症;血浆容量增加,如盐摄取量高;用类固醇治疗;尚有约 20% 的自发性高血压病,其血浆肾素活性也降低。

四、血管紧张素Ⅱ

血管紧张素Ⅱ是在 ACE 的作用下,血管紧张素Ⅰ水解,剪切 C-末端两个氨基酸残基,产生一个 8 肽成为血管紧张素Ⅱ(AngⅡ)。血管紧张素Ⅱ的主要生理作用:①直接作用于血管平滑肌,使全身微动脉收缩,阻力增加,血压升高,使静脉收缩,增加回心血量;②促进交感神经末梢释放去甲肾上腺素;③作用于脑部的后缘区和穹隆下器等部位的血管紧张素受体,使交感缩血管紧张加强;④强烈刺激肾上腺皮质球状带细胞合成和释放醛固酮,促进肾小管和集合管对 Na^+ 和水的重吸收,并使细胞外液量增加,升高血压;⑤刺激血管升压素释放;⑥抑制压力感受反射,降低由血压升高引起的心率减慢。在正常生理情况下,循环血中血管紧张素的浓度较低。因此,对正常血压的维持作用不大。在某些病理情况下,如失血、失水时,肾素-血管紧张素系统的活动加强,并对循环功能的调节起重要作用。血管紧张素测定目前临床上检测的有血管紧张素Ⅰ和血管紧张素Ⅱ,血管紧张素Ⅰ的测定是用于评价肾素活性,而通常所说血管紧张素测定则是指血管紧张素Ⅱ的测定。

（一）标本采集

待患者脉搏稳定后,坐姿采集肘静脉血 2~5 mL,迅速注入放在冰水浴中冷却的含 20 μL EDTA 的抗凝管中,摇匀,即刻再放回冰水中冷却,待离心时取出。1000 g 离心 5 min,低温(4 ℃以下)离心分离血浆。取血浆 1 mL 放入另一管已预冷的含有 10 μL 酶抑制剂 1 和 20 μL 酶抑制剂 2 的试管中摇匀,立刻测定或置−20 ℃冰箱保存,可保留两周。

（二）分析前变异

因为血管紧张素Ⅱ是由肾素作用于血管紧张素Ⅰ转化而来,所以血管紧张素Ⅱ的分析前变异与肾素的活性密切相关,故血管紧张素Ⅱ的分析前变异与肾素的活性相同。

（三）检测方法

血管紧张素Ⅱ的测定方法有酶联免疫分析法、增强化学发光法和放射免疫分析法,其中酶联免疫分析法多用于科研,增强化学发光法成本较高,所以目前临床实验室主要还是采用放射免疫分析法(碘[125I]放射免疫分析法)。

（四）原理

碘[125I]放射免疫分析法采用竞争性放射免疫分析法检测血浆中血管紧张素Ⅱ的含量。待测血浆、标准品中的血管紧张素Ⅱ和125I-AngⅡ与有限量的抗体竞争结合,125I-AngⅡ一部分与抗体结合为复合物,另一部分游离。加入分离试剂,离心使复合物部分沉淀与游离部分分离,弃去上清液,测定沉淀物的放射性计数,待测血浆和标准品中血管紧张素Ⅱ含量与复合物的放射性强度成负相关。

（五）方法学评价

1. 灵敏度 0.15 ng/L。

2. 精密度 批内变异系数(CV)<10％,批间变异系数(CV)<15％。

3. 非特异性结合率 小于5％。

4. 零管结合率 大于30％。

（六）参考区间

(1) 坐姿:(50.3±21.2)ng/L。

(2) 普通饮食卧位:28.2～52.2 ng/L。立位:55.3～115.3 ng/L。

(3) 低钠饮食卧位:30.6～101.0 ng/L。立位:64～120 ng/L。

（七）临床意义

1. 血管紧张素Ⅱ水平升高

(1) 生理性升高:见于低钠饮食、月经周期黄体期、妊娠等。

(2) 病理性升高:见于继发性醛固酮增多症、巴特(Bartter syndrome)综合征、肾血管瘤、单侧肾动脉狭窄、肾脏球旁细胞肿瘤、出血、肾上腺功能低下、利尿治疗所致的血容量减少、口服避孕药、肝硬化、肾炎、充血性心力衰竭、原发性高血压、甲状腺功能亢进、嗜铬细胞瘤等。

2. 血管紧张素Ⅱ水平降低

(1) 生理性降低:见于高钠饮食、月经周期卵泡期等。

(2) 病理性降低:见于类固醇治疗后。

五、醛固酮

醛固酮(aldosterone)是肾上腺皮质分泌的类固醇激素之一。它是由血液中胆固醇经过一系列的酶促反应合成的,其中包括在碳18位(C_{18})修饰了一个甲基(—CH_3)而最终形成一个独特的醛基(—CHO),这就是醛固酮名称的由来。醛固酮的分泌是通过肾素-血管紧张素系统实现的。血管紧张素Ⅱ和血容量增加可以快速刺激醛固酮释放,它在循环中有50％～60％与蛋白质松散结合,其余呈游离状态。醛固酮经过肝脏(葡萄糖苷化)和肾脏(还原)代谢成水溶性的产物最终经尿排出体外,而尿游离醛固酮量不足总量的1％。醛固酮通过进入肾脏远曲小管和集合管上皮细胞后,与胞质内受体结合,形成激素-受体复合体,后者通过核膜,与核中DNA特异性结合位点相互作用,调节特异性mRNA转录,最终合成多种醛固酮诱导蛋白,进而使腔膜对Na^+的通透性增大,线粒体内ATP合成和管周膜上钠泵的活动性增加。从而导致对Na^+的重吸收增强,对水的重吸收增加,K^+的排出量增加。

醛固酮的生理功能如下。

1. 在肾脏 作用于肾脏远曲小管和肾皮质集合管,增加对Na^+的重吸收和促进K^+的排泄,也作用于髓质集合管,促进H^+的排泄,酸化尿液。

2. 在中枢神经系统 作用于中枢神经系统中的下丘脑,下丘脑分泌激素促使垂体释放抗利尿激素,进行肾小管对水分的重吸收作用。

3. 参与机体调节机制

(1) 肾素-血管紧张素-醛固酮系统:血压下降时,近肾小球细胞会释放出肾素,血管紧张素原经肾素作用生成不具生理活性的血管紧张素 Ⅰ,血管紧张素 Ⅰ 经血管紧张素转换酶作用生成具生理活性的血管紧张素 Ⅱ。血管紧张素 Ⅱ 可作用于肾上腺皮质部,促进醛固酮的合成和分泌。

(2)交感神经系统:当身体产生一些负面情绪时,如焦虑、害怕、血压升高等,会促使交感神经刺激醛固酮的形成。

(3)血液中 Na^+ 浓度:当血液中 Na^+ 浓度过低时,会促进醛固酮的合成,以进行 Na^+ 的再吸收作用。

(4)醛固酮负反馈:当血液中醛固酮的浓度达到一定量时,会对醛固酮产生机制发生负反馈作用以降低醛固酮的合成速率。

血浆醛固酮在血循环中 30%～40% 以游离形式存在,约有 6% 的未经代谢的醛固酮从尿液排出。临床上对血浆和尿液的醛固酮分别进行测定。

(一)标本采集

1. 血液标本采集 卧位:早晨 6:00～8:00 起床前,空腹静脉采血,肝素抗凝。立位:起床后 3 h,空腹静脉采血,肝素抗凝。采血过程要避免标本溶血。

2. 尿液标本采集 用 5～10 mL 冰醋酸作防腐剂,收集 24 h 尿液并记录尿量,送混合尿 50 mL 做醛固酮检测。

(二)分析前变异

醛固酮降解后的主要产物为四氢醛固酮,均从尿中排出。醛固酮的分泌具有类似于皮质醇的昼夜分泌节律,即清晨高、夜晚低,同时还受到肾素-血管紧张素系统和血液电解质的调节。醛固酮是维持机体水、电解质平衡的重要激素。所以,钠与水的潴留与体内醛固酮有关。另外,低钠膳食、大量出汗可致尿中醛固酮排出量增加;水吸收过度、高渗生理盐水输注过量、钾摄取量低可致尿醛固酮排出量减少。

(三)检测方法

醛固酮的测定有酶联免疫分析法、增强化学发光法和放射免疫分析法,其中酶联免疫分析法,目前只限用于科研,增强化学发光法成本较高,所以目前临床实验室多采用放射免疫分析法(碘[125I]放射免疫分析法)。

(四)原理

碘[125I]放射免疫分析法采用液相平衡竞争放射免疫分析法检测样本中醛固酮含量。125I 标记抗原(* Ag)与未标记抗原(Ag)竞争限量抗体(Ab)上的结合位点。Ag 浓度和 * Ag-Ab 复合物成负相关的函数关系,并表现在剂量反应曲线上,以该曲线为依据即可对样品进行定量。

(五)方法学评价

1. 准确度 回收率 95%～109%。

2. 灵敏度 3.7 ng/L。

3. 精密度 批内变异系数(CV)<7.3%,批间变异系数(CV)<9.6%。

4. 特异性 与下列物质交叉反应率为:COR 皮质醇 $\leqslant 2.0 \times 10^{-1}$%,$E_2$ 雌二醇 $\leqslant 1.0 \times 10^{-2}$%,TESTO 睾酮 $\leqslant 1.2 \times 10^{-2}$%。

5. 非特异性结合率 小于 3%。

6. 特异性结合率 大于 30%。

(六)参考区间

1. 血浆醛固酮 普通饮食:卧位为 45～175 ng/L,立位为 98～275 ng/L。低钠饮食:卧位为 51～116 ng/L,立位为 127～619 ng/L。

2. 尿液醛固酮 11.1～27.7 nmol/24 h[(4～10)μg/24 h]。

(七)临床意义

1. 血浆醛固酮增高

(1)生理情况下:低盐饮食、大量钠离子丢失、钾摄入过多可致醛固酮分泌增加;妇女月经的黄体期,妊娠后期可见醛固酮增高;体位改变,立位时升高,卧位时降低,故测定醛固酮时要采用固定采血方式。

(2)原发性醛固酮增多症:如肾上腺醛固酮瘤、双侧肾上腺皮质增生、分泌醛固酮的异位肿瘤等。由于醛固酮分泌增加,导致水、钠潴留,血容量增加,临床表现为高血压和低钾血症。

(3)继发性醛固酮增多症:如充血性心力衰竭、肾病综合征、腹水性肝硬化、Bartter 综合征、肾血管性高血压、肾素瘤等。其特点是血浆肾素活性升高,血管紧张素和醛固酮分泌增多,临床表现为水肿、高血压和低钾血症等。

(4)药物作用:长期口服避孕药、雌激素类药物,可促进醛固酮分泌。

2. 血浆醛固酮降低

(1)肾上腺皮质功能减退:如艾迪生病。

(2)服用某些药物:如普萘洛尔、甲基多巴、利舍平、可乐定、甘草和肝素等以及过多输入盐水等情况可抑制醛固酮分泌。

3. 尿液醛固酮升高　原发性醛固酮增多症和继发性醛固酮增多症、肾病综合征、出血、充血性心力衰竭、肝硬化、特发性水肿、体位性高血压、肾上腺肿瘤、肾上腺髓质增生、妊娠子痫、肾小管性酸中毒、先天性醛固酮增多症、21-羟化酶缺乏症、Bartter 综合征等。

4. 尿液醛固酮降低　肾上腺皮质功能减退症、库欣综合征、17-α-羟化酶缺乏症、单纯脱氧皮质酮分泌过多、11-羟化酶缺乏症、利德尔综合征、特纳综合征等。

第五节　其他心血管疾病风险标志物

一、同型半胱氨酸测定

同型半胱氨酸(HCY)是一种含硫氨基酸,是蛋氨酸和半胱氨酸代谢的中间产物。同型半胱氨酸于1932 年由 De Vgneaud 发现,其结构为 $HSCH_2(NH_2)CO_2H$。血浆中存在氧化型和还原型同型半胱氨酸2 种形式,氧化型含二硫基,包括同型半胱氨酸和胱氨酸;还原型含硫基,包括同型半型半胱氨酸及半胱氨酸。正常机体存在少量同型半胱氨酸,还原型仅占 2%。有关研究的 Meta 分析结果显示,大约 10%的CAD 由高同型半胱氨酸血症所致,血浆同型半胱氨酸每增加 5 μmol/L 相当于胆固醇增加 0.5 mmol/L(20 mg/dL)造成的危害。前瞻性研究和病例对照研究显示,即使同型半胱氨酸水平中度升高也会增加AS 的形成和心血管疾病的死亡。同型半胱氨酸致 AS 机制有如下几点。

1. 同型半胱氨酸造成内皮损伤及功能异常　同型半胱氨酸抑制内皮细胞产生前列环素(PGI),导致血管舒张功能受损。同型半胱氨酸使过氧化脂质水平升高而致内皮细胞损伤。同型半胱氨酸还抑制一氧化氮合成酶,使一氧化氮生成减少。

2. 刺激血管平滑肌增生　动物实验显示,同型半胱氨酸可致主动脉平滑肌细胞由静止期进入增殖期,激活丝裂原,活化蛋白激酶,使小牛主动脉平滑肌细胞增殖。

3. 破坏机体凝血和纤溶的平衡　在伴有同型半胱氨酸的人体和动物模型中,呈现血小板聚集功能亢进,血浆血栓烷 A 水平升高,纤溶酶原激活物活性降低,PGI 水平降低,从而使同型半胱氨酸起到促凝作用,导致血栓的形成。

4. 对脂质代谢的影响　同型半胱氨酸促使低密度脂蛋白胆固醇(LDL-C)氧化修饰及泡沫形成。

体内同型半胱氨酸的水平被称为 H 值(H Score),H 值可以更准确地预测患心脏病或中风的危险度,而且能比基因更好地预测患老年痴呆症的危险性。

二、促血栓形成相关危险因子

CHD 患者常见血小板活性增加,黏附、聚集于血管壁上,在斑块破裂后导致局部血栓形成。冠状动脉内血栓生成是冠心病发展加剧的主要因素之一,是特发性冠状动脉事件发生的最重要的原因。

1. 纤维蛋白原 纤维蛋白原升高将增加血液黏滞度,增强血小板聚集性,促使血栓形成。

2. 凝血因子Ⅶ和PAI-1凝血因子Ⅶ 当组织损伤时,如斑块破裂后,将释放组织凝血活素,在血浆 Ca^{2+} 作用下和因子Ⅶ结合成复合体,激活因子Ⅹ,催化纤维蛋白原变成纤维蛋白,在动脉血栓的形成中起重要作用。

研究显示,高浓度纤维蛋白原、凝血因子Ⅶ和纤溶酶原抑制物1(PAI-1)与CHD的发病率和死亡率增加有关。促凝因素的增加是血栓形成的决定性因素,在CHD急性发生过程中起重要作用。研究证明,纤维蛋白原和LDL-C同时升高显著增加了CHD的危险性;而低纤维蛋白原水平时,CHD的发病几乎不受LDL-C的影响。促凝危险因素经常和其他危险因素合并存在,如纤维蛋白原与吸烟、年龄之间,Ⅶ因子与TG、胆固醇之间,PAF-1与胰岛素和肥胖之间均存在高度相关。这种合并存在会大大增加CHD的发病率。因此认为,血浆纤维蛋白原基因多态性均与血浆纤维蛋白原水平升高有关,都与冠状动脉事件发生危险性增加相关联。积极控制促凝因子的活性越来越受到重视。

三、妊娠相关血浆蛋白A

妊娠相关血浆蛋白A(pregnancy associated plasma protein-A,PAPP-A)是金属结合蛋白酶锌脂多肽超家族成员之一,在不稳定性动脉粥样硬化斑块内含量高。斑块的易损性被认为与粥样硬化部位增多的炎性细胞活动有关。激活的巨噬细胞参与冠状动脉局部的炎症过程,它分泌的PAPP-A通过对胰岛素生长因子结合蛋白4(IGFBP-4)的蛋白水解作用引起游离胰岛素样生长因子-Ⅰ(IGF-Ⅰ)释放增加及其生物活性增强,从而导致纤维帽变薄,斑块脆性增加和破裂,引发冠状动脉事件。

四、其他生物化学因子

血栓形成的血浆纤维蛋白原、纤溶酶原抑制物1(PAI-1)、D-二聚体、白介素-6(IL-6)、可溶性细胞间黏附分子(sICAM-1)、E-选择素、P-选择素和胰岛素/糖耐量异常等都是近年发现的CHD的生物化学危险因素,还需大规模的临床试验来进一步论证其在CHD的发生发展过程中的主要作用。

第六节 心肌损伤标志物的选择和评价

1979年WHO提出AMI诊断标准后,AST、LDH、CK及其同工酶构成了心肌酶谱。1989年心肌肌钙蛋白T(cTn T)试剂出现并用于诊断AMI,1992年cTn T首次用于UAP的监测。目前,公认Mb和CK-MB亚型可用于AMI早期诊断,肌钙蛋白为心肌损伤的确诊标志物。NYHA认为,Mb是用于心肌损伤的最佳早期标志物。在AMI时可快速入血,故在AMI发生的1.5~6 h内,通过动态检测二次血清Mb水平可早期诊断是否有AMI发生。如第二次检测值明显高于第一次检测值,则具有极高的阳性预测价值;如动态检测二次测定值间无差异,则具有100%的阴性预测价值,排除AMI的可能性。但应注意的是,严重休克、广泛性创伤、终末期肾功能不全、心肌炎、急性感染、肌炎或肌病时Mb均可能升高。因而应注意与AMI进行鉴别诊断。Mb的窗口时间最短,仅为3~4天,故在疾病发生后该指标不能用于回顾性分析。

cTn I/cTn T被ESC和AHA(美国心脏协会)一致性评为是诊断AMI的高特异性和高敏感性的确诊标志物。在用于确定临床诊断急性心肌损伤的准确性、对未及时应诊患者的后期回顾性诊断、区别同时有骨骼肌和心肌损伤时的心肌损伤程度、溶栓治疗再灌注的疗效评估、心脏手术时对心肌损伤程度和修复的评估都是非常有用和全新的确诊性指标。CK-MB质量检测的敏感性和特异性都大大高于CK-MB活性,故当没有开展cTn I或cTn T检测时,可用CK-MB质量协助临床诊断,其对于诊断ACS和评价心肌损伤程度,以及在敏感性和特异性方面都接近肌钙蛋白。

总之,心肌损伤标志物的应用原则可包括以下几点。

(1) 目前AMI诊断仍沿用WHO标准,即临床表现、心电图和实验室检查,三者中有两项阳性即可诊断。对临床表现和心电图均有明显改变者,在心肌损伤标志物检查结果报告前,应立即采取必要的诊治措施。

（2）在考虑 AMI 诊断时，心脏标志物检测结果的评价应结合临床表现（病史、体格检查）和心电图的检查结果。cTn 或 CK-MB 质量的检测值高于参考范围上限值的 ACS 患者存在心肌损伤，结合相应的临床表现、心电图检测结果，可以考虑诊断为 AMI，属高危险性。

（3）cTn T 和 cTn I 是目前诊断心肌损伤灵敏性和特异性最好的生物化学标志物。

（4）心肌酶对 ACS 和 AMI 的诊断灵敏性和特异性均低于心肌蛋白，在不能进行 cTn T 和 cTn I 检测时，可以应用 CK-MB 质量测定，或再加测总肌酸激酶。其他心肌酶在诊断 AMI 时不再应用。

（5）cTn 或 CK-MB 质量的检测值高于参考范围上限值，表明已存在心肌损伤。若患者不存在心肌缺血的机制，应考虑其他引起心肌损伤的病因。

（6）要注意 AMI 时心肌损伤标志物的时相变化，AMI 诊断可应用 2 类标志物。①早期标志物（Mb 和 CK-MB）：在 AMI 发生 6 h 内血中即升高。②确诊标志物（cTn T 和 cTn I）：AMI 发生后 6～12 h 血中升高。

（7）临床表现怀疑 ACS 时，结合临床心肌损伤标志物的检测结果判定。

①发病 6 h 内 Mb 阴性有助于排除 AMI。

②发病 24 h 内 cTn 检测值至少应有 1 次超过参考范围上限值（第 99 百分位点）。

③CK-MB 检测值至少两次超过特定的参考范围上限值（第 99 百分位点）。

④如不能检测 cTn 或 CK-MB 时，总 CK 检测值应超过特定参考范围上限值的两倍以上。

（8）已确诊为 AMI 的患者，临床观察了解疗程中有无再梗死及梗死范围有无扩大时，Mb 和 CK-MB 是较好的标志物。

本章小结

心肌损伤标志物是近 10 年来临床化学中发展最快的部分，出现了一批新项目及许多研究应用报告。国际学术会议和我国心脏病和临床化学界都为此举办过专题讨论会，提出了规范化的应用准则。心肌梗死是临床常见的致命性疾病，随着心肌损伤标志物诊断特异性、敏感性的提高，它在 AMI 诊断中的地位日益提高，为了满足新的需求，国际多个学术团体希望修改 1979 年 WHO 提出的 AMI 诊断标准，以肌钙蛋白阳性作为判断有无心肌损伤的主要指标。虽然这种认识存在争议，但它显示了心肌损伤标志物的重要性。

心脏标志物是能标示多种心脏病存在的实验室指标。本章讨论了冠心病的危险因素，随着社会的进步和对疾病预防的重视，危险因素概念类指标将越来越多地出现在临床化学中。心肌损伤的标志物，历来被临床所重视，特别是敏感性和特异性都高的肌钙蛋白为心肌损伤的诊断带来了新气象，提高了对微小损伤的诊断成功率，也有了急性冠状动脉综合征等新概念，诊断指标从酶类为主转向了以蛋白质类为主。为了满足溶栓疗法的需要，促使一些新标志物的研究和开发，肌红蛋白成了早期诊断指标的代表，生化指标应用开始进入心肌缺血期和血栓形成期。近 10 年在心脏标志物研究中，另一重要进展是 B 型尿钠肽的开发和利用，为诊断心力衰竭提供了新手段，提高了隐性或轻度心力衰竭的诊断成功率。高血压指标的广泛应用，有利于根据个体特点选用相应的药物及疗效观察，提高治疗水平。

近 10 余年来，心脏标志物的进步使其在心血管疾病的诊治中发挥着越来越重要的作用，这必将导致心血管疾病的死亡率明显下降。

（杨惠聪）

第十六章 内分泌功能检验

学 习 目 标

1. 掌握激素的概念、分类及作用机制，甲状腺功能紊乱、肾上腺功能紊乱、生长激素及胰腺功能紊乱的实验室诊断指标及其应用。

2. 熟悉内分泌疾病实验室检测的常用方法及影响因素，嗜铬细胞瘤实验室生化检测指标和检测方法。

3. 了解各种激素的代谢及其调节。

4. 具有对常见内分泌疾病常用指标进行评价和检测的能力。

5. 能正确应用检测结果对内分泌疾病进行初步诊断。

案 例

患者，女，50岁。因突发呼吸困难入院。有高血压病史2年，否认高血压家族史。体格检查：P 120次/分；BP 240/180 mmHg；中度呼吸窘迫；眼底动脉狭窄，动静脉交叉压迫，无视神经盘水肿；两侧肺部均可听到湿啰音；心脏无杂音，可闻及重叠奔马律。

实验室检查：Na^+ 140 mmol/L，K^+ 4.1 mmol/L，Cl^- 101 mmol/L，HCO_3^- 25 mmol/L，BUN 4.3 mmol/L，Cr 95 μmol/L。尿常规检查正常。心电图：正常窦性心律，左室肥大。

问题：

1. 请对本病例做出初步诊断。

2. 本病例需要做哪些鉴别诊断？

3. 本病例确诊以后需进一步做哪些检查来判断有无并发症？

第一节 概 述

一、激素的概念、分类及作用机制

（一）激素的概念

激素（hormone）是由机体某些内分泌腺或内分泌细胞合成并直接分泌入血的生物活性物质，经血液循环送到并作用于靶器官、靶细胞，调节特定的代谢和生理过程。广义的激素概念包括原经典激素和众多的生长因子、细胞因子、神经肽和神经递质。激素种类不同、成分不同，功能也就不同。

（二）激素的分类

已知的激素和化学介质达150余种，其分类及名称也多种多样。根据化学本质的不同，可将激素分为4类：①蛋白质及肽类，主要有甲状旁腺激素、下丘脑激素、垂体激素、心肌激素、胃肠道激素等；②氨基酸衍生物类,主要有甲状腺激素、肾上腺髓质激素等;③类固醇类,主要有肾上腺皮质激素和性激素;④脂肪酸衍生物类,主要有前列腺素等。

(三)激素的作用机制

激素可作用于相应的靶细胞,是因为靶细胞含有能与激素特异结合的受体(receptor)。通过受体可将激素作用的信息转化成为启动细胞内一系列化学反应的信号,最终表现出激素的生物学效应。激素与受体的结合具有高度特异性和高度亲和性。

根据受体在细胞的定位不同,可将激素的作用机制分为 2 种。

1. 通过细胞膜受体起作用 主要为蛋白质及肽类和氨基酸衍生物类激素,此类激素具有亲水性。

2. 通过细胞内受体起作用 主要为类固醇激素、甲状腺激素等,此类激素具有脂溶性。

二、内分泌功能常用的生物化学检验方法

内分泌紊乱疾病的实验诊断目的:一是确定患者是否存在某一种内分泌功能紊乱;二是若存在紊乱,则进一步确定病变部位和性质。

(一)内分泌疾病常用的生物化学检验方法

根据检验目的不同,将诊断内分泌疾病的临床生物化学检验方法分为以下 3 种。

1. 直接检测血液或体液中某激素及其代谢物水平或转运蛋白的浓度 此类测定可以为是否存在内分泌紊乱及紊乱程度的诊断提供直接的客观指标。方法简便、适应性广,所以应用最多,常用的实验方法有生物化学方法(如高效液相色谱法)及免疫学方法(如放射免疫分析、酶联免疫分析等)。

2. 对某内分泌腺特有的或其分泌的激素所调节的生理、生化过程进行检验 如甲状腺功能紊乱时的碘摄取试验或基础代谢率测定,甲状旁腺功能紊乱时血钙测定等。本类测定有助于判断某一内分泌功能是否异常,但特异性不高,往往只能起辅助作用。

3. 动态功能试验 对调节系统的某一环节施用刺激性或抑制性药物,分别测定用药前后相应靶激素水平的动态变化。本测试有助于确定内分泌紊乱的病变部位(环节)和性质。

在上述检测中,应该注意的是,连续动态观察比一次测定的结果更可靠,联合检查比单项检查阳性率更高。因此,在诊断内分泌疾病时,实验室结果应密切结合病理、病因诊断结果、临床典型症状和体征,进行综合分析判断。

(二)影响内分泌功能测定的因素

1. 生物节律性变化 某些激素的分泌具有明显的节律性,如生长激素、肾上腺皮质激素和垂体促甲状腺激素等都有分泌的节律性,生育年龄妇女的垂体促性腺激素和卵巢分泌的甾类激素有月经周期的变化,这一点在收集标本时和结果判断时有十分重要的意义。

2. 年龄影响 不同年龄的人群,其激素分泌水平不同,如甲状腺激素、垂体激素、甾类激素等。这对于青春期、老年期和绝经期的妇女尤其重要,它会直接影响疾病的诊断与治疗。

3. 妊娠影响 妊娠期胎盘是一个巨大的内分泌器官,妊娠期各种内分泌激素的正常范围和临界值也与非妊娠妇女不同。

4. 药物影响 一些药物对激素分泌有明显影响,如口服避孕药对甾类激素的影响;抗精神、神经病药物可导致催乳素分泌改变等。

三、内分泌功能紊乱生物化学检验的评价

(一)方法评价

目前激素的检测多采用免疫化学法,尤其是荧光免疫分析(FIA)和化学发光免疫分析(CIA)已广泛应用于激素测定。但激素检测的标准化还存在问题,不同的实验系统所测定的结果可能有很大差异。因此,选择适当的实验系统至关重要。一旦选定,不要轻易改变。在选定实验系统后,应建立该系统测定的正常范围和临界范围。

（二）检验结果的临床应用评价

检验结果临床应用价值受多种因素影响,任何一项实验的检验指标都有一定的假性结果,其诊断灵敏度和特异性都不可能为100%。所以,在临床应用中应遵循下列原则。

(1)充分了解各项指标的意义及其局限性,并根据不同的对象和要求正确选择检测项目。

(2)连续动态观察比一次测定结果的可靠性要高很多。

(3)对于可引起多种激素分泌紊乱的某些内分泌疾病,多项指标的联合检查比单项检查更能获得较高的阳性率。

(4)严格进行室内和室间质量控制,促进激素测定的标准化,建立本实验室的参考值和临界值。

(5)不能仅根据一项试验检查结果进行诊断,而应密切结合其他手段、临床症状和体征作出综合判断。

另外,某些非内分泌组织的肿瘤细胞可分泌异源性激素,产生异源性内分泌病。异源性激素分泌均不受上述下丘脑-垂体-内分泌腺调节轴的影响,而呈自主性分泌的特点。有人提出,可分泌异源性激素的肿瘤细胞组织,在胚胎发育上与正常内分泌组织均起源于神经嵴外胚层,这类可分泌激素的组织细胞称为胺与胺前体摄取和脱羧系统(amine precursor uptake and decarboxylation system,APUD系统)。肿瘤组织中的APUD系统分化不完全,故具有产生异源性激素的内分泌功能。此外,一些调节内分泌功能的激素存在交叉效应,如促甲状腺激素释放激素除促进垂体释放促甲状腺激素外,还可增加垂体催乳素和生长激素的分泌。这些在有关内分泌紊乱的诊断中必须考虑到。

第二节 甲状腺功能检验

甲状腺是人体最大的内分泌腺,重20～25 g。甲状腺分为许多小叶,小叶又由无数囊状的滤泡构成,甲状腺激素就是在这些滤泡上皮细胞中合成的。

一、甲状腺素的分泌与调节

（一）甲状腺激素的代谢

1. 甲状腺激素的合成 甲状腺主要合成和分泌甲状腺素(thyroxine,T_4)和三碘甲腺原氨酸(3,5,3'-triiodothyronine,T_3)两种激素,T_3、T_4都是在甲状腺滤泡上皮细胞中合成,其生物合成过程包括:①碘的摄取;②碘的活化;③甲状腺球蛋白的碘化。T_3和T_4的结构如图16-1所示。

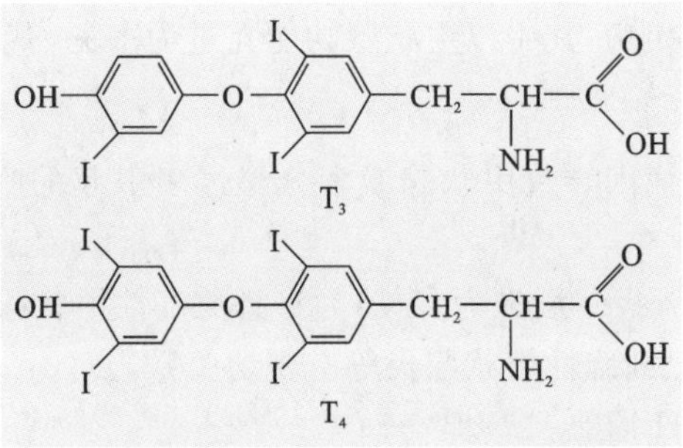

图 16-1 T_3和T_4的化学结构

(1)甲状腺对碘的摄取:食物中的碘在消化道被还原为离子碘(I^-)后入血。碘是合成甲状腺激素必需的元素,甲状腺是体内吸收和浓缩碘能力最强的器官。甲状腺上皮细胞可通过细胞膜上的"碘泵"主动摄取血浆中的碘(I^-),正常情况下,甲状腺中的碘为血浆中的数十倍。临床上利用甲状腺吸聚碘的能力(摄碘率)来诊断和治疗甲状腺疾病。

(2)碘的活化:被甲状腺上皮细胞摄取后的碘经过氧化物酶作用,以H_2O_2为氧化剂,生成活性碘。活性碘的形式可能是I_2、I^*或I^+,尚未定论。

（3）甲状腺球蛋白的碘化：甲状腺球蛋白（thyroglobulin，Tg）是存在于甲状腺滤泡上皮细胞内的一种糖蛋白，每分子约含 120 个酪氨酸残基，其中 20% 可被碘化，生成一碘酪氨酸（mono-iodotyrosine，MIT）和二碘酪氨酸（diiodotyrosine，DIT），再经基团转移生成 T_3 和 T_4。

2. 甲状腺激素的分泌、运输与降解

（1）分泌：在垂体促甲状腺激素刺激下，经过一系列变化，T_3、T_4 被甲状腺上皮细胞分泌、释放入血液。同时释放的 MIT 和 DIT 脱碘，脱出的碘可再次用于甲状腺激素的合成。

（2）运输：血液中的甲状腺激素 98% 为 T_4，T_3 仅为 2%，但 T_3 的生理活性比 T_4 大得多，甲状腺激素的总活性约 2/3 由 T_3 完成。T_3、T_4 在血浆中主要与甲状腺素结合球蛋白（thyroxine-binding globulin，TBG）结合而运输，其次是前清蛋白和清蛋白，测定血浆蛋白结合碘（PBI），可反映甲状腺激素的量。只有约占血浆中总量 0.4% 的 T_3 和 0.04% 的 T_4 为游离的，而只有游离的 T_3、T_4 才能进入靶细胞发挥作用。和蛋白结合的部分则对游离的 T_3、T_4 起调节、稳定的作用。

（3）降解：甲状腺激素的分解代谢包括脱碘、脱氨基或羧基、结合等反应。其中以脱碘反应为主，该反应受肝、肾及其他组织中特异的脱碘酶催化。T_4 在 5′ 位脱碘生成 T_3，T_3 再脱碘则失去生物活性。甲状腺激素可在肝脏中与葡糖醛酸结合形成葡糖醛酸苷，经胆汁排入肠腔，或在周围组织经脱氨、脱羧、氧化等产生无生理活性的代谢产物排出体外。

（二）甲状腺激素分泌的调节

甲状腺激素的合成与分泌主要受下丘脑-垂体-甲状腺轴的调节，同时也受血浆 TBG 的影响。

1. 下丘脑-垂体-甲状腺轴之间的调节 甲状腺激素的分泌直接受垂体分泌的促甲状腺激素（thyroid stimulating hormone，TSH）的调节。TSH 作用于甲状腺细胞膜上的受体，激活腺苷酸环化酶，使甲状腺激素分泌增加，并通过促进细胞摄碘及甲状腺球蛋白的碘化，增加甲状腺激素的合成。另外，TSH 还可以促进甲状腺的核酸及蛋白质合成，使腺体增大。TSH 的分泌受到下丘脑分泌的促甲状腺激素释放激素（thyrotropin releasing hormone，TRH）的控制。甲状腺激素的负反馈作用也可通过抑制 TRH 的分泌而减少 TSH 的分泌，进而控制甲状腺激素的分泌。血液中游离 T_3、T_4 水平的波动，负反馈地引起下丘脑释放 TRH 和垂体释放 TSH 的增加或减少，对机体保持下丘脑-垂体-甲状腺轴的动态平衡具有重要生理意义。

2. 血浆 TBG 的影响 血浆 TBG 正常时 T_3、T_4 分泌改变，可导致游离 T_3、T_4 的增减，从而引起疾病。但血浆 TBG 浓度的改变，也可导致甲状腺激素结合形式的动态平衡的变化，从而导致甲状腺分泌功能的改变。

二、甲状腺功能紊乱

甲状腺疾病是常见的内分泌疾病，其中以甲状腺功能亢进为多见，其次为甲状腺功能减退。

（一）甲状腺功能亢进

甲状腺功能亢进系指由多种病因导致甲状腺激素分泌过多引起的临床综合征，病因较为复杂，可分为以下几种。

（1）甲状腺性甲亢，其中以 Graves 病最为多见，为自身免疫性甲状腺疾病的一种特殊类型，但与其他自身免疫性甲状腺病，如慢性淋巴细胞性甲状腺炎等有密切关系。

（2）垂体性甲亢，如垂体 TSH 瘤。

（3）伴瘤综合征，如恶性肿瘤（肺、胃、肠、胰等）伴甲亢（分泌 TSH 类似物）。

（4）医源性甲亢和暂时性甲亢等。

由于甲状腺激素分泌过多出现的症状可与物质代谢增强、氧化加速、散热增多有关。患者有乏力、怕热、多汗、体重锐减、心悸、气促、食欲亢进、紧张、焦虑、易怒等症状。还可使糖耐量减低、糖尿病加重、血胆固醇降低、蛋白质分解加强等。

（二）甲状腺功能减退

甲状腺功能减退是由于多种原因引起的甲状腺激素合成、分泌或生物效应不足所致的一组内分泌疾

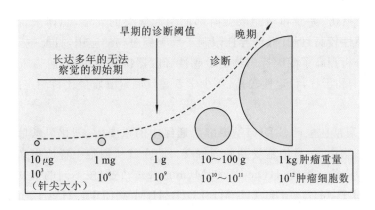

图 18-1 肿瘤生长、肿瘤大小和检测方法的关系

编码蛋白,若这些指标阳性则预示着预后较差。

（四）疗效监测

大部分肿瘤标志物的检测值和肿瘤治疗效果相关。标志物浓度的下降程度反映了治疗的成功程度。若治疗成功,如肿瘤完全切除和有效的放、化疗后,肿瘤标志物浓度应明显下降,下降至正常或治疗前水平的95％被认为治疗成功。若手术或放、化疗后,肿瘤标志物浓度未能如预期的下降,则说明治疗失败。肿瘤标志物下降的速度取决于标志物的半衰期,肿瘤标志物从高浓度降至正常,通常需要5～7个半衰期（表18-1）。

表 18-1 主要肿瘤标志物半衰期

肿瘤标志物	半衰期	参考范围
CEA	3～4 天	2.5～5 mg/L
CA19-9	8.5 天	<37 kU/L
AFP	4～5 天	<10 μg/L
PSA	2.3～3.2 天	<4 μg/L
HCG	12～20 h	5～10 U/L
CA15-3	8～15 天	<25 kU/L
CA125	4.8 天	<35 kU/L
SCC	20 min	<1.5 μg/L
CYFRA21-1	4 天	<1.8 μg/L
TPA	7 天	<95 kU/L

（五）复发监测

美国临床肿瘤学会（ASCO）关于直肠癌和乳腺癌肿瘤标志物的应用建议:手术后的患者应每隔2～3个月测定一次肿瘤标志物,至少连续进行两年,在未再给予治疗时,至少连续两次（两个时间日期）肿瘤标志物呈直线上升,可判断肿瘤复发。正在治疗的患者,肿瘤标志物的测定值增加25％,意味着疾病的恶化。为了可靠,2～4周应再复查一次。

 # 第二节 肿瘤标志物检验

一、酶类标志物

酶作为肿瘤标志物有较长的历史。并且具有如下特点:①酶类存在广泛,肿瘤的发生、发展涉及全身多种酶类;②许多脏器在损伤、炎症和功能改变时都能引起酶类的异常,总体来说酶类标志物特异性不高;③酶类标志物的敏感性较高,但其低特异性限制了酶类标志物的应用,目前主要用于肿瘤治疗和预后检测;④应用同工酶的分析提高了酶类标志物的敏感性和脏器特异性;⑤目前临床上主要测定酶的活性,酶的活性受多种因素影响和干扰,稳定性较差,不少学者建议测定酶质量代替测定酶活性。

(一)乳酸脱氢酶

1. 生物化学特性 乳酸脱氢酶(LDH)是糖酵解通路中的重要酶,催化乳酸脱氢生成丙酮酸的氧化反应,广泛分布在各种细胞中,一旦细胞受到肿瘤侵袭,LDH 就从细胞中释放出来,血中 LDH 水平也就随之升高。LDH 由 2 种亚单位组成:H(heart)和 M(muscle)。它们按不同的形式排列组合形成含 4 个亚基的 5 种同工酶,即 $LDH_1(H_4)$、$LDH_2(H_3M)$、$LDH_3(H_2M_2)$、$LDH_4(HM_3)$、$LDH_5(M_4)$,可用电泳方法将其隔离。

2. 临床意义

(1) LDH 在多种疾病,如心肌损伤、肝炎、肾炎;多种肿瘤,如肝癌、恶性淋巴瘤、白血病、卵巢癌、肺癌、胃癌等,都能升高,特异性较差。

(2) 由于各组织中的 LDH 含量较血清高上千倍,微量损伤也足以引起血清 LDH 的升高,故敏感性较高。分析无明显原因升高的 LDH 及其同工酶,可以为早期发现无症状肿瘤患者提供线索。

(3) 用于估计癌症患者有无转移和向何处转移,当肝癌患者脑脊液 LDH_5 升高,提示肿瘤向中枢神经系统转移。

(4) 血清中 LDH 水平在实质性肿瘤中与肿瘤大小相关,可用于检测病程、指示预后,但在监测治疗效果方面的价值并不是很大。

(二)碱性磷酸酶

1. 生物化学特性 在碱性条件下,碱性磷酸酶(alkaline phosphatase,ALP)能水解各种磷酸酯键释放出无机磷,在磷酸基的转移中起重要作用。碱性磷酸酶广泛分布于人体各器官中,其中以肝脏为最多,其次为肾脏、骨骼、肠和胎盘等组织。血清中的 ALP 主要来自肝脏和骨骼。生长期儿童血清 ALP 大多数来自成骨细胞和生长中的骨软骨细胞,少量来自肝。根据其来源不同,ALP 可分为 $ALP_1 \sim ALP_6$ 6 种同工酶,其中 ALP_2、ALP_3、ALP_4、ALP_5 分别称为肝型碱性磷酸酶、骨型碱性磷酸酶、胎盘型碱性磷酸酶和小肠型碱性磷酸酶。ALP 异常见于原发性和继发性肝癌、胆管癌。其他肿瘤,如前列腺癌、白血病、肉瘤、淋巴瘤的 ALP 也会升高。

2. 临床意义 ALP 与其同工酶结合,提高了诊断的敏感性和特异性。

(1) ALP 升高最常见于原发性和继发性肝癌,ALP、特别是肝型 ALP 同工酶判断肝癌转移要好于其他生物化学指标。

(2) 1986 年 Fishman 发现了 ALP 新的同工酶即胚胎型 ALP(PALP),此酶在滋养层合成,怀孕的妇女血清 PALP 升高。PALP 在正常人几乎为 0,其升高见于各种癌症,如卵巢癌、胃肠道癌、精原细胞癌和霍奇金病。

(3) ALP 骨同工酶(BALP)是判断癌症骨转移的很好标志,BALP 的急剧升高常意味着成骨细胞的破坏,BALP 的缓慢升高意味着溶骨性损伤,见于乳腺癌转移。

(4) 动态观察 ALP 及其同工酶的变化有助于肿瘤预后判断。如 M_0 期前列腺癌的患者 BALP 为 10 μg/L、$M_1 \sim M_4$ 期的患者为 83.2 μg/L。ALP 正常者有较好的预后,平均生存期为 38 个月,ALP 异常的平均生存期为 19 个月。

(三)神经元特异性烯醇化酶

1. 生物化学特性 神经元特异性烯醇化酶(neuron-specific enolase,NSE)又称磷酸烯醇转化酶,是参与糖酵解途径的烯醇化酶中的一种,用于催化 2-磷酸甘油酸裂解生成水及烯醇式磷酸丙酮酸。它存在于神经组织和神经内分泌组织中。NSE 在脑组织细胞的活性最高,在外周神经和神经分泌组织中的活性水平居中,最低值见于非神经组织、血清和脊髓液。它被发现在与神经内分泌组织起源有关的肿瘤中,特别是小细胞肺癌(SCLC)中有过量的 NSE 表达,导致血清中 NSE 明显升高。

2. 临床意义

(1) 小细胞肺癌患者血清 NSE 明显增高,其诊断灵敏度达 80%,特异性达 80%～90%,而非小细胞肺癌(NSCLC)患者并无明显增高,故 NSE 可作为 SCLC 与 NSCLC 的鉴别诊断。血清 NSE 水平与 SCLC 的临床分期成正相关,因此,血清 NSE 检测对 SCLC 的病情检测、疗效评价及预测复发具有重要的临床价值。

(2) 神经母细胞瘤时,NSE 阳性率可达 96%～100%,其测定值明显增高,血清 NSE 水平与病期及预后相关。测定血清 NSE 对该类肿瘤的早期诊断及预后判断具有较高的临床价值。

(3) 血清 NSE 增高还可见于少数 NSCLC、甲状腺髓样癌、嗜铬细胞癌、转移性精原细胞癌、黑色素瘤、胰腺内分泌瘤等。

(4) 正常红细胞中存在 NSE,若标本溶血将影响结果。

(四) 前列腺酸性磷酸酶

1. 生物化学特性 前列腺酸性磷酸酶(PAP)系由成熟的前列腺上皮细胞合成及分泌的糖蛋白,经前列腺管道进入精囊,由尿道排出。前列腺癌时,癌细胞产生的前列腺酸性磷酸酶由于无导管或腺体导管被癌细胞破坏,故直接被吸收入血液循环,而导致血清前列腺酸性磷酸酶升高。部分良性前列腺增生患者血清前列腺酸性磷酸酶可升高,此时应临床判断及随访观察。

2. 临床意义

(1) PAP 可用作前列腺癌的诊断、治疗效果及预后评估与转移性骨肿瘤的鉴别诊断,有资料统计伴骨转移的前列腺癌患者前列腺酸性磷酸酶升高者占 80%。

(2) 部分良性前列腺增生患者血清前列腺酸性磷酸酶可升高,此时应进行临床判断及随访观察。近期前列腺直肠指检可引起血清前列腺酸性磷酸酶升高,因此宜于检查前或检查后 2 周采血测定。标本切忌溶血,否则亦可使测定结果异常。

(五) 前列腺特异性抗原

前列腺癌是老年男性生殖系统最常见的恶性肿瘤,发病率随年龄的增加而增长。如能早期发现,通过根治性前列腺切除术有治愈的可能,因此早期发现和诊断极为重要。前列腺特异性抗原(prostate specific antigen,PSA)是一种存在于精液中的蛋白酶,是前列腺癌最主要的肿瘤标志物。

1. 生物化学特性 前列腺特异性抗原由前列腺上皮细胞合成分泌至精液中,是精液的主要成分之一。在 20 世纪 60 年代末,研究免疫避孕过程中 Hare 等人发现,在前列腺液及精液中含有一种相对分子质量大约为 34000 的精液特异性蛋白质。1979 年从前列腺组织中提取并纯化了这种蛋白质。由于这种蛋白质只在前列腺组织中存在,故被命名为前列腺特异性抗原。正常人的 PSA 主要存在于精液中,浓度约为血清的 100 万倍。当肿瘤发生时,前列腺和淋巴系统间的组织屏障被破坏,前列腺内容物进入血液循环,血中 PSA 升高,每克前列腺癌使血清 PSA 升高 3 μg/L。血清 PSA(t-PSA)中有 80% 以结合形式存在,故称为复合 PSA(c-PSA);20% 以游离形式存在,成为游离 PSA(f-PSA)。

参考范围:[t-PSA]<4.0 μg/L;[f-PSA]<0.8 μg/L;[f-PSA]/[t-PSA]>0.25。

2. 临床意义

(1) 早期发现前列腺癌:PSA 是目前可用于筛查的肿瘤标志物,但 PSA 在低浓度和良性前列腺增生时会有重叠。为了改善 PSA 早期诊断的能力,学术界提出了几种方法。①以年龄调整参考范围的上限:40～49 岁为 2.5 μg/L,50～59 岁为 3.5 μg/L,60～69 岁为 4.5 μg/L,70～79 岁为 6.5 μg/L。②PSA 增长的速率:高速率增长者(每年 0.75 μg/L)为癌症。③PSA 密度:PSA 浓度与超声测量前列腺体积的比值,如 PSA 浓度为 4～10 μg/L,直肠指征阴性,但密度阳性,则可能是癌症。④[f-PSA]/[t-PSA]具有重要的诊断价值,特别是当[t-PSA]在 4～10 μg/L 时,[f-PSA]/[t-PSA]为 0.15,可作为前列腺肥大和前列腺癌的鉴别要点,[f-PSA]/[t-PSA]<0.15 时,前列腺癌的可能性较大。PSA 浓度越高,[f-PSA]/[t-PSA]越小,前列腺癌的可能性越大。临床上常用[f-PSA]/[t-PSA]来鉴别良、恶性前列腺肿瘤。

(2) 临床分析和预后判断:单纯的[PSA]不是良好前列腺癌的分期指标,但它和前列腺癌的恶性程度和转移有关,PSA 浓度越高,恶性程度越高。若[PSA]>50 μg/L,则绝大多数患者伴有癌症浸润和转移;

若[PSA]<20 μg/L,则很少有骨转移;若[PSA]<10 μg/L,则基本上无转移。

(3)监测前列腺癌的复发:若前列腺切除术后[t-PSA]无明显降低或再次升高,提示肿瘤转移或复发。有学术团建议,前列腺癌术后第一年,每3个月测一次[PSA],第二年,每4个月测一次,以后,每6个月测一次,直至第五年。

(六)γ-谷氨酸转肽酶

1. 生物化学特性 γ-谷氨酸转肽酶(γ-glutamyl-transpeptidase,γ-GT)是γ-谷氨酰循环中的关键酶,催化谷氨酰基转移到氨基酸上,形成γ-谷氨酰氨基酸。通常分布在小肠黏膜上皮、附睾、脑组织、肾脏、唾液腺、肝脏、胰腺中。胚胎期各脏器γ-GT较高。通过聚丙烯酰胺电泳从血清γ-GT中可分离出12条区带,正常人以Ⅰ带为主,肝癌中的γ-GT以Ⅱ带为主,在前列腺癌、骨癌、胰腺癌、食道癌、胃癌时γ-GT也会升高,可达到正常值的十倍以上。

2. 临床意义

(1)γ-谷氨酸转肽酶Ⅱ带诊断肝癌的阳性率高达90%,γ-谷氨酸转肽酶Ⅱ带诊断阳性率>ALP1>AFP。但急性肝炎、肝外肿瘤、孕妇也可以升高,所以其特异性不高。

(2)γ-谷氨酸转肽酶Ⅱ带诊断小细胞肝癌阳性率为78.6%,AFP阳性率为5%,其中部分为假阴性,在随访2~20个月后呈现肝癌。临床上γ-谷氨酸转肽酶Ⅱ带多用于AFP阴性的肝癌辅助诊断。

迄今为止,已证实有几十种酶和肿瘤有关,表18-2列举了一些重要的酶和相应的肿瘤。

表18-2 血清酶和肿瘤关系一览表

异常血清酶名称	常见癌变部位
乙醇脱氢酶	肝
醛缩酶	肝
碱性磷酸酶	肝、骨、白血病、肉瘤
胎盘型碱性磷酸酶	卵巢、肺、绒癌、胃肠道、精原细胞、霍奇金病
淀粉酶	胰腺、卵巢
肌酸激酶	前列腺、小细胞肺癌、乳腺、结肠、卵巢
芳香硫酸酯酶	结肠、乳腺
酯酶	乳腺
半乳糖转移酶	结肠、膀胱、胃肠、卵巢
γ-谷氨酸转肽酶	肝
己糖激酶	肝

二、激素类标志物

激素是由特异的内分泌腺体或散在的分泌细胞合成和分泌的一类生物活性物质。当具有分泌激素功能的细胞癌变时,其所分泌的激素量发生异常,称为正位激素异常。而正常情况下不能生成激素的细胞,转化为肿瘤细胞后所产生的激素,或者是能生成激素的细胞癌变后,分泌出其他分泌细胞所产生的激素,称为异位激素。

激素作为肿瘤标志物已有半个多世纪,主要有以下特点:一是除了良性肿瘤外,恶性肿瘤异位激素分泌量少且不恒定,临床应用较多的是HCG;二是大部分肿瘤与激素的关系并不固定,有时几种肿瘤分泌同一种激素,有时同一种肿瘤可分泌多种激素,其中分泌激素最多的是肺癌。此外,有些肿瘤发生时,激素本身并不改变,但激素的受体发生改变,如乳腺癌患者的雌激素和孕酮水平不增加或者增加很少,但其受体数量明显发生改变。部分激素和肿瘤关系见表18-3。

表 18-3 部分激素和肿瘤关系

激素	相关肿瘤
儿茶酚胺类	嗜铬细胞瘤
促肾上腺皮质激素	库欣病、肺(小细胞)
抗利尿激素	肺(小细胞)、原发性类癌等
降钙素	甲状腺髓样癌
生长激素	垂体腺瘤、肾癌、肺癌
HCG	胚胎绒毛膜、睾丸(非精原细胞癌)
胰高血糖素	胰高糖素瘤、嗜铬细胞瘤
催乳素	垂体腺瘤、肾癌、肺癌
甲状旁腺素	肝癌、肾癌、乳癌、肺癌

（一）降钙素

1. 生物化学特性 降钙素(calcitonin,CT)是由甲状腺滤泡旁细胞或称 C 细胞分泌的由 32 个氨基酸组成的单链多肽激素,又称甲状旁腺降钙素,相对分子质量为 3500000,半衰期为 4～12 min,主要由肾脏代谢。降钙素的主要作用是降低血钙,其主要靶器官是骨组织,可使破骨细胞活动减弱,成骨细胞活动增加,从而减弱溶骨的过程,增强成骨过程,使骨组织释放的钙盐减少,钙盐沉积增加,血钙下降。这一效应对儿童有特殊意义,降钙素还作用于肾脏,抑制肾小管对钙、磷、钠、氯的重吸收。降钙素的合成和分泌受血钙浓度控制,此外,胰高血糖素、胃肠道激素、去甲肾上腺素也能促进降钙素的分泌。降钙素和甲状旁腺激素共同调节钙、磷代谢。其正常参考范围上限为 100 ng/L。

2. 临床意义

(1)甲状腺髓样癌:此种癌起源于甲状腺滤泡旁细胞,可产生多种生物活性物质,其中以降钙素为主。患者血清降钙素水平高于正常值数十倍数百倍。如经手术治疗,则降钙素水平可恢复正常。

(2)肺小细胞癌:此种癌可产生多种激素,其中包括降钙素。研究表明,血清降钙素水平与肺小细胞癌病变活动程度明显相关。病变广泛的患者降钙素的水平明显升高,缓解时降低至正常水平,复发后再升高。故降钙素测定有助于发现此症,也可作为临床估计本病发展变化的指标。

(3)乳腺癌、肝癌、肾癌、前列腺癌、胰腺癌、上颌窦癌、膀胱癌等亦可见 CT 增高。某些良性疾病如甲状腺功能亢进症、变形性骨炎和肺部疾患亦可发现 CT 增高。

（二）人绒毛膜促性腺激素

1. 生物化学特性 人绒毛膜促性腺激素(human chorionic gonadotrophin,HCG)是由胎盘滋养层细胞所分泌的一类糖蛋白类激素,相对分子质量为 45000,半衰期为 12～20 h,由 α、β 两个亚基组成,其中 β 亚基为特异性链,可被单克隆抗体检测,是一个较好的标志物。在正常妊娠妇女血中可检测出 HCG,某些肿瘤患者血清中 HCG 也会出现异常。

2. 临床意义

(1)肿瘤组织分泌的 HCG 多为 β 亚基。100% 滋养体瘤和绒毛膜上皮细胞癌 β-HCG 异常增高,β-HCG 是公认的诊断滋养层细胞肿瘤敏感性最高的标志物。

(2)乳腺癌、肺癌、卵巢癌时 β-HCG 会增高。

(3)β-HCG 中度增高见于精原细胞睾丸癌,70% 非精原细胞睾丸癌 β-HCG 轻度升高,并往往和 AFP 同时升高。

(4)当子宫内膜异位症、卵巢囊肿等非肿瘤状态时,β-HCG 也会增高。

（三）儿茶酚胺类物质

1. 生物化学特性 儿茶酚胺类物质(catecholamines,CA)是一类结构中都含有儿茶酚的物质的总称。通常是由肾上腺髓质中的一些交感神经节纤维末梢终止髓质细胞(又称嗜铬细胞)产生和分泌,包括肾上腺素(E)、去甲肾上腺素(NE)和香草基扁桃酸(VMA)等,它们既是激素又是神经递质。此外,和儿茶酚胺类有关的物质还包括促肾上腺皮质激素(ACTH),是由垂体前叶促可的松细胞分泌的。

2. 临床意义

(1) 能合成儿茶酚胺类的肾上腺髓质的嗜铬细胞及交感神经细胞末梢,均源于胚胎期神经嵴,这 2 种组织含有相同的酶。一旦这类组织增殖,则尿中 VMA 就会增高,所以它常被认为是神经母细胞瘤、神经节瘤和嗜铬细胞瘤的标志物。约有 70%神经母细胞瘤的患者 VMA 增高。VMA 也可作为嗜铬细胞瘤诊断的首选标志物,但有时增高程度不稳定,宜同时测定尿中儿茶酚胺和变肾上腺素。

(2) 据研究,约 70%的肺癌患者 ACTH 增加,大部分为无活性的相对分子质量为 2000~3600 的大分子 ACTH,但它和小相对分子质量的 ACTH 一样,可生成黑色素细胞刺激素,故肺癌患者很少患库欣综合征,但常伴皮肤色素沉着。

(四) 激素受体

1. 生物化学特性 激素受体是指细胞膜上或细胞内激素作用的靶分子,能特异地识别激素分子并与之结合,进而引起生物效应的特殊蛋白质。按照受体的本质,激素受体可分为 2 类:①对类固醇激素的受体:存在于细胞质(有胞质受体和核受体,即使是胞质受体也在核中发挥作用,可视为核受体)中。②肽激素的受体:存在于肽激素的靶细胞的细胞膜,在膜外面有与激素结合的部位,是难溶于水的复合蛋白质,可被乙醇或表面活性剂从膜上溶出。肽激素的受体又可以分为 G 蛋白偶联受体、离子通道受体、具有内在酶活性的受体和酪氨酸蛋白激酶相关受体。各种肽激素均具其特有的受体。激素分子与受体分子的结合是非共价键结合。

2. 临床意义 激素受体测定与乳腺癌的疗效有明确关系。在乳腺癌患者,孕酮和雌二醇水平并无变化,但部分患者孕酮受体(PR)和雌二醇受体(ER)增加。据 ASCO 建议,乳腺组织细胞质中的雌激素受体和孕酮受体已为乳腺癌诊治的常规项目。①雌激素受体阳性者应用内分泌治疗的有效率为 50%~60%,而阴性者有效率低于 10%。同时测定孕酮受体可以更正确地估计内分泌治疗效果,两者皆阳性者有效率可达 75%以上。受体的含量与疗效的关系为正相关,含量越高,表明治疗效果越好。②受体阴性的细胞常是分化较差的。受体阴性的患者术后易复发。不论淋巴结有无转移,受体阴性者预后较阳性者差。阳性者复发时常倾向于皮肤、软组织或骨转移,而阴性者则倾向于内脏转移。③激素受体的测定目前已用于制订术后辅助治疗的方案,受体阳性者尤其是绝经后的病例可以应用内分泌治疗作为术后的辅助治疗。而绝经前或激素受体阴性者则以辅助性化疗为主。

三、胚胎抗原类标志物

某些仅存在于胚胎期的蛋白类物质,应随胎儿的出生而逐渐停止合成和分泌,但由于某些因素的影响,特别是肿瘤状态时,机体一些已"关闭"的基因被激活,使这些蛋白再次出现,这类物质即为胚胎抗原标志物。部分胚胎抗原和肿瘤关系见表 18-4。

表 18-4 部分胚胎抗原和肿瘤关系

名称	相关肿瘤
甲胎蛋白	肝细胞、胚细胞(非精原细胞瘤)
癌胚抗原	结肠癌、直肠癌、胰腺癌、肺癌、乳腺癌
癌胚铁蛋白	肝癌
组织多肽抗原	乳腺癌、结肠癌
鳞状细胞抗原	肺癌、皮肤癌

(一) 甲胎蛋白

1. 生物化学特性 1963 年苏联 Abelve 发现了可用于诊断原发性肝癌的甲胎蛋白(AFP)。AFP 是胎儿发育早期,由胎肝细胞和卵黄囊合成的糖蛋白,相对分子质量为 70000,半衰期为 5 天。从妊娠 6 周开始 AFP 合成,至 16 周时达高峰,胎儿血浆中的 AFP 浓度可达到 3 mg/mL,随后即逐渐降低,出生后,

AFP 合成很快受到抑制,其含量降至 50 $\mu g/L$,1 周岁婴儿 AFP 的浓度已接近成人水平。

2. 临床意义 AFP 是原发性肝癌的最灵敏、最特异的肿瘤标志物。当肝细胞发生癌变时,又恢复了产生这种蛋白的功能,而且随着病情恶化它在血清中的含量会急剧增加,大约 80% 的肝癌患者血清中 AFP 升高,血清中 AFP 大于 500 $\mu g/L$,或含量有不断增高者,更应高度警惕。肝癌患者血清 AFP 含量变化的速率和程度与肿瘤组织分化程度高低有一定相关性,分化程度较高的肿瘤 AFP 含量常大于 200 $\mu g/L$。

血清 AFP 含量的检测对其他肿瘤的监测亦有重要临床价值。如睾丸癌、畸胎癌、胃癌、胰腺癌等患者血清 AFP 含量可以升高。某些非恶性肝脏病变,如病毒性肝炎、肝硬化,AFP 水平亦可升高,95% 小于 200 $\mu g/L$,但也需要通过动态观察 AFP 含量和 ALT 酶活性的变化予以鉴别诊断。

产妇羊水或母体血浆中的 AFP 可用于胎儿产前监测,如神经管破损、脊柱裂、无脑儿等,AFP 可由开放的神经管进入羊水中而导致其在羊水中含量显著增高,胎儿在宫腔内死亡、畸胎瘤等先天性缺陷时亦可有羊水中 AFP 增高。AFP 可经羊水部分进入母体血液循环。在 85% 的脊柱裂及无脑儿的母体,可见血浆 AFP 在妊娠前 16~18 周升高,具有诊断价值,但必须与临床经验结合,以免出现假阳性的错误。

ADP 和 HCG 结合还用于为精原细胞瘤分型和分期,精原细胞瘤可分为精原细胞型、卵黄囊型、绒毛膜上皮细胞瘤和畸形瘤。精原细胞型 AFP 正常,β-HCG 升高;卵黄囊瘤 AFP 升高;绒毛膜上皮细胞癌的患者 HCG 升高;畸胎瘤 AFP 和 HCG 均正常;90% 非精原细胞性睾丸癌至少一项升高。这两个标志的浓度高低也和病情轻重、是否转移有关。

（二）癌胚抗原

1. 生物化学特性 癌胚抗原(carcinoembryonic antigen,CEA),1965 年首先由 Gold 和 Freeman 等从胎儿及结肠癌组织中发现,故名癌胚抗原。CEA 是一种由胎儿消化道上皮组织、胰和肝细胞所合成的糖蛋白。通常在妊娠期的前 6 个月内 CEA 含量增高,出生后血清中含量已很低下,健康成年人血清中 CEA 浓度小于 2.5 $\mu g/L$,吸烟者 CEA 会升高,一般低于 5.0 $\mu g/L$。CEA 类似于 AFP,均为胚胎期产生的胎儿癌性抗原组,CEA 基因家族包括 2 个亚组的 17 个活化基因,属于非器官特异性肿瘤相关抗原。

2. 临床意义 CEA 是一种广谱性肿瘤标志,在多种肿瘤中表达,特异性不强,虽可用于肿瘤发展的监测、疗效判断和预后评估,但对于肿瘤早期诊断并不敏感。CEA 与肿瘤分期有关,随着肿瘤恶性程度增加,CEA 的表达量增加,阳性率也增加。

大约 70% 直肠癌、55% 胰腺癌、50% 胃癌、45% 肺癌、40% 乳腺癌、40% 尿道癌、25% 卵巢癌患者 CEA 升高,但需与肝硬化、肺气肿、直肠息肉、良性乳腺肿瘤、溃疡性结肠炎相鉴别。目前认为 CEA 有较高的假阳性率和假阴性率,所以不适合用于肿瘤普查。

CEA 属于非器官特异性肿瘤相关抗原,分泌 CEA 的肿瘤大多位于空腔脏器,如胃肠道、呼吸道、泌尿道等。正常情况下,CEA 间胃肠道代谢,而肿瘤状态时的 CEA 则进入血液和淋巴循环,引起血清 CEA 异常增高,使上述各种肿瘤患者的血清 CEA 均有增高。

一般良性疾病,如肝炎、肝硬化、阻塞性黄疸、肺结核、结核性腹膜炎及肝、肾功能不全时有一过性血清 CEA 升高。非恶性肿瘤患者血清 CEA 浓度升高为中等水平升高,当疾病稍有恢复,CEA 也可回到正常水平。

四、糖类抗原标志物

糖类抗原是和酶、激素不同的新一代肿瘤标志,远较酶和激素类标志物敏感和特异,它们的诞生促进了肿瘤标志学的发展和临床应用。

（一）CA15-3

1. 生物化学特性 CA15-3(carbohyrate antigen15-3)是一种乳腺癌相关抗原,1984 年 Hilkens 等从人乳脂肪球膜上糖蛋白 MAM-6 制成的小鼠单克隆抗体(115-DB);1984 年 Kufu 等自肝转移乳腺癌细胞膜制成单克隆抗体(DF-3),故被命名为 CA15-3。其相对分子质量为 300000~500000,分子结构尚未清楚。

2. 临床意义

(1) CA15-3 在乳腺癌诊断中的意义：由于发现乳腺癌患者血清中 CA15-3 浓度常有升高，所以临床上一般把 CA15-3 作为乳腺癌的主要标志物。但是在乳腺癌的Ⅰ期和Ⅱ期，仅发现有 10%～20% 的患者有血清 CA15-3 水平升高，所以它在乳腺癌的早期诊断上几乎没有什么临床价值。

(2) CA15-3 在临床疗效检测中的意义：研究发现，术前异常增高的 CA15-3 水平和阳性率在术后明显下降，趋于正常范围；而术后肿瘤复发或对侧乳腺再长的患者，其 CA15-3 水平再度升高，说明乳腺癌病情与 CA15-3 水平的变化也具有密切相关性。在乳腺癌术后随访中动态观察，即使每次 CA15-3 水平均在正常范围内，但其值若逐步升高，也提示转移或复发的存在，而且多处转移患者 CA15-3 水平比单个转移者也要高得多，当然转移癌并非总伴有 CA15-3 的升高，但可依据其他肿瘤标记物联合来诊断，如CEA、TPS。

(3) CA15-3 在乳腺癌患者手术后对转移和复发中的意义：患者血清 CA15-3 水平的消长与乳腺癌病情变化相平行，是复发和转移的重要信号，而且这种信号的发出要比临床症状的出现和用诸如 B 超、X 线或 CT 等检出复发和转移的时间要早。有报道指出，CA15-3 水平超过 30 U/mL、40 U/mL 和 50 U/mL 时，判断乳腺癌患者存在术后局部区域复发或远处转移，其敏感性均超过 90%，特异性分别为 95%、99%、100%，正确判断率分别达到 56%、83%、100%。此外，CA15-3 水平增高的乳腺癌患者发生转移的时间较 CA15-3 正常的患者要早许多。根据分析研究，乳腺癌患者血清 CA15-3 水平变化与其局部淋巴结及远处转移情况之间存在改变的一致性，尤其是有远处转移灶者，其 CA15-3 表达水平及阳性率均显著增加，所以，CA15-3 具有对乳腺癌转移起监视的作用，如其血清水平持续升高，则应开始或加强化疗、放疗或改用内分泌治疗等。

(4) CA15-3 水平变化与肿瘤负荷量的关系：高数值的 CA15-3 与肿瘤大小有关，且表示手术预后不良。

（二）CA19-9

1. 生物化学特性　CA19-9(carbohyrate antigen19-9)是 1979 年 Koprowski 等用结肠癌细胞免疫小鼠，并与骨髓瘤杂交所得 116NS19-9 单克隆抗体，它是一种相对分子质量为 210000 的低聚糖类肿瘤相关糖类抗原，亦称胃肠癌抗原。胚胎期间胎儿的胰腺、胆囊、肝、肠等组织存在这种抗原，但在正常人体组织中含量极微。

2. 临床意义　消化道恶性肿瘤，如胰腺癌、胆囊癌、胃癌患者血清中 CA19-9 含量明显增高，其中以胰腺癌患者升高为甚，胰腺癌阳性率为 75%～85%。胰腺癌伴有淋巴结转移者血清 CA19-9 值明显高于无转移者，说明胰腺癌患者血清 CA19-9 含量变化与肿瘤组织的浸润转移有密切关系。在胰腺癌患者手术后，化疗期间及化疗后，可定期测定血清 CA19-9 的含量。总之，血清 CA19-9 检测对胰腺癌的诊断、预测有无转移、复发及疗效观察是目前最好的参考指标之一。图 18-2 显示了 CA19-9 水平变化的临床意义。另外，CA19-9 对胆囊癌、壶腹癌也是有价值的标志物，并可用来鉴别阻塞性黄疸的性质，若是癌造成的，其值一般大于 200 U/mL。

（三）CA125

1. 生物化学特性　CA125(carbohyrate antigen125)是一种大分子多聚糖蛋白，是很重要的卵巢癌相关抗原。它是 1981 年 Bast 等用人类卵巢浆液性囊腺癌细胞免疫接种家鼠，经淋巴细胞瘤杂交而获得单克隆抗体 OC125 所发现的。

2. 临床意义　CA125 存在于上皮性卵巢癌组织和患者的血清中，成人的胸膜、腹膜和心包膜上可检测到正常的细胞株，胎儿和成人的正常或良性卵巢组织不表达 CA125。

血清中 CA125 含量增高见于卵巢癌（尤其是浆液性卵巢癌）。手术和化疗有效者 CA125 水平很快下降。若有复发，CA125 水平升高可先于临床症状出现之前，因此是观察疗效、判断有无复发的良好指标。当卵巢癌转移时，患者血清 CA125 更明显高于正常参考值，因而动态观察血清 CA125 水平有助于评价预后及治疗控制。然而其他恶性肿瘤血清 CA125 也可见升高，其阳性率分别为：胰腺癌 50%，胃癌 47%，肺癌 41.4%，乳腺癌 40%，结直肠癌 34.2%，其他妇科肿瘤 43%。非恶性肿瘤，如子宫内膜异位症、盆腔炎、

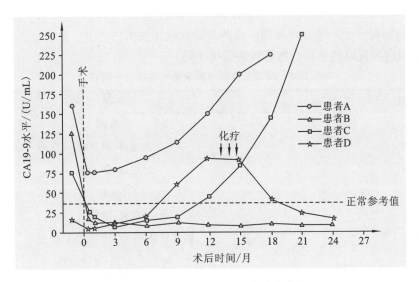

图 18-2 CA19-9 水平变化的临床意义

注:患者 A 治疗无效;患者 B 治疗有效;患者 C 治疗有效后复发;患者 D 复发经化疗后缓解。

卵巢囊肿、胰腺炎、肝硬化、肝炎等疾病也有不同程度升高,但阳性率较低,诊断时应注意鉴别。

在许多良性和恶性胸痛患者的胸、腹水中发现有 CA125 升高。羊水中也能检出较高浓度的 CA125。孕期前 3 个月、行经期的妇女体液也可见 CA125 升高。

（四）CA50

1. 生物化学特性 CA50(carbohyrate antigen50)是 1983 年 Lindholm 等从抗人结肠癌、直肠癌 Colo-205 细胞株的一系列单克隆抗体中发现的。CA50 是一种神经节苷脂,也是酸化的糖蛋白,存在于细胞膜内,其抗原决定簇为唾液酸 Leα 血型物质与唾液酸-N-四氧神经酰胺。此抗体对结肠癌、直肠癌有强烈反应,但不与骨髓癌细胞及血淋巴细胞反应,用此抗体识别的抗原称 CA50。有人认为 CA19-9 和 CA50 有互补作用,同时测定可以提高检测的特异性和敏感性。

2. 临床意义 CA50 是胰腺和结肠癌、直肠癌的标志物,其临床应用与 CA19-9 有良好的相关性。其诊断胆管癌的阳性率达 90%,特异性仅为 30% 左右。CA50 广泛存在于胰腺、肝、胆囊、结肠、膀胱、子宫。当细胞恶变时,由于糖基转化酶的失活或只有胚胎期才能活跃的某些转化酶被激活,造成细胞表面糖类结构性质改变而形成 CA50。因此,CA50 是一种广谱肿瘤标志相关抗原。非肿瘤疾病,如胰腺炎、结肠炎和肺炎时,CA50 也会升高,但随炎症消除而下降。

（五）CA72-4

CA72-4 是目前诊断胃癌的最佳肿瘤标志物之一,对胃癌具有较高的特异性,其敏感性可达 28%~80%,若与 CA19-9 及 CEA 联合检测可监测 70% 以上的胃癌。CA72-4 水平与胃癌的分期有明显的相关性,一般在胃癌的 III 期~IV 期增高,对伴有转移的胃癌患者,CA72-4 的阳性率远高于非转移者。CA72-4 水平在术后可迅速下降至正常。在 70% 的复发病例中,CA72-4 浓度首先提高。与其他标志物相比,CA72-4 最主要的优势是其对良性病变的鉴别诊断有极高的特异性,在众多的良性胃病患者中,其检出率仅 0.7%。

CA72-4 对其他胃肠道癌、乳腺癌、肺癌、卵巢癌也有不同程度的检出率。CA72-4 与 CA125 联合检测,作为诊断原发性及复发性卵巢肿瘤的标志物,特异性可达 100%。

（六）DU-PAN-2

胰腺癌相关抗原(DU-PAN-2)是一种能被抗胰导管腺癌细胞株的鼠单克隆抗体(Mab)检测的一种高分子糖蛋白,其抗原决定簇也是一种精蛋白,相对分子质量大于 200000000。DU-PAN-2 在胎儿多种组织如支气管、胰、食管、胃、小肠、结肠等中均有分泌,成人仅在胰腺癌及部分胃、结肠、肺或乳腺癌等时有大量合成。消化道良性肿瘤时 DU-PAN-2 增高,胰腺癌时 DU-PAN-2 血清浓度可达正常值的 50 倍以上,胃、结肠癌时增高值仅为正常值的 5~10 倍,其他各种恶性肿瘤均不增高或增高不显著。胰腺癌患者

DU-PAN-2 的阳性率可达 80%,而其他各种恶性肿瘤均低于 20%。因此,DU-PAN-2 血清浓度显著增高则可诊断为胰腺癌,如腹水中其浓度增高则可诊断为胰腺癌性腹水。

表 18-5 是糖蛋白类抗原肿瘤标志物特性的简单小结。

表 18-5 糖蛋白类抗原肿瘤标志物特性一览表

标志名称	癌症
CA125	卵巢癌
CA15-3	乳腺癌、卵巢癌
CA549	乳腺癌、卵巢癌
CA27-29	乳腺癌
MCA	乳腺癌、卵巢癌
DU-PAN-2	胰腺癌、卵巢癌、胃肠道癌、肺癌
CA19-9	胰腺癌、肝癌、胃肠道癌
CA19-5	胰腺癌、卵巢癌、胃肠道癌
CA50	胰腺癌、直肠癌、胃肠道癌
CA 72-4	胃肠道癌、胰腺癌、卵巢癌
CA242	胃肠道癌、胰腺癌

五、特殊蛋白类标志物

大多数实体瘤是由上皮细胞衍生而来,当肿瘤细胞快速分化、增殖时,一些在正常组织中不表现的细胞类型或组分大量出现,如作为细胞支架的角蛋白,成为肿瘤标志物。这一类标志物的分子组成往往是不含糖或脂的多肽链,由于其体现了肿瘤共有的增殖特性,因而器官特异性差,适合多种肿瘤标志物有关的广谱肿瘤标志物,在鳞状细胞癌,如膀胱癌、肺癌阳性率较高。

(一)角蛋白

1. 生物化学特性 细胞角蛋白(cytokeratin,CK)是细胞体间的中间丝,在正常及恶性的上皮细胞中起支架作用,支撑细胞及细胞核。已知的角蛋白有 20 多种,肿瘤细胞中最丰富的是 CK18 和 CK19,细胞分解后释放至血中。

2. 临床意义 Cyfra21-1,是角蛋白 CK19 的一种,也是一种酸性多肽,水溶性细胞角蛋白,主要分布在肺泡上皮。当这些细胞发生癌变时,可释放 Cyfra21-1 进入血液循环,导致 Cyfra21-1 的血清水平升高。Cyfra21-1 对肺癌特别是非小细胞肺癌(NSCLC)有较高诊断价值,敏感性可达 80%。它既能早期诊断又与肿块生长有关,Cyfra21-1 水平和肿瘤的恶化程度、转移相一致。Cyfra21-1 还可应用于治疗监测,肺癌根治术后 Cyfra21-1 的浓度显著下降,若持续升高,应考虑肿瘤进展和复发。

(二)组织多肽抗原、特异性组织多肽抗原

1. 生物化学特性 组织多肽抗原(tissue polypeptide antigen,TPA)和特异性组织多肽抗原(tissue polypeptide specific antigen,TPS)是比 CEA 和 AFP 更早出现的肿瘤标志物,但由于缺乏特异性限制了其应用。TPA 是低分子角蛋白的混合物,TPS 是 TPA 在血中的特异部分,在细胞增殖时,产生大量的角蛋白,当细胞坏死时,角蛋白的可溶部分释放入血。

2. 临床意义 TPA 的升高表明细胞处于增殖转化期,所以临床上 TPA 更多地被看作细胞增殖的标志。目前在肿瘤临床上,TPA 主要应用于以下几个方面。①鉴别诊断胆管癌(TPA 升高)和肝细胞癌(TPA 不升高);②TPA 和 CEA 以及糖蛋白类抗原结合可判断膀胱癌、乳腺癌、直肠癌、肺癌、卵巢癌有无转移。

(三)鳞状细胞癌抗原

1. 生物化学特性 鳞状细胞癌抗原(squamous cell carcinoma antigen,SCCA)是最早从子宫颈鳞状

细胞癌组织中分离出来的一种糖蛋白,相对分子质量约为45000,是一种特异性很好的鳞状细胞癌标志物。血清中的SCCA浓度和鳞状细胞癌的分化程度有关,正常人血清中SCCA浓度<1.5 μg/L。

2. 临床意义 在子宫颈癌、肺癌(非小细胞肺癌)、皮肤癌、头颈部癌、消化道癌、卵巢癌都可见SCCA升高。早期癌肿SCCA很少升高,故SCCA不能用于肿瘤普查。SCCA升高程度和肿瘤的恶性程度密切相关,SCCA一旦升高往往预示病情恶化,伴发转移,所以可常用于治疗监测和预后判断。70%进展型宫颈癌患者SCCA升高,90%以上复发的宫颈癌SCCA异常。

(四)S-100蛋白

1. 生物化学特性 S-100蛋白是一种酸性钙蛋白结合蛋白,相对分子质量为21000,主要存在于中枢神经系统各部的星状神经胶质细胞的胞质中,因其在饱和硫酸铵中能够100%溶解而得名。S-100蛋白由α和β 2种亚基组成3种不同的形式:S-100ββ主要存在于神经胶质细胞和神经膜细胞中;S-100αα主要存在于神经胶质细胞中;S-100αβ主要存在于横纹肌、心脏和肾脏中。

2. 临床意义 一般认为,当中枢神经系统细胞损伤时,S-100蛋白从胞质中渗出进入脑脊液(CSF),再经受损的血脑屏障进入血液。因此,CSF和血液中S-100蛋白增高是中枢神经系统损伤特异和灵敏的生化标志。由于S-100蛋白的分布比较广泛,所以特异性不强,目前主要用于中枢神经系统肿瘤的鉴别诊断。

(五)铁蛋白

1. 生物化学特性 铁蛋白(ferritin,Fer)是相对分子质量为450000的一种糖蛋白,在肝、脾、骨髓含量高。每个铁蛋白分子可储存4500个铁原子。铁蛋白也参与机体细胞的代谢、细胞增殖与免疫调控。

参考范围:男性为20～250 μg/L(RIA,EIA),16.4～323.0 μg/L(MEIA);女性为10～120 μg/L(RIA,EIA);6.9～282.2 μg/L(MEIA)。

2. 临床意义 铁蛋白有两个亚基:肝脏型(L型)和心脏型(H型)。肿瘤状态时,酸性同分异构体铁蛋白增高,一般与肺癌、乳腺癌、白血病有关。肝癌时,和AFP联合应用可提高诊断阳性率。

六、基因类标志物

随着肿瘤分子生物学的快速发展,科学家已将目光逐渐转向癌基因的检测。近二十年来,肿瘤学的最大进展是发现了癌基因,一批在成年期关闭的基因,即原癌基因,由于种种原因突变为有活性的癌基因,在一些癌基因(至少3～4种)共同作用下,正常细胞转化为恶性细胞,通过异常生长、分化,最终导致肿瘤的发生。目前,肿瘤癌基因的异常表达已被公认是肿瘤发生的起因,但由于癌基因仅存在于细胞中,无法作为常规无创检查。随着检测仪器、技术的进步,科学家开始考虑利用血清出现的癌基因表达蛋白作为肿瘤标志物。迄今为止,虽然已发现了近百种癌基因与肿瘤的发生有关,但仅有少数几种可以在血清中检出。

(一)ras

1980年langbcheim等通过基因转染实验发现了与harvery及kristein小鼠肉瘤病毒相似的细胞癌基因,即c-ha-ras-1基因,定位于第11号染色体的11 p15区;c-ha-ras-2基因为假基因(pseudogene),定位于X染色体上;c-ki-ras基因为假基因,定位于第6号染色体的6 p11～p12区。Ras基因编码产物为p21ras蛋白,其本质为膜相关的g蛋白,具有GTP酶的活性,参与信号传导。当机体发生肿瘤时,编码p21ras蛋白不具有GTP酶性,无法使GTP水解为GDP。临床上ras基因突变多见于神经母细胞瘤、膀胱癌、急性白血病、消化道肿瘤、乳腺癌,在以上疾病时,ras基因突变后的表达产物p21蛋白增加并且和肿瘤的浸润度、转移相关,在肿瘤患者ras基因的突变率为15%～20%。

(二)myc

myc基因是从白血病病毒中发现的,其家族共有6位成员:c-myc、n-myc、l-myc、p-myc、r-myc及b-myc,其中c-myc、n-myc及l-myc与一些人类肿瘤有关。c-myc是研究最详细的,由三个外显子组成,其定位于第8号染色体的8 q24区,其编码产物为439个氨基酸残基的蛋白质。n-myc定位于第2号染色体的 2 p23~p24 区,其产物为 456 个氨基酸残基蛋白质。l-myc 定位于 1 号染色体的 1 p32 区,编码产物为 364 个氨基酸残基的蛋白质。以上蛋白产物定位于核内,为核转录调节因子,能够与特殊的 DNA 顺序结合,当机体发生肿瘤时,myc 基因家族成员可以发生染色体基因易位、基因扩增以及表达过度。最早科学家在 T 淋巴瘤、B 淋巴瘤、肉瘤、内皮瘤病发现 myc 基因的激活,后来又发现小细胞肺癌、幼儿神经母细胞瘤的临床进展和 myc 基因表达扩增有关,而且多见于转移的肿瘤组织,目前 myc 基因蛋白标志主要用在判断肿瘤的复发和转移上。

（三）C-erbB-2

C-erbB-2 基因又称 HER-2 或 neu 基因,属于 src 癌基因家族,和表皮生长因子受体（EGFR）同源,其位于 17 号染色体 p21 区带上,相对分子质量为 185000,该基因具有酪氨酸激酶的活性,可促使肿瘤细胞发生恶性转化。C-erbB-2 在人乳腺、卵巢、肺、前列腺、子宫内膜等肿瘤的病理发生中有重要作用,虽然其诊断乳腺癌的阳性率不高,但它在乳腺癌诊断中很有价值,它和肿瘤的大小、雌激素受体、孕酮受体一样可判断患者的预后,其准确性只比转移导致的淋巴结数目略差,在乳腺癌诊断中被看做一个独立的指标。erbB-2 基因蛋白增加表示患者预后较差,极易复发,存活期较短。

（四）bcl

bcl 基因是在造血系统肿瘤首先发现的一个癌基因,位于 18 号染色体长臂,由 3 个外显子组成,通过抑制细胞死亡而参与肿瘤的发生。除正常造血组织外,bcl 基因主要分布在腺上皮、外分泌腺体的导管细胞和增殖细胞上。此外,bcl 基因在小儿肾脏和肾脏肿瘤上均有高度的表达。bcl 基因在各类淋巴瘤、急慢性白血病、霍奇金病、乳腺癌和甲状腺髓样癌等病中均可呈阳性。

（五）Bcr-Abl

人体细胞第 9 号染色体上的 Abl 原癌基因与第 22 号染色体上的 Bcr 基因相互易位形成的融合基因。可引起蛋白激酶持续性激活,使白细胞过分增殖而出现慢性粒细胞白血病。

（六）ret

ret 是受体型酪氨酸激酶,在神经与肾脏发育中发挥重要功能,其配体是神经胶质细胞来源的神经营养因子（GDNF）。ret 原癌基因定位于第 10 号染色体 10q11.2 区,由 21 个外显子组成,编码一种穿膜的酪氨酸蛋白激酶受体,同其他酪氨酸蛋白激酶受体一样,ret 蛋白也由胞膜外区（包括配基结合区及半胱氨酸富集区）、跨膜区和胞内酪氨酸蛋白激酶功能区组成,该受体通过细胞外的信号传导来调节细胞的分化和增殖。ret 原癌基因经基因重排后被称为 ret/ptc 癌基因,其表达几乎只存在于甲状腺乳头状癌中,它是由 ret 原癌基因与同一染色体的 H4 基因发生融合所致,其产生的融合蛋白使 ret 原癌基因编码的酪氨酸蛋白激酶发生持续激活,通过下游信号的传导使细胞向恶性转化。自 1987 年 Fusco 等利用 DNA 转染技术在甲状腺乳头状癌及其转移淋巴结中发现 ret/ptc 癌基因后,国外的学者对此作了大量的研究报道,但结论不一。目前,有关 ret 基因重排早期活化机制及其在甲状腺癌与其他肿瘤发生发展中的作用已成为肿瘤分子生物学家十分关注的热点话题。

（七）p53

p53 基因是一种抑癌基因,位于第 17 号染色体短臂（17 p13 区）,它通过控制细胞进入 S 期而控制细胞分化,监视细胞基因组的完整性,阻止具有癌变倾向的基因发生突变。野生型的 p53 基因突变后,这一控制作用消失,从而诱发肿瘤。p53 基因的产物是 p53 蛋白,是由 393 个氨基酸残基组成的含磷蛋白。p53 基因的点突变常见于第 175、248、273 位的碱基对变异,而在肝癌细胞中 p53 基因第 249 位的碱基对由鸟嘌呤变成胸腺嘧啶。突变的 p53 蛋白半衰期较长,由于许多肿瘤与 p53 抑癌基因异常有关,因而人体大部分肿瘤患者都可测到突变的 p53 蛋白,尤其是乳腺癌、肝细胞癌、胃肠道肿瘤及呼吸道肿瘤,其阳性率为 15%~50%。

（八）APC

APC 基因是由 Herrera 于 1986 年对 1 例格德纳综合征患者进行细胞遗传学研究时发现的一个新的抑癌基因。Groden 等于 1991 年从结肠癌中首先克隆到这一基因,并正式命名为 DP2,5 或腺瘤样结肠息肉易感基因。Groden 和 Kinzler 等应用 PCR 技术和特异 cDNA 探针分析,确定 DP2,5 基因即为 APC 基因。APC 基因编码一个由 2843 个氨基酸组成的蛋白,即 APC 蛋白,相对分子质量为 300000,是一胞质蛋白,具有亲水性,明显位于结直肠上皮细胞基底膜侧,当细胞迁移到隐窝柱表面时,APC 的表达更为显著。APC 基因是一个抑癌基因,调节细胞生长和自身稳定,在许多组织中均有表达。它直接参与了 Wnt 的信号传导途径,正常的 APC 蛋白与 Axin、Gsk3β 形成复合物保证 Wnt 信号途径对细胞特化、增殖、极性以及迁移的正常调节,APC 基因突变将导致其编码的 APC 蛋白的改变,产生截短的无活性的 APC 蛋白,截短的 APC 蛋白可以通过与野生型 APC 基因产物结合而产生一种负显性作用,使其不能正常地发挥生理功能,导致细胞黏附、生长、分化、增殖、凋亡调控和细胞内信号等方面的重要改变,使细胞发生癌变。

早期研究发现该基因与家族性结肠腺瘤息肉病(FAP)有关,后发现它在散发性大肠癌的发生中也起着重要作用。APC 基因在 FAP 及散发性大肠癌(SCRC)中显示生殖细胞与体细胞突变谱的相似性,提示 APC 基因参与这 2 种大肠癌的发生发展可能为共同机制。

七、多种肿瘤标志物联合应用

由于大部分单个标志物敏感性或者特异性偏低,不能满足临床需要。近十年来,理论上和实践上都提倡一次同时检测多个肿瘤标志物,以提高检测敏感性和特异性。临床实践也表明,肿瘤标志物联合应用可以提高检测的敏感性,当前绝大多数实验室也在开展肿瘤标志物联合检测,但尚无权威的定论。目前,肿瘤标志物联合检测的基本原则是选用不同性质的、互补的、相对敏感的 3～4 个标志物组成标志群,因为选用过多的标志物,不仅会浪费人、财、物力,还会增加假阳性比率。表 18-6 列出了主要肿瘤的多种标志物组合,以供参考。

表 18-6　主要肿瘤的多种标志物组合

恶性肿瘤	主要标志物	其他标志物
前列腺癌	PSA	f-PSA、PAP、ALP、CEA、TPS
乳腺癌	CA15-3	CEA、CA549、CA72-4、HCG、LASA、erb-B2、CA125
子宫颈癌	SCC	CEA、TPA
直肠癌、结肠癌	CEA	CA19-9、CA72-4、NSE
胃癌	CA72-4	CA19-9、CA50、CEA、铁蛋白、SA、CA242
原发性肝癌	AFP	γ-GT、ALP、TPS、GST
肺癌	NSE	ACTH、降钙素、CA72-4、CEA、铁蛋白、LASA、TPS
淋巴瘤	β_2-m	Ki-67、LASA、LDH_2
黑色素瘤	黑色素瘤抗原	NSE、LASA、血儿茶酚胺、L-多巴
卵巢癌	CA125	CA19-9、CEA、TPS、AFP、LDH、HCG
胰腺癌	CA19-9	CA242、CA50、CA72-4、CEA、ALP、铁蛋白、TPA
膀胱癌		CEA、TPA
肾癌		肾素、CA15-3、NSE
白血病		ALP、β_2-m、铁蛋白、LDH、ADA

本章小结

恶性肿瘤是当今威胁人类健康的最主要疾病,近 30 年来,恶性肿瘤发病率每年以 3%～5% 的速度增长,在世界范围内恶性肿瘤已成为人类第一死因。随着医学诊断方法的不断进步,可以使 80%～90% 的癌症得到确诊,有近 1/3 的癌症患者能在早期被发现。因此,为了达到早期发现、早期诊断、早期治疗的目的,医务工作者对肿瘤标志物做了大量的研究工作。研究表明,肿瘤的生化改变早于临床表现,早于物理仪器的发现,肿瘤标志物的检测相对简单、容易,不需要昂贵的仪器,可多次重复,既适用于大样本人群普查,又适用于肿瘤患者早期发现、肿瘤分期、预后判断和疗效监测,直至复发的预报。肿瘤标志物在肿瘤诊治中的作用越来越被大家重视,具有高特异性和新的敏感性的标志物也在不断被研发出来,如基因标志、端粒酶等。除了研发新的标志物外,国内外学者也对现有肿瘤标志物进行了总结:一是建立评估中心,通过实施科学合理的大样本临床试验,对每一种肿瘤标志物进行准确统一的评价,帮助临床工作者正确了解和掌握肿瘤标志物的特性。二是在标志物全面评价基础上,通过在早期无症状者中实施肿瘤筛查、体格检查,对各种重要肿瘤如何合理应用肿瘤标志物提出准则,指导临床正确、合理应用肿瘤标志物。三是在世界范围内,应尽可能统一检测方法,使肿瘤标志物的检测更加规范化、标准化。相信随着更多的新的标志物的诞生以及现有肿瘤标志物的正确、合理规范化的使用,肿瘤标志物在肿瘤的防治过程中会发挥越来越重要的作用。

能力检测

1. 下列肿瘤标志物中,脏器特异性最高的是(　　)。
   A. CA19-9　　　　B. PSA　　　　C. CEA　　　　　　D. CA125　　　　E. CA15-3

2. 目前能用于肿瘤筛查的肿瘤标志物有(　　)。
   A. CEA 和 AFP　　　　　　　B. PSA 和 CEA　　　　　　C. PSA 和 AFP
   D. CA125 和 CEA　　　　　　E. CA19-9 和 CA50

3. 正常不分泌激素的组织患肿瘤后开始分泌激素,称为异位激素,恶性肿瘤异位激素分泌量少,且不恒定,临床应用较多的是(　　)。
   A. CT　　　　　B. ACTH　　　　C. HCG　　　　D. 儿茶酚胺类　　E. 胰高血糖素

4. 卵巢癌诊断的最佳肿瘤标志物是(　　)。
   A. CA19-9　　　B. CA125　　　C. CA50　　　D. CA15-3　　　E. CA72-4

5. 在多发性骨髓瘤患者的尿中常发现(　　),其本质是肿瘤细胞分泌的(　　)。
   A. 本周蛋白,清蛋白　　　　　　　　　B. 本周蛋白,免疫球蛋白轻链
   C. 沉淀蛋白,免疫球蛋白轻链　　　　　D. 本周蛋白,免疫球蛋白重链
   E. 本周蛋白,免疫球蛋白

6. 绝大部分肿瘤标志物既存在于肿瘤患者中,也存在于正常人群和非肿瘤患者中,即存在肿瘤标志物的相对特异性。学术界往往把阳性率较高的一种肿瘤或一类肿瘤看成这一标志物的主要应用对象,CA19-9 常用于(　　)的诊断。
   A. 结肠癌、直肠癌　　　　　B. 卵巢癌　　　　　　　C. 胃癌
   D. 胰腺癌　　　　　　　　　E. 乳腺癌

7. 酶类肿瘤标志物的特点是(　　)。
   A. 特异性较高,敏感性较高　　　　　　B. 特异性不高,敏感性不高
   C. 特异性不高,敏感性较高　　　　　　D. 特异性较高,敏感性不高
   E. 特异性、敏感性很高

8. 分泌激素最多的肿瘤是(　　)。
   A. 肝癌　　　　　B. 胃癌　　　　C. 乳腺癌　　　D. 肺癌　　　　E. 卵巢癌

9. 胚胎抗原类物质是胎儿期才有的蛋白,成人后逐渐下降、消失。对于某些肿瘤患者,这些胚胎抗原重新出现,可能和恶性细胞转化时激活了某些在成年后已关闭的基因有关。下列哪种是临床常用的胚胎抗原类肿瘤标志物?(　　)
   A. AFP　　　　　B. NSE　　　　C. PSA　　　　D. CA125　　　E. HCG

10. CA125 与(　　)联合检测,可以作为诊断原发性及复发性卵巢肿瘤的标志。
    A. CA15-3　　　B. CA19-9　　　C. CA72-4　　　D. CEA　　　　E. TPS

11. 与原发性肝细胞癌的诊断最具相关性的指标是(　　)。

A. AFP   B. CEA   C. CA125   D. NSE   E. PSA

12. 前列腺癌相关的标志物是( )。

A. AFP   B. CEA   C. PSA   D. CA125   E. CA19-9

13. 胰腺癌相关的标志物是( )。

A. AFP   B. CEA   C. PSA   D. CA125   E. CA19-9

（任　伟）

第十九章 治疗药物浓度监测

学习目标

1. 掌握药物在体内的基本过程,治疗药物浓度监测的意义,药物监测常用方法的优缺点及应用范围,需要进行治疗监测药物的种类。

2. 熟悉影响血药浓度的因素,药物代谢动力学的概念。

3. 了解药物监测常用标本及处理要求。

4. 解释药物浓度-时间曲线的意义,会进行常用药物浓度测定。

案 例

患者,男,18岁,45 kg。3个月前出现癫痫大发作,服苯妥英钠 0.3 g/d。近一周来患者表现精神不振、懒言少语、纳差、头晕等症状,入院治疗。苯妥英钠血药浓度 50.08 μg/mL,停药 6 天后查血药浓度降至 36.05 μg/mL,此时患者精神状态明显好转,出院后改服苯妥英钠 0.2 g/d。1 个月后复诊,患者精神良好,无发作,查患者血药浓度为 16.05 μg/mL。

问题:

1. 治疗药物浓度监测的目的有哪些?

2. 苯妥英钠有效浓度范围是多少?

第一节 概 述

治疗药物浓度监测(therapeutic drug monitoring,TDM)是在临床药理学、药物代谢动力学(药动学)和临床化学的基础上,结合现代分析检测技术所形成的一门应用性边缘学科。国外将 TDM 称为临床药物代谢动力学监测(clinical pharmacokinetic monitoring)。

TDM 的主要任务是通过灵敏可靠的方法,检测患者血液或其他体液中的药物浓度,获取有关药物代谢动力学参数,并应用药物代谢动力学理论,指导个体化用药方案的制订和调整,以保证药物治疗的有效性和安全性。

药物是治疗疾病的主要手段之一。任何药物都不会在体内创造一个新的生理、生化过程,只能是通过调整疾病过程中失衡的生理生化过程,杀灭病原体等达到治疗作用。靶位药物浓度不足则治疗效果不佳,而过量又加大致毒副作用,甚至危及生命。因此,如何制订有效而安全的个体化药物治疗方案,是长期以来一直困扰着临床医生的难题。曾尝试过按年龄、体重、体表面积等方法计算用药剂量,但由于影响药物体内过程的因素众多,不同个体对药物的反应过程千差万别,因此仍未能很好地解决这一问题。20世纪 60 年代末药物代谢动力学的发展成熟,70 年代后期美国将其应用于临床。目前,TDM 在欧美等发达国家,已成为临床化学实验室的主要常规工作之一,TDM 室的工作人员同临床药师共同参加查房,及时解释和处理用药方面出现的种种问题,帮助医生制订个体化的治疗方案,避免不合理用药、错误用药乃至滥用药物的倾向,从而保证医院药物治疗的高水平。国内一些有条件的医院也从20世纪80年代起,逐步开展了这一工作,但目前开展 TDM 多为医药院校、科研院所及某些条件较好的医院,在相当大部分医院还是空白。在已开展 TDM 的医院中,以科研和发表文章者为目的,结合临床直接面对患者的有限;即使测定患者的血药浓度,仅仅是出示结果,参与个体化给药方案的制订比较少。

近年来,世界卫生组织(WHO)及我国国家药品不良反应监测中心的统计资料均显示,因用药不当而致死者远远高于同期死于各种传染病的人数。据国家药品不良反应监测中心统计,目前,全国药品不良反应病例报告数据库中已累积超过了300万份病例报告,每百万人口报告率超过500份。而2010年药品不良反应事件报告数量达69万余份,呈平稳增长态势。

可以说随着医疗水平的提高,在 TDM 的指导下制订个体化的合理用药方案,是药物治疗学发展的必然趋势。多年来,国内外都充分肯定 TDM 对药物治疗的指导作用。例如,通过 TDM 制订的个体给药方案,使癫痫发作的控制率从47%提高到74%。在 TDM 之前,老年心衰患者使用地高辛时,中毒率达44%,经 TDM 及给药方案调整后,中毒率控制在5%以下。另一方面,也应看到 TDM 工作的开展,使历来主要为诊断服务的临床化学实验室工作,开辟了积极参与临床药物治疗的新领域。

一、药物在体内的代谢过程

进入体内的药物(除血管直接给药)都要经过四个代谢过程,即吸收、分布、生物转化与排泄。该过程与血药浓度维持时间、作用快慢及强弱均有密切关系(图 19-1)。

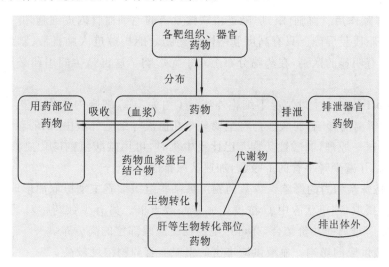

图 19-1 药物在体内的代谢过程

(一)吸收

吸收(absorption)是指药物从给药部位进入血液的过程。血管内给药不存在吸收。

1. 皮下或肌内注射给药 药物主要通过毛细血管内皮细胞间隙,以滤过方式迅速进入血液。其吸收速度主要受注射部位血管丰富程度和药物分子大小影响。

2. 口服给药 通过胃、肠道黏膜以被动扩散方式进行,主要吸收部位在小肠。影响口服药物吸收的因素主要有药物本身的脂溶性、分子大小等理化性质、药物制剂的崩解速度及溶解度、胃排空速度、肠蠕动等胃肠道功能状态以及胃肠血流动力学状况等。

某些药物口服后吸收过程中,在随肝门静脉血流经肝脏时,可有部分被肝细胞中的酶代谢失活,使进入体循环的药量减少,这一现象称首过消除(first pass elimination)效应。首过消除强的药物,相同口服剂量在不同个体的血药浓度可存在较大差异。

(二)分布

分布(distribution)是药物随血液循环输送至各器官、组织,并转运进入细胞内的过程。药物在体内的分布可以达到动态平衡,但大部分药物是不均匀(浓度相等)分布的。药物在体内的分布关系到药物的储存和消除速度,关系到药物的疗效和毒性。影响药物分布的主要因素有以下几点。

1. 药物与血浆蛋白的结合率 绝大多数药物都可不同程度地和血浆蛋白迅速可逆地结合,并保持动态平衡。一般弱酸性药主要和清蛋白结合,弱碱性药和 α_1-酸性糖蛋白或脂蛋白结合。与血浆蛋白结合的药物相对分子质量增大,既不能以滤过方式,进行跨血管转运和排泄,也不能发挥作用。药物和血浆蛋白的可逆性结合,可以起到缓释作用,这是药物在体内的一种暂时储存形式及调节方式。与蛋白结合率高的药物代谢慢、作用时间长。这对于那些在血浆中溶解度非常低的药物尤为重要。但过于紧密的结合会严重降低甚至完全抑制药物的作用。因而,从药物动力学的角度而言,只有在游离药物分子的浓度一直高于其治疗浓度的前提下,药物与蛋白结合使药物在血液中的寿命延长才是有益的。

各种药物与血浆蛋白结合位点不同,但理化性质相近的药物可在同一位点结合,产生竞争性抑制,使游离药物浓度发生改变,这在有高血浆蛋白结合率的药物尤其重要。如抗凝血药双香豆素的血浆蛋白结合率高达99%,若同时服用竞争同一蛋白结合位点的消炎药保泰松,可使双香豆素血浆蛋白结合率降为98%,但可发挥作用的游离药物浓度却增加了一倍,势必造成自发性出血等毒性反应。此外血浆蛋白浓度的变化,亦将影响药物的血浆蛋白结合率。基于上述种种原因,理想的 TDM 应直接测定血中游离部分的药物浓度。

2. 药物的理化性质(分子大小、pK_a、脂溶性) 分子小、脂溶性大、极性小、非解离型的药物易通过生物膜。分子大的药物其分布达到平衡的时间长,脂溶性药物在脂肪含量高的组织(脂肪、肝脏、神经组织)分布多,会造成蓄积,而水溶性强的药物则多停留在各种体液内,并很快随尿排出。

3. 组织器官的屏障作用 血脑(眼)屏障是由联接紧密的毛细血管内皮细胞,并在其外包裹有一层神经胶质细胞膜形成的脂质膜屏障。只有高度脂溶性的药物才能扩散进入脑脊液、脑组织和房水。而胎盘屏障和一般生物膜没有明显的区别,在药物分布上几乎无影响。这也是孕妇用药必须考虑对胎儿影响的原因。

4. 细胞内外液 pH 差异 生理情况下细胞外液 pH 约为7.4,细胞内液为7.0,乳汁更低,约为6.7。由于体液 pH 对药物解离的影响,弱酸性药将主要分布在血液等细胞外液中,而弱碱性药则在细胞内液和乳汁中分布高。根据这一原理,弱酸性药物苯巴比妥中毒时,可用碳酸氢钠碱化血液和尿液,促使脑组织中的药物向血浆转移,并减少肾小管的重吸收,加速从尿排泄。

5. 主动转运或特殊亲和力的影响 少数药物可被某些组织细胞主动摄取而形成浓集,如甲状腺滤泡上皮细胞对碘的主动摄取,使甲状腺中 I⁻ 浓度比血浆高数十倍。另有少数药物对某些组织、细胞成分具特殊亲和力或形成难解难离的共价结合,亦可产生药物在这些部位的高分布。

6. 器官组织血液供应的影响 血液供应丰富的组织器官药物浓度较高。

(三)生物转化

生物体对药物进行的化学转化称生物转化(biotransformation)。不能简单地将生物转化视为药理活性的灭活。事实上,有些药物必须经生物转化才生成具药理活性的代谢物。如可待因需在肝脏脱甲基代谢为吗啡,才能发挥镇咳、止痛作用。但生物转化总的结果是使药物极性升高,有利排泄。药物的生物转化主要在肝细胞微粒体混合功能氧化酶(肝药酶)的催化下进行。

药物体内过程中生物转化的个体差异是最大的,至少有200余种常用药为肝微粒体混合功能氧化酶的诱导剂或抑制剂。这些药物较长期使用时,对自身与其同时使用的其他药物生物转化能力的影响,是 TDM 工作中必须注意的。如肝药酶抑制剂氯霉素使用2天,可使降血糖药甲苯磺丁脲稳态血药浓度上升近1倍。肝药酶也存在饱和性,药物浓度超过其最大转化能力时,将导致药物消除动力学方式改变。此外,某些药物代谢酶的遗传缺陷、吸烟、饮酒和茶等也可导致生物转化能力的改变。

(四)排泄

药物的排泄(excretion)是药物及其代谢产物排出体外的过程。肾脏是药物排泄的主要器官。游离的药物能通过肾小球过滤进入肾小管。随着原尿中水分的吸收,药物浓度上升。当超过血浆浓度时,那些极性低、脂溶性大的药物反向血浆扩散(再吸收),排泄较少也较慢,使药物作用时间延长。只有那些经过生物转化的极性高、水溶性代谢物不被再吸收而顺利排出。有些药物在近曲小管由载体主动转运入肾小管,排泄较快,在该处有两个主动分泌通道,一个是弱酸类通道,另一个是弱碱类通道,分别由 2 类载体转运,同类药物间可能有竞争性抑制。例如丙磺舒抑制青霉素主动分泌,使后者排泄减慢、药效延长并增强。

药物的重吸收量受尿液 pH 影响。碱化尿液使酸性药物在尿中离子化,酸化尿液使碱性药物在尿中离子化,可阻止药物再吸收,加速其排泄,这是药物中毒常用的解毒方法。

除经肾脏排泄外,部分药物及其经肝细胞生物转化生成的代谢物,可随胆汁经胆道系统排入肠道,再随粪便排出体外。还有一些药物及其葡糖醛酸或硫酸酯代谢物经肠道细菌水解后,可重新被肠道吸收,形成肠肝循环。某些药物肠肝循环较显著,如强心药洋地黄毒苷在体内可有约 20% 处于肠肝循环中,吗啡、地西泮、炔雌醇的肠肝循环也较显著。挥发性气体药可由肺排泄,汗液中也可排出少量药物。弱碱性药有相当部分从偏酸性的乳汁中排泄,哺乳期妇女用药时要慎重。

二、影响血液药物浓度的因素

影响血液中药物浓度的因素很多,除了用药剂量外,患者是否合作,药物的吸收、分布、代谢转化及排泄等因素都可对血液中药物的浓度产生影响。

(一)患者依从性影响

患者应严格按照医生的医嘱服药,如果患者不遵照医嘱服药、忘记服药、不按规定时间服药、不遵守用药的一些注意事项等都会影响血液中药物的浓度。

(二)药物吸收的影响

静脉、皮下或肌内注射给药的血药浓度比较容易估计。口服用药的吸收受到药物的扩散和胃肠道 pH 的影响,有时难以对血药浓度做出估计。多数药物由高浓度向低浓度方向被动扩散,少数药物逆浓度差主动扩散。胃液呈酸性,弱酸性药物如水杨酸和苯巴比妥可在胃中吸收,但胃吸收面积小,药物停留时间短,因此吸收量较少。小肠吸收面积大,通透性较胃黏膜好、血流充沛,肠腔 pH 为 4.8~8.2(下段较上段 pH 值偏高),弱酸性和弱碱性药物均易被溶解吸收,因此小肠是药物吸收的主要部位。一些胃肠道疾病对药物的吸收有重要影响。

(三)药物分布的影响

药物在体内的分布受许多因素的影响,其中最主要的因素是药物与血浆蛋白的结合率、体液的 pH、药物的理化性质及其与组织的亲和力。

1. 药物与血浆蛋白的结合率 药物与血浆蛋白的结合率是决定药物在体内分布的重要因素之一。不同的药物与血浆蛋白的结合率及结合部位不一致。临床上应避免同时将几种与血浆蛋白结合率高的药物同时使用,以免发生竞争置换,造成药效改变甚至产生毒性。

2. 体液的 pH 体液 pH 降低时药物与蛋白的结合能力明显下降,游离型的药物比例增加,药效及毒性作用相应增强,因此用药剂量应酌减,以免出现中毒症状。

3. 药物的理化性质 药物的 pK_a 值、解离度以及脂溶性不同会影响其分布。

4. 药物与组织的亲和力 有些药物与某些组织有较强的亲和力,造成这些组织中的药物浓度特别高,例如四环素与钙结合会沉积于骨骼和牙齿中,抑制儿童骨骼生长,使牙齿变黄。

(四)药物代谢的影响

药物代谢的快慢与血液中药物浓度的关系非常密切,药物代谢的影响因素主要有以下几点。

1. 药物或毒物对生物转化的抑制作用 通过抑制生物转化的某些酶类使药物代谢转化减慢。如用保泰松、双香豆素可抑制 D_{860} 的代谢,增强其降血糖作用。

2. 药物或毒物对生物转化的诱导作用 一些药物可诱导生物转化的酶合成,使药物代谢速度加快。例如苯巴比妥可诱导葡糖醛酸转移酶的合成,增加游离胆红素的结合和排泄,因此苯巴比妥曾用于治疗新生儿黄疸。

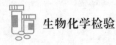

3. 年龄、种族、个体差异

（1）新生儿生物转化的酶缺乏，如葡糖醛酸转移酶在出生后逐渐生成，约 8 周后达到成人水平，因此，新生儿对药物敏感，毒副作用较大。

（2）老年人的生物转化作用减弱，如对氨基比林、保泰松等的转化作用变弱，用药应慎重。

（3）遗传因素使某些种族对药物敏感性增强。如长期服用异烟肼时可造成多发性神经炎，多见于白种人，这是由于白种人遗传性缺乏乙酰转移酶者较多，不能使异烟肼灭活而致。

（4）个体差异可能与遗传有关，例如双香豆素在人体内的半衰期差异为 7~100 h。

4. 食物成分　蛋白质、磷脂及维生素 A 和维生素 C 使生物转化酶活性升高，药效和毒性作用减弱，营养状况不良的情况下，应注意用药剂量。

（五）药物排泄

药物及其代谢产物排泄的主要途径是经过肾脏从尿液中排出。肾功能不全的患者，血药浓度显著升高，因此，任何损害肾功能的因素均不利于药物的排泄。

第二节　治疗药物浓度监测

TDM 最主要的临床应用就是指导制订药物剂量及其调整方案，实现个体化用药。此外，在监测药物中毒、判断药物疗效、获得个体药物代谢动力学参数和新药开发方面也有广泛用途。

一、治疗药物浓度监测的常用范围

并非所有药物都需要进行 TDM，血药浓度只是药效的间接指标。当某种药物本身具有客观的、可量化的临床药效指标时，则不用 TDM，一个良好的临床指标总是优于血药浓度监测。如降压药可监测血压，降糖药可测定血糖，抗凝血药可测定凝血酶原时间等。还有一些药物安全范围大，不易产生毒性反应的药物也不必进行 TDM。

> **▌知识链接▐**
>
> ### TDM 在新药开发中的应用
>
> 临床药物代谢动力学已列入新药的临床前试验中。通过建立体液中药物浓度的检测方法，测定血液或其他体液中的药物和（或）代谢物浓度，了解该药在人体内的过程特点，建立药物代谢动力学模型和有关参数，并在此基础上确定药物的剂量和给药间隔是合理应用该药物的基础，是所有新药开发中必须进行的。从国外引进的新药也需要进行上述工作，以了解我国人群的药物代谢动力学参数，科学制订出适合国人的剂量方案。

（一）需进行 TDM 的药物应具备的基本条件

（1）血药浓度可以反映药物作用靶位的浓度。

（2）药效与药物浓度的相关性好，即治疗作用和毒性反应均呈现血药浓度依赖性。

（3）已知有效血药浓度范围和中毒浓度。

（4）建立了特异性强、灵敏度高和简便快速的检测方法。

（二）需进行 TDM 药物的指征

1. 治疗浓度范围窄、治疗指数低的药物　某些药物的治疗浓度与中毒浓度很接近，通过 TDM 才能保证其既有效又安全。如地高辛、锂盐、茶碱、奎尼丁、氨甲蝶呤、环孢素等。某些药物的治疗浓度和中毒浓度很接近，见表 19-1。

表 19-1 某些药物的治疗浓度和最小中毒浓度

药物	治疗浓度	中毒浓度
氨茶碱	10～20 µg/mL	20 µg/mL
洋地黄毒苷	14～30 ng/mL	30 ng/mL
庆大霉素	0.5～10 µg/mL	12 µg/mL
地高辛	0.8～2.0 ng/mL	2.0 ng/mL
奎尼丁	2～5 µg/mL	6 µg/mL
普鲁卡因胺	10～30 µg/mL	30 µg/mL
环孢素 A	0.1～0.4 µg/mL	0.6 µg/mL

2. 长期用药 一是长期用药的患者,依从性差,不按医嘱用药。据文献报道,国外有 50% 以上的患者未按医嘱用药,表现为非依从性,从而导致治疗失败。二是许多药物是肝药酶诱导剂或抑制剂,较长期使用这些药物对自身及同时使用其他药物的生物转化将产生影响。因此,长期用药时定期进行 TDM,即可及时发现患者在治疗过程中是否停药、减量,也可发现任何改变药物体内过程的因素导致的血药浓度变化,及时调整剂量。

3. 需不同血药浓度达到不同治疗目的的药物 如地高辛对慢性充血性心衰的治疗浓度为 0.8～1.6 ng/mL,治疗房颤浓度为 2.0 ng/mL 左右或更高,而该浓度对慢性充血性心衰者多数会出现心律失常,借助 TDM 可将血药浓度控制在治疗目的所需范围之内。

4. 疾病表现和中毒表现难以区分的药物 多数药物中毒时有其特殊的临床症状,但少数药物的中毒表现与其疾病症状相似。如苯妥英钠治疗癫痫,过量中毒时也可导致抽搐;慢性心衰常伴心率失常,强心苷中毒也可使心衰加重并出现多种心率失常。因此,是剂量不足导致的疗效不佳,还是过量时所致的毒性反应,只能借助 TDM 才能正确诊断。

5. 疾病影响体内药物过程的药物 可影响药物体内过程的疾病:①胃肠道疾病影响口服药物的吸收;②肝功能不全,使用经肝代谢的药物消除变慢,血浆中药物结合蛋白减少;③肾功能不全的患者,使用经肾排泄的药物(氨基苷类抗生素等)排泄减少。如肾衰时,链霉素的半衰期由正常的 2～3 h 增加到 50 h 以上;④心衰、休克时的血流动力学改变对药物体内过程将产生影响。

6. 首过消除强及生物利用度差异大的药物 由于个体对药物的生物转化能力不同,可影响药物的生物利用度及血药浓度。如服用同剂量的普萘洛尔,不同个体间血药浓度差异可相差 20 倍。此外,药物的剂型、质量,胃肠功能及餐前或餐后给药均可影响药物的生物利用度(F)而改变血药浓度,因此,剂量与血药浓度不一定成正比关系。

7. 合并用药 某些药物之间在血浆蛋白结合、肾小管排泌等方面存在竞争性抑制,合并用药会导致药物的相互作用,而使药物的吸收、分布、生物转化和排泄发生改变,可通过测定血药浓度对剂量进行调整。例如奎尼丁和地高辛合用时,奎尼丁抑制肾小管的分泌转运体 MDR1,引起地高辛的分泌减少,血药浓度升高,引起中毒。

8. 药物治疗无效查找原因 对于明确诊断、用药恰当,但患者未出现预期疗效时,进行 TDM 可排除患者未按医嘱服药,或因药品质量、个体差异等原因导致未达疗效浓度,正确处理,改变传统的一律换药的做法。

9. 根据负荷剂量和维持剂量设计给药方案 $DL=D_M R$(DL 为负荷剂量,D_M 为稳态时每一给药间隔时间内消除的药量,R 为蓄积系数)。如果给药时间间隔等于半衰期,则 $R=2$,$DL=2D_M$,则首剂量加倍。

10. 辨别伪劣药品 通过 TDM 可以准确地鉴定药物的种类、成分和数量,为鉴别伪劣药品提供了有力的依据。

除以上原因外,当涉及与用药有关的法律、医疗差错、医疗纠纷时,进行 TDM 可提供有价值的鉴定依据。根据上述原则,目前临床常开展 TDM 的主要药物见表 19-2。

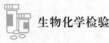

表 19-2　临床常开展 TDM 的主要药物

分类	药品
强心苷	地高辛、洋地黄毒苷等
抗癫痫药	苯妥因钠、苯巴比妥、卡马西平、扑米酮、丙戊酸钠、乙琥胺等
抗心律失常药	利多卡因、普鲁卡因胺、奎尼丁、妥卡尼、丙吡胺等
β受体阻断剂	普萘洛尔、阿替洛尔、美托洛尔等
平喘药	氨茶碱
抗抑郁药	丙米嗪、地昔帕明、阿米替林、多虑平等
抗躁狂药	碳酸锂
免疫抑制药	环孢素 A、他克莫司、西罗莫司、吗替麦考酚酯等
抗生素	氨基苷类、万古霉素、氯霉素等
抗恶性肿瘤药	氨甲蝶呤、环磷酰胺、阿霉素

二、治疗药物浓度监测与药物代谢动力学

药物代谢动力学(pharmacokinetics)简称药动学,从广义上讲,泛指研究药物的体内过程,即机体对药物的吸收、分布、生物转化和排泄过程及其量变规律。狭义的药动学是指以数学模型和公式,研究体内药物和代谢物水平随时间变化的规律。在 TDM 工作中,药动学主要用于:① 建立监测个体的体内药物浓度随时间变化的数学表达式,并求算出有关药动学参数;② 应用上述动力学模型、表达式和药动学参数,制订和调整个体化的用药方案,保证药物治疗的有效、安全和经济。如无药动学基础,测得的某种体液药物浓度,仅代表取样瞬间该体液中的药物浓度。在药动学理论指导下,则可确定取样时间,并根据测定的药物浓度确定取样前后的变化规律,调整剂量。因此,药动学是进行 TDM 必备的理论基础。

1. 半衰期　血浆药物浓度下降一半所需要的时间,一般用 $t_{1/2}$ 表示。

药物的半衰期反映了药物在体内消除的速度,表示了药物在体内的时间与血药浓度间的关系,它是决定给药剂量、次数的主要依据,半衰期长的药物说明它在体内消除慢,给药的间隔时间就长;反之亦然。消除快的药物,如给药间隔时间太长,血药浓度太低,达不到治疗效果。消除慢的药物,如用药过于频繁,易在体内蓄积引起中毒。

每一种药物的半衰期各不一样;即使是同一种药物对于不同的个体其半衰期也不完全一样;成人与儿童、老人、孕妇,健康人与患者,药物半衰期也会有所不同。通常所指的药物半衰期是一个平均数。肝肾功能不全的患者,药物消除速度慢,半衰期便会相对延长。如仍按原规定给药,有引起中毒的危险。根据半衰期的长短给药,可以保证血药浓度维持在最适宜的治疗浓度而又不致引起毒性反应。

2. 血药浓度-时间曲线　以纵坐标为血药浓度,横坐标为药后时间,记录体内药量随时间变化的关系曲线,又称药-时曲线(图 19-2)。

口服单剂量药物后药-时曲线可分为三期:从用药后到开始显现疗效的这段时间称潜伏期。药物保持有效浓度或基本疗效的这段时间称持续期,时间长短取决于消除速率;持续期血药浓度达到最高点时为峰浓度,该时间为峰时间(多为 1.5 h),此时的吸收速率与消除速率相等,峰浓度与药物剂量成正比。当药物浓度降到有效浓度以下至未完全消除的这段时间称残留期。残留期长的药物反复应用易蓄积中毒。

药物在体内的吸收、分布、代谢及排泄是一个连续变化的动态过程。吸收使血药浓度上升;分布、代谢、排泄使血药浓度下降。曲线上升支主要反映吸收、分布状态,斜率大,表示吸收快、分布慢;下降支主要反映代谢、排泄状态,斜率大,表示消除快;药-时曲线的形态受给药途径、剂型、剂量、分布等因素影响。

3. 等剂量间隔多次给药的药-时曲线　多数疾病需连续多次给药,使血药浓度始终保持在治疗疾病的有效水平。每次给药后 1.5 h 出现一个峰值,在下一峰值之前会有一个谷值,形成锯齿形药-时曲线。一般经历 5~6 个 $t_{1/2}$ 后,吸收速率与消除速率达到动态平衡,锯齿形曲线在一定范围内上下波动,达到稳定态,又称坪浓度(plateau-concentration),坪值高低与剂量大小成正比,坪值波动幅度与给药量成正比。见图 19-3。

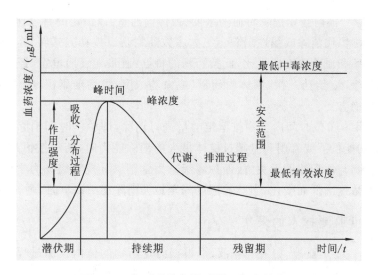

图 19-2　药-时曲线与量-效关系、时-效关系

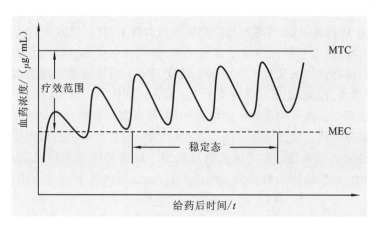

图 19-3　等剂量间隔多次给药后的药-时曲线

注：MTC(minimum toxic concentration)为最低中毒浓度；MEC(minimum effective concentration)为最低有效浓度。

4. 生物利用度(F)　药物被机体吸收进入体循环的相对量和速率，用 F 表示，$F=(A/D)\times100\%$。A 为进入体循环的量，D 为口服剂量。影响生物利用度的因素较多，包括药物颗粒的大小、晶型、填充剂的紧密度、赋形剂及生产工艺等，生物利用度是用来评价制剂吸收程度的指标。

生物利用度与疗效密切相关，特别是治疗指数窄、剂量小、溶解度小和急救用的药物，其生物利用度的改变，对疗效的影响尤为严重，生物利用度由低变高时，可导致中毒，甚至危及生命。反之则达不到应有疗效而贻误治疗。临床分析药物治疗无效、效差或中毒原因时，应考虑生物利用度的影响。

影响生物利用度的因素包括剂型因素和生理因素两个方面：剂型因素如药物的脂溶性、水溶性和 pK_a 值，药物的剂型特性(如崩解时限、溶出速率)及一些工艺条件的差别；生理因素包括胃肠道内液体的作用，药物在胃肠道内的转运情况，吸收部位的表面积与局部血流，药物代谢及影响药物吸收的疾病等。

5. 表观分布容积 (V)　当药物在体内达动态平衡后，体内药量与血药浓度之比值称为表观分布容积。亦可用 L/kg(体重)表示。

$$V = 给药量 \times 生物利用度/血浆药物浓度 \qquad (19\text{-}1)$$

式中：V 是一个理论容积，并不代表体内具体的生理性容积。不同药物表观分布容积差异较大，如地高辛的 V 为 600 L(10 L/kg(体重))，保泰松为 7.6 L，相差 8 倍。但 V 可以反映药物分布的广泛程度或与组织中大分子的结合程度。正常成人的体液总量为 0.6 L/kg(体重)，如某种药物的 V 远大于 0.6 L/kg(体重)，表示药物向组织器官分布能力强，消除速度慢，其毒性较大；如 V 远小于 0.6 L/kg(体重)，表示药物大部分分布于血浆中，向组织分布能力较小。V 越小，药物排泄越快，在体内存留时间越短；V 越大，药物排泄越慢，在体内存留时间越长。

6. 一级动力学消除 体内药物按瞬时血药浓度(或体内药量)以恒定的百分比消除,即单位时间内药量以恒定比例消除,又称恒比消除或线性消除。绝大多数药物是以被动方式转运,因此,在治疗量范围内的消除,通常是消除速率和血药浓度成恒比,此类药物的特点:血浆半衰期恒定,经过 5 个 $t_{1/2}$ 体内药物可基本消除干净,每隔一个 $t_{1/2}$ 给药一次,则体内药量(或血药浓度)可逐渐累积,经过 5 个 $t_{1/2}$ 后,消除速率与给药速率相等,达到稳态。

7. 零级动力学消除 单位时间内药物按恒定的量进行消除,即单位时间消除的药量相等,又叫恒量消除。当机体的消除功能低下或者用药量超过机体最大的消除能力时,药物按恒量方式消除。由于血药浓度按恒定的速率消除,与血药浓度无关,故而称零级动力学消除。按零级动力学消除时,半衰期是一个不恒定的数值,随血药浓度高低而变化,当药物浓度降至最大消除能力以下时,则转为一级动力学消除。

三、治疗药物浓度监测标本的采集

用于 TDM 的标本主要是血液、尿液和唾液,需根据测定药物的体内代谢过程特点选用合适的标本,并在药动学理论及参数指导下确定恰当的取样时间和进行必要的预处理。

（一）检测标本

1. 血液标本 由于药物的运输、代谢和排泄都要经过血液来进行,绝大多数药物在达到分布平衡后,虽然不是均匀分布,但血药浓度和靶位药物浓度成比例,也和效应间存在量效依存关系。因此检测血液标本最能直接反映体内血药浓度的变化。我国已经建立了不少药物的治疗浓度范围及中毒水平的群体资料,并且血液也易于采集,因此,血液是 TDM 工作中最常用的标本。因为药物不和血浆纤维蛋白结合,许多药物的对比研究也证实了血浆和血清中的浓度相等,所以血浆和血清均可作为 TDM 的标本。为避免抗凝剂与药物间可能发生的化学反应及对测定过程的干扰,应首选血清为检测标本。

血液标本通常在外周静脉采集。为了能正确反映整个体循环中的药物浓度,静脉注射或滴注用药时,不宜在同一静脉采血,口服或注入药物后短期内不宜采血,肌内注射或皮下用药后,应尽量避免在注射部位回流静脉采血。

2. 唾液标本 唾液可无损伤地采集,为患者乐意接受。唾液标本的收集宜在自然分泌状态下进行。可采用自然吐出,或用特制的负压吸盘采集。对有口腔炎症者,炎性渗出物可能干扰测定,不宜用唾液作为 TDM 标本。

目前,有关唾液药物浓度与药物效应之间关系的资料极少,以唾液为标本进行 TDM,必须是唾液和血浆中浓度比值较恒定的药物,如乙酰氨基酚、水杨酸类、苯妥英钠、苯巴比妥、氨茶碱、甲苯磺丁脲、碳酸锂等,特别是碳酸锂,虽是以主动转运方式进入唾液,其唾液浓度可为血浆的 2～3 倍,达稳态浓度后,唾液和血浆中浓度比值相当恒定,非常适宜用唾液作为 TDM 标本。

3. 尿液标本 尿液收集方便,且大多数药物(游离部分)都可从肾小球以滤过方式到原尿中。随着尿液的浓缩,尿药浓度逐渐升高,多数远远高出血药浓度,因此易于测定。但尿液 pH 受饮食、水、电解质和酸碱平衡状态的影响较唾液 pH 的波动更大。因此,在 TDM 的实际工作中以尿液为标本甚少。但对用作治疗泌尿道感染的药物及可产生肾小管损害的药物,检测尿药浓度有意义。

4. 脑脊液标本 脑脊液中蛋白少,对作用于中枢神经系统的药物,更接近于靶位浓度。但因标本采集困难和缺乏脑脊液的药动学资料,在 TDM 中也极少应用。

（二）标本采集时间

TDM 是指导合理给药的重要数据,其标本的采集时间对测定结果的临床价值影响较大,恰当时间与合适方法采集标本是确保血药浓度真实性的重要保证。基本原则:在药动学理论指导下,根据 TDM 的目的及患者具体情况确定标本采集时间。

1. 监测、调整用药方案 应在血药浓度达稳态浓度后再采集。恒速静脉滴注时,稳态后,血药浓度维持恒定,任何时间采集均可。口服或注射给药时,稳态血药浓度将波动在一定范围,可测定峰值浓度和谷浓度,根据临床需要选择。

（1）了解长期用药时是否达到疗效水平:如控制癫痫发作的苯妥英钠,在短时期内靠临床表现难以判断,需靠 TDM 判断。对已知患者个体药动学参数的,可在一个给药间隔内的达峰时间及下次用药前,分别取血测定,观察二者是否均在有效血药浓度范围内。如果没有患者个体药动学参数时,最好仅在下一次给药前取样测定。因为任何药物、任一个体每次用药前血药浓度总是最低的。

（2）了解是否发生慢性中毒:对已达疗效,但需了解是否可能产生慢性毒性作用时,应在稳态后的达峰时间(time of the speak concentration,t_p)取样。若不知个体的 t_p,可在群体 t_p 均值及相邻前后时间分别取样测定,了解血药浓度是否接近或超过最小中毒浓度。

2. 急性药物中毒的诊断和疗效监测 用于诊断急性药物中毒时应立即取样测定,用于疗效监测则根据临床需要,在必要时取样,了解抢救效果。

（三）标本的处理与保存

TDM 工作中,只有少数方法可直接用所采集的标本测定,多数标本需进行预处理。目的是减少干扰成分,浓缩纯化药物,以提高检测的灵敏度及特异性。预处理的项目有除蛋白、提取和化学衍生化反应。

1. 除蛋白 血液、唾液和尿液标本都或多或少地含有蛋白,并对多种测定方法产生干扰,可用沉淀离心法、层析法、超滤法和超速离心法去除。其中以沉淀离心法最方便,可选用合适的酸、碱和有机溶剂,与提取同步进行,最常用。用沉淀离心法除蛋白处理的标本,可使血浆蛋白结合的药物释放,测得的药物浓度是游离药物和蛋白结合的药物的总浓度。因此,需测定游离药物浓度时,不能采用此法,应选用层析法、超滤法或超速离心法。

2. 提取 为了浓缩待测组分,提高检测的灵敏度,减少干扰,除免疫化学法外,TDM 使用的多数检测方法均需进行提取,方法有液-液提取和液-固提取 2 种。

3. 化学衍生化反应 用光谱法和色谱法测定时,根据待测物的化学结构和检测方法的要求,通过化学衍生化反应,特异性地引入显色、发光基团,提高检测的灵敏度和特异性。

4. 保存 标本采集后,血药浓度仍处在变化之中,最好立即测定。如不能立即测定,应及时分离血清(浆)冷藏(4 ℃)或冷冻(-20 ℃)。24 h 尿液标本应加防腐剂保存。

四、药物监测的常用方法

由于治疗药物在血液中被稀释和代谢后浓度很低,因此所采用的测定方法必须是特异性强、有足够的灵敏度、并能准确反映血液中浓度的方法。选择方法时要考虑:首先,要考虑方法的灵敏度必须与血药浓度的水平相适应。其次,了解被测药物的理化性质。如根据药物的脂溶性程度来制订抽取方法及选择流动相;根据是否吸收紫外光、荧光呈现及电化学特性,在使用高效液相色谱法时选用相应的检测器;根据挥发性如何考虑是否直接应用气相色谱法等。最后是从本单位实际情况出发。

（一）光谱法

原理:利用药物或其代谢物对紫外光有最大吸收峰、或药物及代谢物受光激发后发射的荧光、药物的特异的显色反应等特点,应用紫外光、荧光和可见光分光光度法检测。

优点:设备简单,操作简便,费用低廉。

不足:灵敏度低、专一性差、易受代谢物干扰。

应用:用于测定阿司匹林、对乙酰氨基酚、氨茶碱、苯妥英钠、苯巴比妥钠等治疗浓度时血药水平高的药物。火焰发射光谱法和原子吸收光谱法特异性好、灵敏度高,操作也较简便,但仅能用于检测体内微量存在的金属离子药物(血清锂和铂)。

（二）色谱法

原理:色谱法又称层析法,分为薄层色谱法(TLC)、气相色谱法(GC)和高效液相色谱法(HPLC)。通过层析作用,分离样品中理化性质不同的组分,联合适当的检测器,可同时完成定性、定量工作。

优点:特异性好、灵敏度高、重复性好,可对多种药物同时检测。

缺点:技术要求高、预处理繁琐、通量不够。

应用:薄层色谱法(TLC)的灵敏度及重复性均低于其他色谱法,只用于毒物的检测,气相色谱法(GC)和高效液相色谱法(HPLC),通过微电脑控制层析条件、程序和数据处理,特异高、灵敏度高、重复性好,可

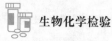

同时完成同一标本中多种药物组分分析,用于绝大多数有机化合物药物的检测。

（三）免疫化学法

原理:有些药物是半抗原或抗原,可制备相应的特异性抗体,利用抗原-抗体的特异性结合检测这些药物。在 TDM 中多采用竞争性免疫分析,即通过定量加入的少量特异性抗体,与标本中相应的抗原或半抗原性药物及定量加入的标记药物间产生竞争性结合,检测标记药物对抗体结合的抑制程度;和同样处理的标准管比较,可对样本中的药物定量。使用的方法有放射免疫法(RIA)、荧光免疫法(FIA)、酶免疫法(EIA)和荧光偏振免疫法(FPIA)。

优点:免疫化学法灵敏度极高,可达 ng 甚至 pg 检测水平,标本用量少,一般均不需预处理,操作简便。

缺点:试剂盒较贵,有效期短,检测样品少,易造成不必要的浪费,适用于批量检测。

应用:主要有地高辛、奎尼丁、吗啡、他克莫司、美托洛尔、环孢素 A、卡马西平、克拉霉素、非洛地平等。

治疗药物监测结果的可靠性应建立在有效地质量控制系统上。TDM 药物浓度检测的质量控制除与其他检测的质量控制有共同之处外,因健康人血液中不含有药物,要求质控物的成分应该与检测标本的成分尽可能接近,以减少基质效应(matrix effect)。目前,国家卫生和计划生育委员会临床检验中心已经组织开展了 TDM 室间质量评价活动(external quality assessment,EQA),而 EQA 是在各实验室之间相互比较测定的,并经过一段时间后才能得到结论,所以 EQA 是回顾性的工作,是实验室之间的比较系统,是确定实验室测定结果的可靠性及可比性。

随着我国医药事业的发展和医疗水平的不断提高,治疗药物浓度监测也随之快速发展,主要的发展方向是监测药物的数量增加、范围进一步扩大,从对药物总浓度的监测,向药物活性代谢物、游离药物和对映体等监测发展。因为可产生药理效应的是游离型药物,也只有游离型药物才能被机体转化和排泄。研究人员通过多年工作实践发现,许多因素可影响药物与血浆蛋白的结合率,从而使血药总浓度并不能反映游离药物水平。此时如仍用血药总浓度来指导临床用药,可导致错误的判断,使治疗无效,甚至出现严重不良后果。因此,游离药物监测已成为药物治疗监测的研究热点之一。人类基因组图谱的完成,给遗传药理学带来良好的契机,使药物的研究向遗传的分子水平发展。遗传药理学通过基因型测定,可评价药物代谢酶、转运体、目标或受体蛋白的遗传多态性,从而阐述许多药物效应和不良反应的个体差异。遗传药理学可以研发出某一类药物特定代谢酶的基因型测定试剂盒,在用药前就可了解患者的代谢能力,以便及时、准确地开展个体化给药。总之,治疗药物浓度监测具有巨大的发展潜力,随着检测技术的发展,治疗药物浓度监测必将为患者带来更多的福音。

本章小结

治疗药物浓度监测(TDM)是近二十多年来在治疗医学领域内崛起的一门新的边缘学科。其目的是通过测定血液或其他体液中药物的浓度,并利用药物代谢动力学的原理和公式使给药方案个体化,以提高药物的疗效、避免或减少毒副反应,同时也为药物过量中毒的诊断和处理提供有价值的实验室依据。治疗药物通过口服、注射或静脉滴注等进入体内,一般要经过吸收、分布、代谢和排泄的体内过程。定量地研究药物在体内动态过程规律的科学称为药物代谢动力学,简称药动学,药动学知识是 TDM 工作的理论基础。药物进入体内以后,其作用经历着增长-平衡-消除的变化过程。这一过程反映了药物的吸收、分布、代谢和排泄随时间变化的过程,这一过程可以用血药浓度-时间曲线(药-时曲线)加以描述。药-时曲线是以时间为横坐标,以血药浓度为纵坐标所做的曲线,它是记录体内药量随时间变化的关系曲线,药-时曲线的形态受给药途径、剂型、剂量、分布等因素的影响。临床医疗工作中,治疗药物浓度监测主要用于监测:治疗浓度范围窄、治疗指数低的药物,需长期用药的患者,因治疗目的不同其血药浓度亦不同的药物,疾病表现和中毒表现难以区分的药物,疾病影响体内药物过程的药物,首过消除强及生物利用度差异大的药物,合并用药,查找药物治疗无效原因及为医疗差错、医疗纠纷提供法律依据等。临床上经常开展

TDM的药物有强心苷类药、抗癫痫药、抗心律失常药、β受体阻断剂、平喘药、抗抑郁药、抗躁狂症药、抗肿瘤药等。用于TDM的主要标本是血液、尿液和唾液,根据所测定药物的体内代谢过程特点选用合适的标本,并在药动学理论及参数指导下确定恰当的取样时间和进行必要的预处理。进行TDM的主要方法是光谱法、色谱法和免疫化学法。

能力检测

一、单选题

1. 药物治疗作用的强弱与维持时间的长短理论上取决于(　　)。
A. 受体部位活性药物的浓度　　　B. 药物的血药浓度的高低　　　C. 药物的消除速率常数
D. 药物的吸收速率常数　　　E. 药物的半衰期

2. 一般情况下,下列哪项可以间接作为受体部位活性药物的指标?(　　)
A. 口服药物的剂量　　　B. 血浆中活性药物的浓度　　　C. 药物的消除速率常数
D. 药物的吸收速率常数　　　E. 药物的半衰期

3. 关于血药浓度下列叙述不正确的是(　　)。
A. 随着血药浓度的变化,药物的药理作用有时会发生变化
B. 随着血药浓度的变化,中毒症状发生变化
C. 血药浓度是指导临床用药的重要指标
D. 通过不同时间的血药浓度可以计算药动学参数
E. 血药浓度与表观分布容积成正比

4. 关于生物利用度(F)叙述不正确的是(　　)。
A. 是药物进入体循环的量与所给剂量的比值
B. 血管内给药时F<1,其他给药途径时F=1
C. 用来衡量血管外给药时进入体循环药物的相对数量
D. 又称吸收分数
E. 药物进入体循环的速度和程度

5. 关于生物半衰期($t_{1/2}$)下列叙述不正确的是(　　)。
A. 每经过一个$t_{1/2}$,体内消除同样的药量
B. 是药物在体内消除一半所需的时间
C. 与消除速率常数k之间的关系为$t_{1/2}=0.693/k$
D. 用来衡量药物消除速率的快慢
E. $t_{1/2}$越大,表明药物代谢、排泄越慢

6. 间隔用药时治疗药物监测的标本采集时间一般选择在(　　)。
A. 任一次用药后1个半衰期时
B. 血药浓度达稳态浓度后任一次用药后
C. 血药浓度达稳态浓度后任一次用药后1个半衰期时
D. 血药浓度达稳态浓度后任一次用药前
E. 随机取样

7. 下列哪一个是不需要监测血药浓度的药物?(　　)
A. 地高辛　　　B. 茶碱　　　C. 卡马西平　　　D. 氨甲蝶呤　　　E. 雷尼替丁

8. 不需要进行血药浓度监测的情况为(　　)。
A. 长期用药　　　B. 生活因素有所改变　　　C. 合并用药时
D. 特殊人群用药时　　　E. 医生对该药物药动学特征不了解时

9. 下列哪项不是常用的血药浓度监测的方法?(　　)
A. 分光光度法　　　B. 气相色谱法　　　C. 高效液相色谱法

D. 免疫学方法　　　　　　　　　　E. 容量分析法

10. 关于给药个体化确切的叙述是(　　　)。

A. 不同的民族给予不同的剂量　　　　　　B. 不同的种族给予不同的剂量

C. 不同年龄给药剂量不同　　　　　　　　D. 不同性别给药剂量不同

E. 根据每个患者的具体情况制订给药方案

二、简答题

1. 简述机体内影响药物分布的主要因素。

2. 从药效学与药动学两方面阐述对某些药物进行治疗药物监测应考虑的主要因素。

（仲其军）

参考答案

CANKAODAAN

第二章

1. B 2. B 3. B 4. E 5. C 6. D 7. E 8. B 9. C 10. D

第三章

1. C 2. B 3. A 4. D 5. A 6. D 7. B 8. E 9. E 10. C

第四章

略。

第五章

1. C 2. E 3. B 4. C 5. E 6. D 7. A 8. D 9. C 10. C 11. B

第六章

一、单选题

1. E 2. C 3. C 4. C 5. C 6. A 7. E 8. D 9. ①A ②D 10. ③D ④C

二、简答题

1. 1)缓冲液中弱酸的解离常数 pK_a 必须接近酶测定时的 pH,如 ALT 测定 pH 7.4(磷酸 pK_a 6.7),LDH 测定 pH 8.8(二乙醇胺 pK_a 8.8),ALP 测定 pH 10(碳酸 pK_a 10.32)。

2)缓冲液对酶活性无抑制作用,如甘氨酸对 LDH、ALP 有抑制作用。

3)缓冲液在酶促反应体系中不会发生降解或破坏。

4)缓冲液在可见光区或紫外区没有或仅有极低光吸收现象。

2. 在反应体系中加入一个或几个工具酶,将待测酶生成的某一产物转化为新的可直接测定的产物,当加入酶的反应速率与待测酶反应速率达到平衡时,可以用指示酶的反应速率来代表待测酶的活性。酶偶联法指示系统包括脱氢酶指示系统和过氧化氢指示系统。

第七章

1. C 2. B 3. B 4. D 5. D 6. A 7. A 8. C 9. B

第八章

1. B 2. C 3. C 4. D 5. C 6. D 7. B 8. B 9. A 10. A 11. C

第九章

1. D 2. C 3. B 4. A 5. C 6. B 7. D 8. B 9. D 10. A

第十章

1. A 2. A 3. E 4. A 5. E 6. A 7. B 8. C 9. D 10. A 11. B 12. B 13. D 14. A 15. C

16.C　17.A　18.A　19.E　20.A

第十一章

一、单选题

1.B　2.C　3.E　4.B　5.B　6.A　7.A　8.A　9.D　10.C

二、简答题

1.ISE 法测定血清钠、钾的原理:ISE 法是目前测定钠、钾浓度最常用的方法,仪器上装有含玻璃膜的钠电极和含液态离子交换膜的钾电极。其测定原理是检测电极表面电位的改变,比较测定电极与参比电极表面电位变化的差值大小来估计样本中钠、钾离子浓度。钠电极由对 Na^+ 具有选择性响应的特殊玻璃毛细管组成,钠电极与参比电极之间的电位差随样本溶液中 Na^+ 活度的变化而改变;钾电极是对 K^+ 具有选择性响应的缬氨霉素液膜电极,此敏感膜的一侧与电极电解液接触,另一面与样本液接触,膜电位的变化与样本中 K^+ 活度的对数成正比。

2.原发慢性呼吸系统疾病,PCO_2 67mmHg,属呼吸性酸中毒。

代偿预期值计算:

$[HCO_3^-]=24+0.35×(67-40)±5.58$ mmol/L$=27.87～39.03$ mmol/L

$[HCO_3^-]=42$ mmol/L,>39.03 mmol/L。

呼吸性酸中毒合并代谢性碱中毒。

测 AG:$AG=Na^+-(Cl^-+HCO_3^-)=140-(42+90)=8$ mmol/L,在正常范围内。

结论:呼吸性酸中毒合并代谢性碱中毒。

第十二章

1.D　2.B　3.C　4.A　5.B　6.A　7.B　8.D　9.D　10.A

第十三章

一、单选题

1.B　2.B　3.A　4.C　5.B　6.B　7.D　8.B　9.D　10.E

二、简答题

略。

第十四章

1.E　2.C　3.A　4.B　5.C　6.C　7.C　8.A　9.E　10.E

第十六章

1.C　2.C　3.B　4.E　5.C　6.C　7.A　8.D　9.C　10.D　11.D　12.C　13.A　14.C　15.A
16.A　17.A　18.A

第十七章

1.A　2.B　3.C　4.D　5.A　6.D　7.B　8.A　9.D　10.A

第十八章

1.B　2.A　3.B　4.B　5.B　6.D　7.A　8.D　9.A　10.C　11.A　12.C　13.E

第十九章

一、单选题

1.A　2.B　3.E　4.B　5.A　6.D　7.E　8.E　9.E　10.E

二、简答题

1.影响药物分布的主要因素:①药物本身的分子大小、pK_a、脂溶性等理化性质;②药物与血浆蛋白的结合;③特殊的膜屏障;④生理性体液 pH 差异;⑤主动转运或特殊亲和力;⑥器官、组织的血液供应差异。

2.考虑进行 TDM 的药效学原因:①安全范围窄、治疗指数低的药物;②以控制疾病发作或复发为目的的用药;③不同的治疗目的需不同的血药浓度;④药物过量中毒;⑤药物治疗无效的原因查找。药动学原因:①已知治疗浓度范围内存在消除动力学方式转换的药物;②首过消除强及生物利用度差异大的药物;③存在影响药物体内过程的病理情况;④长期用药及可能产生药动学相互作用的联合用药。

主要参考文献
ZHUYAOCANKAOWENXIAN

[1]　周新,府伟灵.临床生物化学与检验[M].4版.北京:人民卫生出版社,2008.

[2]　王鸿利,仲人前,周新,等.实用检验医学(上册)[M].北京:人民卫生出版社,2009.

[3]　段满乐.生物化学检验[M].3版.北京:人民卫生出版社,2010.

[4]　府伟灵,徐克前.临床生物化学检验[M].5版.北京:人民卫生出版社,2013.

[5]　刘观昌,马少宁.生物化学检验[M].4版.北京:人民卫生出版社,2015.

[6]　仲其军,张淑芳.生物化学检验技术[M].武汉:华中科技大学出版社,2012.

[7]　龚道元,赵建宏.临床实验室管理学[M].武汉:华中科技大学出版社,2014.

[8]　丛玉隆.实用检验医学(下册)[M].2版.北京:人民卫生出版社,2013.

[9]　尚红,王毓三,申子瑜.全国临床检验操作规程[M].4版.北京:人民卫生出版社,2015.

[10]　张纯洁.生物化学检验[M].北京:高等教育出版社,2007.

[11]　杜江,孙若东,仲其军,等.生物化学检验实训指导[M].武汉:华中科技大学出版社,2012.

[12]　顾兵,郑明华,陈兴国.检验与临床的沟通——案例分析200例[M].北京:人民卫生出版社,2011.